HISTOIRE

Collection dirigée

par

Michel Desgranges et Alain Boureau

GALIEN DE PERGAME

VÉRONIQUE BOUDON-MILLOT

GALIEN DE PERGAME

Un médecin grec à Rome

PARIS

LES BELLES LETTRES

2012

www.lesbelleslettres.com

Pour consulter notre catalogue
et être informé de nos nouveautés
par courrier électronique

*© 2012, Société d'édition Les Belles Lettres,
95, bd Raspail, 75006 Paris.*

ISBN : 978-2-251-38117-6

AVANT-PROPOS

« Je ne connais pas d'écrivain sérieux qui ne se mette pas en scène », Isaac Bashevis Singer (prix Nobel de littérature 1978).

« Je considère que ma vie est la matière première de mes romans », Imre Kertész (prix Nobel de littérature 2002).

« Classer séparément textes autobiographiques et textes de fiction n'a aucun sens, étant donné que les uns comme les autres découlent du dialogue mystérieux que chaque auteur entretient avec les mots », Vassilis Alexakis, *Le premier mot*, Paris, Stock, 2010, p. 232.

Rarement auteur antique nous a autant parlé de lui, rarement matière autobiographique fut aussi abondante, mais rarement aussi elle a subi un prisme aussi déformant. Car la surprise est là : Galien n'est pas le médecin aride, verbeux et vaguement ennuyeux que l'on pourrait redouter. Galien n'est pas davantage un auteur scientifique enfermé dans des considérations techniques et philosophiques complexes. Bien au contraire, Galien aime se raconter et il ne s'en prive pas tout au long des quelque vingt mille pages que comptent ses ouvrages conservés en grec à l'intérieur de l'édition de référence de ses œuvres complètes, l'édition de C. G. Kühn parue à Leipzig de 1821 à 1833. Car même si le *Sur la calomnie, où il est aussi question de ma propre vie* ne nous est pas parvenu, plusieurs autres traités dont le *Sur l'ordre de ses propres*

livres et le *Sur ses propres livres* fourmillent d'anecdotes autobiographiques savoureuses dont il n'est pas exagéré d'affirmer que l'œuvre
galénique tire une grande partie de son charme et peut-être même l'essentiel de son pouvoir de séduction[1].

Toutefois cette intrication complexe entre l'existence de l'auteur et
son œuvre est loin d'être facile à démêler, tant il est vrai que l'écriture galénique apparaît indissolublement liée aux circonstances personnelles, au subjectif et donc au biographique. Or la mémoire ne cessant de
reconstruire ses objets, tout souvenir risque bien de devenir recréation.
Le chercheur un brin inconscient qui entreprend d'écrire une biographie et de s'essayer à ce genre polymorphe « aussi impossible à définir
qu'à pratiquer »[2] se heurtera donc, dans le cas particulier de Galien, à
plusieurs écueils.

Le premier est commun à tout récit autobiographique antique quand
l'absence de témoignages ou de documents contemporains prive le
lecteur de toute possibilité de vérification et de validation offerte par
la confrontation avec une source extérieure. Tel est le cas de notre
médecin à propos de qui les sources contemporaines, littéraires ou
épigraphiques[3], sont pratiquement muettes et qui reste, de très loin,
notre principale source sur lui-même et tout ce qui concerne les détails
de son existence[4]. Les auteurs postérieurs ne sont pas beaucoup plus
prolixes sur la vie de Galien. De fait, ni les auteurs byzantins au premier
rang desquels celui du lexique connu sous le nom de *Souda* (*c.* 1000),
ni les auteurs arabes du IXe au XIIIe siècle ne contribuent beaucoup à
notre connaissance du célèbre médecin. La notice de la *Souda* se borne
à nous apprendre que « Galien, le très remarquable médecin, originaire
de Pergame, vécut sous les empereurs romains Marc Aurèle, Commode
et Pertinax… jusqu'à l'âge de soixante-dix ans » en nous livrant au
passage un renseignement erroné sur l'âge de sa mort[5]. Quant aux différentes notices biobibliographiques compilées par les historiens arabes,
quand elles n'inscrivent pas l'existence du médecin dans les chrono-
logies les plus fantaisistes, elles rassemblent différentes informations
entrecoupées d'anecdotes et d'histoires plus ou moins sérieuses entre
lesquelles il est bien difficile de faire le tri[6]. De plus, la plus ancienne
source arabe sur la vie de Galien, l'*Histoire des savants* de Isḥāq ibn
Ḥunain (fin du IXe siècle), le fils du célèbre traducteur Ḥunain ibn Isḥāq,
la plus souvent reproduite et citée par les auteurs postérieurs a en réalité

toutes les chances de remonter à une source grecque du VIe siècle, une *Histoire* de Jean Philopon dit Jean le Grammairien[7]. Toutefois, si Ishaq situe à tort la naissance de Galien entre 290 et 314, il le fait mourir non plus à soixante-dix ans mais à quatre-vingt-sept ans, c'est-à-dire aux alentours de 216 (si on situe la naissance de Galien à la date de 129 la plus couramment acceptée). Et l'on verra, de fait, que cette date de 216 est celle sur laquelle s'accordent aujourd'hui les historiens de la méde-cine[8]. Mais il s'agit là du seul élément recevable au milieu d'une foule d'autres informations parfaitement fantaisistes, alors même que les écrivains arabes postérieurs vont majoritairement prendre pour base la chronologie d'Ishaq pour construire leurs propres notices biographiques plus ou moins enrichies de récits légendaires les plus divers. Une de ces notices mérite cependant une mention particulière, celle d'Al-Mubaššir ibn Fātik rédigée en 1049 qui, grâce à ses différentes traductions, va en partie nourrir les biographies occidentales de Galien[9]. Les données événementielles ainsi rassemblées se limitent toutefois à des épisodes déjà connus de la vie du médecin et paraissent prioritairement reposer sur une lecture attentive des seuls traités galéniques[10]. Mais, comme on le verra dans l'avant-dernier chapitre, c'est autour du lieu supposé et hautement symbolique du tombeau de Galien que l'imagination des biographes arabes se déchaîne pour le situer tantôt en Égypte, tantôt en Sicile, et même à Jérusalem, dans le dessein évident de rapprocher le médecin grec du monde musulman et d'en faire sinon un chrétien, du moins un de ces païens qui avaient en quelque sorte pressenti les vérités de la foi monothéiste.

La *Vita Galieni* médiévale transcrite du grec en latin par un certain Jean de Procida dans la région de Naples au XIIIe siècle n'apporte pas d'éléments nouveaux dans la mesure où elle est manifestement fondée sur des sources grecques et arabes antérieures[11]. Quant aux notices biographiques parfois imprimées en tête des éditions latines des œuvres de Galien, telle celle de René Chartier placée en tête de l'édition pari-sienne, elles reposent prioritairement sur une relecture attentive des traités de Galien, principalement biobibliographiques, et ne méritent donc pas d'être davantage mentionnées[12].

Outre l'absence de sources fiables autres que proprement galéni-ques, une biographie de Galien doit encore surmonter un deuxième écueil lié à notre connaissance nécessairement parcellaire du monde

antique. Même si c'est une évidence de le rappeler, Galien évolue dans
une époque et un milieu à maints égards profondément différents de
nos sociétés contemporaines. Nous devons donc accepter que Galien
ne nous livre que les renseignements qu'il juge utiles de livrer à son
lecteur, laissant dans l'ombre, consciemment ou non, des pans entiers
de son existence et passant sous silence des réalités antiques dont le
caractère à ses yeux évident ne paraissait pas demander de traitement
particulier. Cette difficulté commune à la biographie de tout auteur
antique et, au delà, de tout personnage disparu suppose bien évidemment
d'autres moyens d'investigation que ceux appliqués à la biographie d'un
personnage plus contemporain. Ici nul entretien, nulle interview possibles, nulles archives mais la nécessité impérieuse pour le chercheur,
avec toutes les difficultés que cela implique, de replacer le personnage
antique dans sa société et son époque, une société et une époque dont
la connaissance dépend en grande partie de son propre témoignage. Un
déplacement s'opère ainsi inexorablement du personnage à l'époque
qui l'a vu naître, au risque que ce ne soit plus l'époque qui éclaire le
personnage (comme dans le cas de personnages plus récents), mais le
personnage qui éclaire son époque. Comme l'a bien noté Pierre Grimal
dans le livre qu'il a consacré à la vie de l'empereur contemporain de
Galien, Marc Aurèle, la biographie d'un personnage antique acquiert
alors un statut particulier où le personnage fait figure de guide pour
pénétrer les réalités d'une époque dont les grands événements et les
grandes dates sont certes généralement connus, mais dont les détails
de la vie quotidienne nous échappent encore en grande partie[13]. Car
bien entendu cette information, de nature plus ou moins intime, restera
aussi nécessairement parcellaire. Pour reprendre l'exemple de l'interview impossible, il faut donc accepter que Galien refuse de répondre
à certaines questions et qu'il nous donne en revanche des réponses à
celles que nous n'avions pas posées.

Un troisième et dernier écueil tient plus spécifiquement à la technique d'écriture de Galien et au projet qu'il poursuit dans son œuvre en
se racontant lui-même[14]. Car le récit autobiographique n'est jamais là
pour lui-même, mais toujours au service d'une cause ou d'une démonstration, d'un projet didactique ou encore d'une entreprise polémique.
Le projet éditorial de Galien s'inscrit en effet dans le droit sillage des
mécanismes d'autopromotion typiques de la société impériale au temps

de la Seconde Sophistique[15]. Et s'il est tout aussi évident que ces récits autobiographiques ne relèvent pas d'une invention totale, ce qui aurait certainement empêché le public d'y adhérer, leur nature même constitue une difficulté majeure pour toute entreprise biographique. L'enjeu pour le chercheur contemporain n'est en effet, ni plus ni moins, que de passer de cette autobiographie « biaisée » à une biographie « sincère ». Le biographe doit alors gratter les différentes strates du récit autobiographique sans s'arrêter à la surface des faits pour en quelque sorte passer au crible le témoignage de Galien, comme celui-ci savait si bien le faire avec ses propres adversaires, et tenter une sorte d'archéologie de la mémoire galénique. De ce point de vue, les versions concurrentes données par Galien du même événement à différents endroits de son œuvre nous permettent d'éprouver la relativité du récit autobiographique en éclairant les multiples facettes d'une impossible vérité vouée aux métamorphoses de la réécriture.

Sans méconnaître le fait, déjà souligné par M. Vegetti, que Galien ait pu « extrapoler les aspects centraux de son existence personnelle pour les rendre universellement exemplaires », ni qu'il ait « construit une autobiographie au moins partiellement imaginaire pour faire parfaitement coïncider sa propre image avec celle du médecin idéal »[16], la présente biographie s'efforce donc de naviguer entre la tentation d'une trop grande naïveté et celle d'un trop profond scepticisme pour essayer de mettre au jour le Galien le plus authentique possible. L'entreprise a-t-elle seulement des chances de réussir ? Au lecteur d'en juger, mais il a semblé qu'il fallait au moins la tenter.

I

Une enfance aux parfums d'Asie

Parfums d'enfance

Le nom de Galien est indissolublement lié à celui de sa ville natale. Dans les histoires de la médecine comme les dictionnaires ou les encyclopédies, les articles qui lui sont consacrés le désignent invariablement sous le nom de Galien de Pergame, alors même qu'on ne connaît aucun autre médecin de ce nom et que toute confusion est pourtant impossible[1]. Galien lui-même n'aurait toutefois pas renié cette tradition qui, en soulignant son origine asiatique, a le mérite de rappeler que le médecin qui mena l'essentiel de sa carrière à Rome n'oublia jamais sa « chère Asie ». De cette province romaine qui le vit naître en 129 de notre ère[2], Galien a en effet conservé les souvenirs les plus doux et les parfums les plus suaves. Installé à Rome plusieurs années plus tard, il se souvient encore de « la colline pleine de thym » entre Pergame et la ville côtière d'Elaia où les abeilles produisent un excellent miel, ou encore de cette région de Mysie, elle aussi couverte de thym et d'origan, qui produit un miel proche de celui de l'Attique, sans oublier cet endroit où le cytise pousse en abondance et dont le propriétaire récolte un miel particulièrement doux[3]. Galien se souvient encore, bien des années plus

tard, de ce fromage frais à base de lait fermenté (*oxugalaktinos*) produit
« chez nous à Pergame » ainsi que dans la Mysie voisine, et qui allie à
une saveur particulièrement agréable un bénéfice certain pour la santé,
puisqu'à l'inverse de tous les autres fromages, nous dit le médecin, il
ne produit dans le corps aucune humeur mauvaise ou trop épaisse[4]. De
fait, le souvenir de ces parfums d'Asie, de « notre Asie » comme l'écrit
Galien à l'intention de ses lecteurs restés sur place et avec lesquels,
une fois installé à Rome, il s'efforcera toujours d'entretenir une étroite
complicité, ne le quittera jamais plus.

Pergame : une cité florissante

La cité au sein de laquelle naît Galien en 129 de notre ère est alors
au faîte de sa puissance et un des hauts lieux scientifiques, littéraires
et artistiques du monde gréco-romain[5]. Héritier d'un riche passé, le
royaume de Pergame, resté longtemps indépendant, a réussi à accumuler
des richesses et à se doter d'un territoire qui n'a rien à envier aux autres
cités provinciales de l'Empire. Située à une vingtaine de kilomètres de
la mer, la ville s'élève au sommet d'une acropole qui surplombe de trois
cents mètres la riche plaine environnante du Kaikos, entre le ravin du
Kétios et la vallée du Sélinous. Bien avant la naissance de Galien, dans
les années qui suivirent la conquête d'Alexandre, Lysimaque, un de ses
généraux, y déposa son trésor qu'il confia à la garde de son lieutenant
Philétairos. Ce dernier, à la mort de Lysimaque, en 281, s'empara du
dépôt et fit de Pergame une principauté indépendante qui, après la mort
de son successeur, Eumène Ier (263-241 av. notre ère), se transforma
en royaume sous le règne d'Attale Ier (241-197 av. notre ère) qui, au
lendemain de sa victoire contre les Galates, prit le titre de roi. Mais c'est
au IIe siècle av. notre ère, avec le règne d'Eumène II (197-159 av. notre
ère), grâce à un urbanisme novateur, notamment dans le domaine de
l'architecture et de la sculpture, mais aussi grâce à une politique d'al-
liances qui le rapprocha de Rome, que le royaume de Pergame atteint
son apogée et que son territoire s'agrandit significativement, en particulier aux dépens de la Syrie. La politique ambitieuse des souverains
attalides au cours des IIIe et IIe siècles av. notre ère permet à la cité de
se doter de nombreux monuments, temples, portiques et bibliothèques

destinés à faire rivaliser Pergame avec l'Athènes classique. Depuis le temple d'Athéna dû à Philétairos jusqu'au gigantesque autel de Zeus édifié au IIe siècle av. notre ère et aujourd'hui abrité à Berlin[6], en passant par son célèbre Asclépieion, à la fois temple et centre médical, sans oublier, la grande bibliothèque fondée par Eumène II et riche de 200 000 volumes, Pergame s'impose progressivement comme un centre particulièrement attractif pour les gens de lettres et les savants, les philologues et les philosophes, les artistes, les rhéteurs et les médecins qui y affluent de toutes les régions de l'Empire. La bibliothèque de Pergame, rivale de celle d'Alexandrie, recèle encore du temps de Galien de véritables trésors, tels ces ouvrages vieux de trois cents ans écrits sur parchemin, papyrus, ou même écorce de tilleul auxquels Galien fait allusion dans son *Commentaire à l'Officine du médecin*[7].

Capitale d'un royaume devenu province d'Asie après que son dernier souverain, Attale II, l'eut cédé aux Romains par testament, en 133 av. notre ère, la ville n'en continue pas moins de jouir d'une splendeur et d'une prospérité extraordinaires jusque sous le règne des Antonins, au IIe siècle de notre ère. Au moment de la naissance de Galien, la cité compte quelque 150 000 habitants et jouit d'un système de citernes et d'évacuation des eaux usées soigneusement entretenu[8]. Ses fontaines, nous dit Galien, bien que le cédant en nombre et en beauté à celles de Rome, n'en fournissent pas moins une eau d'une qualité très satisfaisante[9]. Elle possède également un imposant réseau de rues soigneusement surveillé par les magistrats de la ville (astynomes) qui imposent aux artères principales une largeur minimale de dix mètres pour d'évidentes raisons de salubrité. Construite sur trois niveaux, la cité antique enfermée dans les remparts d'Eumène II se compose d'une ville basse (aujourd'hui en partie recouverte par la ville moderne de Bergama) où s'étend la ville romaine et où se trouvent les vestiges d'un théâtre et d'un amphithéâtre, d'une ville moyenne enserrée dans des remparts plus anciens dus à Attale Ier et qui abrite, outre plusieurs gymnases répartis sur trois terrasses, le sanctuaire de Déméter créé par Philétairos. La ville haute enfin, la plus importante, complète cet ensemble. C'est là que s'élèvent, dans un cadre monumental, les principaux bâtiments de la cité : l'agora à portiques, le grand autel de Zeus, le théâtre, le sanctuaire d'Athéna, la célèbre bibliothèque et le palais auxquels, à l'époque romaine, on adjoint un *Trajaneum*, un temple en l'honneur de l'empereur Trajan.

À l'ombre de l'Asclépieion

Mais l'édifice qui va influer le plus directement sur la carrière et
l'orientation du jeune Galien est sans doute l'Asclépieion, situé au sud-
ouest de la ville, à environ deux kilomètres des remparts d'Eumène II[10].
Depuis la ville romaine, on accède au sanctuaire dédié au dieu de la
médecine par une voie sacrée dont la portion finale est ornée d'une
superbe colonnade de cent quarante mètres de long. Si les fouilles
ont révélé des constructions qui datent pour la plupart de l'époque
d'Hadrien, donc de l'enfance de Galien, d'après Pausanias, c'est
dès le IVe siècle av. notre ère que le premier temple d'Asclépios fut
édifié à Pergame. Pausanias rapporte en effet une ancienne tradition
qui attribue la fondation du culte d'Asclépios à un certain Archias, fils
d'Aristèchmos et originaire de Pergame qui, victime d'un accident de
chasse, se rendit à Épidaure pour s'y faire soigner. Revenu sain et sauf
à Pergame, il décida d'y introduire le culte de ce dieu qui l'avait si
bien guéri à Épidaure[11]. Il semble que cette fondation privée fut ensuite
assez rapidement élevée au rang de culte d'État comme l'atteste, dès
la première moitié du IIe siècle av. notre ère, l'existence de monnaies
pergaméniennes représentant Asclépios. La période de son apogée déjà
précédée par un accroissement de renommée sous le règne de Domitien
et préparée par les travaux exécutés sous Trajan, commence vraiment
avec le règne d'Hadrien. Cet empereur porte un intérêt personnel au
sanctuaire comme l'attestent non seulement l'importance des travaux
qui valurent à l'Asclépieion d'être parfois inscrit au nombre des Sept
Merveilles du monde, mais aussi plus directement le nombre des promo-
tions dont ont bénéficié les Pergaméniens les plus influents, issus de la
riche aristocratie locale. Dès lors, le sanctuaire ne cesse de croître en
renommée et d'attirer un nombre toujours plus important de malades
mais aussi de médecins. Plusieurs de ces riches malades venus de tous
les coins de l'Empire pour se faire soigner contribuent au rayonnement
et à l'extension du sanctuaire en offrant au dieu de magnifiques monuments en témoignage de leur reconnaissance. Galien lui-même rapporte
qu'au temps de sa jeunesse, alors qu'il suivait à Pergame les cours de
son maître Satyros, un de ces célèbres médecins qui séjournait alors
à Pergame pour sa quatrième année, un certain Cuspius Rufinus qui

soigna le rhéteur Aelius Aristide[12], fit don au sanctuaire d'un temple dédié à Zeus-Asclépios[13].

Asclépios qui possède trois cent vingt temples en activité au IIe siècle de notre ère[14] se retrouve au centre d'un mouvement syncrétiste et panthéiste général dont Pergame apparaît de fait comme un des hauts lieux. Aelius Aristide, né en Mysie autour de 117 de notre ère et contemporain de Galien, a parfaitement exprimé cette nouvelle orientation en louant dans son *Hymne à Asclépios* la puissance « grande et multiforme et au vrai universelle » d'un dieu dans lequel il voit « le guide de l'univers et le sauveur souverain de toutes choses ». Et c'est précisément dans ce contexte culturel, religieux et idéologique qu'il convient de situer la construction de ce nouveau temple à Zeus-Asclépios, dieu universel et prête-nom d'un dieu panthée.

Christian Habicht, un des meilleurs spécialistes, résume ainsi la longue histoire du site de Pergame :

> Dans le courant du IIe siècle, l'Asclépieion de Pergame surpasse tous les autres lieux du culte d'Asclépios dans l'Empire romain. Il conquiert le rang de première « station de santé » de l'Empire et, par les nouvelles constructions effectuées dans son périmètre, il gagne un tel éclat qu'à cause d'elles, mais peut-être seulement un peu plus tard, il figure sur la liste des merveilles du monde. Les patients viennent de près et de loin, « toute l'Asie fréquente le sanctuaire pergaménien du dieu » (Philostrate, *Vit. Apoll.* 4, 34) ; des étrangers en grand nombre apportent au dieu de Pergame leurs offrandes ou bien les dédient dans leur propre patrie à l'Asclépios pergaménien[15].

L'empereur Marc Aurèle lui-même dans une lettre à Fronton évoque l'Asclépieion de Pergame comme une des stations de cure les plus renommées de l'Empire[16] et Lucien dans son *Icaroménippe* montre Zeus se lamentant du déclin de son culte au profit, notamment, d'Asclépios et de son hôpital (*iatreion*) à Pergame[17].

Asclépios dieu guérisseur

Car il faut imaginer l'Asclépieion comme un vaste ensemble cumulant les fonctions de lieu de culte et de grand centre hospitalier, et rassemblant autour du temple principal d'Asclépios-Soter, outre une bibliothèque, un théâtre, un gymnase, différents portiques et une piscine, un tunnel souterrain (appelé cryptoportique) qui conduisait les malades depuis la source sacrée jusqu'à un bâtiment de cure appelé Télesphorion, du nom du dieu Télesphore considéré comme un fils d'Asclépios et dont le culte apparaît lié à Asclépios au Ier siècle de notre ère[18].

Il faut encore imaginer l'ambiance qui devait régner dans ce sanctuaire où se côtoient régulièrement de nombreux et riches malades, des gens oisifs et cultivés échangeant sur leurs maladies et leurs traitements, se racontant leurs rêves de la nuit et commentant l'interprétation qui leur en avait été délivrée. La médecine pratiquée dans le sanctuaire repose largement sur l'incubation : après s'être purifié, le malade s'endort dans l'enceinte sacrée et voit le dieu en rêve ou reçoit de lui des conseils sur le traitement à suivre dans sa maladie. Le patient peut alors bénéficier soit d'une guérison immédiate, soit d'une prescription médicale. À Pergame, les prescriptions médicales apparaissent majoritaires et sont relatives au régime alimentaire, à des exercices physiques ou à des soins corporels, notamment des bains, recommandés par le dieu[19]. Mais surtout, ces deux types de guérison, immédiate ou après prescription, tendent à partir de l'époque classique à se rapprocher de plus en plus de la médecine rationnelle dont elles empruntent les pratiques. Il n'est pas rare que le dieu propose en rêve au patient d'échanger sa maladie contre une autre moins grave dont il lui sera plus facile de guérir[20]. Galien, lui-même dans l'*Esquisse empirique*, se souvient d'un malade qui échangea une sévère maladie de peau (appelée par les Grecs *éléphantiasis*) contre une autre plus bénigne :

> Un autre homme, riche, qui n'était pas de chez nous mais de la Thrace centrale, vint, un rêve l'ayant conduit à Pergame. Ensuite le dieu lui ayant ordonné en rêve de boire chaque jour le médicament à base de vipères [*sc.* la thériaque] et de s'en enduire le corps extérieurement, son affection, au bout de peu de jours, se changea en *lépra*, cette affection étant à son tour traitée par les médicaments prescrits par le dieu[21].

Ainsi, sous l'Empire, les prescriptions médicales attribuées à Asclépios apparaissent de plus en plus calquées sur les traitements des médecins contemporains concourant à l'enrichissement et à l'ébullition intellectuelle de ce microcosme médical qu'est alors Pergame. À l'époque de Galien, le sanctuaire a d'ailleurs recours à des médecins pour appliquer les prescriptions médicales d'Asclépios.

Le rhéteur Aelius Aristide évoque ainsi, dans ses *Discours sacrés*, un monde vivant, cultivé, bavard, inquiet et un peu hypocondriaque qui ne devait sans doute pas être très éloigné de celui qui fréquente aujourd'hui les villes thermales. Certains, pour se trouver plus près du dieu, venaient même s'installer au sein du sanctuaire. Aelius Aristide raconte comment il arriva lui-même au sanctuaire au printemps 146 et y vécut plusieurs années dans la maison du sacristain Asclépiacos, partageant son temps entre les visites au temple, les entretiens avec le prêtre ou les deux sacristains qui l'assistaient, mais aussi les médecins dont le sanctuaire s'attachait les services, tel ce Théodotos qui soigna Aristide à plusieurs reprises quand il séjournait à l'Asclépieion, sans oublier les discussions littéraires et les conférences que le rhéteur donnait sur place devant ses compagnons d'infortune[22]. Des festivals et des jeux, auxquels Galien assista sans doute enfant, étaient régulièrement organisés pour célébrer la puissance du dieu[23]. Grâce à Aelius Aristide, nous savons également que l'on soignait presque toutes les maladies à Pergame : ophtalmies, pneumonies, rhumatismes, maux de ventre, paralysies et même épilepsie. Lieu vivant par excellence[24], petite ville à deux pas de la grande, l'Asclépieion offre non seulement aux malades, mais aussi aux médecins célèbres venus de tous les coins de l'Empire pour délivrer leurs soins, transmettre leur enseignement et donner des conférences, « un foyer commun à l'humanité entière » qui, selon les mots mêmes d'Aelius Aristide, « n'a pas son égal sous le soleil »[25].

Tels étaient donc la ville et le sanctuaire à l'ombre desquels naquit Galien en ce début du IIe siècle de notre ère.

Naissance en 129

Même si les dates de 128 et même 130 ont également été proposées, la date la plus couramment adoptée pour la naissance de Galien est celle de 129 de notre ère[26]. Elle se déduit des indications sur son âge données par Galien lui-même dans différents passages de son œuvre, même si ces renseignements sont parfois contradictoires[27].

En faveur de la date de 129, on citera le passage des *Propres livres* où Galien, après son premier séjour à Rome, dit être revenu dans sa patrie, Pergame, « alors âgé de trente-sept ans révolus »[28]. Et, dans le *Pronostic*, Galien date son retour de Rome comme étant de peu antérieur au retour dans la capitale des troupes de Lucius Verus[29]. Or, la célébration de la victoire de Lucius Verus, alors associé à Marc Aurèle à la tête de l'Empire, dans la guerre contre les Parthes se situe au cours de l'été 166[30]. Si Galien est âgé de trente-sept ans en 166, il est donc né en 129.

La chronologie des principaux événements de la vie du médecin de Pergame sera ainsi établie à partir de la date de 129 retenue comme la plus vraisemblable[31]. Certains spécialistes ont même cherché à préciser la saison de l'année à laquelle Galien serait né : il aurait vu le jour à la fin de l'été ou au début de l'automne[32].

Portraits

Un biographe arabe du xɪe siècle, Mubaššir ibn Fātik, nous a laissé l'unique portrait littéraire de Galien que nous possédons :

> Il était brun, bien proportionné avec de larges épaules, de larges mains, de longs doigts et de beaux cheveux. Il aimait le chant, la musique et la lecture. Il était de taille moyenne et ne marchait ni trop vite ni trop lentement. Quand il riait, il découvrait ses dents. Il parlait beaucoup et restait rarement silencieux. Il attaquait fréquemment ses collègues. Il voyageait beaucoup. Il sentait bon et portait des vêtements propres. Il aimait monter à cheval et marcher à pied. Il a fréquenté des dirigeants et des empereurs[33].

Si le portrait physique est aussi véridique que le portrait moral qui met en scène un Galien polémiste, adepte des voyages et de l'exercice physique, il a alors des chances d'être exact. Quoi qu'il en soit, cette description ne correspond qu'en partie aux images du médecin que nos manuscrits grecs nous ont conservées. Le plus ancien portrait connu de Galien se trouve dans un manuscrit du vɪe siècle, le célèbre Dioscoride de Vienne, où il préside un cercle de médecins célèbres[34]. Assis en haut et au centre, il est entouré à gauche de Crateuas (c. 100-60 av. notre ère), auteur d'un traité de botanique, d'un Apollonios (probablement l'Apollonios Mys qui vécut à Alexandrie au milieu du Ier siècle av. notre ère) et d'Andreas (médecin personnel de Ptolémée IV mort en 217 av. notre ère) ; et à droite de Dioscoride (Ier siècle de notre ère), de Nicandre (IIe siècle av. notre ère) et de Rufus d'Éphèse (Ier-IIe siècle). Galien y apparaît brun et barbu, vêtu d'une toge et portant sous son bras gauche ce qui pourrait bien être un *codex*. Les traits de ce portrait ont quelque ressemblance avec ceux d'un médaillon contenu dans un manuscrit grec tardif (XVIᵉ siècle) de l'Ambrosienne de Milan mais où cette fois Galien apparaît blond et barbu, coiffé d'un chapeau à la mode byzantine[35]. Même s'il n'est pas invraisemblable que ces portraits s'inspirent de modèles antiques, cette ressemblance sans doute fortuite ne saurait évidemment pas impliquer qu'ils reproduisent les traits du médecin de Pergame. Les portraits médiévaux représentent d'ailleurs Galien tantôt barbu et blond comme dans le manuscrit de Milan, tantôt brun et barbu comme dans un manuscrit de Paris d'origine italienne du XVᵉ siècle, tantôt encore en roi féodal affublé d'une barbe rase et entouré de ses barons, tantôt enfin complètement imberbe en maître médiéval saisi dans son activité d'enseignement[36].

Il est également possible de reconnaître la figure de Galien sur les murs de certains édifices religieux, comme la fresque peinte au XVIᵉ siècle dans le réfectoire du grand monastère de Lavra au mont Athos qui le représente aux côtés de la Sybille et d'Aristote. Mais l'une des représentations les plus célèbres se trouve sur les murs de la crypte de la cathédrale d'Anagni peints vers 1250 et qui représente Galien et Hippocrate en vieillards barbus, vêtus à la mode médiévale et désignant à l'observateur le fruit de leur réflexion sur les quatre éléments et leur influence sur l'ordre du monde[37].

Origines sociales et nom

Galien naît dans une famille d'intellectuels dont on peut suivre l'histoire sur trois générations. Galien dans le *Ne pas se chagriner* nous apprend que son arrière-grand-père était géomètre et son grand-père architecte[38]. Le cas du père de Galien est plus ambigu : il eut, nous dit Galien dans les *Propres livres*, pour objets d'étude la géométrie, l'arithmétique et le calcul qu'il fit à son tour étudier à son propre fils, Galien, comme lui-même les avait étudiés auprès de ses père et grand-père[39]. Dans le *Ne pas se chagriner*, Galien ajoute que son père, sous la conduite de son propre père, le grand-père de Galien, s'exerça dès l'enfance à la vertu comme à l'architecture[40]. On peut donc se demander si ce père que Galien décrit par ailleurs comme passionné par l'administration de ses propriétés rurales, avait bien embrassé la profession d'architecte ou s'il n'avait pas simplement bénéficié d'une formation familiale traditionnelle à la géométrie et à l'arithmétique[41]. Quoi qu'il en soit, la famille de Galien appartient à la riche aristocratie municipale qui prospère à Pergame sous l'Empire romain et le choix fait plus tard par le jeune homme d'embrasser la carrière médicale ne devait rencontrer aucune objection de la part de ses aînés.

La question de savoir si Galien possédait le statut de pérégrin ou de citoyen romain est loin d'être tranchée. Et même si les historiens discutent encore pour savoir s'il n'a pas finalement réussi à acquérir la citoyenneté romaine en échange de ses bons et loyaux services, le plus vraisemblable est qu'il n'en fut rien[42].

L'un des arguments le plus souvent avancé est l'absence des *tria nomina* (*praenomen*, *nomen* et *cognomen*) propres aux citoyens de l'Empire. Les auteurs antiques postérieurs à Galien désignent en effet le médecin sous son seul nom de Galenos tout comme les manuscrits les plus anciens qui nous ont transmis ses traités. Notre ignorance de son identité complète peut, il est vrai, paradoxalement s'expliquer par la notoriété du médecin, unanimement connu sous le seul nom de Galenos. Ainsi, au Iᵉʳ s. de notre ère, le poète latin Martial, dans ses *Épigrammes*, désigne Criton, célèbre médecin de Trajan originaire d'Héraclée de la Salbacè en Carie, à l'aide de son seul *cognomen* sans jamais citer ses *tria nomina* complets (Titos Statilios Criton) qui ne sont connus que par des témoignages épigraphiques[43]. Galien lui-même ainsi que tous les autres auteurs qui citent ce médecin ont adopté cet usage qui s'explique par la célébrité dont jouissait alors Criton. Aussi a-t-on cherché à trouver trace des fameux *tria nomina* dans nos sources littéraires et surtout épigraphiques.

La notice de la *Souda*, un lexique byzantin composé vers l'an mil, précise simplement que Galien était « fils de Nicon, géomètre et architecte »[44]. Si les renseignements de la *Souda* sont exacts, nous possédons donc le nom de ce père qui occupe une si grande place dans l'œuvre de Galien où, assez curieusement, il n'est pourtant cité nulle part. Or, plusieurs inscriptions retrouvées à Pergame mentionnent les unes un Aelius Nicon ou seulement Nicon, et les autres un Iulius Nicodemus Nicon, tous deux architectes[45]. La tentation est donc grande de chercher à identifier le père de Galien sous un de ces deux noms. Aucun élément cependant ne permet de trancher entre les deux candidats à la paternité de Galien et il n'est même pas certain que le Nicon, père de Galien, doive être identifié avec l'un d'eux[46].

Toutefois, si rien ne permet d'affirmer que Galien possédait les *tria nomina*, il devait au moins posséder le nom de son père accolé à celui de Galenos. Le prénom Claudius (Claudios), en revanche, qui précède parfois celui de Galenos dans certaines éditions imprimées n'a semble-t-il rien d'authentique et paraît d'origine beaucoup plus tardive. On a tenté de l'expliquer par la résolution incorrecte de l'abréviation latine « Cl. » (pour *clarissimus*, « très célèbre ») mise devant le nom de Galenos, mais on constate qu'on rencontre également le gentilice Claudios, sans abréviation, dans au moins deux manuscrits grecs[47].

Faute de convergences entre les témoignages littéraires et épigraphiques, il faut donc se résoudre à désigner le médecin et philosophe sous l'unique nom avec lequel il s'est si brillamment illustré et sous lequel il signait simplement ses ouvrages : Galien[48].

La maison familiale

Galien ne nous dit pas dans quel quartier de Pergame se situait la maison familiale. On sait cependant que certains de ses habitants ne dédaignaient pas, à l'occasion, de mêler leurs cris aux mille clameurs dont bruissaient alors les rues de la grande ville provinciale. Galien nous a ainsi laissé un portrait de ses parents où la figure peu amène de sa propre mère contraste violemment avec celle d'un père présenté comme toujours affable, comme si ses tout premiers souvenirs d'enfance résonnaient encore de ces terribles colères maternelles :

> J'ai eu la chance d'avoir un père complètement inaccessible à toute colère, parfaitement juste, honnête et ami des hommes[49], une mère au contraire profondément irascible au point de mordre parfois ses servantes et de toujours crier et se quereller avec mon père plus que Xanthippe avec Socrate… De même que je voyais là une très grande différence entre mes parents, de même je voyais que l'un ne se chagrinait pour aucun dommage, alors que ma mère s'affligeait pour les moindres choses[50].

Galien a été vivement frappé par ces débordements maternels au point de cultiver une aversion pour toute forme de colère et de passion.

Quelques années plus tard, devenu jeune homme (*meirakion*), et alors qu'il s'entraîne à rester maître de soi en toutes circonstances, il est témoin de la scène suivante qui lui fait définitivement prendre toute forme d'emportement en horreur :

> Moi-même, adolescent encore, je m'y exerçais [*sc.* à ne pas céder à la colère], lorsque je vis un homme s'empresser d'ouvrir une porte et, n'y parvenant pas comme il le fallait, mordre la clé, frapper la porte du pied, injurier les dieux, les yeux furibonds tel un fou : peu s'en fallait que l'écume lui sortît de la bouche comme les sangliers. Je pris alors l'emportement en horreur, si bien que l'on ne m'a plus vu me comporter avec inconvenance sous son effet[51].

Dès sa prime enfance, Galien décide donc de fuir et d'ignorer les actions de cette mère si peu philosophe pour suivre les avis de ce père si admiré dont il brosse ici et là un portrait manifestement idéalisé. Il ne sera d'ailleurs plus question de cette mère que son fils décrit comme une nouvelle Xanthippe, pour mieux la figer dans ce rôle de mégère réservé à la femme de Socrate et immortalisé par Xénophon dans le passage où l'historien n'hésite pas à décrire l'épouse du philosophe comme « la plus désagréable des femmes d'aujourd'hui, et même, à [son] avis, des femmes du passé et de l'avenir »[52]. Par cette allusion à Socrate et à son épouse acariâtre, Galien établit donc un parallèle à peine voilé entre son propre père et le plus célèbre des philosophes. Mais il place aussi son enfance sous le signe de Platon, l'auteur de l'*Apologie* de Socrate[53].

Face à une mère qui brille par son absence, la personnalité de ce père s'impose avec d'autant plus de force et de relief que la figure paternelle apparaît omniprésente. Elle se confond même, par de nombreux traits, avec l'image du sage stoïcien popularisée par Marc Aurèle, l'empereur philosophe. Galien n'hésite d'ailleurs pas à écrire que tous ceux qui avaient connu son père « admiraient sa justice, son honnêteté, sa modération, plus qu'ils ne le faisaient pour aucun philosophe »[54]. La figure du père, parce qu'elle impose irrévocablement son empreinte sur celle du fils, propose en réalité un portrait en creux de Galien et efface toute autre présence : frères, sœurs dont il n'est pourtant pas complètement invraisemblable de supposer l'existence. Il n'est pas impossible que Galien ait eu l'équivalent d'un frère de lait, si l'on prend à la lettre l'expression qui désigne le destinataire du *Ne pas se chagriner* comme celui « qui a été dès le début en relation et éduqué avec moi »[55]. Mais ces compagnons de la prime enfance et ces premiers condisciples, s'ils ont bien existé, sont tous éclipsés par l'écrasante figure du père et le dessein poursuivi par le fils prodige de rechercher et cultiver toutes les qualités paternelles. De son côté, le père remplit bientôt tous les rôles auprès de son fils qu'il ne se contente pas de guider dans sa formation scolaire et d'accompagner dans son itinéraire intellectuel mais sur lequel il veille aussi comme une mère en prenant également en charge tous les détails de sa santé et de son régime alimentaire.

Cette attention est d'autant plus remarquable que le père de Galien avait de nombreuses autres responsabilités liées à l'administration d'un domaine foncier important et d'une fortune relativement considérable. Galien nous a laissé une estimation assez précise de la position sociale occupée par sa famille à Pergame. Il appartient à la classe de ceux qu'il considère comme étant de noble origine, en opposition aux esclaves et aux affranchis[56], même si ces derniers, du fait du hasard, sont parfois plus riches que les premiers. Galien se considère toutefois comme faisant partie des riches ou du moins des gens aisés, même s'il est personnellement moins fortuné qu'un de ses amis qui n'a pas réussi à trouver trente personnes plus riches que lui[57]. Et il sera plus tard regardé par ses condisciples comme un étudiant privilégié qui dispose de ressources financières suffisantes pour s'adonner tout à loisir à l'étude[58]. Galien ne dit rien de précis sur l'origine de la fortune familiale. Il se contente d'indiquer que son père aimait à séjourner à la campagne où il possédait un important domaine et où il se retirait parfois, davantage semble-t-il parce qu'il aimait les travaux des champs que par souci d'administrer une propriété dont la responsabilité devait de toute façon être confiée à un régisseur[59].

La figure du père

Par tradition familiale, le père de Galien avait reçu une formation d'architecte, comme l'était déjà avant lui son propre père (le grand-père de Galien), tandis que son grand-père (l'arrière-grand-père de Galien) était géomètre[60]. Il était très fort en géométrie, architecture, calcul, arithmétique et astronomie, mais également en littérature[61]. À cette solide formation intellectuelle, il joignait des qualités morales héritées de cette même tradition familiale plutôt qu'acquises par la fréquentation assidue des philosophes[62]. Sa philosophie pratique, fortement influencée par le stoïcisme ambiant tient en peu de mots. Dédaignant le pouvoir, les honneurs et la gloire, il accorde la primauté aux vertus de justice, de tempérance, de courage et de sagesse, vertus que tous les hommes s'accordent à louer, quitte à ne pas les posséder eux-mêmes. Une autre vertu occupe en revanche une place à part, celle qui consiste à ne pas se chagriner inutilement, vertu que chacun cherche réellement à posséder, sans se contenter d'en donner seulement l'image aux autres[63]. Galien se montrera tout particulièrement sensible à ce dernier enseignement en insistant sur le caractère néfaste des passions et sur la nécessité de s'y soustraire. Après avoir consacré un traité en deux livres à ces passions de l'âme dont le chagrin fait partie, il ira même à la fin de sa vie jusqu'à consacrer une longue lettre à la nécessité de ne pas se chagriner, une vertu dont son père disait déjà qu'elle méritait plus que toute autre d'être cultivée par l'humanité tout entière[64].

Galien s'efforcera toujours en effet de respecter les préceptes paternels en veillant à ne pas se laisser atteindre par les événements de la vie quotidienne, à ne pas éprouver de chagrin à la moindre perte matérielle, dans les limites énoncées par son père et dans la mesure où ce malheur ne le prive pas complètement de tous ses biens et lui permet de continuer à subvenir aux besoins de son corps. Et même si Galien avoue bien volontiers ne jamais avoir été confronté à une situation qui le privât de tous ses biens ni de son honneur, il déclare en revanche ne jamais s'être chagriné pour la perte d'un bœuf, d'un cheval ou d'un serviteur, estimant avec son père qu'il suffit de seulement posséder assez d'argent pour n'avoir ni faim, ni froid, ni soif. Et si l'on possède plus que cela, il convient de s'en servir pour de nobles actions telles que l'acquisition ou la fabrication d'un livre, ou encore pour la formation de copistes, qu'il s'agisse de leur enseigner à prendre un discours en sténographie, ou au contraire à écrire avec précision et élégance, ou enfin à lire correctement, trois tâches techniques précises qui exigeaient en effet des serviteurs spécialement formés auxquels Galien eut régulièrement recours dans sa carrière d'écrivain et de médecin[65]. Il ne devait pas non plus hésiter, nous dit-il, à payer les dettes de quelques-uns, comme il l'avait sans doute vu faire par son père, et à partager ses vêtements avec ses serviteurs ou à leur donner de quoi se nourrir ou se soigner.

Mais si Galien doit à ce père tant aimé une solide formation morale, il en a aussi hérité, et cela est moins connu, une connaissance approfondie du milieu rural. Ce père que Galien décrit comme *philogeôrgos*, amoureux de la campagne, expert en grains et autres produits agricoles, lui a en effet transmis son intérêt pour le monde rural[66]. Et nous verrons plus loin comment Galien lui-même, dans ses écrits pharmacologiques, témoigne à son tour d'une excellente connaissance de cet univers, de ses pratiques et de ses recettes médicinales dont il cite plusieurs exemples empruntés à des paysans. Le fils se plaît même à rappeler, bien des années plus tard, à l'occasion du choix du vin devant entrer dans la préparation de la thériaque, comment son père avait mis au point une nouvelle façon de conserver les vins aqueux d'Asie particulièrement fragiles et rapides à se piquer :

C'est à propos de ces vins-là que mon père fit l'expérience que voici. Dans une pièce très chaude, il fit entasser une grande quantité de *stoibè* [nom local d'une herbe cueillie verte pour bénéficier de la chaleur issue de sa fermentation], chaude par elle-même, et y enfouir des bonbonnes pleines de vin, et il eut le succès espéré : jamais il n'eut de vin piqué et tous ses vins vieillissaient très vite[67].

Galien expose ensuite avec luxe de détails comment son père, architecte de formation, avait aménagé dans son domaine à la campagne une pièce chaude, une *apothèque*, entièrement dédiée au vieillissement du vin, nous livrant au passage de précieuses informations sur l'architecture de la maison rurale traditionnelle :

À la campagne, chez nous, tous les domaines comportent de grandes maisons. Celles-ci ont en leur centre le foyer, où on fait brûler le feu, et, à une distance du foyer qui n'est pas très importante, les écuries pour les bêtes de somme, soit de part et d'autre, à droite et à gauche, soit au moins d'un côté [...]. Voilà donc comment l'on construit toutes nos maisons rurales, si modestes qu'elles soient. Celles d'entre elles que l'on construit avec une plus grande recherche ont, attenante au mur du fond, l'exèdre, située en face de la porte, et, de part et d'autre, une chambre : au-dessus, il y a des pièces à l'étage, comme dans nombre d'auberges où elles sont disposées en cercle, le long de trois, parfois même des quatre murs de la grande salle. Cela étant, la mieux abritée des pièces de l'étage, sur chacun de ses côtés, est celle qui est au-dessus de l'exèdre : c'est là que mon père entreposait son vin après fermentation dans les jarres. La partie la plus stable (de ce vin) est déposée, dans un premier temps, sur les toits de tuile, comme c'est l'habitude chez nous, de le faire pour tous les autres vins, afin de leur assurer un complet réchauffement. Est préférable la pièce orientée au midi et tournant le dos au nord. [...] C'est dans cette herbe [*sc.* la *stoibè*] qu'il rangeait ensemble ses bonbonnes, et, à la hauteur des pièces à l'étage, il avait fait percer la partie utile du mur unique de trous importants orientés vers la grande salle, où j'ai dit qu'il y avait le fourneau et le foyer, en veillant à ce que la chaleur entrât par les trous dans la pièce où il entreposait ses bonbonnes. La resserre recevant la chaleur de la grande salle et réchauffée par la *stoibè* gardait tout le vin jusqu'au bout, jamais il ne se piquait. Pour obtenir meilleur succès sans jamais manquer son but, il le versait dans des bonbonnes non pas neuves, mais d'où il avait eu soin auparavant de vider le vin qu'elles contenaient[68].

C'est dans une telle maison, tout en longueur et divisée en trois espaces distincts entre la salle centrale et les deux extrémités réservées aux écuries, que Galien a dû passer une partie de son enfance. Pour élever la température de son apothèque située à l'étage de la maison, le père de Galien avait donc imaginé de percer de trous le mur intérieur donnant sur la grande salle chauffée par le fourneau.

À cette première formation morale et à cette ouverture sur le monde rural contemporain reçues dans le cercle familial, le père de Galien va ajouter un enseignement intellectuel mûrement choisi et présenté comme indissociable des qualités éthiques. Le père enjoint en effet à son fils de s'exercer dès maintenant et de pratiquer tout au long de la vie ces sciences que « tous les hommes louent et que tous les philosophes s'accordent à trouver enviables », à savoir la géométrie et l'arithmétique, qu'il lui convient d'apprendre tout en s'efforçant d'acquérir la justice, la tempérance, le courage et la sagesse[69].

Enfance à Pergame

Nul doute que le père était parfaitement bien placé pour délivrer lui-même ce premier enseignement à son fils et il semble bien qu'il faille prendre au sens propre ce que dit Galien de ses premières années de formation quand il déclare avoir eu la chance d'avoir été élevé par son père[70]. Nous avons en effet vu plus haut que le père de Galien était particulièrement savant en géométrie, architecture, calcul, arithmétique et astronomie, mais également en littérature. Il était donc parfaitement capable d'enseigner les rudiments à son fils dans toutes ces disciplines.

Galien dit d'ailleurs clairement dans le *Diagnostic et traitement des affections de l'âme* qu'il reçut d'abord son éducation de son père et que ce n'est que lorsqu'il atteignit l'âge de quatorze ans qu'il suivit l'enseignement des philosophes de sa cité. Il répète les mêmes renseignements dans l'*Ordre de ses propres livres* où il précise qu'il eut la chance de bénéficier de l'éducation paternelle jusqu'à l'âge de quatorze ans avant que son père l'amène à la dialectique dans le but de l'orienter vers la philosophie[71]. Et il répète encore, dans les *Propres livres*, qu'il avait été formé à la géométrie, à l'arithmétique et au calcul par son père qui avait lui-même reçu cet enseignement de son propre père et de son grand-père (les grand-père et arrière-grand-père de Galien)[72]. Galien ne donne pas de renseignements très précis sur cette première formation. S'il nous renseigne sur son contenu, il ne dit rien en revanche de l'emploi du temps de ses journées et des lieux où se déroule cet apprentissage. Car il est vraisemblable qu'à côté de l'enseignement paternel, le jeune Galien ait également bénéficié des services d'un pédotribe.

Le petit traité que Galien, une fois devenu médecin, consacra au cas d'un enfant épileptique dont le père lui avait demandé de régler le régime peut nous éclairer sur ce que durent être ces premières années d'enfance[73]. Certes le jeune épileptique est athénien mais l'éducation de cet enfant de bonne famille ne devait pas beaucoup différer de celle reçue à Pergame dans les mêmes cercles quelques années plus tôt. L'emploi du temps d'un jeune garçon comportait de nombreuses activités en plein air et supposait l'exposition à un froid et à une chaleur également intenses, ainsi qu'à un vent violent, toutes choses que Galien recommande d'épargner au jeune épileptique mais qui devaient être le lot quotidien des jeunes garçons bien portants. Le garçon se lève dès l'aurore et fait une courte marche avant de rejoindre ses maîtres d'école auprès desquels il se consacre à ses études jusqu'à ce qu'il soit l'heure de se rendre à la palestre où il pratique des exercices physiques sous la surveillance d'un pédotribe soigneusement choisi par la famille. Après les exercices, le corps est massé avec de l'huile et l'enfant prend un bain. Il va ensuite prendre un déjeuner à base de légumes, de poisson salé, de soupe d'orge ou d'olives accompagnés d'un tiers de pain de sa ration journalière, les deux autres tiers étant réservés au dîner composé de nourritures plus substantielles. Comme boisson, Galien recommande l'oxymel, une boisson à base de vinaigre et de miel, consommée froide en été et chaude en hiver. Après le déjeuner, l'enfant bénéficie d'une petite pause avant d'aller apprendre ses leçons. Quand il a terminé, Galien recommande une petite promenade avant le dîner qui sera composé de viande ou de poisson, accompagné d'orge, de lentilles, de gruau ou de pois et des deux rations de pain restantes.

Certes il s'agit de l'emploi du temps et du régime alimentaire adaptés à un enfant malade mais l'existence du jeune Galien à Pergame quelques années plus tôt ne dut pas se dérouler selon un rythme fondamentalement différent. L'originalité de l'éducation reçue par Galien reste cependant la part importante prise par son père dans cet enseignement à côté de celui traditionnellement délivré par des maîtres d'école que Galien dut également fréquenter. Il s'est d'ailleurs souvenu dans son *Protreptique* de ces *grammatistai*, de ces maîtres d'école chargés d'apprendre à lire et écrire aux enfants et il leur a rendu hommage en les classant au deuxième rang avec les peintres, les sculpteurs, les charpentiers, les architectes et les lapidaires, immédiatement après les géomètres, les mathématiciens, les philosophes, les médecins, les astronomes et les grammairiens, mais bien avant les représentants de tous les autres arts relégués au troisième et dernier rang[74].

Galien reste muet en revanche sur la formation qu'il reçut au sortir de l'enfance et dans les années qui précédèrent ses quatorze ans, même si l'on peut légitimement supposer qu'à l'enseignement du maître d'école (*grammatistès*) succéda celui du maître de grammaire (*grammatikos*), formé à l'étude et à la critique des textes classiques, et vraisemblablement aussi celui d'un rhéteur (*rhêtor*) chargé de lui apprendre l'art de composer des discours[75]. Il est en effet impossible d'imaginer que Galien n'ait pas lui-même profité de cette formation classique souvent vantée dans son œuvre. Il ne manque en effet jamais de critiquer « ces personnes n'ayant jamais reçu l'enseignement d'un rhéteur, ni même – ce qui est le plus commun – d'un maître de grammaire, mais qui sont à ce point non entraînées aux discours qu'elles ne peuvent suivre ce qu'elles nous entendent dire » et qui sont exactement « comme des ânes écoutant la lyre »[76].

Il ne nous dit rien non plus de son apprentissage du latin, une langue qu'il maniait apparemment déjà à la perfection en arrivant à Rome et qu'il dut étudier dès la prime enfance[77]. En retour, Galien ne manque jamais de rendre hommage à « cette éducation de premier rang que les enfants en Grèce recevaient au début auprès des grammairiens et des rhéteurs », et qui, bien des années plus tard, sur un marché de Rome, permit à un homme qui avait bénéficié d'une telle formation dès l'enfance de pouvoir immédiatement distinguer, à la lecture des deux seules premières lignes, que le livre qui lui était proposé comme étant de Galien était en réalité un faux[78].

II

DE L'ÉCOLE DES PHILOSOPHES À CELLE DES MÉDECINS

Premières années de formation

Ayant achevé sa quatorzième année, Galien va s'orienter vers des études de philosophie[1]. Ce quatorzième anniversaire, en scellant la fin de l'enfance et l'entrée dans l'adolescence, marque une étape particulièrement importante dans la formation de Galien, puisqu'elle correspond à son émancipation par rapport à l'autorité intellectuelle du père et accompagne son passage chez des maîtres de renom. Celui qui était jusque-là considéré comme un enfant devient en effet un jeune homme, un *meirakion*, selon la terminologie adoptée par Galien lui-même pour désigner les jeunes gens de quatorze à vingt-cinq ans[2]. Parmi les différents âges de la vie, Galien distingue en effet le nourrisson (*bréphos*), de l'enfant ou jeune garçon (*pais*) jusqu'à l'âge de la puberté située vers treize ou quatorze ans, puis le jeune homme (*meirakion*) de quatorze ans jusqu'à vingt-cinq ans, puis l'homme dans la force de l'âge (*neaniskos* ou *akmazôn*) jusqu'à environ trente-cinq ans, et enfin l'homme mûr ou le vieillard (*gerôn*) en théorie à partir de quarante ans, selon une terminologie assez précisément fixée pour qu'elle puisse nous permettre de situer ces différentes périodes de la vie de Galien.

On pourra peut-être s'étonner que, rompant avec une tradition familiale transmise à travers trois générations, le père de Galien ait choisi d'orienter son fils vers des études de philosophie. Il n'est pas sûr que lui-même, dans sa jeunesse, ait suivi l'enseignement des philosophes. Galien semble même indiquer le contraire quand il dit qu'il était dans la nature de son père d'honorer la justice et la tempérance et qu'il ne tirait pas cette conviction des discours des philosophes, ajoutant que, sans avoir pour autant méprisé la philosophie, son père avait en réalité dès l'enfance été autant exercé à la vertu qu'à l'architecture et avait eu une vie telle que son père et son grand-père avaient eue avant lui[3]. Si cette interprétation est correcte, il n'est donc pas impossible que l'orientation de Galien vers des études de philosophie ait été inspirée à son père par un certain désir d'ascension sociale. Le cas n'était pas rare à une époque où les études de rhétorique, plus encore que celles de philosophie d'ailleurs, offraient aux enfants issus de l'élite provinciale la possibilité de s'illustrer au sein de l'Empire.

Il est cependant possible de trouver une autre motivation à la décision paternelle. Le texte grec où Galien légitime cette première orientation de ses études est malheureusement corrompu, mais il en ressort que le père souhaitait privilégier chez son fils l'apprentissage et l'usage des « démonstrations linéaires », c'est-à-dire des démonstrations de type géométrique[4] dans l'intention de lui permettre d'acquérir les outils logiques nécessaires pour distinguer le vrai du faux. Bien des années plus tard, à la fin de sa vie, dans les *Propres livres*, Galien souligne la part active qu'il prit lui-même à cette orientation. Avec le temps, la volonté paternelle s'est donc effacée derrière le désir du fils et ses propres jugements. Galien insiste en effet sur son désir personnel d'apprendre la théorie de la démonstration pour être capable de démêler le vrai du faux dans les discours de ses contemporains et il le présente comme la raison décisive de son orientation vers des études de philosophie[5]. Et comme il avait entendu dire que c'étaient les philosophes qui délivraient ce genre d'enseignement, il se mit à fréquenter leurs écoles.

Le jeune élève se montre en tout cas particulièrement assidu à l'étude au point de s'attirer les reproches de ses camarades, selon al-Mubaššir, qui nous a laissé ce portrait de Galien :

Galien avait une telle soif de connaissance qu'aussitôt après avoir quitté la maison de son maître, il étudiait en pleine rue sur le chemin du retour ce qu'on venait de lui enseigner. Aussi ses compagnons d'études avaient-ils coutume de lui reprocher de ne jamais prendre le temps de jouer ou de plaisanter avec eux[6].

À l'école des philosophes (143)

Voici donc Galien, à l'âge de quatorze ans, en quête d'un de ces professeurs qui puissent lui apprendre « la méthode qui permît à celui qui en avait été instruit, quand un autre exposait un raisonnement démonstratif, de reconnaître avec exactitude si ce raisonnement était réellement tel ou si, pareil à de la fausse monnaie, il ressemblait à l'authentique, mais n'était d'aucune valeur pour découvrir la vérité, une méthode enfin qui permît pour chaque objet de recherches, en recourant à une certaine démarche, de parvenir à sa découverte »[7]. Dans cette quête, Galien s'en remet encore une fois à l'autorité paternelle. Le père ne confie pas son fils à la légère. Il entreprend d'examiner la vie et la doctrine de chacun des maîtres pressentis en allant les visiter avec son fils[8]. Nul doute que le père ait voulu s'assurer lui-même de la moralité et de l'excellence de l'enseignement dispensé par ces nouveaux professeurs.

Plusieurs années plus tard, Galien se souvient de quatre d'entre eux dont il n'a toutefois pas jugé bon de nous conserver les noms, non qu'il les ait oubliés, mais bien plus vraisemblablement parce qu'ils étaient trop obscurs et n'avaient aucune chance d'être connus de son public romain, tous étant originaires de Pergame et étant désignés par Galien comme faisant partie de ses concitoyens (*politai*)[9]. En revanche, ils avaient tous quatre étudié à l'étranger auprès de maîtres réputés dont Galien choisit donc de nous révéler les noms. Dans le *Diagnostic et traitement des affections de l'âme*, Galien cite ainsi : un stoïcien disciple de Philopator, un platonicien élève de Gaios, un péripatéticien élève d'Aspasios[10] et un épicurien venant d'Athènes. Le premier, Philopator, est peu connu[11]. Le deuxième, Gaios, représentant du platonisme dit moyen l'est un peu mieux, même si nous n'avons rien conservé de lui[12]. Aspasios, enfin, est surtout cité comme commentateur d'Aristote[13]. La plus grande partie de son commentaire à l'*Éthique à Nicomaque* est conservée et Galien connaissait aussi de lui un commentaire au traité des

Catégories d'Aristote dont il recommande la lecture[14]. Il est dommage que Galien ne nous dise rien des cités où les maîtres de ses propres maîtres étaient partis étudier car nos autres sources sont muettes sur les lieux où Philopator, Gaios et Aspasios tenaient école.

Il est certain que la présence à Pergame de philosophes ayant fait leurs études à l'étranger et en particulier à Athènes, patrie de la philosophie, dut très tôt encourager Galien à programmer ses propres voyages d'étude et à envisager pour lui-même une carrière internationale. Il n'est pas facile en revanche de préciser ce que ce stoïcien disciple de Philopator, ce platonicien élève de Gaios, ce péripatéticien élève d'Aspasios ou encore cet épicurien venant d'Athènes purent bien enseigner au jeune Galien ni combien de temps ce dernier fréquenta chacun de ces maîtres.

Nous avons vu que Galien fut d'abord l'élève du philosophe stoïcien disciple de Philopator, qu'il nous dit avoir « principalement » fréquenté. Il ne resta en revanche que très peu de temps à l'école du platonicien élève de Gaios. En effet, nous dit Galien, celui-ci jouissait d'une excellente réputation auprès de ses concitoyens, parce qu'ils le considéraient à la fois comme juste, insensible aux séductions de l'argent, accessible et amène. Ils lui confièrent donc d'importantes charges politiques et il n'eut plus le loisir de se consacrer à l'enseignement. Là-dessus revint à Pergame le péripatéticien élève d'Aspasios, après un long séjour à l'étranger, et après lui l'épicurien de retour d'Athènes. Dans la mesure où Galien présente manifestement ici ses maîtres dans un ordre chronologique, comme c'est également le cas dans la *Formation des fœtus*, il est évident qu'il suivit leurs cours successivement, passant d'un maître à l'autre, après avoir épuisé les ressources de leur enseignement[15]. Certes, dans les *Propres livres*, Galien affirme s'en être remis « à tous les stoïciens et péripatéticiens célèbres de cette époque », ce qui semble sous-entendre qu'il fréquenta en réalité de bien plus nombreux maîtres que les quatre auxquels il a précédemment été fait allusion. Mais le plus vraisemblable, comme nous aurons l'occasion de le vérifier à propos d'autres faits de ce genre, est que Galien offre dans les *Propres livres*, rédigé dans la dernière partie de son existence, une vision moins exacte ou du moins plus floue de certaines réalités exposées de façon plus précise dans les traités antérieurs. Ce qui est certain, d'après la *Formation des fœtus*, c'est que Galien se met à l'école d'un premier maître (vraisemblablement le stoïcien) qui non seulement ne lui enseigne pas les démonstrations géométriques, mais qui ne lui donne même pas de « preuves rhétoriques » de ce qu'il avance. Galien passe alors à un autre maître (vraisemblablement le platonicien) qui, en partant d'hypothèses qui lui sont propres, arrive à des résultats contraires du précédent. Galien fait alors un troisième et un quatrième essai (vraisemblablement auprès du péripatéticien et de l'épicurien) qui ne s'avèrent pas davantage concluants. Il ressort de cette expérience profondément affligé, selon ses propres mots. Or, nous savons que, dès l'âge de seize ans et dans des circonstances un peu particulières sur lesquelles nous reviendrons plus loin, Galien décide de se diriger vers des études de médecine. Il n'aura donc finalement consacré que deux années à l'enseignement exclusif de ces quatre maîtres, même s'il ne dut passer que fort peu de temps auprès du deuxième qui quitta son jeune élève pour entrer en politique. Toutefois, Galien prend aussi la peine de préciser que lorsqu'il décida de se consacrer à des études de médecine, il le fit sans abandonner la philosophie[16]. Il est donc vraisemblable qu'il a en réalité continué à fréquenter ces maîtres de philosophie quelques années supplémentaires.

S'il est certain que Galien n'a pas choisi ses maîtres au hasard et si son père s'est préalablement assuré de leur bonne réputation, il est tout aussi évident que ces quatre maîtres furent retenus pour leurs spécialités respectives et pour leur école philosophique d'appartenance. Si Galien répète si souvent qu'il fut formé par des maîtres représentant les quatre courants philosophiques majeurs de son époque, stoïcisme, platonisme, aristotélisme et épicurisme, c'est bien évidemment pour affirmer qu'il reçut une formation philosophique aussi complète que possible. Et si l'ordre dans lequel Galien présente ses maîtres dans le *Diagnostic et traitement des affections de l'âme* comme dans la *Formation des fœtus* correspond à un ordre chronologique, il reflète également un ordre de préférence et de préséance où le stoïcisme occupe la première place devant le platonisme, l'aristotélisme et l'épicurisme qui arrive en dernière place. Encore convient-il de relativiser ce déclassement de la philosophie épicurienne en mentionnant la présence dans la bibliographie de Galien de plusieurs traités consacrés à Épicure[17]. D'autres courants philosophiques en revanche ont été délibérément négligés, tels le cynisme et le pyrrhonisme, pour des raisons évidentes : ces deux écoles réfutent en effet l'une comme l'autre la validité de la théorie logique et refusent de recourir à des démonstrations[18]. Il ne fait pas de doute que le tableau tracé ici par Galien de sa première formation intellectuelle lui a en partie été inspiré par son dessein d'apparaître comme un modèle de médecin philosophe et d'ériger son cursus personnel en modèle de formation médicale et philosophique.

Il n'en est pas moins vrai que ce parcours présenté comme idéal recèle très certainement une importante part de vérité. Le stoïcisme qui occupe une position dominante à l'intérieur de cette première formation exercera ainsi plus tard une influence considérable sur l'œuvre galénique. Le choix d'un premier maître stoïcien effectué sous l'influence d'un père qui cultivait déjà des principes de vie fortement empreints de stoïcisme est manifestement le résultat d'un héritage familial. Galien, dans les *Propres livres*, se souvient du temps où il fut l'élève de ce disciple de Philopator et mentionne un commentaire sur des livres de Chrysippe qu'il avait lui-même composé pour son propre usage « à l'époque où [il] était encore un jeune garçon et où [son] père le confia pour la première fois à un maître qui [lui] enseigna la théorie logique de Chrysippe et des stoïciens célèbres »[19]. Le terme de jeune garçon (*pais*) ici utilisé par Galien ne doit pas nous égarer. Selon la terminologie utilisée plus haut, il est alors à l'aube de ses quatorze ans et à la veille de devenir un *meirakion* quand il rédige ce commentaire aux livres syllogistiques de Chrysippe. Le choix du platonisme apparaît plus personnel. Sans se laisser décourager par la défection de son premier maître platonicien appelé à jouer un rôle politique au sein de sa cité, Galien tiendra à approfondir cette première et trop brève formation en suivant à Smyrne, quelques années plus tard, les cours du philosophe Albinos qui, comme le premier maître de Galien à Pergame, avait lui-même été élève de Gaios[20]. Albinos était aussi l'éditeur des œuvres de Gaios dont il a édité les conférences sur les doctrines de Platon en onze livres[21]. Dans la mesure où tous les ouvrages d'Albinos sont perdus, il est difficile d'en savoir plus sur son enseignement. Il en va de même pour celui dispensé par ses maîtres aristotéliciens et épicuriens. Bien des années plus tard, dans les *Propres livres*, Galien se souvient encore de ces premières années d'étude philosophique mais va en quelque sorte droit à l'essentiel en mentionnant principalement ses maîtres stoïciens et péripatéticiens qui lui ont semble-t-il laissé le souvenir le plus précis, et dans une moindre mesure platoniciens, mais en omettant complètement les épicuriens. C'est d'ailleurs ce même passage des *Propres livres* qui nous offre la synthèse la plus complète, sinon la plus fidèle, de ce premier enseignement philosophique suivi par Galien à Pergame[22]. Ayant constaté que « tous les hommes sans exception », dans les questions controversées, prétendent apporter une démonstration de leur propre thèse et s'emploient à réfuter celles d'autrui, Galien se rappelle avoir très tôt éprouvé le désir d'apprendre la théorie de la démonstration basée sur des démonstrations de type géométrique qu'il distingue de la partie proprement logique de la philosophie et qu'il décidera d'étudier plus tard.

Il n'est pas aisé de se faire une idée bien précise du genre de démonstrations dont Galien souhaitait acquérir la connaissance. Et les recherches menées dans cette direction se trouvent en outre compliquées par la perte du grand ouvrage *Sur la démonstration* que Galien avait consacré à ces questions. Les érudits s'accordent cependant pour conclure qu'il s'agit de démonstrations établies sur des raisonnements que l'on peut formaliser à l'aide de diagrammes tracés à la manière des figures géométriques de modèle euclidien[23]. Pour Galien, en effet, « la science du géomètre pour ce qui est des enseignements transmis dans les *Éléments* d'Euclide est aussi certaine que celle admise par la plupart des gens selon qui deux et deux font quatre »[24]. Bien des années plus tard, dans son *Commentaire au Régime des maladies aiguës*, Galien définira ce type de démonstration de la façon suivante : « Non seulement ces démonstrations convainquent ceux-là mêmes qui les étudient, mais elles ont aussi la réputation, auprès des profanes, d'être absolument vraies. Ceux qui, dit-on, font des démonstrations évidentes et irréfutables ont recours à des démonstrations géométriques[25]. » Cette définition intervient après que Galien eut rappelé qu'un désaccord entre spécialistes éveille inévitablement un juste soupçon d'ignorance chez ceux qui les écoutent, alors qu'un accord mutuel suscite un grand espoir de connaissance. La motivation de ceux qui recourent à ce type de démonstration est donc exactement la même que celle qui poussa Galien à en aborder l'étude.

Pourtant son attente se révèle vite terriblement déçue. Ces maîtres, principalement les stoïciens et péripatéticiens, délivrent en réalité au jeune élève un enseignement très largement basé sur la logique,

logique dont Galien avait certes entendu dire qu'elle était enseignée par les philosophes mais qu'il avait personnellement décidé d'aborder plus tard. Première déconvenue donc pour le jeune Galien qui se voit contraint d'apprendre « une grande quantité de théorèmes logiques » avant de s'apercevoir qu'ils n'étaient d'aucun secours pour établir des démonstrations. Deuxième déconvenue d'importance : Galien s'aperçoit bientôt que ses maîtres n'ont mené que très peu de recherches sur le sujet qui l'intéresse. Enfin, troisième déconvenue, la plus grave : Galien constate que ces mêmes maîtres, quand par hasard ils ont réfléchi au sujet, entretiennent d'importants désaccords entre eux et aboutissent même à des résultats qui « s'opposent aux lois de la physique ». Pire encore, ces philosophes se contredisent non seulement entre représentants des différentes écoles, mais également au sein d'une même école. Les champions à cet égard, au témoignage de Galien, sont les stoïciens et les platoniciens qui entretiennent dans leurs écoles respectives les plus grandes divergences, tandis que chez les péripatéticiens, « elles sont relativement minimes ». Seule lueur d'espoir toutefois, tous quels qu'ils soient, y compris les plus habiles en dialectique, c'est-à-dire en logique, s'accordent pour faire l'éloge des démonstrations de type géométrique. Confronté à une telle déconvenue, Galien est sur le point de « sombrer dans le doute pyrrhonien » dont il est fort heureusement sauvé par l'éducation paternelle et par ses connaissances personnelles en géométrie, arithmétique et calcul :

> Et par les dieux, pour autant qu'il dépendait de mes maîtres, je serais moi aussi tombé dans le doute pyrrhonien si ne m'en avaient retenu les enseignements de la géométrie, de l'arithmétique et du calcul auxquels j'avais dès le début été formé et que j'avais poussés fort avant sous la conduite de mon père qui avait lui-même hérité ces objets d'étude de mon grand-père et de mon arrière-grand-père[26].

Non seulement le jeune élève ne tombe pas dans le doute pyrrhonien, dans ce scepticisme absolu cultivé par les disciples de Pyrrhon et qui les amène parfois à nier jusqu'aux manifestations de l'évidence, comme Galien leur en fera ailleurs le reproche[27], mais il se relève au contraire avec la ferme conviction plus solidement ancrée que jamais que « le mieux est d'user du modèle des démonstrations géométriques ». Ce faisant, il reprend cependant à son compte une partie de l'enseignement des platoniciens qui, avec les pyrrhoniens, « n'admettent pas que nous puissions avoir une démonstration scientifique de ce que nous recherchons » ou plus exactement de tout ce que nous recherchons, le bien et le mal en particulier ne pouvant faire l'objet de telles démonstrations[28]. Car, Galien en convient volontiers, il est des choses obscures (comme la question de savoir si l'univers a ou n'a pas été créé, s'il est fini ou infini, ou encore le nombre de vagues de l'océan), qui ne sont pas toutes susceptibles de démonstration et la première chose sera donc d'examiner dans quels cas une telle recherche est possible[29]. Galien va alors franchir un nouveau pas au point d'affirmer que si nous trouvons la méthode démonstrative qui nous mène à la résolution des principaux problèmes géométriques tels que celui du polygone inscrit ou circonscrit ou du cercle inscrit ou circonscrit dans le polygone, alors nous pourrons « oser utiliser également la méthode démonstrative à propos d'objets auxquels elle ne peut fournir de preuves évidentes », mais en faveur desquels, laisse supposer Galien, elle pourra fournir de sérieuses vraisemblances. Et cette méthode, nous le savons déjà, c'est celle de la géométrie, de l'arithmétique, du calcul, de l'astronomie et de l'architecture à laquelle Galien revient ici avec d'autant plus de ferveur que son récent passage chez les philosophes ne lui a pas fourni de réponses à ses questions les plus urgentes, et tant il est vrai que « non seulement les calculs relatifs aux prédictions des éclipses, mais aussi à la construction des horloges et des clepsydres, ainsi que de toutes les autres considérations intervenant en architecture » lui apparaissent d'une vérité évidente.

Que fait alors Galien ? Il décide, selon ses propres termes, « de prendre ses distances avec les discours des philosophes »[30], pour s'attacher au modèle des démonstrations géométriques, non sans avoir auparavant témoigné un certain mépris pour ces maîtres « qui osaient avancer certaines thèses en contradiction avec les démonstrations scientifiques en géométrie et sans avoir la moindre idée de ce qu'est une démonstration »[31]. Il me semble qu'il faille entendre cette expression « prendre ses distances » au sens propre, sans la surinterpréter en supposant que Galien, à partir de cette date, rompit avec tout enseignement philosophique, puisqu'on sait que Galien en particulier a suivi un peu plus tard l'enseignement d'Albinos à Smyrne, mais sans non plus en sous-estimer la portée. Simplement, après cette désillusion, Galien a dû fréquenter un peu moins les philosophes à un moment qui a précisément dû coïncider avec celui où il s'est également engagé dans des études de médecine.

Le choix d'une carrière médicale (145)

De même que l'anniversaire de ses quatorze ans avait marqué pour Galien le début de ses études de philosophie, celui de ses seize ans va inaugurer son apprentissage de la médecine. Il ne s'agit pourtant en rien d'une rupture mais, comme il le dit lui-même, d'une évolution voulue et décidée par son père et qui doit lui permettre de mener conjointement études de philosophie et études de médecine :

> Après nous avoir élevé de façon à nous rendre savant en arithmétique, calcul et grammaire, au milieu de ces disciplines et des autres connaissances qui font partie de l'éducation, alors que nous étions dans notre quinzième année, il nous amena à l'étude de la dialectique pour que nous attachions notre esprit à la seule philosophie, puis, influencé par des songes clairs, il nous fit en outre, alors que nous étions dans notre dix-septième année, nous entraîner à la médecine en même temps qu'à la philosophie[32].

La décision paternelle apparaît cette fois auréolée d'une particulière solennité puisqu'elle est présentée comme le résultat de songes clairs et répétés comme l'atteste ici l'emploi du pluriel. Toutefois, ces rêves n'apparaissent pas comme explicitement envoyés par Asclépios lui-même, mais semble-t-il par les dieux en général, ce qui ne peut que renforcer leur pouvoir de persuasion[33]. Cet épisode tient une place tout à fait centrale dans le récit autobiographique un peu à la manière d'une scène d'annonciation destinée à préfigurer le destin extraordinaire du héros. Galien y fait d'ailleurs déjà allusion dans deux autres ouvrages : dans sa *Méthode thérapeutique* pour rappeler que ce n'est pas d'hier ni d'avant-hier qu'il s'est engagé dans la carrière médicale, mais qu'il s'y est appliqué depuis sa jeunesse (*ek meirakiou*) après que son père eut été influencé par des songes clairs[34] ; et dans le *Pronostic* où il précise que des rêves clairs ont « prescrit » à son père de lui faire étudier les choses médicales[35]. Le pouvoir de décision accordé aux rêves de la part d'esprits rationnels comme Galien et son père peut à juste titre surprendre, mais leur attitude n'a dans l'Antiquité rien d'original ni d'isolé. Chez Plutarque, par exemple, les récits de rêve sont légion puisqu'on n'en compte pas moins d'une cinquantaine[36]. Chez le médecin de Pergame, ils ont apparemment pour fonction d'authentifier et de légitimer la décision paternelle en inscrivant la future carrière médicale de Galien à l'intérieur d'un destin voulu par les dieux.

Dès lors, le jeune Galien redouble d'efforts pour assumer cette nouvelle charge de travail. Sans modestie aucune, il n'hésite pas à se féliciter que ses qualités et son talent personnels exceptionnels lui permettent de se montrer à la hauteur de la tâche imposée. Pour plus de vraisemblance, il met toutefois ces compliments dans la bouche de ces nouveaux condisciples qui s'extasient que Galien puisse étudier à la fois la philosophie et la médecine et avoir le loisir d'examiner à loisir chaque point de doctrine. Les autres étudiants en médecine considèrent en effet Galien comme un cas à part : « Toi, tu bénéficies d'une nature supérieure et d'une éducation admirable grâce à l'ambition de ton père, à un âge où on peut bien apprendre et où tu possèdes tout ce qu'il est nécessaire de dépenser pour s'adonner aux études en toute quiétude[37]. » À l'abri des préoccupations financières, fort de l'appui d'un père qui nourrit de fortes ambitions pour son fils, Galien aborde également la médecine à un âge semble-t-il plus précoce que les autres étudiants. Il côtoie en effet des étudiants moins bien formés que lui qui se décrivent eux-mêmes comme différents, qui n'ont pas pu bénéficier comme lui de cette première éducation reçue auprès des philosophes et des rhéteurs et dont Galien fait l'éloge au début de son traité des *Propres livres*, qui ne jouissent pas de son « intelligence pénétrante » et qui n'ont pas d'argent à dépenser pour leurs études.

Galien était-il vraiment l'étudiant atypique qu'il décrit, était-il si rare de suivre un double cursus philosophie-médecine et était-il si peu fréquent pour un jeune homme de bonne famille, jouissant d'une honnête aisance financière, d'étudier la médecine en un siècle où l'on pouvait s'acquérir une gloire bien plus certaine en devenant rhéteur, comme par exemple l'un de ses plus célèbres contemporains Aelius Aristide, ou comme un peu plus tard à Antioche, Libanios ?

Pour ce qui est des liens entre philosophie et médecine, ils sont indiscutables et puisent leurs racines aux origines mêmes de l'art médical. Dès la période classique, toutes les histoires de la philosophie soulignent les liens entre Démocrite, Hippocrate et Platon. On peut même dire que la médecine, en tant que discipline indépendante, est née de son positionnement par rapport au savoir philosophique, dont il lui a fallu apprendre à se détacher après y avoir d'abord puisé ses lettres de noblesse. Cette histoire a été très clairement présentée par J. Jouanna dans le chapitre de sa biographie d'Hippocrate qu'il a consacré aux relations entre médecine et philosophie et il n'y a pas lieu d'y revenir ici[38].

Dans le cas particulier de Galien toutefois, l'importance accordée à la méthode a joué un rôle déterminant. Pour Galien, Hippocrate est d'abord et avant tout le premier médecin à s'être illustré par la mise au point d'une méthode qui, en garantissant à la médecine le statut d'art autonome, a en outre réussi le tour de force d'inspirer ses modèles à une philosophie dont elle se voulait pourtant historiquement issue. Platon lui-même, dans le *Phèdre*, a publiquement rendu hommage à Hippocrate et à sa méthode, avant de se livrer dans le *Timée* à un véritable exposé de médecine philosophique[39]. Mais c'est sans doute d'Aristote dont Galien apparaît comme le plus proche. Pour souligner la relation étroite entre la médecine et cette branche privilégiée de la philosophie qu'est la physique, le Stagirite n'hésite pas à écrire dans son traité *Sur la sensation* que « l'on peut dire de la plupart de ceux qui étudient la nature, ainsi que des médecins qui s'adonnent à leur art avec le plus de philosophie, que les premiers parachèvent [leur recherche] avec la médecine, et que les autres commencent la médecine par la physique »[40]. Nul doute que Galien ne se soit reconnu dans ces savants qui viennent à la médecine par la philosophie, mais aussi un peu plus tard, une fois devenu médecin, dans ceux « qui s'adonnent à leur art avec le plus de philosophie ». La preuve en est ce petit traité intitulé *Que l'excellent médecin est aussi philosophe* où Galien rend un vibrant hommage à la figure d'Hippocrate et à la méthode hippocratique. Le choix du double cursus suivi par Galien ne s'inscrit donc pas seulement dans l'histoire traditionnelle des rapports entretenus entre médecine et philosophie, il est aussi, plus profondément, la traduction en actes d'une conception personnelle de la méthode de démonstration où médecine et philosophie apparaissent également nécessaires et complémentaires : « Ainsi, ce qu'a soutenu Hippocrate à propos de la médecine paraît être également valable pour la philosophie. Hippocrate disait en effet que les similitudes sont source de méprises et d'embarras même pour les bons médecins. C'est pourquoi, si non seulement les médecins

accomplis mais encore les meilleurs se laissent tromper par les similitudes, il n'est pas impensable que même chez de bons philosophes
surgissent méprises et embarras dans les questions de philosophie[41]. »
À ce mal, un seul remède : la nécessité d'un entraînement quotidien à la
méthode de démonstration.

Mais si la recherche de la vérité et la résolution de problèmes logiques figurent parmi les principales exigences de Galien, pourquoi mettre
cette compétence au service de la médecine, plutôt que de toute autre
discipline ? La réponse ne se trouve pas dans une tradition familiale
qui, d'après les renseignements fournis par Galien, ne compte avant
lui aucun autre médecin, mais des architectes et un géomètre. Le choix
d'embrasser une carrière médicale ne semble pas davantage obéir à une
ambition ou à un désir de gloire personnelle que des études de rhétorique auraient plus sûrement comblés. Il ne procède pas non plus d'une
impulsion irréfléchie mais bien au contraire d'une décision sereinement
mûrie tout au long de deux années d'études supérieures passées auprès
des philosophes. Il s'agit donc plutôt, après des premières études de
philosophie, d'une réorientation vers la médecine dont la dimension
pratique, en offrant à Galien l'opportunité de s'illustrer comme *technitès*, comme spécialiste d'une discipline technique, dans la droite ligne
d'une tradition familiale bien ancrée en architecture et en géométrie, a dû
contribuer, de façon non négligeable, à sauver Galien du doute pyrrhonien dans lequel l'avait plongé un enseignement purement théorique et
régulièrement vicié par les divergences entretenues entre ses maîtres de
philosophie. Plus largement, l'ombre de l'Asclépieion, l'essor du sanctuaire et l'atmosphère qui baigne alors Pergame ont dû inévitablement
planer sur la décision de Galien et encourager une curiosité personnelle
pour la chose médicale qui transparaît dès les premiers souvenirs de
jeunesse. Dès lors, il ne paraît pas exagéré de parler de vocation.

Premiers pas dans les études de médecine à l'âge de seize ans (145) : à l'école de Satyros

Soranos (au début du IIe siècle de notre ère) et Oribase (au IVe siècle)
recommandaient de commencer la médecine, le premier à quinze ans
et le second à quatorze[42]. Galien n'a donc rien d'un étudiant prodige.

La formation grecque traditionnelle multiple et itinérante héritée du médecin hippocratique périodeute dure habituellement entre cinq et onze ans, selon que l'étudiant est pressé de mettre en pratique ses connaissances ou se révèle soucieux de les approfondir. On peut donc mourir jeune et être déjà médecin comme en témoigne l'épitaphe de Nicétès de Tieion, contemporain de Galien, mort à l'âge de dix-neuf ans[43]. À l'époque de Galien, la formation est assurée au sein de différentes « écoles » médicales. Les principaux centres de formation sont situés en Grèce continentale (Athènes et Corinthe), l'île de Cos et la presqu'île de Cnide, et en Asie Mineure, Antioche, Smyrne, Berytos et bien sûr Pergame, sans oublier Alexandrie, héritière d'une longue tradition anatomiste illustrée par Hérophile et Érasistrate[44].

Mais avant d'entreprendre les nombreux voyages d'étude qui viendront parfaire sa formation, Galien se met d'abord à l'école de Satyros qui fut son premier maître à Pergame avant qu'il ne passe à l'école de Pélops. Satyros, nous dit Galien, « résidait alors depuis déjà trois ans à Pergame en compagnie de Cuspius Rufinus qui faisait édifier chez nous un temple dédié à Zeus-Asclépios »[45]. Si les souvenirs de Galien sont exacts, il vient d'avoir seize ans, nous sommes donc en 145 et Satyros serait arrivé à Pergame en 142, une chronologie qui, comme nous le verrons plus loin, n'est pas sans importance pour la datation du temple en question[46]. On a tenté d'expliquer la mention de Rufinus aux côtés de Satyros par le fait que ce dernier était peut-être attaché à son service en tant que médecin personnel. Certains ont même supposé qu'il résidait chez lui[47]. Mais en l'absence d'éléments susceptibles d'accréditer ces hypothèses, le plus vraisemblable est que Satyros séjournait alors à Pergame comme de nombreux autres médecins et sophistes pour y délivrer son enseignement, à moins qu'il ait été appelé sur place pour soigner l'épidémie d'anthrax à laquelle Galien fait plus loin allusion et qui sévissait alors dans la cité.

Quoi qu'il en soit, Galien expose très clairement ce qu'il espère retirer de la fréquentation de ce maître : la meilleure connaissance possible d'Hippocrate. À une époque où certains se disent hérophiléens ou érasistratéens, en référence aux deux grands anatomistes alexandrins Hérophile et Érasistrate, Galien décide donc de s'attacher à l'enseignement du père de la médecine, Hippocrate de Cos, dont l'autorité depuis le ve s av. notre ère continue de régner sur toutes les écoles de médecine.

Ces dernières ont d'ailleurs en commun une référence plus ou moins constante à Hippocrate et ne diffèrent réellement entre elles que par la méthode suivie par leurs adeptes respectifs, dogmatiques, méthodiques ou empiriques[48].

Quand Galien fréquente les cours de Satyros à Pergame, le célèbre médecin Quintos dont il avait été l'élève vient de mourir[49]. Galien voit en ce Quintos qui résida à Rome sous Hadrien (76-138) un médecin jouissant « d'une réputation et d'une renommée non négligeable en anatomie » mais qui n'avait pas écrit d'ouvrages sur le sujet à la diffé-rence de deux autres anatomistes célèbres Marinos et Numisianos[50]. À travers Satyros, c'est donc l'enseignement de Quintos que Galien souhaite principalement recueillir. À la veille de sa propre arrivée dans la capitale de l'Empire, Galien présentera même ce Quintos, qu'il n'a pas connu, comme le médecin le plus illustre de Rome. Ailleurs cependant, il le décrit, lui et ses disciples, comme « n'ayant pas exactement compris la pensée d'Hippocrate » dont il donne, en de nombreux passages, des explications incorrectes[51]. Toutefois, toujours selon Galien, Satyros qui « conserve avec la plus grande exactitude les doctrines de Quintos, sans rien y ajouter et retrancher » se montre supérieur à bien d'autres commentateurs dont par exemple ce Lycos qui « critique parfois Hippocrate et prétend qu'il est dans l'erreur par méconnaissance de ses doctrines »[52]. Même si Galien, à la fin de sa vie et avec le recul, juge qu'il convient de condamner également Satyros et Lycos « comme n'ayant pas exactement compris la pensée d'Hip-pocrate »[53], sa dette à l'égard de ce premier maître est sans doute plus importante qu'il ne veut bien le reconnaître. Car Satyros ne se contentait pas de transmettre l'enseignement de Quintos, il avait aussi lui-même composé de nombreux ouvrages[54].

Galien manifeste donc ici pour la première fois une réticence à reconnaître sa dette envers ses aînés qui sera récurrente tout au long de sa vie et de sa formation intellectuelle. L'ingratitude de Galien à l'égard de Quintos fut d'ailleurs encouragée par le fait que ce dernier, comme Socrate ou Pythagore, n'avait laissé aucun écrit[55]. Une situa-tion qui rendait indispensable le recours à un médiateur tel que Satyros qui avait lui-même composé de nombreux commentaires à Hippocrate dans lesquels il devait faire des références suffisamment exactes à l'en-seignement de Quintos pour que Galien, à son tour, ait pu nourrir ses propres commentaires hippocratiques de renvois précis à la doctrine de ce dernier. Quintos, au cours de son enseignement, avait notamment commenté le *Prorrhétique I*, les *Aphorismes* et les *Épidémies*, trois ouvrages majeurs du corpus hippocratique à propos desquels Galien, tour à tour, lui reprochera d'avoir ignoré la bonne tradition manuscrite, le louera d'avoir avoué son ignorance ou le chicanera sur l'emploi de certains termes[56]. Mais Quintos, nous l'avons dit, était surtout un grand anatomiste qui avait hérité sa science d'un autre anatomiste réputé, Marinos (*fl.* 129), qui a enseigné à Alexandrie et à qui l'on doit un manuel de dissection en vingt livres dont Galien rédigera un abrégé en quatre livres, signe de la haute estime dans laquelle il tenait ce médecin et de l'importance qu'il accordait à cette partie de l'art médical[57].

Les cours avaient lieu en commun et consistaient certes en enseignement théorique basé sur l'explication des textes hippocratiques, mais aussi en une pratique de la dissection et même en des soins délivrés aux malades. En ce qui concerne la pratique des dissections, bien que Galien souligne qu'il est préférable de mener ces observations sur des corps humains, les difficultés rencontrées pour se procurer des cadavres le contraignirent, lui ainsi que ses maîtres, à recourir principalement à des animaux « proches de l'homme », c'est-à-dire des singes, ou assez souvent des chèvres ou des moutons. Toutefois, les calamités naturelles, telles les inondations, les guerres ou les épidémies offrirent à Galien la possibilité d'observer des cadavres humains, ou plus ponctuellement des parties du corps humain mises à nu. Il mentionne ainsi, au début de ses *Pratiques anatomiques*, l'épidémie d'anthrax (charbon) qui sévit dans de nombreuses villes d'Asie précisément à l'époque où il suivait les cours de Satyros[58]. Cette maladie due à une infection staphylococcique entraîne la formation de gros abcès cutanés pouvant provoquer des plaies spectaculaires et même, dans les cas les plus graves, une atteinte osseuse[59]. Correctement formés par Satyros et ayant acquis une connaissance précise de la forme et de la localisation des muscles, des veines, des artères et des nerfs, les élèves après avoir observé leur maître purent soigner efficacement de nombreux patients en leur infligeant le moins de souffrance possible[60]. Galien précise dans son traité sur l'*Anatomie des veines et des artères* que, lorsqu'elles surviennent au cou au niveau de la veine jugulaire, ces « affections putrides enlèvent la peau tout autour de toute cette région, de telle manière qu'on peut voir clairement les veines découvertes ». Et il ajoute, « c'est ce qui s'est souvent passé pour toutes les parties du corps à l'époque où se déclara en Asie une épidémie de charbon, chose qui persuada ceux qui observèrent les veines de la ressemblance parfaite entre les singes et les hommes »[61]. À l'inverse, les médecins qui n'avaient pas reçu de formation en anatomie se révélaient incapables d'identifier les parties mises à nu par la maladie et infligeaient des souffrances inutiles au patient, ou encore se voyaient contraints de renoncer à le soigner. Galien a conservé des souvenirs extrêmement précis de cette expérience qui paraît l'avoir marqué :

> Lors de l'épidémie de charbon qui a sévi dans de nombreuses villes d'Asie Mineure, certaines parties du corps ont été chez de nombreux hommes, dégarnies de leur peau, et chez certains, de la chair elle-même. À cette époque, je faisais mes études dans ma ville natale ; j'avais comme professeur Satyros qui en était à la quatrième année de son séjour à Pergame… Quintos, le maître de Satyros, était mort peu de temps auparavant. Eh bien, quand Satyros taillait dans une des parties mises à nu, nous qui regardions, nous les reconnaissions tout de suite, et nous procédions à un examen bien différencié : nous ordonnions au malade d'exécuter tel mouvement que nous savions être accompli par tel muscle, et alors, parfois, nous tirions les muscles un peu sur le côté et les déplacions légèrement pour apercevoir une grande artère voisine, ou un nerf, ou une veine. Tous les autres assistants, au contraire, nous apparaissaient comme des aveugles ; ils ne connaissaient pas les parties mises à nu et ils commettaient inévitablement une des deux fautes suivantes : ou bien ils ne soulevaient et tiraient sur le côté qu'une bonne partie de chacun des muscles dénudés, et les malades qu'ils faisaient souffrir en vain en devenaient incurables, ou bien ils renonçaient dès l'abord à tenter un examen de ce genre. Ceux qui avaient de la pratique savaient mieux enjoindre au malade de mouvoir la partie selon le mouvement qui convenait[62].

De cette période de formation auprès de Satyros date peut-être aussi la rencontre de Galien avec Aelius Aristide qu'il mentionnera bien des années plus tard dans son *Commentaire au Timée de Platon*[63]. Galien a en effet pu accompagner son maître dans une de ses visites au célèbre rhéteur. Ce dernier rapporte avoir eu recours aux soins de Satyros alors qu'il séjournait à l'Asclépieion de Pergame : « Le médecin Satyros était à ce moment-là à Pergame, praticien, disait-on, des plus distingués. Celui-ci vint à moi alors que j'étais ainsi alité et me palpa le thorax et les hypocondres[64]. » Satyros recommande à son illustre patient de s'abstenir des saignées et prescrit un cataplasme léger pour l'estomac et les hypocondres. Aelius Aristide accepte la prescription mais ne se trouve pas pour autant guéri : « Cependant je n'esquivai point la prescription de Satyros, je la pris et la gardai : elle ne me fut pas pourtant une corne d'Amalthée. »

De ces premières années d'étude, Galien nous a également conservé outre le nom de Pélops, ceux de Stratonicos et Aiphicianos dont, pour ce dernier, il n'est pas clair si Galien a suivi ses cours à Pergame ou à Smyrne où il viendra également écouter Pélops et Albinos. Mais il ne s'agit sans doute là que d'un choix restreint dans un éventail beaucoup plus large puisque Galien nous dit avoir estimé inutile de mentionner les autres élèves de Quintos qu'il a jugés tous inférieurs à Satyros et à Pélops[65].

L'enseignement de Pélops

Galien eut ensuite pour maître Pélops dont il précise qu'il fut son deuxième maître après Satyros[66]. Pélops excellait dans les mêmes domaines que ceux où s'était illustré Quintos : anatomie, pharmacologie et exégèse des écrits hippocratiques. Galien a fait la connaissance de Pélops à Pergame, vraisemblablement à l'occasion de la conférence remarquée que celui-ci y donna. Pélops soutint en effet deux jours durant un important débat contre un médecin empirique du nom de Philippe sur le rôle de l'expérience. Galien a été passionné par la confrontation des deux thèses en présence, « Pélops soutenant que la médecine ne pouvait être constituée par l'expérience seule, et Philippe démontrant qu'elle le pouvait », comme le pensaient alors les tenants de l'école dite empirique. Galien, en étudiant studieux, a consacré à ce débat mémorable un petit opuscule où, nous dit-il, il avait « mis en ordre les propos tenus par l'un et l'autre interlocuteurs » afin de les consigner par écrit à titre d'entraînement personnel[67]. À cette époque, Galien a déjà composé plusieurs ouvrages : le commentaire mentionné plus haut aux livres syllogistiques de Chrysippe auquel il faut ajouter deux ouvrages médicaux, une *Anatomie de l'utérus* et un traité portant sur le diagnostic des affections oculaires qu'il cite parmi ses ouvrages rédigés à Pergame en première et deuxième position avant son mémoire sur l'expérience médicale[68]. On notera que ces deux derniers opuscules,

à la différence du traité sur Chrysippe et du mémoire consacré au débat
entre Pélops et Philippe, ne sont pas rédigés par Galien pour son seul
usage personnel ni à titre d'entraînement mais sont, semble-t-il pour
la première fois, destinés à autrui. L'*Anatomie de l'utérus* a ainsi été
rédigé pour être offert à une accoucheuse et le traité sur le diagnostic
des affections oculaires a été écrit pour un jeune homme « qui soignait
les yeux »[69]. C'est vraisemblablement aussi à cette époque que Galien,
à titre d'exercice personnel, rédige son *épitomè* en quatre livres du livre
de Marinos en vingt livres sur l'anatomie (tous deux perdus).

Le débat entre Pélops et Philippe auquel assista Galien témoigne
du climat intellectuel fécond qui régnait alors à Pergame où venaient
s'affronter les médecins célèbres dans des joutes oratoires propres à
frapper les esprits, jeunes et moins jeunes. À cette époque, Galien se
met à l'école de Pélops et nous apprend, performance assurément digne
d'être signalée, que Pélops avait écrit des commentaires à tous les écrits
d'Hippocrate, mais que seule une petite partie en était conservée[70]. Mais
surtout, Galien voit en Pélops « le disciple principal » d'un certain
Numisianos. Ce Numisianos est présenté par Galien comme l'auteur
d'un important traité d'anatomie comme avait pu en écrire Marinos
dont il était le contemporain à Alexandrie, mais aussi comme l'auteur
de beaucoup d'autres livres qui hélas étaient très peu répandus et que
Galien, malgré tous ses efforts, comme on le verra plus loin, ne devait
jamais réussir à se procurer[71]. Galien reproche en particulier à Pélops de
ne pas avoir expliqué les écrits de Numisianos, cet homme « de grande
science » qui avait effectué « de splendides observations »[72], et de
n'avoir voulu montrer à personne les livres qu'il possédait et qui furent
détruits après sa mort sans que personne ait pu en prendre de copies[73].
Galien n'hésite pas ici à accuser Pélops de captation et de détourne-
ment de l'héritage de Numisianos. Pélops avait en revanche l'habitude
de munir ses élèves, au moment de leur retour dans leur patrie, d'une
Introduction à Hippocrate qui devait témoigner et attester de la qualité
de l'enseignement qu'ils avaient reçu auprès de lui. Galien juge toutefois le viatique que le maître remettait à ses élèves et qu'il dut lui aussi
recevoir comme bien inférieur à l'« anatomie de Pélops »[74], tout comme
l'était également le livre que Satyros remettait à ses propres élèves.
Pélops dut cependant assez rapidement quitter Pergame ce qui incita
Galien, un peu plus tard, à le rejoindre à Smyrne pour parfaire auprès de

lui sa formation. Il se souvient toutefois d'une de ces visites à un malade où il faisait partie du cortège formé de savants médecins et d'étudiants rassemblé au chevet d'un jeune patient souffrant d'un type particulier d'épilepsie susceptible de survenir en n'importe quel endroit du corps avant de progresser en direction de la tête :

> J'ai vu ce phénomène pour la première fois chez un garçon (*pais*) de treize ans, étant moi-même un jeune homme (*meirakion*), avec les meilleurs médecins de chez nous rassemblés pour se concerter sur le traitement. J'entendis donc le garçon raconter que l'affection avait débuté à la jambe et que, de là, elle était remontée directement au cou par la cuisse, la région iliaque, les côtés et le cou jusqu'à la tête, et qu'aussitôt la tête atteinte, il n'avait plus eu conscience de lui-même. Interrogé par les médecins sur la nature de ce qui s'était ainsi porté à la tête, le garçon ne put répondre[75].

Un autre jeune homme, qui n'était pas sot, entreprend alors de renseigner les médecins en précisant qu'il s'agissait d'une sorte de souffle froid qui montait en lui. « Il sembla alors à mon maître Pélops de deux choses l'une, ou bien qu'il y avait ascension d'une certaine qualité par altération des parties contiguës, ou bien qu'il s'agissait d'une substance pneumatique. Rien d'étonnant, disait-il, à ce que l'humeur contre nature engendrée dans la partie affectée ait une faculté vigoureuse analogue à celle des venins chez les animaux malfaisants. » Galien a ici gardé le souvenir de son maître Pélops prenant la parole au milieu d'un collège des meilleurs médecins de Pergame auxquels il sut imposer l'autorité de son diagnostic. Dans le cadre d'une médecine dominée par la théorie des humeurs et l'existence de différents souffles (ou *pneumata*) qui parcourent le corps, Pélops a en effet réussi à expliquer comment l'affection née dans une partie gagne ensuite tout le corps à la façon dont un venin inoculé à un endroit donné envahit bientôt tout l'organisme. « Pélops disait donc qu'il n'est pas impossible qu'une semblable substance soit engendrée dans le corps, sans cause extérieure, et que venant à se former dans une partie nerveuse, elle fasse remonter par continuité sa faculté jusqu'au principe des nerfs (c'est-à-dire l'encéphale). » Galien ne résiste cependant pas, encore une fois, à émettre quelque critique à l'égard de son maître qui n'a pas réussi à identifier la cause des convulsions épileptiques qui surviennent dans de tels cas et qui n'a même rien dit « de bien vraisemblable à cet égard »[76].

L'enseignement de Stratonicos et Aiphicianos

Après Pélops, sans doute retourné à Smyrne, Galien a pour maître Stratonicos, lui-même originaire de Pergame et que Galien a choisi parce qu'il a été l'élève de Sabinos[77]. Aux yeux de Galien, Sabinos qui exerça du temps d'Hadrien est, avec Rufus d'Éphèse, un des commentateurs récents qui ont le mieux compris les écrits d'Hippocrate[78]. Il avait rédigé des commentaires aux *Épidémies II, III, VI*, à la *Nature de l'homme* et aux *Aphorismes* que Galien cite volontiers dans ses propres ouvrages. Même s'il ne lui épargne pas toujours ses critiques, Galien prend la défense de Sabinos quand il est attaqué par Lycos[79] et reconnaît en général le caractère érudit de ses commentaires qui faisaient apparemment ample usage des autorités antiques[80]. Stratonicos a donc joué auprès de Galien le même rôle de passeur de l'enseignement de Sabinos que Satyros pour la pensée de Quintos et Marinos[81]. Et si Stratonicos n'a lui-même laissé aucun écrit, Galien, dans son commentaire aux *Épidémies VI*, ne tarit pas d'éloge en revanche sur sa pratique médicale et le soin apporté aux malades, deux domaines où il le présente comme supérieur à ses trois autres maîtres, Satyros, Aiphicianos et Pélops[82].

Quant à Aiphicianos, dont il n'a pas encore été question mais qui figure au nombre des célébrités que Galien fréquenta quand il se mit à l'étude de la médecine, on a déjà dit qu'on ne pouvait savoir avec certitude si Galien avait suivi ses cours à Pergame ou seulement plus tard à Smyrne où il s'était rendu pour suivre l'enseignement de Pélops. Il faut dire que Galien ne cite son nom que trois fois, mais toujours aux côtés de Satyros, et en précisant qu'ils avaient tous deux été les élèves de Quintos[83], une association entre les deux maîtres qui semble plaider en faveur d'un enseignement à Pergame. Quoi qu'il en soit, à travers Aiphicianos, c'est donc toujours l'enseignement de Quintos que Galien semble poursuivre, même s'il reconnaît que celui-ci se montre moins conservateur que Satyros et aurait en réalité infléchi l'enseignement de Quintos dans le sens du stoïcisme[84].

Souvenirs et expériences de jeunesse à Pergame

Les première années de jeunesse de Galien ne furent cependant pas tout entières dévolues à l'étude et à l'écriture. À Pergame, ses jeux eurent pour cadre les vergers de sa ville natale et plus largement la campagne environnante où sa famille possédait un domaine dont son père aimait beaucoup à s'occuper, mais aussi les régions plus éloignées d'Asie, de « son » Asie comme il aime à l'écrire, où il eut l'occasion de voyager dès sa prime jeunesse. Et là encore même si le récit de ces premières dissipations n'est jamais fait pour lui-même, même si ces erreurs de jeunesse sont d'abord rapportées pour être utiles au lecteur et pour mieux servir la démonstration, il n'en reste pas moins vrai qu'elles se situent dans un cadre qui ne doit pas être très éloigné de celui où le jeune Galien évolua réellement avec ses compagnons de jeu.

Si l'on excepte le récit des colères maternelles qui remonte à la prime enfance, époque où le jeune individu est désigné sous le nom de *pais*, les souvenirs de Galien semblent en effet débuter à l'aube de ses quatorze ans, quand il devient un *meirakion*, au cours de cette période comprise entre treize et vingt-cinq ans et où l'individu jouit enfin pleinement de toutes ses facultés rationnelles d'analyse et de compréhension. De fait, cet âge de la vie caractérisé par l'entrée dans la puberté coïncide aussi pour Galien, on l'a vu, avec sa première fréquentation des philosophes et marque incontestablement les prémices de l'émancipation de Galien par rapport à l'autorité paternelle.

L'épisode rapporté dans le *Sur les bons et les mauvais sucs des aliments* nous permet ainsi d'apercevoir une société de jeunes gens profitant de la liberté accordée par la belle saison pour se livrer à quelques excès de gourmandise. Galien, sans doute pour gagner la confiance de ses lecteurs, n'hésite pas à rapporter l'expérience suivante dont il fut lui-même victime. La scène se situe au sortir de l'enfance, en cette période où son père ne réglant plus aussi strictement son régime alimentaire, il se trouva exposé à sa première maladie[85] :

> Mais alors que j'étais devenu un jeune homme (*meirakion*) et que mon père s'était retiré à la campagne car il aimait les travaux des champs, bien que j'eusse l'habitude de m'appliquer à mes études plus que tous ceux que je fréquentais, non seulement de jour mais aussi de nuit, je me remplis cependant

avec ceux de mon âge pendant toute la fin de l'été de tous les fruits de saison et tombai malade à l'automne d'une maladie aiguë qui nécessita une saignée. Étant donc revenu en ville, mon père me sermonna et me rappela le régime que je suivais auparavant sous sa direction, et il m'ordonna de m'y conformer à l'avenir en me gardant de l'intempérance des gens de mon âge. Et de fait, dans l'année qui suivit, il s'employa à me faire observer mon régime pour que je ne touche aux fruits qu'avec modération. J'étais alors dans ma dix-neuvième année. Je restai donc exempt de maladie pendant cette période, ensuite dans l'année qui suivit, mon père étant décédé, avec les gens de mon âge je suivis un régime abondant en fruits de fin d'été et tombai malade d'une maladie proche de la précédente, de sorte que là encore il fallut une saignée. À partir de ce moment-là, tantôt chaque année à la suite, tantôt avec un répit d'une année, je fus toujours malade jusqu'à mes vingt-huit ans[86].

Après avoir durement travaillé de jour comme de nuit, comme à son habitude, Galien à la fin de l'été s'est relâché de sa discipline et oubliant les recommandations paternelles s'est gavé de fruits de saison, cumulant ainsi successivement excès de travail et de crudités. Galien a alors dix-sept ans comme on peut le déduire des indications chronologiques données dans le passage. L'année suivante, alors qu'il est âgé de dix-huit ans, il retrouve son régime habituel et tout se passe bien[87]. Intervient alors l'événement marquant de cette période, le décès de son père, au cours de l'année 148, alors que Galien est alors âgé de dix-neuf ans[88]. On verra plus loin comment l'intervention d'Asclépios permit à Galien, à l'âge de vingt-huit ans, de mettre définitivement fin à cette affection récidivante. En attendant, le décès paternel dote Galien d'une fortune considérable qu'il est désormais libre de mettre à profit pour voyager à son aise. Mais avant de le suivre à Corinthe et à Alexandrie à la recherche des disciples de Quintos et de l'enseignement de Numisianos, il vaut peut-être la peine de s'arrêter sur ces images d'Asie qui nourrissent les souvenirs du médecin de Pergame et vont inspirer sa pratique médicale.

Choses vues et entendues en Asie

Galien a en effet mis à profit ses premières années de formation en enrichissant son expérience médicale d'une quantité d'observations faites sur place, à Pergame et dans sa région. L'Asie et ses différentes provinces, en particulier la Mysie et la Phrygie jusqu'à la Cappadoce, occupent une place de choix dans les souvenirs de jeunesse de Galien qui rapporte, visiblement toujours avec plaisir, ces récits mettant en scène les différents acteurs de sa vie quotidienne.

Les paysans asiatiques et leurs pratiques alimentaires et culturelles retiennent l'attention du jeune homme qui les a apparemment beaucoup observés. On rappellera que le père de Galien possédait un domaine à la campagne dont son père aimait beaucoup s'occuper et où il séjournait l'été où son fils commit ses premiers excès de fruits verts. Galien lui-même eut sans doute fréquemment l'occasion d'accompagner son père en ce lieu et d'être en contact avec les paysans de la région. Il garde ainsi le souvenir de cette résine de cèdre qu'il sera amené à prescrire aux matrones romaines qui veulent teindre leurs cheveux tout en les fortifiant mais dont Galien s'étonnera qu'elles en supportent difficilement l'odeur, alors que les paysannes des montagnes d'Asie la mélangeaient à de l'huile pour s'en enduire non seulement la tête mais le corps entier échappant ainsi à la calvitie[89]. Cet onguent était également souverain contre les céphalées causées par un désordre de l'estomac[90]. Galien s'est également souvenu dans ses traités sur les propriétés des aliments que ces paysans d'Asie, particulièrement ceux de Mysie et de Phrygie, faisaient une abondante consommation de pois chiches, qui sont bien plus nourrissants que les ers et les haricots, et qu'ils préparaient à la façon d'une soupe de lentilles[91]. Galien a également noté les vertus inattendues d'un fromage que Pergame et toute l'Asie désignent sous le nom d'*oxugalaktinos* (à base de lait fermenté) et qui, appliqué sur les plaies d'un paysan gravement blessé, favorisa la cicatrisation de façon tout à fait spectaculaire[92]. Toutefois, les paysans asiatiques ne sont pas toujours un exemple à suivre : il ne faut pas imiter leur façon de consommer la farine de blé simplement cuite à l'eau avec du sel ou du lait. Cette préparation est très indigeste et il faut lui préférer la recette qui consiste à mélanger sel et levain à la farine et à la faire cuire dans des récipients de terre cuite, plutôt que des fours, pour obtenir une sorte de pain[93]. Galien n'ignore pas non plus que ces paysans sont obligés de fabriquer leurs pains à base de froment ou d'épeautre, la fleur de blé étant exportée vers les villes[94]. Galien sait même quelle nourriture ces hommes donnaient à leurs cochons[95] et comment ils avaient coutume de castrer leurs truies par ablation des ovaires et malgré les risques que comportait une telle opération, pour obtenir une chair plus grasse et plus goûteuse[96].

Plus généralement, Galien est intarissable sur les plantes qui poussent en cette région du monde, sur leurs noms et leurs variétés qui parfois diffèrent grandement de ce que l'on connaît à Rome[97]. Ces plantes d'Asie dont il cite un très grand nombre dans ses traités sur les médicaments, Galien se flatte de bien les connaître, ce qui lui assurera une supériorité certaine lorsqu'il s'agira de préparer la célèbre thériaque pour l'empereur, et en particulier l'*hêduchroon*, pâte aromatique et un des composants majeurs de cet électuaire. Galien a en effet l'avantage par rapport aux marchands de simples, qui ne connaissent bien que les plantes originaires de Crète où ils ont l'habitude de se fournir, de savoir également identifier les herbes d'Asie, quelques-unes provenant d'autres régions et la plupart de celles qui poussent à Cyzique sans oublier celles qui sont originaires d'Italie[98]. Il n'est pas jusqu'à la faune asiatique qui ne retienne son attention, comme ces curieux oiseaux dont il nous dit qu'ils portent en Asie le nom de « séleucides » et se nourrissent tout le jour de sauterelles qu'ils vomissent ensuite[99]. Et il ne tarit pas non plus d'éloge sur les trois principaux vins d'Asie qui figuraient parmi les meilleurs avant d'être détrônés par le falerne : l'ariousios de Chios, le lesbios de Lesbos et le tmôlitès de Tmôlos en Lydie[100].

Mais Galien sait aussi reconnaître la suprématie de l'Italie sur l'Asie comme par exemple en matière de céréales où le millet produit en Italie est de bien meilleure qualité que celui produit en Asie[101].

La région où il a passé sa prime jeunesse a également fourni à Galien un précieux champ d'observation pour sa pratique médicale. C'est là qu'il a appris certaines technique propres à cette région du monde, comme ce type de bandage mis au point en Crète et pratiqué dans son Asie.

Parmi les maladies que Galien eut le loisir d'observer sur place, l'anthrax et l'éléphantiasis figurent parmi les plus spectaculaires. Il a déjà été fait allusion plus haut à la façon dont le maître de Galien, Satyros, avait enseigné à ses élèves à soigner l'anthrax lors de la terrible épidémie qui frappa l'Asie pendant la jeunesse de Galien. Cette maladie particulièrement mutilante et invalidante qui, dans sa forme la plus grave, entraîne la formation d'abcès cutanés pouvait aller jusqu'à provoquer une atteinte osseuse[102]. Galien est revenu dans sa *Méthode thérapeutique* sur cette affection qui l'a vivement impressionné et dont il nous apprend qu'elle doit son nom à la formation de plaies recouvertes d'une croûte tantôt cendrée, tantôt noire et qui se caractérisent par une inflammation extrême des chairs situées sur le pourtour, au point d'en devenir presque noires elles aussi[103].

En ce qui concerne l'éléphantiasis, Galien désigne sous ce nom non pas la maladie engendrant tumeurs, excroissances et difformités popularisée au cinéma par le personnage d'*Elephant Man*, mais une sorte de lèpre vraisemblablement assez proche de celle causée par le bacille de Hansen[104]. Galien, en deux endroits de son œuvre[105], nous a conservé le souvenir de ce cas observé « quand il était encore un jeune homme dans son Asie » :

> Un homme souffrant du mal qu'on appelle éléphantiasis partagea pendant un certain temps la vie de ses camarades, puis, de vivre avec lui et d'être à son contact, certains furent atteints du même mal. Lui, sentait déjà mauvais et il était devenu hideux à voir. Lui ayant construit une cabane près du village, sur une colline peu élevée, près d'une source, ils y installèrent l'homme et lui apportèrent à manger tous les jours, juste de quoi le maintenir en vie. À la canicule, on apporta aux moissonneurs qui travaillaient près de lui, dans une cruche, un vin au bouquet fort agréable. Celui qui l'avait apportée la déposa tout près des moissonneurs et s'éloigna. Quand le moment de boire était venu, ces gens avaient l'habitude de verser le vin dans un cratère pour le mélanger avec la quantité convenable d'eau. Or, lorsqu'un jeune homme prit la cruche et versa le vin dans le cratère, une vipère morte tomba en même temps. Les moissonneurs craignant quelque maladie s'ils prenaient de cette boisson, burent de l'eau. Puis, leur travail terminé, – par bonté d'âme, à les en croire – ils firent cadeau de tout le vin à l'homme atteint d'éléphantiasis, jugeant que, pour lui, la mort était préférable à la vie qu'il menait. Il en but donc et recouvra la santé d'une façon qui tient du prodige. Toute sa peau rugueuse tomba comme une carapace de crustacé. Ce qui en restait paraissait assez mou et ressemblait à la peau des langoustes et des crabes quand ils ont perdu leur carapace extérieure[106].

L'anecdote ainsi rapportée a pour fonction d'illustrer et de légitimer le recours à la thériaque, célèbre préparation à base de chair de vipère mise au point par Andromaque, le médecin de Néron, et qui fera la gloire de Galien sous Marc Aurèle. On peut cependant douter que Galien, malgré ses dires, ait été le témoin direct de cette aventure.

Et pourtant Galien enchaîne les récits de cas d'éléphantiasis, telle « cette guérison du même genre qui survint en Mysie d'Asie Mineure, pas très loin de notre ville » :

Un homme atteint d'éléphantiasis s'était mis à une cure d'eaux thermales naturelles, avec l'espoir d'une amélioration. Il avait comme concubine une esclave jeune et belle, qui avait beaucoup d'amoureux. Le malade avait confié à celle-ci plusieurs responsabilités dans la maison, notamment celle de la pièce aux provisions. Une fois les hommes partis, pendant que le maître était aux eaux, dans la maison qui avait tout près un terrain desséché et plein de vipères, il se fit que l'une d'elles tomba dans une cruche de vin mal rangée et y mourut. La concubine tint pour une aubaine ce fait du hasard et offrit à son maître le breuvage tiré de la cruche. Mais lui le but et fut guéri de la même façon que l'homme de la cabane[107].

Et il ne résiste pas davantage au plaisir de rapporter cette troisième anecdote :

Un autre homme, riche, qui n'était pas de notre pays, celui-là, mais de la Moyenne Thrace, vint à Pergame poussé par un rêve. Ensuite, le dieu lui ayant ordonné en rêve de boire du remède préparé à base de vipères chaque jour et d'en frotter extérieurement son corps, son affection évolua en peu de jours en dermatose et, à l'aide des remèdes que le dieu avait recommandés, il fut à nouveau également guéri de cette maladie. Tant la chair de vipères possède une faculté considérable de dessèchement[108].

Les nombreux récits de ce genre, véhiculés par le discours sur la thériaque dans le traité *Sur les facultés des médicaments simples*, font plus sérieusement penser à des constructions faites sur la base de récits entendus par Galien et tels qu'il devait en circuler beaucoup à l'époque en Asie Mineure, d'où sont également issus plusieurs grands médecins empiriques (en particulier Ménodote de Nicomédie et Théodas de Laodicée). Cette origine empirique des récits rapportés par Galien dans le *Sur les facultés des médicaments simples* est confirmée par leur reprise exacte, mot pour mot, dans l'*Esquisse empirique*, traité spécialement consacré à la médecine empirique, perdu en grec, mais conservé dans une traduction latine du xive siècle de Nicolas de Reggio. L'important en réalité est que Galien a envie de croire à ces récits, et il y croit tellement qu'en somme il les rapporte « comme s'il les avait vécus »[109].

Plusieurs cas individuels ont en revanche directement été observés par Galien qui en a tiré divers enseignements. Il se souvient ainsi du jeune esclave d'un maître d'école à Pergame, un grammairien, qui allait au bain tous les jours accompagné d'un autre esclave en laissant le premier enfermé à la maison pour préparer le dîner. Celui-ci fut pris un jour d'une soif intense et, ne pouvant se procurer d'eau, but de grandes quantités de vin vieux. S'ensuivit une insomnie, une fièvre accompagnée d'un délire, et enfin le serviteur mourut[110]. Galien considère avec sympathie le cas de ce jeune garçon, peut-être du même âge que lui, que la sévérité d'un maître et non l'amour du vin a contraint à cette consommation excessive.

De même nous verrons comment, quelques années plus tard à Alexandrie, Galien fut en mesure de venir en aide à un de ses condisciples qui avait abusé de dattes fraîches et était pris de tremblements, parce que là encore il avait observé auparavant un cas semblable chez une femme dans « son Asie »[111].

Il n'est pas jusqu'à la médecine délivrée dans les temples qui ne lui ait fourni des sujets d'observation. Galien s'est en effet souvenu de ce serviteur d'Asclépios (un mot et une fonction sur lesquels on sera amené à revenir) qui fut délivré d'une douleur chronique au côté par une incision de l'artère à l'extrémité de la main. Cette guérison obtenue par le patient en suivant les instructions du dieu reçues en rêve devait encourager Galien à recourir lui-même à ce nouveau type de saignée par incision non pas d'une simple veine mais d'une artère[112]. Les relations entre médecine des temples et médecine rationnelle telle que Galien revendiquera de la pratiquer sont, on le voit, plus complexes qu'il n'y paraît, même si le médecin n'hésite pas, quand il le faut, à dénoncer le danger de certaines pratiques et l'aveuglement de certains fidèles. Tels ces patients qui, pour se conformer à l'ordre du dieu et au prix des plus grands dangers pour leur santé, s'abstiennent complètement de boire pendant une durée de quinze jours[113].

Mais surtout, une fois installé à Rome, Galien se révélera capable de renoncer à certaines pratiques « asiatiques » pourtant éprouvées mais dont il a bien conscience qu'elles sont difficilement transposables dans la capitale de l'Empire. Tel est le cas des soins post-opératoires apportés après une trépanation à propos desquels deux pratiques s'affrontaient. Fallait-il recourir à un traitement adoucissant et calmant ou au contraire à l'application de médicaments provoquant un assèchement très intense comme la pratiquait un des concitoyens de Galien, le médecin Eudème. Galien se souvient que c'était un homme âgé qui avait une bonne pratique de ce genre de traitement et qui appliquait directement sur la méninge mise à nu un emplâtre appelé Isis qu'il recouvrait d'un mélange de miel et de vinaigre[114]. Galien concède toutefois qu'à part Eudème il ne vit personne recourir à un tel traitement qui fut cependant capable d'assurer la survie d'un plus grand nombre de patients qu'avec le traitement lénifiant. Galien lui-même reconnaît n'avoir jamais osé y recourir mais qu'il l'aurait sans doute fait s'il était resté en Asie Mineure. Une fois installé à Rome, par prudence, il préféra s'en tenir « aux usages de la ville » et laisser aux chirurgiens la plupart des opérations de ce genre.

Enfin, malgré tout l'attachement qu'il porte à sa province natale, il ne dissimule pas que ses praticiens ne font pas tous honneur à la profession comme ce médecin asiatique à la tenue si négligée que l'odeur de ses aisselles incommodait ses patients[115].

Parmi ces nombreux souvenirs qui accompagnèrent Galien tout au long de sa vie, certains restent cependant difficilement datables et parfois même impossibles à localiser géographiquement avec précision. C'est ainsi que rien ne permet de situer avec certitude en Asie le souvenir de cet hiver « passé aux champs » où Galien note n'avoir eu d'autre exercice pour entretenir sa forme physique que de fendre le bois et battre l'orge[116], même si le plus probable est qu'il appartient à cette première période de jeunesse à laquelle la mort du père tant aimé vint brusquement mettre un terme en 148.

Galien n'est alors pas très loin de ses dix-neuf ans et ce décès, aussi douloureux qu'il fut, en l'assurant d'une fortune confortable, ouvre en même temps pour lui une ère nouvelle marquée par ses premiers voyages scientifiques dans les centres médicaux les plus prestigieux de la Méditerranée.

III

DE SMYRNE À ALEXANDRIE EN PASSANT PAR CORINTHE

À la mort de son père, Galien hérite d'une fortune assez considérable pour le mettre à l'abri de tout souci matériel et lui permettre de se consacrer entièrement à l'étude, une condition enviée de ses condisciples[1]. Et même si le médecin, en bon philosophe, se plaît à répéter qu'une fortune doit être considérée comme suffisante dès lors qu'elle permet de n'avoir « ni faim, ni froid, ni soif »[2], il est certain que Galien dispose alors de biens qui lui permettent de réaliser des ambitions beaucoup plus hautes comme l'acquisition de nombreux livres qui viendront prendre place dans sa très riche bibliothèque personnelle ou encore la formation et l'entretien de nombreux serviteurs formés à l'art de la copie[3]. Mais pour l'instant, et vraisemblablement après avoir confié la gestion de ses biens à un intendant, Galien va employer sa nouvelle fortune au financement de plusieurs voyages d'études destinés à parachever sa formation médicale et philosophique.

Séjour à Smyrne (148-?)

Galien se rend d'abord à Smyrne, une des cités les plus romanisées d'Asie Mineure, berceau des mathématiques et dotée de nombreux temples et d'un vaste théâtre antique. Il y retrouve Pélops qui, à Pergame, fut « son deuxième maître après Satyros »[4], mais aussi Albinos, un philosophe platonicien[5], et vraisemblablement d'autres encore dont il ne nous a pas conservé les noms mais dont il parle volontiers au pluriel[6].

Galien mentionne ce séjour en sept endroits différents de son œuvre[7] et décrit alors la cité où il réside comme « une ville dont l'étendue dépasse plusieurs fois celle dont Hippocrate fait régulièrement mention pour y avoir la plupart du temps résidé », c'est-à-dire Larissa en Thessalie[8].

Sur place, le futur médecin est témoin d'un accident qui l'impressionne assez pour qu'il y fasse allusion à deux reprises dans son œuvre :

> Nous avons été témoin à Smyrne, dans l'Ionie, d'un spectacle étonnant : nous avons vu un jeune homme, blessé à l'un des ventricules antérieurs [*sc.* du cerveau], survivre à cet accident, à ce qu'il semblait par la volonté d'un dieu. Il est certain qu'il n'eût pas survécu un instant si tous deux [*sc.* les deux ventricules] eussent été blessés à la fois[9].

Dans son *Commentaire aux Aphorismes*, Galien mentionne à nouveau cette blessure spectaculaire « observée à Smyrne alors que son maître Pélops était encore vivant », ajoutant qu'il s'agissait d'un de ces cas rares qui habituellement entraînaient la mort du patient[10].

Galien a également gardé le souvenir d'une intervention à la palestre où, avec sang-froid et avec les moyens du bord, il eut le réflexe de secourir un lutteur qui avait eu le bras luxé par son adversaire :

> Il arriva en effet que quelqu'un à la palestre eut le bras étiré par son adversaire à la lutte, de façon à ce que l'articulation était le plus possible déplacée vers l'avant. Ayant fait allonger le blessé sur le dos, nous avons exercé une tension proche de celle que l'on exerce avec le talon, après avoir fait asseoir quelqu'un à l'arrière et fait passer une large lanière autour de l'aisselle, et avoir préalablement placé quelque objet sous la cavité pour la combler. Et nous, comme je l'ai dit, ayant repoussé l'articulation en dehors des muscles qui la comprimaient auparavant, puis relâché la tension, nous avons entrepris de la tirer en arrière en conformité avec le mouvement de rétractation des muscles pour la replacer dans la cavité. L'articulation fut donc aisément remise en place. De fait, nous avons eu recours à ce traitement sur-le-champ, dans la palestre même. Et en ce qui concerne le bras blessé, la tension que nous avons exercée fut suffisante, et comparable à celle exercée par le talon, et en d'autres occasions nous avons même eu recours à une corde, mais il faut que la corde soit également tendue, comme le sont les deux parties autour d'une poulie et des doubles haubans[11].

Rien en revanche ne permet d'affirmer que le cas de Nicomaque de Smyrne dont le corps tout entier avait augmenté de volume au point qu'il ne pouvait plus se mouvoir a été observé sur place par Galien, même si ce n'est pas impossible[12].

Si Galien tire finalement un bilan assez mitigé de ce séjour, il sut cependant le mettre à profit en composant un nouvel ouvrage en trois livres *Sur le mouvement du thorax et du poumon*, alors même qu'il n'avait encore découvert « rien d'important ni de neuf », mais où il s'était contenté « de consigner les doctrines de son maître Pélops »[13]. Il faut dire à la décharge de Galien que ce traité n'était pas destiné à la publication et qu'il l'avait écrit pour rendre service à un de ses condisciples d'alors qui devait retourner dans sa patrie où il souhaitait faire des conférences publiques sans être lui-même assez avancé pour composer des discours. Galien, plus doué dans les études et plus à l'aise avec l'écrit, avait donc accepté de servir de plume à ce jeune camarade. Le jeune homme toutefois mourut assez rapidement et l'ouvrage en question tomba en des mains malhonnêtes. Un médecin indélicat en particulier, après s'être contenté d'ajouter un prologue à l'ouvrage en question, en faisait lecture comme du sien propre. Galien, après son premier retour de Rome, réussit finalement à le récupérer et entreprit de le remanier pour la publication, en lui ajoutant notamment « quelques mots ayant trait à ses récentes découvertes »[14].

On rappellera que Galien suivit également à Smyrne les cours du philosophe platonicien Albinos, élève de Gaios et déjà mentionné plus haut. On se souvient en effet que le premier maître de Galien dans la philosophie de Platon avait dû, à la demande de ses concitoyens, interrompre son enseignement pour mener une carrière politique. Et Galien avait sans doute tenu à approfondir cette première et trop brève formation platonicienne en écoutant à Smyrne, quelques années plus tard, le philosophe Albinos[15]. Ce double cursus témoigne que Galien, comme il s'y était précédemment engagé, continue à cette date de mener en parallèle des études de médecine et de philosophie.

On ne sait exactement quand Galien quitta Smyrne, peut-être son départ a-t-il correspondu à la mort de Pélops. Dans ses *Pratiques anatomiques*, il ajoute en tout cas qu'il se rendit plus tard (*hysteron*) à Corinthe pour écouter Numisianos, puis à Alexandrie et dans d'autres provinces.

Corinthe (*c.* 151?)

On sait très peu de choses de ce séjour de Galien à Corinthe, sinon qu'il y vint « pour Numisianos » qu'il considérait comme un disciple célèbre de Quintos[16]. Bien qu'originaire d'Alexandrie où il résidait habituellement, Numisianos était donc venu enseigner à Corinthe où Galien tenta, semble-t-il, de venir le retrouver. Voici ce que nous en dit Galien. Le texte est sybillin et pose un problème d'interprétation :

> Plus tard, je résidai à Corinthe pour Numisianos qui lui aussi était quelqu'un de célèbre parmi les disciples de Quintos, puis à Alexandrie et chez d'autres peuples où j'avais entendu dire que séjournait un disciple célèbre de Quintos, Numisianos[17].

Le texte traduit ici est celui du plus ancien manuscrit grec (*Parisinus gr.* 1849) avec lequel la tradition indirecte, la traduction arabe, est cependant en désaccord puisqu'on peut y lire que Galien vint à Alexandrie où il avait entendu dire que séjournait « un disciple célèbre de Quintos ou de Numisianos »[18]. Dans un cas, Galien serait donc venu à la recherche d'un simple disciple de Quintos ou de Numisianos, dans l'autre il aurait cherché à rencontrer Numisianos en personne. Dans l'un comme dans l'autre cas cependant, rien ne permet d'affirmer que Galien ait réussi à rencontrer personnellement Numisianos, tout au plus l'a-t-il peut-être fréquenté de façon fugace[19]. Quoi qu'il en soit, le silence relatif entretenu par Galien sur ce séjour corinthien tient à accréditer le scénario d'un échec. En effet, Galien ne semble avoir conservé aucun souvenir marquant de cet épisode, si ce n'est le vert-de-gris corinthien (*ios corinthios*) mentionné dans un très grand nombre de recettes de médicaments mais dont la connaissance ne remonte pas nécessairement à son séjour sur place[20]. Le mystère demeure donc si Galien a pu rencontrer, même brièvement, Numisianos à Corinthe. Il poursuit en tout cas assez rapidement son voyage vers Alexandrie, dans l'espoir apparent de le rejoindre, lui ou quelqu'un de ses disciples.

Alexandrie (*c.* 153?-157)

Galien embarque donc bientôt pour Alexandrie où il arrive au début de l'automne, comme l'atteste le récit d'une mésaventure survenue à un de ses condisciples en cette saison de l'année[21]. On ne connaît pas la date exacte de son arrivée en Égypte mais on sait qu'en 157, à l'âge de vingt-huit ans, il était de retour à Pergame après avoir vraisemblablement séjourné au moins quatre ans en Égypte[22]. Galien indique plusieurs raisons à ce séjour : outre le désir de suivre l'enseignement de Numisianos ou d'un de ses disciples, Galien était aussi certainement animé par le désir d'étudier ce dont Alexandrie s'était fait une spécialité, l'anatomie[23]. À l'époque de Galien toutefois, on ne dissèque plus les cadavres comme on le fit au tournant des IIIe et IIe siècles av. notre ère, au temps des deux plus grands anatomistes de l'Antiquité, Hérophile et Érasistrate, et l'ambition du jeune homme est plus modeste : il désire simplement « étudier les os humains ». Dans son traité d'anatomie, le médecin de Pergame recommande instamment ce voyage à son jeune lecteur en insistant sur la nécessité de pouvoir directement observer les os et le squelette humain et de ne pas en avoir une connaissance exclusivement livresque :

> Je juge bon que tu acquières avant tout une expérience exacte des os humains, non pas en les considérant de façon superficielle, mais pas non plus en te limitant à la lecture de ces livres que certains intitulent *Ostologies*, d'autres *Squelettes*, d'autres simplement *Sur les os* comme est intitulé le nôtre[24], qui, j'en suis persuadé, par l'exactitude des faits, la rapidité et la clarté de l'explication, est supérieur aux écrits de tous mes prédécesseurs. Ton activité et tes efforts doivent viser à ce que tu n'apprennes pas seulement dans les livres la forme exacte de chaque os, mais à ce que tu deviennes toi-même un observateur diligent qui a examiné les os humains de ses propres yeux. La chose est très facile à Alexandrie, si bien que les médecins de l'endroit peuvent inclure l'observation directe dans l'enseignement des os qu'ils donnent à leurs élèves. S'il n'y en avait d'autres, cette raison suffirait, à elle seule, pour que tu tâches d'aller à Alexandrie[25].

Certes, poursuit-il, le hasard peut fournir de belles opportunités et on peut avoir la bonne fortune d'observer un mort dépassant d'une tombe éventrée ; on peut assister à la crue d'un fleuve qui après avoir détruit une sépulture charrie un cadavre dont les chairs déjà putréfiées laissent apparaître un squelette parfaitement préservé et en tout point semblable à celui qu'un maître aurait fait préparer pour ses étudiants. Une autre fois, c'est le cadavre d'un voleur tué par le voyageur qu'il voulait détrousser qui est resté sans sépulture au bord du chemin, aucun des habitants de la région n'ayant voulu se mêler de l'ensevelir. Et ce sont

donc les oiseaux qui se sont chargés de dévorer les chairs et de préparer
le squelette pour l'enseignement de qui voulait bien l'observer[26]. On se
doute que Galien lui-même ne s'était pas privé de mettre à profit toutes
ces opportunités, mais sans doute las de compter sur le seul hasard, il
se rend à Alexandrie, un lieu où l'étude du squelette était apparemment
restée plus vivante que dans le reste de l'Empire et où on n'avait pas
besoin de recourir à de tels expédients. Rappelons enfin, au nombre des
raisons qui durent amener Galien à entreprendre un tel voyage que ses
propres maîtres en Asie, Satyros, Pélops, Stratonicos et Aiphicianos
avaient eux-mêmes soit séjourné à Alexandrie, soit été formés par des
maîtres qui y avaient enseigné[27] et que parmi ses illustres prédécesseurs, au moins deux d'entre eux, Rufus d'Éphèse et Soranos, avaient
fait le voyage vers l'Égypte[28].

Sur place, apparemment, Galien ne fréquente ni le Musée ni la
célèbre bibliothèque auxquels il ne fait pas même allusion[29]. Il ne
mentionne pas davantage la dissection ni *a fortiori* la vivisection, deux
pratiques, on l'a dit, qui n'ont pas survécu à l'enseignement d'Hérophile et Érasistrate. Bien au contraire, du temps de Galien, de telles
séances de dissection, même portant uniquement sur des animaux, sont
devenues relativement rares, les dissections humaines ayant semble-t-il
presque totalement disparu. Galien lui-même, au cours de sa longue
carrière d'anatomiste, ne paraît pas avoir disséqué autre chose que des
animaux (singes, porcs, moutons…).

À Alexandrie, Galien vit en compagnie d'autres jeunes gens de son
âge attirés comme lui par la réputation de la cité égyptienne et venus
y faire leurs études de médecine. Galien ne fait donc pas exception et
le passage par Alexandrie constitue une sorte d'étape obligée dans le
parcours et la formation de tout médecin promis à un bel avenir. La
cité égyptienne bénéficiait en effet d'une longue et prestigieuse histoire
médicale et d'un rayonnement qui dépassait les frontières de la ville
puisqu'on a également retrouvé un grand nombre de noms de médecins
tracés sur les murs des tombes de la Vallée des Rois[30]. Mais surtout, il
suffisait apparemment d'y avoir étudié pour se voir reconnu le titre de
médecin sans discussion[31]. Il n'en est pas moins vrai que Galien eut sans
doute quelque difficulté à s'acclimater à sa nouvelle vie et que le tableau
qu'il dresse de ce pays et de ses habitants, de leurs coutumes et de leurs
habitudes alimentaires n'a rien de très attrayant. Un des condisciples

de Galien en particulier devait souffrir de ce brusque changement de régime. Dans le traité qu'il a consacré aux différentes sortes de frissons (*phrikê*) et de tremblements (*rhigos*), Galien a en effet gardé le souvenir de la mésaventure dont fut victime l'un de ses condisciples peu après leur arrivée en automne :

> J'ai également vu [ce symptôme] survenir chez un homme jeune de nos condisciples à Alexandrie, alors que nous venions d'y aborder au début de l'automne. Celui-ci, pendant plusieurs jours d'affilée, se gava[32] d'une grande quantité de dattes fraîches et tendres, à la sortie du bain et aussi avant d'y aller ; de plus, un assez grand nombre d'entre elles n'étaient pas exactement à maturité. Aussi lui arriva-t-il tout d'abord de commencer par être pris d'un violent frisson (*phrikê*) après la gymnastique et le bain, ce qui lui fit croire qu'il allait avoir la fièvre et le fit mettre au lit où il resta tranquille recouvert de vêtements. Et la nuit entière s'étant écoulée, comme il était sans fièvre, il se leva au matin pour vaquer à ses occupations habituelles. Mais là-dessus étant saisi de frisson, il se remit à nouveau au lit et resta tranquille jusqu'à l'heure du bain. Mais comme il s'était de nouveau levé pour se rendre au bain, il fut pris d'un plus grand frisson, qui était alors un symptôme de tremblement (*rhigos*) bien qu'encore réduit. Ayant alors pensé que de toute façon il aurait la fièvre, il se mit encore plus au repos. Et comme toute la journée et la nuit suivante il avait fait des essais et s'était senti frissonnant à la suite de mouvements mesurés, mais tremblant s'il venait à bouger davantage, il eut recours à nos conseils sur ce qu'il fallait faire. Pour ma part, m'étant souvenu qu'un cas semblable s'était présenté chez une femme dans notre Asie, je fis en sorte de rassurer mon compagnon et l'engageai à faire usage d'aliments, de boissons et de remèdes qui soient réchauffants et propres à dissiper l'épaisseur des humeurs. Et c'est donc ainsi qu'il se rétablit[33].

Galien se garde bien ici d'évoquer son cas personnel et sa propre indigestion de fruits survenue quelques années plus tôt à Pergame. Il préfère s'appuyer sur son savoir médical et sur une expérience précédemment acquise en Asie (d'où une partie de ses condisciples est peut-être originaire) pour recommander un traitement essentiellement diététique et motivé par des considérations humorales. Un changement de régime alimentaire aussi brutal que radical a non seulement modifié chez le malade l'équilibre de ses quatre humeurs (sang, phlegme, bile jaune et bile noire) mais aussi leur qualité en les rendant trop épaisses. Il faut donc les fluidifier en adoptant un régime réchauffant. Cette anecdote dont la principale raison d'être est d'affirmer la compétence et la suprématie de Galien à l'intérieur de ce petit groupe illustre aussi la convivialité d'une communauté de disciples réunis autour de l'enseignement d'un maître.

Ce maître était-il Numisianos ? Nous avons vu plus haut qu'il était impossible de répondre à cette question avec certitude. Il semble au contraire qu'une partie au moins du séjour de Galien à Alexandrie s'est déroulée alors que Numisianos était déjà mort et que Galien dut se contenter de la fréquentation de son fils, Héracleianos. Galien nous a laissé un portrait assez peu flatteur de cet Héracleianos qu'il rend responsable de la destruction des livres de son père. Après avoir rappelé, dans ses *Pratiques anatomiques*, que Numisianos vivait à Alexandrie du temps de Marinos (*fl.* 129) et qu'il était un homme de grande science ainsi que l'auteur de plusieurs livres malheureusement restés inconnus de la plupart des gens de son vivant, Galien, en termes à peine voilés, accuse le fils d'avoir voulu détourner l'héritage paternel à son profit exclusif :

> Après sa mort, son fils Héracleianos désira rester le seul propriétaire de tout l'héritage de son père et ne voulut rien montrer à personne. Et on raconte que, à l'heure de son propre trépas, il les [*sc.* les livres] fit brûler. Et pourtant cet Héracleianos était l'un de ceux qui, lors de mon séjour à Alexandrie, m'avaient reçu de façon la plus hospitalière. C'est par un homme du cercle de ses amis intimes que j'ai pu l'approcher. Je lui ai toujours été extrêmement dévoué, au point que, contrairement à l'idée que j'avais au début, j'en arrivai presque à le courtiser. Mais tout cela ne m'a pas fourni les écrits de Numisianos, que bien peu de gens déjà avaient obtenus. Héracleianos traînait les choses en longueur avec ces livres et me ressortait toujours des excuses pour ces atermoiements. Il n'était pas de ceux qui ignorent ou ne comprennent pas l'anatomie. Au contraire, il avait dans le domaine de la science anatomique des opinions qu'il m'a exposées à la façon qui correspondait à celle de Satyros[34].

D'après ce récit Galien semble s'être découragé et être reparti à Pergame avant la mort d'Héracleianos dont il n'a entendu parler que par ouï-dire. Avant de prendre cette décision, il a cependant patienté plusieurs années sur place. Qu'a-t-il fait, vu, appris, ou plus exactement qu'a-t-il décidé de retenir de ce séjour ?

En matière d'enseignement, la déception semble avoir été au rendez-vous : Galien ne mentionne aucun apprentissage majeur dont il aurait fait l'acquisition auprès de ses maîtres alexandrins. Comme il est invraisemblable qu'il n'ait pas fréquenté plusieurs d'entre eux, il reste à supposer ou bien qu'ils étaient tous incompétents, ou bien que Galien savait déjà tout ce qu'ils étaient en mesure de lui apprendre en matière d'anatomie pour l'avoir déjà longuement étudiée auprès de Satyros et Pélops. Nous avons vu en effet que les maîtres de Galien en Asie l'avaient déjà longuement initié aux doctrines de Quintos, Marinos et Numisianos dont ils avaient été les disciples. Les maîtres alexandrins de Galien, nourris aux mêmes sources, n'avaient peut-être que fort peu de choses à apprendre au jeune étudiant prodige. Mais il n'est pas non plus impossible que Galien ait volontairement minoré sa dette à leur égard, dans le but là encore de se forger une réputation de médecin exceptionnel. Le silence volontairement entretenu par Galien sur cet enseignement de l'anatomie doit donc être considéré avec circonspection.

L'anatomie toutefois n'était pas le seul domaine d'excellence des maîtres alexandrins. Ils appartenaient également à une solide tradition de commentateurs. Et on a vu plus haut comment, à Pergame, Galien avait déjà choisi de suivre les cours de Stratonicos parce qu'il avait été le disciple de ce Sabinos en qui il voyait « un des commentateurs récents qui ont le mieux compris les écrits d'Hippocrate »[35]. Sans remonter à Hérophile et à son disciple Bacchéios de Tanagra (IIIe s. av. n. è.) et à leurs activités de commentateurs, il est certain que, du temps de Galien, la lecture et l'explication des écrits mis sous le nom d'Hippocrate étaient restées une des spécialités d'Alexandrie[36]. Mais là encore la déception est au rendez-vous. Vingt ans après son séjour sur place, dans sa *Méthode thérapeutique*, Galien se souvient d'avoir écouté les leçons d'un certain Julianos membre de l'école méthodiste contre lequel, plus tard, il écrira même un traité[37] :

> Plus de vingt années se sont écoulées depuis que nous avons fréquenté Julianos en personne à Alexandrie et il a écrit *Introduction* sur *Introduction*, toutes différentes, car sans cesse il les remodèle et les refaçonne, étant donné que celles qu'il a écrites ne l'ont jamais satisfait. Or dans aucune d'elles il n'a osé dire ce que peut bien être une maladie. Pourtant il a fait des digressions sans aucun rapport avec le sujet, jusqu'à procéder même à des recherches sur les questions telles que celle de l'utilité de la peinture pour les médecins. Cependant, bien qu'il ait écrit tant d'ouvrages de la même veine et qu'en toute évidence il se soit, comme Ménémachos aussi, clairement aperçu de l'absurdité du méthodisme, aujourd'hui encore, il n'a pas écrit dans ses *Introductions* ce qu'il peut bien nommer « maladie » ou « affection ». Un jour, je l'ai interrogé et il m'a fait un exposé si long et si obscur que je n'ai

rien compris à ce qu'il m'a dit et que j'ai dû me contenter de lui dire qu'il me semblait être en désaccord avec Olympicos, pourtant le grand-père de sa doctrine[38].

Au delà du ton polémique et de la querelle d'école, précisons que tous les ouvrages de Julianos sont aujourd'hui perdus et que Galien est notre seule source sur ce médecin comme également sur Ménémachos et Olympicos dont nous ne savons guère plus que ce que nous en dit Galien. Ce Julianos avait pourtant beaucoup écrit dont un important ouvrage en quarante-huit livres où il critiquait les *Aphorismes* d'Hippocrate et auquel Galien répondit en rédigeant, quelque trente ans plus tard, un traité aujourd'hui perdu intitulé *Contre les objections de Julianos aux Aphorismes d'Hippocrate*[39]. De ces quarante-huit livres, Galien prétend n'avoir eu entre les mains que le deuxième où Julianos proposait une explication erronée d'un aphorisme d'Hippocrate, mais il avait également eu connaissance du contenu du premier livre où Julianos donnait un commentaire également fautif selon lui du premier aphorisme. Ce Julianos ne fut sans doute pas le seul dont Galien suivit l'enseignement, mais les autres maîtres qu'il décrira plus tard comme « faisant profession de sophistes (*sophisteusantes*) à Alexandrie » ne trouvent pas davantage grâce à ses yeux[40]. Dans son commentaire aux *Épidémies III*, Galien ne se prive pas non plus de ridiculiser ces commentateurs d'Hippocrate, tel Métrodore d'Alexandrie, qui non seulement « interprètent Hippocrate de façon assez fautive »[41], mais sont causes des déboires des disciples qu'ils ont formés, tel ce malheureux Philiston de Pergame[42]. Galien n'approuve pas davantage les vues d'un certain Théon d'Alexandrie, maître de gymnastique et auteur d'un ouvrage en quatre livres, également mentionné par Lucien, sur les massages hippocratiques[43].

Ces professeurs alexandrins ne sont savants qu'en parole et sont complètement incapables de reconnaître une maladie quand elle se présente et *a fortiori* d'en proposer un traitement. Ils sont juste bons à remplir des livres de discours aussi faux qu'abondants et à s'adresser à des étudiants qui n'ont jamais vu de malades. Ils ne connaissent rien au régime et sont incapables de reconnaître un symptôme quand il se présente[44]. De ce tableau, il ressort que les commentateurs hippocra-tiques, du temps de Galien, accordaient certainement plus d'impor-tance aux questions théoriques qu'à la pratique médicale. Galien dut cependant tirer davantage de bénéfice qu'il n'accepte de le reconnaître de cet enseignement exégétique sur les traités hippocratiques et ses propres commentaires en furent sans doute plus influencés qu'il ne veut bien l'admettre.

Quand il ne fréquente pas assidûment la maison d'Héracleianos, quand il ne dédaigne pas ouvertement l'enseignement de ses maîtres anatomistes et quand il ne prend pas publiquement à partie les commentateurs d'Hippocrate, Galien partage la vie quotidienne des Alexandrins et découvre l'Égypte. S'il paraît assuré que sa connaissance du pays ne se limite pas à la seule ville d'Alexandrie, il est cependant difficile de dire avec certitude ce que Galien a exactement vu en Égypte et si par exemple il a réellement visité le temple de Ptah/Héphaïstos à Memphis[45]. Bien qu'il mentionne des recettes de médicaments qui en sont originaires, tel le célèbre emplâtre Isis, le plus probable dans ce cas est que Galien puise à des sources littéraires et aux recettes des prêtres égyptiens hellénisés qui, à l'époque romaine, ont assuré la transmission de leur savoir médical par le biais d'écrits rédigés en grec[46].

Au cours de son séjour, Galien découvre une population qui souffre de multiples maladies endémiques (diarrhées, fièvres typhoïdes, malaria, vers de Guinée…) et où l'espérance de vie atteint difficilement l'âge de vingt ou trente ans. Après le départ de Galien et à la suite de l'épidémie (vraisemblablement la variole) qui frappa tout l'Empire par vagues successives de 166 à 180, la population égyptienne aurait même chuté de 20 à 30 % selon les régions[47]. On ne peut donc véritablement s'étonner que Galien n'ait qu'assez peu goûté ces années passées à Alexandrie sous un climat qu'il décrit sans surprise comme terriblement chaud et sec et dont les habitants cultivent des coutumes aussi étranges que les combats de belette et de serpent ou la mise à mort de criminels par la morsure d'aspics[48]. Une ville où, comme le notera Galien plus tard, les unités de mesure en usage n'ont cours nulle part ailleurs, où la cotyle alexandrine diffère de la cotyle attique ou éphésienne[49], et où les jours et les nuits n'ont pas la même longueur qu'à Rome :

> Car dans la ville de Rome, les nuits et les jours les plus longs sont un peu plus longs que quinze heures équinoxiales [c'est-à-dire la durée d'une heure de jour enregistrée à l'équateur et prise ici comme étalon], de même que les plus courts sont de peu inférieurs à neuf heures ; tandis que dans la grande Alexandrie, les plus longs sont de quatorze heures et les plus courts de dix[50].

Toutefois, la population nombreuse rassemblée à Alexandrie et dans ses environs offre au futur médecin un terrain d'observation tout à fait exceptionnel. Plusieurs années plus tard, alors installé à Rome, et malgré ses réticences à l'égard de la médecine de spécialités, Galien notera même qu'Alexandrie et la capitale de l'Empire sont les deux seules cités qui possèdent une population suffisamment nombreuse pour justifier l'installation de spécialistes, rares étant les médecins capables de dominer la totalité de l'art médical[51]. Galien rapporte ainsi le cas de ce paysan mordu par une vipère et qu'il a pu observer :

> Comme je me trouvais à Alexandrie, un paysan ayant été mordu au doigt [par un aspic], non loin de la ville, serra avec un lien très fort la racine de ce doigt près du métacarpe et, courant à la ville chez son médecin habituel, se fit couper tout le doigt, depuis l'articulation avec le métacarpe, dans l'espoir qu'il n'aurait rien à souffrir de cet accident. Et de fait, les choses se passèrent comme il l'avait espéré, car il fut sauvé sans recourir à aucun autre traitement[52].

Ou encore celui de cet autre paysan qui, pour échapper à une mort certaine, eut le courage de pratiquer sur lui-même une telle amputation :

> Je vis un autre paysan qui, mordu par une vipère dans toute la longueur du doigt, coupa avec la faucille qu'il tenait à la main, car il était vigneron, la partie mordue à partir de la dernière articulation, et fut guéri sans prendre aucun médicament, le doigt ayant été cicatrisé par les moyens ordinaires[53].

Galien n'omet pas non plus de relever certaines coutumes des Alexandrins comme la façon particulière dont ils taillent leurs calames pour écrire. Il note même que cette particularité a amené un des plus célèbres anatomistes, Hérophile, à désigner du nom de « calame » la partie du ventricule postérieur du cerveau qui présente à son extrémité la même rainure centrale bordée de chaque côté par deux parties surélevées[54].

Il témoigne fidèlement de choses vues à Alexandrie et sa région, décrivant ainsi la façon ingénieuse dont les Égyptiens filtrent l'eau boueuse du Nil à l'aide de différents récipients en terre cuite et d'un linge, parvenant ainsi sinon à obtenir une eau vraiment pure, du moins à lui enlever son goût de limon[55]. Il rapporte également en détail comment ils conservent la fraîcheur de l'eau :

> À Alexandrie et dans toute l'Égypte, j'ai vu que les habitants faisaient rafraîchir l'eau dans des récipients de terre cuite de la façon suivante : au coucher du soleil, après l'avoir préalablement fait chauffer, ils la versent dans des

récipients, puis ils suspendent en l'air ce récipient sur des portes exposées au vent, afin qu'elle rafraîchisse toute la nuit, puis avant le lever du soleil, ils le déposent sur de la terre aspergée d'eau froide et ils recouvrent le récipient dans son entier en disposant tout autour des feuilles froides, soit de vigne, soit de laitue[56].

Galien cependant goûte assez peu l'alimentation des Égyptiens. Il n'apprécie ni leur vin excessivement léger et aqueux[57], ni leurs coutumes alimentaires qui leur font consommer vers de bois, vipères et autres serpents (comme, il est vrai, on peut également l'observer chez d'autres peuples, concède-t-il)[58]. Les dattes qui poussent dans la région, comme celles qui ont rendu malade le jeune condisciple de Galien lors de leur arrivée à Alexandrie, se gâtent rapidement et doivent être consommées immédiatement. Les pistaches y sont très peu nourrissantes, mais de ce fait sont utiles pour fortifier le foie[59]. Pire encore, les habitants d'Alexandrie consomment de la viande de singe et certains mangent même du chameau, voire de l'âne. Mais comme ils y sont apparemment habitués et n'en absorbent que de petites quantités, en raison également du dur labeur auquel ils sont soumis, ils réussissent à évacuer rapidement cette mauvaise nourriture qui ne séjourne pas assez longtemps dans le corps pour y causer de dégâts[60].

Et ceux qui s'abstiennent de cette nourriture carnée suivent un régime végétarien presque encore plus détestable à base de haricots, de lentilles et autres légumineuses. Galien se souvient ainsi d'un jeune homme qu'il vit à Alexandrie suivre pendant quatre ans (soit pendant toute la durée de son séjour sur place?) le régime suivant:

> J'ai connu un jeune homme qui pratiquait l'art de la médecine à Alexandrie et qui chaque jour pendant quatre ans, en guise d'accompagnement (avec son pain), ne consommait que ces seuls légumes, je veux dire du fenugrec, des fésoles (sorte de haricots), ers et lupins. Il touchait parfois aux olives de Memphis, aux légumes et à quelques fruits qui se mangent sans être cuits. Car il n'envisageait même pas d'allumer du feu. Il se porta donc bien pendant toutes ces années et conserva sa forme physique en un état en rien pire de ce qu'elle était au début. Il les mangeait avec de la saumure, ajoutant parfois seulement de l'huile sur la saumure, parfois du vin, et parfois aussi du vinaigre, parfois encore seulement du sel, comme dans le cas des lupins[61].

Bien qu'on ne puisse affirmer que ce jeune homme fût lui-même originaire d'Alexandrie, il est la preuve vivante qu'il est possible de se maintenir en bonne santé avec un tel régime[62].

Toutefois, les choses ne se passent pas toujours aussi bien et de tels désordres alimentaires alliés à la chaleur du climat, qui fait obstacle à une bonne élimination, peuvent être la cause de maladies redoutables comme la terrible *éléphantiasis* :

> À Alexandrie, beaucoup de gens souffrent d'*éléphantiasis* à cause du régime et de la chaleur du pays. Au contraire, dans la Germanie et dans la Mysie, il est tout à fait rare que cette affection vienne à être observée. Chez les Scythes buveurs de lait, elle ne se manifeste presque jamais ; mais à Alexandrie, elle se produit très fréquemment à cause du régime. On y mange, en effet, beaucoup de bouillie de gruau, de purée de lentilles, d'escargots et de poissons salés. Il en est même qui se nourrissent de chairs d'âne et autres semblables, qui engendrent une humeur épaisse et mélancolique. Or l'air ambiant étant chaud, le mouvement des humeurs est enclin à se porter vers la peau[63].

Séjournant sur cette terre égyptienne qui, selon les mots d'Homère dans l'*Odyssée*, « produit en abondance des drogues dont maints mélanges sont bienfaisants et maints autres nuisibles »[64] et dans un pays de tout temps renommé pour ses drogues, ses parfums et ses onguents[65], Galien se montre également curieux et méfiant. Il mentionne ainsi, dans ses traités pharmacologiques qui fourmillent de souvenirs relatifs à Alexandrie, plusieurs des nombreux ingrédients plus ou moins exotiques dont regorgeait le pays : huile de ricin (*kikinon*), de raifort (*rhaphaninon*), de sénevé (*sinapinon*)[66]. Mais il se montre aussi soupçonneux à leur égard, n'omettant pas de noter la mauvaise qualité du poivre utilisé à Alexandrie[67].

Cette terre d'Égypte, concède cependant Galien, produit une huile d'olive tout à fait convenable (du moins pour un usage à la palestre)[68] et porte également quelques beaux fruits[69], telles ces figues de sycomore que Galien n'a vu nulle part ailleurs[70] :

> À Alexandrie j'ai vu l'arbre du sycomore avec son fruit, semblable à une petite figue blanche. Ce fruit n'a aucune âcreté, mais un petit goût sucré, possédant, comme les mûres, une faculté plutôt humidifiante et rafraîchissante. Il conviendrait donc de le placer entre les mûres (*mora*) et les figues (*syca*) et c'est de là, me semble-t-il, que lui vient son nom. Car ils sont ridicules ceux qui prétendent que ce fruit a été nommé *sycomora* en raison de sa ressemblance avec des figues insipides (*syca môra*). La naissance du fruit se produit assez différemment que pour les autres fruits se trouvant sur les arbres, en ce qu'ils ne naissent pas des rameaux et des jeunes pousses, mais des branches et du tronc eux-mêmes[71].

De même, Galien a pu apercevoir à Alexandrie un curieux arbre égyptien, le perséa[72] dont les feuilles sont souveraines en cataplasme contre le mal de tête :

> Applique en cataplasme sur le front de la graine de gattilier, des feuilles vertes de perséa et une égale quantité de myrrhe avec de l'huile égyptienne[73]. Ce n'est qu'à Alexandrie que j'ai vu l'arbre perséa, et chez aucun autre des peuples sous la domination des Romains. Certains le nomment persion et prétendent que le fruit de cet arbre est mortel chez les Perses, mais qu'il est inoffensif dans le pays des Égyptiens[74].

Galien reviendra plusieurs fois sur ce fruit du perséa, intrigué que ses qualités nutritives varient si considérablement selon les pays et attribuant ces différences à la nature du sol[75].

Le sol égyptien produit également une argile aux précieux effets thérapeutiques :

> Ce qui explique que beaucoup à Alexandrie et en Égypte y recourent, soit par initiative personnelle, soit à la suite de rêves[76]. Ainsi j'ai vu à Alexandrie certains qui souffraient d'hydropisie ou de la rate avoir recours à l'argile tirée de la terre d'Égypte. Et beaucoup tiraient un profit évident à s'enduire les jambes, les cuisses, les avant-bras, les bras, le dos, les flancs et la poitrine, de l'argile tirée de cette terre[77].

Même s'il ne fait pas de doute que Galien tire une grande partie de son information de ses propres observations, comme en atteste l'expression récurrente « j'ai vu à Alexandrie », sa connaissance des remèdes égyptiens dérive également pour une bonne part de ses lectures. C'est ainsi qu'il renvoie au médecin alexandrin Apollonios Mys (Ier s. av. n. è.) pour de nombreux remèdes cités dans ses propres traités pharmacologiques[78]. Les ouvrages de Pamphile, un grammairien alexandrin du Ier s. de n. è. paraissent également avoir fourni au médecin de Pergame une importante documentation sur les plantes égyptiennes. Mais si Galien utilise largement le livre où ce dernier traitait des plantes par ordre alphabétique, il ne se prive pas non plus, fidèle à son habitude, de critiquer un auteur qui n'aurait jamais vu les plantes qu'il décrit, « pas même en rêve » :

> Mais ce Pamphile s'est tourné vers des contes de vieilles femmes et vers des charlataneries égyptiennes bavardes en même temps que vers certaines incantations que l'on prononce en arrachant les plantes ; il les utilise même pour des amulettes ou d'autres procédés magiques qui sont non seulement

superflus et extérieurs à l'art médical, mais aussi qui sont tous faux. Pour notre part nous n'exposerons rien de cela ni non plus les transformations bavardes de ces plantes ; car nous considérons que de tels contes ne sont même pas du tout utiles pour les petits enfants, bien loin de l'être pour ceux qui poursuivent avec zèle les travaux de la médecine[79].

Galien reproche en particulier à Pamphile de perdre du temps en citant les différents noms égyptiens ou babyloniens des plantes, d'accumuler des développements verbeux sur la magie et de n'être finalement qu'un grammairien qui ne fait que reproduire les informations données par ses devanciers sans avoir lui-même expérimenté les propriétés des plantes. Si l'on suit ici Galien, les écrits de Pamphile ne seraient donc qu'un ramassis de sornettes dont il n'y aurait rien à tirer. La réalité est pourtant tout autre et il semble bien au contraire que Pamphile soit une des sources privilégiées de Galien en matière de botanique égyptienne.

De même encore, quand Galien nous parle de la faune égyptienne, il cite un certain Xénocrate qui vécut « du temps de ses grands-parents » et qui, entre animaux fort étranges, mentionnait « l'éléphant ou le cheval du Nil » (peut-être un hippopotame ?), mais aussi un curieux serpent appelé basilic si redoutable qu'il pouvait être dangereux de seulement s'en approcher[80]. Galien, dans ce dernier cas, précise qu'il n'a jamais vu un tel serpent et qu'il se demande même s'il existe vraiment. À juste titre d'ailleurs car le basilic, également mentionné par Nicandre, est un animal fabuleux[81]. Ailleurs, dans son *Commentaire aux Airs, eaux, lieux*, il examine en détail les différentes théories sur les crues du Nil[82].

Galien rapporte encore la coutume égyptienne de porter autour du cou des pierres en amulette contre les maladies, citant là encore ses lectures et en particulier un ouvrage attribué au pharaon Néchepso :

Certains attestent pour quelques pierres une propriété comparable à celle qu'a réellement du jaspe vert, qui est utile pour l'œsophage et la bouche de l'estomac quand il est suspendu autour du cou. Certains sertissent aussi la gemme dans une bague et gravent sur elle le serpent ayant des rayons, comme l'a écrit le roi Néchepso dans son quatorzième livre... Quant à la pierre omphatite (*lege* ophite), un homme digne de foi a dit que réellement elle était utile pour ceux qui étaient mordus par une vipère, lorsqu'elle est portée en amulette[83].

Même si tout n'est pas négatif dans ce tableau, on peut cependant légitimement s'étonner que Galien ait séjourné si longtemps dans une région qu'il appréciait si peu[84]. En réalité, même si Galien nous livre finalement un récit assez paradoxal de son expérience égyptienne, ne lui attribuant aucun rôle lors de son obtention du poste convoité de médecin des gladiateurs à son retour à Pergame, nul doute cependant que ce séjour d'étude dans la capitale historique de la science anatomique non seulement dut jouer en sa faveur, mais faisait partie du parcours intellectuel quasiment obligé de tout médecin de qualité[85].

Quoi qu'il en soit, après s'être successivement rendu à Corinthe et Alexandrie, mais aussi dans d'autres cités dont il ne nous précise pas le nom et où il ne dut séjourner que fort brièvement, vraisemblablement au cours de son trajet de retour[86], Galien revient finalement dans sa ville natale, alors âgé, précise-t-il, de vingt-sept ans[87]. Il nous dit aussi que, peu après son arrivée, à l'automne suivant, alors âgé de vingt-huit ans, il s'est déclaré serviteur d'Asclépios. Ce retour se situe donc assez vraisemblablement au début de l'été 157, peu avant son vingt-huitième anniversaire intervenu à la fin de l'été ou au début de l'automne.

Galien serviteur d'Asclépios (157)

De retour à Pergame, au cours de l'été 157, Galien renoue avec ses mauvaises habitudes et l'automne venu se gave d'autant plus allègrement de fruits de toutes sortes qu'il goûtait apparemment fort peu ceux poussant sur le sol alexandrin. On a vu plus haut que Galien, pendant plus d'une dizaine d'années, entre dix-sept et vingt-huit ans, à la suite d'indigestions répétées de fruits, souffrit chaque année à l'automne d'une maladie gastrique. Galien classe la maladie dont il souffre dans la catégorie des maladies aiguës, une catégorie reconnue par tous les médecins dès le temps d'Hippocrate comme la plus dangereuse et causant le plus de morts, juste après les épidémies pestilentielles. Le traité hippocratique du *Régime dans les maladies aiguës* nous en a conservé la meilleure définition :

> Sont aiguës les maladies que les anciens ont nommées pleurésie, péripneu-monie, phrénitis, léthargie, causus, et les autres affections qui en dépendent et pour lesquelles la fièvre est généralement continue[88].

Ce classement ne nous éclaire cependant que fort peu sur la réalité de l'affection qui frappa Galien. Il semblerait que les troubles que Galien attribue à la consommation de fruits verts soient en réalité dus à une infection qu'ils avaient pu provoquer, une amibiase causant une dysenterie alors fréquente dans tout le bassin méditerranéen. Pour Galien le traitement de cette maladie aiguë, qui s'est muée en une maladie récidivante, ne peut être que la saignée. Le recours à la saignée est en effet couramment prescrit dans les cas de pléthore, c'est-à-dire dans les cas où un excès de nourriture a entraîné un excès d'humeurs. Quant aux symptômes que Galien attribue à un « abcès (*apostèma*) à l'endroit où le foie touche au diaphragme », ils pourraient en fait provenir d'une hépatomégalie liée à une dysenterie amibienne[89].

Dans son traité des *Bons et mauvais sucs des aliments* composé peu après 180[90], Galien déclare avoir adopté, après une dernière crise particulièrement violente survenue à l'âge de vingt-huit ans, un régime définitivement beaucoup plus strict : il prend alors la résolution, écrit-il, de s'abstenir de tous les fruits, sauf de figues et de raisins parfaitement mûrs et de n'en consommer non pas de façon excessive comme auparavant mais seulement en quantité raisonnable. Avec un de ses amis, de deux ans plus âgé, il entreprend de suivre un régime équilibré mais aussi de fréquenter assidûment les gymnases. Ce mode de vie bien réglé et cette alliance réussie entre alimentation saine et exercices physiques réguliers lui valent alors, nous confie-t-il, bien des années après, d'être toujours resté bien portant. Et ceux de ses amis qui se sont laissés convaincre de suivre le même régime jouissent également tous d'une parfaite santé, certains depuis vingt-cinq ans, certains depuis moins de temps, mais depuis assez longtemps cependant[91]. Le régime à entendre ici comme un tout comprenant l'alimentation, les exercices physiques, mais aussi l'équilibre veille et sommeil est à la base de la médecine antique. En se présentant comme celui qui a su pour lui-même trouver le bon régime, gage d'une santé parfaite, Galien se pose évidemment en médecin compétent et digne de confiance.

Cet épisode toutefois joua un rôle si important dans la vie de Galien qu'il nous en a donné deux autres versions où l'importance du régime alimentaire cède cette fois le pas à la puissance de l'intervention divine, en la personne du dieu de la médecine, Asclépios, à qui il déclare devoir sa guérison définitive.

Dans cette deuxième version du même épisode rapportée par Galien dans son traité *Sur le traitement par la saignée*, composé dans la dernière partie de sa vie après 193, mais avant les *Propres livres* où ce traité est mentionné[92], le médecin raconte comment, selon des indications reçues d'Asclépios au cours de deux songes clairs, il fut amené à pratiquer sur lui-même une saignée d'un nouveau type en incisant non pas une veine, comme cela était habituel, mais une artère située entre l'index et le majeur de sa main droite, et en laissant couler le sang jusqu'à ce qu'il s'arrête spontanément, selon les ordres reçus en rêve[93]. Les effets de ce traitement divin furent immédiats puisque, nous dit Galien, la douleur chronique qui pesait très fortement sur cette partie où le foie touche au diaphragme cessa immédiatement. Galien cite également le cas d'un « serviteur » (*therapeutès*) d'Asclépios à Pergame qui fut comme lui débarrassé d'une douleur chronique au côté par une incision de l'artère à l'extrémité de la main, là encore en suivant les instructions d'un rêve qui lui avait été envoyé par le dieu[94]. Galien ne dit pas à quelle date se situe cet épisode mais il précise qu'il était encore jeune (*neos*) et séjournait alors à Pergame.

Enfin, dans une troisième version rapportée dans les *Propres livres*, un des derniers traités rédigés par Galien, le médecin raconte comment, en 169, alors que l'empereur Marc Aurèle lui avait demandé de le suivre en campagne contre les Germains, il n'hésita pas à justifier son refus en invoquant « un ordre contraire d'Asclépios », et en ajoutant qu'il s'était en effet « déclaré son serviteur depuis le jour où il le sauva d'une disposition qui aurait pu être fatale à souffrir d'un abcès »[95]. Le mot grec (*apostèma*) dont se sert Galien dans les *Propres livres* pour désigner l'affection dont Asclépios l'a guéri est le même que celui utilisé dans le passage des *Bons et mauvais sucs des aliments* où il a raconté comment, à l'âge de vingt-huit ans, il fut définitivement guéri de ses excès alimentaires. Il y a donc tout lieu de croire que les deux derniers passages font référence au même événement que l'on peut donc situer à l'automne 157[96].

On reconnaît en effet ici l'allusion au fameux abcès hépatique dont il fut guéri non pas seulement par la mise en place d'un régime alimentaire adapté, comme Galien l'a indiqué dans les *Bons et mauvais sucs des aliments*, mais en réalité par l'envoi de deux rêves clairs qui préconisaient une saignée d'un nouveau type, par incision de l'artère de la main droite située entre l'index et le majeur. On notera toutefois que Galien réserve la mention des rêves et du rôle d'Asclépios dans cette « guérison miraculeuse » à ses écrits les plus tardifs, le *Sur le traitement par la saignée* et les *Propres livres*, préférant donner une version plus rationnelle des événements dans ses écrits antérieurs, le *Pronostic* et les *Bons et mauvais sucs des aliments*. Au seuil d'une vieillesse studieuse et au faîte d'une gloire médicale incontestée, Galien se permet donc enfin l'aveu jusque-là soigneusement dissimulé du rôle d'Asclépios dans sa guérison. Le résultat le plus marquant de cette intervention divine couronnée de succès fut en tout cas que Galien, à l'âge de vingt-huit ans, se déclara serviteur du dieu.

Le terme de serviteur (*therapeutès*) ou de servant du dieu employé par le médecin de Pergame dans les *Propres livres* a nourri bien des questions. Galien fait-il ainsi allusion à une fonction officielle qu'il aurait occupée dans le sanctuaire d'Asclépios à Pergame, ou désigne-t-il par ce terme un simple attachement privé au culte de ce dieu ?

Pour certains, le verbe grec utilisé par Galien pour dire qu'il « s'était lui-même déclaré » (*apophainein*) le serviteur d'Asclépios renverrait à une décision personnelle et le terme de *therapeutès* serait ici synonyme de simple dévot ou fidèle du dieu. Tout au plus le terme de *therapeutès* désignerait-il celui qui voue un culte permanent au dieu à la différence de l'*iketès* employé pour désigner un suppliant en quelque sorte occasionnel[97]. À l'inverse, pour d'autres, le terme de *therapeutès* désignerait une fonction officielle accordée après désignation par le grand-prêtre[98]. Le titre de « serviteur » dans les deux passages où Galien en fait usage semble en tout cas d'abord désigner des admirateurs du dieu qui ont obtenu de lui sa guérison, tel cet autre « serviteur » d'Asclépios mentionné par Galien dans le traité *Sur le traitement par la saignée* et qui a certainement joué un rôle dans la décision du médecin de Pergame de se faire lui-même serviteur du dieu.

Le nouveau temple de Pergame

D'autres encore ont voulu mettre en relation cet épisode personnel de la vie de Galien avec la fondation d'un nouveau temple à Pergame. Un temple rond à coupole édifié par Cuspius Rufinus, d'un type architectural jusque-là inconnu en Asie Mineure mais que les archéologues mettent en relation avec le Panthéon de Rome reconstruit entre 119 et 125, a en effet vu le jour à Pergame, mais à une date qu'il reste difficile de préciser (autour de 120). Sur l'architecte Lucius Cuspius Pactumeius Rufinus, on sait seulement qu'il était originaire de Pergame, qu'il fut élevé par Hadrien au rang sénatorial et exerça le consulat en 142[99]. La construction du nouveau temple lui valut d'être honoré sous le titre de *ktistès* (fondateur), du temps d'Hadrien, semble-t-il dès les années 120[100]. Dans cette hypothèse, l'engagement de Galien au service du dieu serait contemporain de ses premières années d'étude à Pergame, à l'époque notamment où il était l'élève du médecin Satyros et où, nous dit-il, « celui-ci résidait depuis déjà trois ans à Pergame en compagnie de Cuspius Rufinus qui faisait édifier chez nous un temple dédié à Zeus-Asclépios »[101]. Le renouveau du culte du dieu entraîné par la construction du nouveau temple expliquerait l'engagement de Galien auprès d'Asclépios[102]. Mais nous avons vu que Galien a en réalité suivi les cours de Satyros au plus tôt à partir de 145 (et au plus tard jusqu'en 148, date approximative de son départ pour Smyrne)[103] et qu'il n'a de toute façon pris la décision de se faire le serviteur d'Asclépios qu'en 157 seulement, alors qu'il avait déjà vingt-huit ans.

Cette hypothèse se heurte donc à de sérieuses difficultés chronologiques. Pour la résoudre, certains ont supposé que la construction du temple avait traîné en longueur ou que la date de 120 n'était pas correcte puisque cette date n'est pas exactement connue. Quoi qu'il en soit, ce qui ressort du témoignage de Galien, c'est qu'aux environs de 145, quand Satyros enseignait à Pergame, le temple n'était toujours pas achevé. Pour réduire ce délai, on a supposé soit que la construction du temple avait en réalité été commencée plus tard, sous le règne d'Antonin le Pieux[104], soit que le témoignage de Galien n'était pas fiable[105].

Quoi qu'il en soit de la date précise de l'édification du temple, il paraît impossible de tirer parti de la mention de Rufinus pour mettre en relation l'engagement de Galien comme serviteur d'Asclépios et la construction du nouveau temple. Et la date de 157 dont on remarquera qu'elle coïncide avec le retour de Galien à Pergame, après ses voyages d'étude à l'étranger, reste la plus vraisemblable pour cet engagement de Galien comme « serviteur » du dieu.

Un autre événement mémorable va toutefois marquer cette année à tous égards exceptionnelle et marquer une accélération décisive de la carrière du médecin.

IV

DANS L'ARÈNE AVEC LES GLADIATEURS

L'année 157 voit Galien accéder à la fonction fort enviée de médecin des gladiateurs après une nomination qui traditionnellement revenait au grand-prêtre. Aucun élément cependant ne permet d'établir un lien direct entre ce choix et l'engagement personnel de Galien comme « serviteur » d'Asclépios. Tout au plus peut-on noter que les deux événements furent sensiblement contemporains.

Galien médecin des gladiateurs (157-161)

À Pergame, comme dans chacune des villes d'Asie, le grand-prêtre (*archihiereus*) était chargé d'organiser la célébration de *munera* de gladiateurs selon une tradition importée par les Romains et liée au culte impérial[1]. La question de savoir à quel temple et au culte de quel dieu était rattaché ce grand-prêtre et s'il était chargé du culte impérial au niveau local (Pergame) ou provincial (Asie) est complexe et ne peut de toute façon être tranchée par les maigres renseignements que Galien nous livre à son sujet[2]. Il paraît en revanche assuré que les grands-prêtres qui appartenaient aux classes riches et cultivées entretenaient à leurs frais une troupe de gladiateurs qu'ils achetaient à leurs prédécesseurs et revendaient à leurs successeurs, à charge pour eux de compléter cette troupe en cas de décès[3]. Les combats avaient lieu dans un amphithéâtre. Pergame fait partie des villes où on sait que celui-ci a dû être modifié pour assurer la sécurité des spectateurs contre les bonds des fauves et permettre l'entrée des bêtes dans l'arène. Justifiées à l'origine par l'organisation de *venationes* (chasses et combats de bêtes), ces modifications architecturales servirent aussi de décor aux combats des gladiateurs. Ceux-ci étaient rassemblés dans un *ludus* (sorte de caserne) au sein duquel ils étaient groupés en sections composées d'hommes de même force et s'exerçant ensemble selon une hiérarchie établie. Combien étaient-ils à Pergame? Impossible de le dire mais à Apollonia d'Illyrie, au IIe s. de n. è., Qu. Villius Crispinus Furius Proclus mentionne dans la dédicace d'un édifice à gradins qu'il l'a inauguré par l'exhibition de vingt-cinq couples de gladiateurs[4]. À Mégare, un évergète avait fait lutter vingt couples de gladiateurs[5]. Si le nombre de paires de gladiateurs varie dans les textes entre sept (à Philippes) et cinquante (à Ancyre)[6], nul doute qu'à Pergame ce nombre devait se situer dans la fourchette haute, même s'il ne faut évidemment pas confondre le nombre de combats donnés en un temps et un lieu donnés et le nombre de gladiateurs effectivement engagés dans une troupe et qui pouvaient chacun livrer plusieurs combats[7]. Originaires de toutes les parties du monde grec et en particulier de Thessalie, les gladiateurs étaient soit des hommes libres, soit plus rarement des esclaves[8]; la plupart étaient mariés et avaient même parfois des enfants[9].

Les gladiateurs combattaient habituellement à pied, mais Galien mentionne également des combattants « à cheval » (*hippeis*)[10]. L'armement varie beaucoup entre celui des rétiaires qui combattent nus, vêtus seulement d'un pagne et d'une ceinture et ceux lourdement armés et qui sont le plus souvent représentés sur les reliefs. Ces derniers sont munis d'un casque (parfois à visière et larges bords protégeant le cou), d'un bouclier fixé au bras gauche, d'une épée ou poignard dans l'autre main, de divers moyens de protection aux jambes et aux bras et sont le plus souvent chaussés de sandales[11]. Mais même dans ce dernier cas, le torse est ordinairement nu, les parties vitales restant ainsi les plus exposées[12].

Les blessures pouvaient être redoutables et un médecin était traditionnellement attaché au soin des gladiateurs[13]. Il était chargé non seulement de les soigner en cas de blessures, mais plus largement de veiller à leur régime et à leur alimentation et était assisté dans sa tâche par des masseurs. Certains médecins s'acquittèrent si bien de leur charge qu'ils se virent élever des statues dans l'amphithéâtre par ceux dont ils avaient pris soin[14]. Pline fait allusion aux blessures sanglantes auxquelles les gladiateurs étaient exposés et recommande même une plante, la sideritis, « douée d'un tel pouvoir qu'attachée sur les blessures même récentes des gladiateurs, elle ferme les issues du sang, ce que fait aussi la cendre ou le charbon de la férule, et encore plus efficacement le champignon qui pousse près de la racine de cette plante »[15]. Un autre auteur latin, Scribonius Largus, donne également la recette d'un médicament particulièrement efficace contre les coups et contusions auxquels sont exposés les gladiateurs[16]. On attendait donc d'un médecin des gladiateurs qu'il sût soigner des plaies sanglantes et dominer toute une pharmacopée à visée hémostatique et antiœdémateuse. Un tel médecin devait traditionnellement être recruté parmi les médecins les plus expérimentés. Aussi quelle ne fut pas la surprise de Galien, du moins si on l'en croit, d'avoir été choisi à la sortie immédiate de ses études et alors qu'il n'avait pas encore eu le temps de faire la preuve de sa compétence et de son habileté :

> Il arriva, je ne sais comment, que le grand-prêtre de notre cité jugeât bon de me charger, moi seul, du traitement des gladiateurs bien que je fusse encore jeune : j'étais au début de ma vingt-neuvième année[17].

D'après ce témoignage de Galien, la scène se passe donc en 157 et assez vraisemblablement à l'automne, au début de l'année civile fixé dans les provinces d'Asie au 21 septembre et qui marquait l'entrée en charge des magistrats, au moment où Galien vient de fêter son vingt-huitième anniversaire[18].

Malheureusement Galien ne nous donne ici aucun renseignement sur la façon dont on procédait à Pergame au recrutement du médecin des gladiateurs. Mais dans le *Comment il faut reconnaître le meilleur médecin*, un traité conservé seulement en arabe, il expose la méthode qui consiste à choisir celui qui a le plus étudié et lu les Anciens (excellence théorique) et qui a également obtenu les meilleurs résultats au chevet des malades (excellence pratique), méthode qu'apparemment suivit également le grand-prêtre :

> Un grand-prêtre suivit cette méthode quand je revins dans notre cité de retour des pays que j'avais visités. Bien qu'à ce moment-là, je n'eusse pas atteint l'âge de trente ans [Galien n'avait que vingt-huit ans], il me confia le traitement de tous les blessés parmi ceux qui combattaient en combats singuliers [de *monomachoi* « combattants singuliers », mot grec utilisé pour désigner les gladiateurs]. Avant moi, deux ou trois personnes plus âgées avaient occupé cette charge. Quand on l'interrogea sur sa méthode pour me choisir et sur sa confiance en moi qui l'avait amené à me confier leur soin, il répliqua : « J'ai vu que cet homme avait consacré à étudier cette science [*sc.* la médecine] plus de temps qu'aucun des médecins plus âgés. Je les ai vus dépenser leur temps à des choses inutiles ; mais je n'ai jamais vu cet homme [*sc.* Galien] passer un seul jour ou une seule nuit sans occupation. Il ne cesse jamais à toute heure du jour de s'entraîner à quelque chose d'utile. D'ailleurs, nous avons récemment vu son adresse pratique qui illustre plus sûrement son habileté dans cet art que le nombre d'années des plus âgés[19].

Galien fait semble-t-il ici allusion à une de ces démonstrations publiques où les médecins étaient invités à faire montre de leur science, une procédure rendue nécessaire par l'absence de tout diplôme sanctionnant leurs compétences[20]. Or, Galien y fit sensation :

> J'avais un jour participé à une de ces réunions publiques où des gens se rassemblent pour tester les connaissances des médecins. J'accomplis de nombreuses démonstrations anatomiques devant les spectateurs ; je fis une incision dans l'abdomen d'un singe de façon à en extraire ses intestins ; ensuite, j'appelai les médecins présents à les replacer à leur endroit et à faire les sutures abdominales nécessaires, mais aucun d'eux ne se risqua à le faire. Nous apportâmes donc ensuite nos soins au singe, déployant notre habileté, notre entraînement manuel et notre dextérité. Bien plus, je coupai volontairement plusieurs grosses veines de façon à laisser le sang couler abondamment et appelai les médecins plus âgés à délivrer un traitement, mais ils n'avaient rien à proposer. Nous délivrâmes donc ensuite un traitement, manifestant par là aux gens instruits qui étaient présents que les médecins possédant une habileté comme la mienne devaient se voir confier la charge des blessés. Cet homme [*sc.* le grand-prêtre] fut ravi de me confier la charge des blessés et il fut le premier à m'en confier le soin[21].

Galien se donne ici le beau rôle, fixant lui-même les règles du jeu et interpellant les autres concurrents pour les inviter à recoudre le ventre du singe. Ce dernier qui était bien évidemment vivant devait, par ses hurlements, ajouter encore au spectacle. À Rome où Galien se livrera plus tard à de telles démonstrations anatomiques, il avouera recourir de préférence aux animaux susceptibles de pousser les cris les plus aigus (cochons, chèvres, moutons…) propres à davantage impressionner le public. Ce que vit et entendit alors le grand-prêtre le convainquit en tout cas de faire confiance à Galien. Mais le grand-prêtre ne découvrit pas forcément les talents du jeune homme à cette occasion et celui-ci avait, semble-t-il, déjà été précédé par sa réputation et le succès de ses nouveaux remèdes, comme Galien le laisse ici entendre au terme d'une de ces phrases interminables dont il est coutumier et qui dissimule mal l'immense plaisir qu'il éprouve à parler de lui :

> Voici ce qui m'arriva par hasard : j'avais conçu un traitement pour les nerfs blessés alors que j'étais encore jeune et que je venais juste de revenir d'Alexandrie dans ma patrie, étant dans ma vingt-huitième année ; mais étant donné que j'avais donné chacun des remèdes que j'avais conçus à des méde- cins amis, non seulement des concitoyens mais aussi des voisins pour que leur efficacité à tous soit sanctionnée par l'expérience, et qu'il avait paru bon au grand-prêtre de notre cité, je ne sais comment, de me confier à moi seul le soin des gladiateurs malgré mon jeune âge (j'entamais ma vingt-neuvième année), il se trouva que j'ai soigné ceux qui avaient été blessés dans la partie antérieure et inférieure de la cuisse à l'aide du traitement que j'avais conçu, procédant moi-même à l'incision nette du reste de tendon chez ceux qui avaient reçu un coup en oblique, pour obtenir un traitement sans danger, et chez ceux dont la blessure était limitée ou droite, appliquant l'intégralité du traitement en toute sûreté et comme nécessaire[22].

Le jeune homme talentueux dut donc à son habileté, mais aussi à son excellente réputation et ses nouveaux remèdes peut-être rapportés d'Alexandrie, de se voir confier le soin des gladiateurs. Enfin, et même si Galien s'est bien gardé de le mentionner, la position sociale occupée à Pergame par sa famille ne fut sans doute pas non plus étrangère à cette nomination.

Les grands-prêtres qui se succédaient à la tête de la cité devaient en effet assurer l'entretien de la troupe de gladiateurs dont ils avaient hérité et éventuellement assurer le remplacement de ceux qui étaient décédés. L'achat d'une nouvelle recrue constituait une dépense non négligeable et le philosophe Épictète raille « ce joli grand-prêtre qui prend tous les soins possibles de ses beaux gladiateurs »[23]. La charge de médecin des gladiateurs représentait donc une responsabilité que l'on avait coutume de confier à des praticiens réputés, plus âgés et plus expérimentés. Une responsabilité d'autant plus lourde que le médecin des gladiateurs l'exerçait seul (même s'il avait certainement des aides sous ses ordres). La décision du grand-prêtre rapportée par Galien de lui confier « à lui seul » la charge des gladiateurs ne semble pas forcément impliquer, comme on l'a parfois supposé, que cette fonction était collégiale et que le grand-prêtre aurait fait une exception avec Galien[24]. Bien au contraire, le soin qu'il apporte à préciser le nombre de morts attribués à ses prédécesseurs semble indiquer une responsabilité personnelle et nominale d'un unique médecin. La question reste cependant posée s'il s'agissait d'une fonction à temps plein ou si Galien ne l'exerçait que pendant l'organisation des jeux, d'autres personnes, masseurs et soigneurs, étant chargées de prendre soin des gladiateurs pendant leur période d'entraînement et de n'appeler le médecin responsable que pour les cas les plus graves[25].

Galien pour sa part fit en tout cas merveille dans sa nouvelle fonction, puisqu'à l'en croire, dans le *Comment il faut reconnaître le meilleur médecin*, deux gladiateurs seulement moururent au cours de son premier contrat et aucun au cours du contrat suivant:

> Aucun des blessés dont j'avais la charge ne mourut, sauf deux, alors que seize étaient décédés sous mes prédécesseurs. Plus tard, un autre grand-prêtre me confia la charge des blessés, et en agissant ainsi il se révéla encore plus chanceux: aucun des patients dont je pris soin ne mourut, alors même que chacun présentait de graves et multiples blessures[26].

Dans le *Sur les médicaments composés selon les genres* cependant, il nous donne des renseignements un peu différents et encore plus optimistes, indiquant cette fois qu'aucune mort n'avait été à déplorer sous le premier et le deuxième grand-prêtre, et que pour cette raison le troisième, le quatrième et le cinquième grand-prêtre lui renouvelèrent d'autant plus volontiers leur confiance. Quant aux morts imputables à ses prédécesseurs, au nombre de seize dans le *Comment il faut reconnaître le meilleur médecin*, elles sont ici simplement qualifiées de « nombreuses »[27].

Les jeux à Pergame avaient lieu l'été et duraient plusieurs jours. Le nombre exact n'est pas connu mais ne pouvait être inférieur à deux. À titre de comparaison, les jeux duraient quatre jours à Gortyne et Sagalassos, cinq ou treize jours à Éphèse, six à Tomis, huit à Antioche et douze à Milet[28]. Le médecin recruté à Pergame à l'automne précédent (si l'on accepte ce calendrier) avait donc près d'un an pour y préparer les gladiateurs[29]. Au cours de son activité, Galien se trouva confronté à diverses et profondes blessures et sut innover en prenant ses distances non seulement avec l'enseignement des maîtres mais aussi avec les pratiques en usage parmi les médecins des gladiateurs :

> J'ai vu tous les maîtres soigner [*s. ent.* les nerfs blessés] en recourant à la méthode que les médecins récents avaient déjà l'habitude d'appeler hémostatique et agglutinatrice. Au début, en effet, ils appliquaient un des médicaments appelés hémostatiques et essayaient d'agglutiner les lèvres de la plaie. Si elle venait à s'enflammer, ils l'inondaient d'eau chaude en abondance en versant en plus de l'huile et appliquaient un cataplasme de farine de froment cuite dans un mélange d'eau et d'huile. Et de fait je voyais que les gladiateurs aussi qui avaient été blessés à la rotule et au-dessus de celle-ci dans la région du tendon large et mince, ils les soignaient de cette façon, ou plutôt, il serait préférable de dire non pas qu'ils les soignaient mais qu'ils les détruisaient, tant ils étaient peu nombreux à en réchapper et encore restaient-ils boiteux[30].

Aussi Galien décide-t-il dans un premier temps de recourir à sa propre méthode :

> Alors que tous les médecins avant moi les inondaient d'eau chaude et leur appliquaient des cataplasmes de farine de froment modérément cuite dans un mélange d'eau et d'huile, je n'employai pas du tout d'eau, mais humectai très souvent avec de l'huile ainsi qu'avec les remèdes indiqués et je les rendis rapidement tous à la santé[31].

Galien justifie cette innovation en rappelant dans son *Commentaire aux Fractures* qu'il est toujours nécessaire d'humidifier les plaies, soit comme précédemment avec de l'huile, soit avec du vin noir et âcre de préférence, en évitant que

> les linges [disposés sur la plaie] ne sèchent et se réchauffent peu à peu, entraînant une dangereuse inflammation, comme cela survient surtout en été, à une époque où de tout temps chez nous, à Pergame, les grands-prêtres célèbrent ce que l'on appelle les combats de gladiateurs et où j'ai soigné ceux qui souffraient des pires blessures, en déposant sur les plaies des épaisseurs de linges imbibés de ce vin et en déposant par-dessus, de l'extérieur, des éponges molles, et ensuite en humectant pratiquement toute la journée et toute la nuit[32].

Cette inflammation des plaies particulièrement redoutable en été n'était toutefois pas une suite nécessaire de toutes les blessures. Galien lui-même dans sa *Méthode thérapeutique* précise :

Il est donné à qui le veut d'observer qu'ils sont des milliers parmi les gladiateurs qui combattent chaque jour à voir de très graves blessures s'agglutiner
sans inflammation, au point d'être complètement tirés d'affaire au bout du
deuxième ou quatrième jour[33].

En revanche, si le cœur venait à être atteint, cette inflammation
devenait immédiatement fatale :

Nous vîmes des gladiateurs, manifestement atteints d'une inflammation du cœur,
mourir de la même façon que les gens atteints de symptômes cardiaques[34].

Mais bientôt, sans se contenter de traiter les plaies par la simple
application de remèdes, fussent-ils nouveaux, Galien n'hésite pas à
recourir à la chirurgie en se posant là encore en modèle pour les autres
médecins qu'il invite à suivre sa propre expérience :

Au cours de cette période [sc. au cours de sa carrière de médecin des gladia-
teurs], j'ai également conçu un traitement d'une sorte qu'il convient que
ceux des médecins qui veulent correctement s'acquitter du traitement des
blessures y prêtent tout particulièrement attention : j'avais en effet constaté
que l'un des gladiateurs que l'on appelle hippeus [sc. combattant à cheval]
présentait une section oblique et très profonde dans la partie antérieure
et inférieure de la cuisse et j'avais vu qu'une des lèvres de la plaie était
tirée vers le haut, tandis que l'autre l'était vers le bas comme étirée vers
la rotule ; je n'ai pas hésité à renoncer à la méthode de traitement nommée
« par la largeur »[35] et à rapprocher les unes des autres par des sutures les
parties distantes des muscles. Me gardant bien de coudre les tendons aux
muscles, je les ai d'abord dénudés et j'ai ainsi procédé à des sutures à une
certaine profondeur, en sachant bien qu'il est sans danger d'opérer sur la
chair des muscles à cet endroit, mais que le danger résulte des tendons, alors
même que je n'avais jamais vu l'un de mes maîtres procéder ainsi. En effet,
dans le cas de telles blessures, certains d'entre eux suturaient simplement les
bords de la peau, d'autres osaient coudre les muscles eux-mêmes dans leurs
parties charnues, n'opérant entre elles qu'un rapprochement superficiel, de
sorte qu'en cas de blessure traversant le membre de façon particulièrement
profonde sans s'étendre sur sa longueur, la surface du muscle était certes
agglutinée, mais tout le reste demeurait non agglutiné. De fait, dans les cas
de blessures portant sur la longueur de la cuisse, il peut suffire de bander les
parties du muscle blessé pour les rapprocher les unes des autres, mais dans
les cas de blessure oblique, le bandage étant impuissant à apporter une solution, on ne peut absolument obtenir de résultat qu'à l'aide d'une suture. Or si
on ne procède pas en profondeur, les parties du muscle de ce côté-là demeurent non agglutinées. La chose m'ayant réussi, certains parmi ceux qui sont
ignorants de l'anatomie voulant imiter le procédé[36] dénudent les membranes

sous-cutanées de tous les muscles, sans savoir qu'elles peuvent être cousues avec les muscles sans danger aucun, mais qu'il est en revanche excessivement dangereux de coudre les tendons d'une largeur comparable à celle du muscle. De fait, aussi larges soient-ils, ils sont cependant encore plus épais que les membranes et plus durs[37].

Après avoir encore donné quelques conseils supplémentaires sur la meilleure façon de procéder, Galien se laisse aller à déplorer l'ignorance des anatomistes qui l'ont précédé en matière de muscles, de veines, d'artères et de nerfs.

Les blessures à la cuisse comme celles déjà mentionnées plus haut à deux reprises par Galien, ainsi que celles aux membres supérieurs, aux pieds et aux mains, étaient les plus fréquentes. Mais celle advenue à un gladiateur blessé à l'abdomen et dont une partie de l'épiploon (membrane entourant l'estomac) saillait à l'extérieur compte certainement parmi les pires que Galien eut à traiter. En tel cas, commente Galien, « il y a nécessité pour les médecins d'opérer l'ablation de la partie affectée ». Et il ajoute aussitôt, non sans une certaine fierté, « nous avons fait une ablation presque complète de l'épiploon à un gladiateur blessé dans cette région. L'homme guérit promptement »[38]. Toutefois, poursuit Galien, dans la mesure où la graisse de l'épiploon sert à réchauffer l'estomac et à favoriser la coction (c'est-à-dire la cuisson des aliments au cours du processus de digestion), cet homme resta très sensible au froid dans cette région du ventre qu'il enveloppait constamment de laine.

Enfin, sans offrir à Galien l'occasion d'opérations aussi risquées, les nombreuses contusions endurées par les gladiateurs lui permirent de mettre à l'épreuve ses connaissances anatomiques en vérifiant par exemple qu'une blessure intervenue dans le dos, près de la moelle épinière, là où les nerfs tirent leur origine, pouvait entraîner des lésions dans des membres parfois très éloignés (pieds, mains et doigts). Ces accidents très fréquents qu'il ne suffirait pas « d'une journée pour tous les mentionner » et qui entraînent la paralysie totale ou l'insensibilité d'une partie sont, note-t-il, particulièrement observables « chez les soldats blessés à la guerre et chez ceux que l'on appelle les gladiateurs »[39]. Sa fonction de médecin des gladiateurs en lui donnant l'opportunité d'observer certaines parties internes du corps humain a donc également permis à Galien d'approfondir ses propres connaissances anatomiques. Le médecin Celse, violemment hostile à la vivisection, rappelle en effet qu'il suffit parfois de s'en remettre au hasard pour observer l'intérieur d'un corps vivant :

> Il arrive, en effet, qu'un gladiateur dans l'arène, un soldat dans la bataille ou un voyageur surpris par des brigands subissent des blessures telles qu'elles mettent à découvert tantôt l'un, tantôt l'autre de leurs organes internes. Ainsi le médecin avisé apprend à connaître le siège de ces organes, leur place, leur disposition, leur forme et leurs autres caractéristiques de cet ordre, en s'efforçant non pas de tuer mais de guérir, et il apprend en exerçant son humanité ce que d'autres ont appris en usant d'une affreuse cruauté[40].

Encore fallait-il que le médecin fût suffisamment expérimenté pour comprendre ce qu'il lui était donné de voir. Aussi Galien ne cesse-t-il de réaffirmer la nécessité de s'entraîner à des dissections sur les singes, afin que lorsque le hasard mettra sous leurs yeux une plaie béante ou un cadavre éventré, les médecins puissent en tirer le meilleur parti et ne pas se montrer aussi incompétents que ces médecins romains qui n'en savent guère plus que des bouchers et ne surent tirer aucun enseignement de la masse de cadavres barbares mis à leur disposition par la guerre contre les Germains[41].

Galien prête également une grande attention au régime alimentaire des gladiateurs. L'usage était qu'ils se nourrissent de purées et de soupes, à base d'orge et de haricots, cuisinées et servies de multiples façons. Pline lui-même rappelle que les gladiateurs avaient reçu le surnom d'*hordarii* (mangeurs d'orge)[42], en référence à cette céréale à la base de leur alimentation. Galien déplore cependant que cette nourriture substantielle et peu coûteuse produise une chair molle. Cependant, même si le médecin de Pergame désapprouve un tel régime, il n'a sans doute pas été en son pouvoir de beaucoup le modifier :

> Les fèves sont d'une grande utilité, préparées en purée soit liquide dans des pots, soit épaisse dans des plats. Et il est une troisième façon de la préparer avec de l'orge. Les gladiateurs chez nous font chaque jour une abondante consommation de cet aliment pour procurer à leurs corps une chair qui soit non pas resserrée et dense, comme la viande des cochons, mais en quelque sorte plus molle[43].

À en croire Sénèque, le but d'un tel régime qui apporte « force nourriture, force boisson, force huile, en un mot des soins continus » était d'amener le corps à acquérir « cette force passive qui endure les coups de pied et de poing de plusieurs assaillants ; qui lui fait braver les plus vives ardeurs du soleil au milieu d'une poussière brûlante, dégouttant du sang qu'il perd, et cela durant tout un jour »[44]. L'existence d'un tel régime que l'on peut qualifier de végétarien est confirmée par les résultats des analyses chimiques menées par deux paléopathologistes autrichiens sur les restes osseux d'une soixantaine de gladiateurs découverts dans un cimetière du IIe siècle de notre ère proche de l'ancienne cité d'Éphèse[45]. Riches en carbohydrates, les os analysés confirment l'existence d'une alimentation riche en céréales, en légumes et en fruits, mais pauvre en viande et en protéines animales, et propre à produire un léger surpoids[46]. La même étude confirme l'excellente qualité des soins apportés aux gladiateurs et souligne que les blessures causées durant le combat (fractures et autres atteintes osseuses) ont été en général parfaitement soignées et que des amputations ont même été pratiquées, apparemment avec succès[47].

Même si Galien semble avoir rencontré davantage de réussite sur le terrain de la chirurgie que celui de la diététique, son expérience de médecin des gladiateurs, en lui permettant notamment d'améliorer ses propres connaissances anatomiques, fut incontestablement un succès[48].

On pourra cependant peut-être s'étonner que Galien ne fasse nulle part allusion à des combats à mort. Sa principale fonction consistant à maintenir en vie le plus grand nombre de gladiateurs possible afin d'éviter au grand-prêtre l'acquisition de nouvelles recrues, il semble plutôt que les combats devaient s'interrompre lorsque le sang avait été versé et l'adversaire mis à terre, sans obligatoirement aller jusqu'à la mise à mort de l'un d'eux. On a d'ailleurs des exemples dans d'autres cités de ces combats où il n'y avait pas de tués, mais seulement des vainqueurs et des graciés[49]. Et une inscription honorifique de Thyatire (que l'on peut dater du début du IIIe siècle) loue même un des grands-prêtres de Pergame pour « ses mœurs et sa modération ». On peut donc imaginer que le munéraire, en l'occurrence à Pergame le grand-prêtre, qui accorde ou refuse la grâce, devait préférer gracier le vaincu[50]. L'historien Dion Cassius ne rapporte-t-il pas que l'empereur « Marc Aurèle avait une telle aversion pour les effusions de sang qu'à Rome, il assistait à des combats de gladiateurs dans lesquels ceux-ci combattaient comme des athlètes sans risquer leur vie ; car il ne permettait pas qu'on leur donnât des épées pointues, mais ils devaient combattre avec des épées émoussées, garnies d'un bouton »[51]. Marc Aurèle, on le sait, subissait bien plus qu'il n'appréciait le spectacle de ces jeux et de leurs débordements auxquels sa fonction d'empereur le contraignait cependant à assister : « Ce que tu vois dans l'amphithéâtre, note-t-il dans ses *Écrits pour lui-même*, et dans des lieux de ce genre t'écœure : toujours les mêmes choses, l'uniformité rend le spectacle fastidieux[52]. » Le contexte politique et philosophique ne semble donc pas avoir été favorable à des combats à mort qui devaient rester rares.

On pourra également s'étonner que Galien qui, dans le *Protreptique*, lance une telle charge contre les athlètes, leurs excès et leur régime de vie exécrable s'enorgueillisse d'avoir été le médecin des gladiateurs. De fait, s'il s'abstient d'évoquer les acclamations de la foule et la musique bruyante de l'amphithéâtre avec ses trompettes et ses flûtes, dont il fut inévitablement témoin, il ne critique nulle part ouvertement les jeux du cirque. Cette discrétion est d'autant plus notable que, comme l'écrit L. Robert, « chaque troupe de gladiateurs devait avoir ses partisans, ses admirateurs, comme chaque écurie au cirque »[53] et que Galien ne se prive pas en revanche de fustiger les passionnés de courses de char qui soutiennent telle ou telle écurie et se déclarent partisans de telle ou telle couleur (Rouge, Blanc, Bleu ou Vert). De fait, dans le *Sur l'ordre de ses propres livres*, Galien n'aura cette fois aucun scrupule à évoquer celui qui « guidé par une passion irraisonnée, comme ceux qui se passion-nent pour les différents couleurs dans les courses de chevaux », s'at-tache aveuglément à l'enseignement d'une seule école[54]. De même, dans sa *Méthode thérapeutique*, il se moquera ouvertement de ceux qui vont jusqu'à renifler le crottin des chevaux pour savoir s'ils suivent un bon régime[55]. Rien de comparable à propos des combats de gladiateurs sur lesquels il se montre curieusement discret, alors même que les auteurs antiques, au nombre desquels Plutarque et Lucien, furent nombreux à condamner ces jeux et leurs débordements. Manifestement Galien fut pris dans un combat de loyauté entre ses propres convictions philosophiques et ce qu'il devait au grand-prêtre qui l'avait choisi comme médecin[56]. Son silence en tel cas risque donc d'être terriblement éloquent.

La durée pendant laquelle Galien remplit effectivement sa charge de médecin des gladiateurs n'est pas exactement établie et a donné lieu à maintes discussions. En particulier, les historiens se basent sur le passage suivant dont ils donnent des interprétations divergentes :

Le deuxième grand-prêtre, qui succéda à celui qui m'avait autrefois chargé du soin des gladiateurs, me confia lui aussi pareillement cette charge après un intervalle de sept mois[57]. Le premier des grands-prêtres prit ses fonctions à l'équinoxe d'automne, le deuxième au milieu du printemps. À nouveau, après celui-ci, comme je les [*sc.* les gladiateurs] avais tous maintenus en vie, le troisième, le quatrième et le cinquième me chargèrent pareillement du soin des gladiateurs[58].

Tout dépend en effet de la durée et du nombre des mandats des grands-prêtres en question. Galien n'a certainement pas exercé cette charge pendant les cinq mandats d'un an des cinq grands-prêtres. Bien au contraire, le soin apporté par Galien à nous informer de la saison précise de l'entrée en charge du premier et du deuxième grand-prêtre indiquerait plutôt que la succession n'a vraisemblablement pas eu lieu dans les délais habituels et qu'un événement inattendu (comme par exemple la mort prématurée du premier grand-prêtre) est venu rompre l'alternance régulière d'un an, le premier mandat de Galien n'ayant au total duré que sept mois.

Selon d'autres cependant, le premier grand-prêtre appointa Galien pour sept mois et les autres firent « pareillement », ce qui porterait le temps passé par Galien comme médecin des gladiateurs à une durée totale de trente-cinq mois (cinq fois sept mois)[59].

L'hypothèse la plus vraisemblable est toutefois que le premier grand-prêtre, vraisemblablement décédé avant la fin de son mandat, ne put exercer ses fonctions que pendant une durée inhabituelle de sept mois (de l'automne 157 au printemps 158), qu'un deuxième grand-prêtre fut alors chargé d'assurer la transition (du printemps à l'automne 158), avant que trois autres grands-prêtres se succèdent dans des conditions régulières, chacun pour une durée de un an (de l'automne 158 à la fin de l'été 161)[60].

Dans cette hypothèse, le plus vraisemblable est donc que Galien a occupé ses fonctions de médecin des gladiateurs de l'automne 157 à la fin de l'été ou au début de l'automne 161.

Départ pour Rome (161)

On ignore pour quelles raisons précises Galien prit la décision de se rendre à Rome. On sait seulement que quelques années plus tard, à la fin de ce premier séjour romain, alors que le philosophe Eudème venait de le mettre en garde contre ses nombreux ennemis, il lui fit cette réponse :

Mais tu m'as déjà très souvent entendu exposer ce dessein, dis-je, à savoir que dès que la *stasis* qui sévit dans ma patrie aura cessé, tu me verras aussitôt quitter cette ville [*sc.* Rome][61].

Aussi a-t-on supposé que cette même *stasis* qui, une fois à Rome, l'empêche de rejoindre sa patrie aurait pu également être à l'origine de son départ. Mais que faut-il exactement entendre par ce terme? Certains y ont vu une allusion à la guerre des Parthes qui survint après le 9 mars 161, date à laquelle Marc Aurèle et Lucius Verus parvinrent tous deux à la tête de l'Empire[62]. Le roi des Parthes, Vologèse IV, semble en effet avoir tenté de profiter de la succession de Marc Aurèle et Lucius Verus à la tête de l'Empire pour lancer une offensive contre l'Arménie et ébranler l'Asie[63]. La défaite de Marcus Sedatius Severianus, gouverneur de la Cappadoce contre le Parthe Osroes aurait ainsi pu entraîner une grave inquiétude à Pergame et causer l'annulation des jeux de gladiateurs[64]. Privé de sa fonction de médecin, Galien aurait décidé de quitter sa patrie pour Rome.

Plusieurs difficultés se heurtent cependant à cette interprétation. D'abord, il convient de distinguer le terme grec *stasis*, employé pour désigner des luttes intestines et des troubles internes à une cité, du terme *polemos*, habituellement utilisé pour désigner des conflits externes et une guerre étrangère comme celle des Parthes[65]. De plus, et dans la mesure où il n'est nulle part mentionné dans nos textes de conflits survenus à Pergame pendant cette période, il est plus vraisemblable de supposer que, si *stasis* il y eut, il n'a guère pu s'agir que de troubles et tensions politiques internes opposant les différentes factions de la cité, dont la renommée n'a pas beaucoup dépassé les frontières de celle-ci, ce qui expliquerait qu'on n'en trouve pas écho dans nos sources[66]. Peut-être, il est vrai, en saurions-nous davantage si nous avions conservé le traité *Sur la concorde* (*Peri homonoias*) cité par Galien dans la liste de ses écrits mais aujourd'hui perdu[67]. Le médecin de Pergame y faisait peut-être allusion aux dissensions advenues dans sa propre cité.

Mais surtout, s'il est bien établi, d'après le passage du *Pronostic* cité plus haut qu'une telle *stasis* a effectivement sévi à Pergame pendant le premier séjour de Galien à Rome, rien en revanche ne permet d'affirmer qu'elle sévissait déjà au moment de son départ de Pergame et qu'elle a pu en être la cause[68]. Bien au contraire, il semble plutôt que la *stasis* à laquelle fait allusion Galien dans le *Pronostic* a toute chance d'avoir éclaté à Pergame après son arrivée à Rome, c'est-à-dire après 162.

En réalité, et comme l'a bien montré G. Bowersock, un intellectuel comme Galien n'avait pas besoin de motif particulier pour aller faire carrière à Rome et il suivait là un itinéraire en quelque sorte naturellement tracé[69].

En route vers Rome

La date d'arrivée de Galien à Rome est connue et ne peut semble-t-il être fixée qu'en 162. Au tout début de ses *Pratiques anatomiques*, Galien note en effet qu'il arriva pour la première fois à Rome « au début du règne d'Antonin » (*sc.* Marc Aurèle)[70]. Et dans le *Sur ses propres livres*, il mentionne ses premiers succès remportés lors de ses conférences publiques à Rome alors qu'il était « dans sa trente-quatrième année »[71]. Ces données nous orientent donc toutes vers la date de 162[72].

Si l'on admet cette date, les avis divergent cependant sur le moment précis de l'année auquel Galien arriva dans la capitale : au début ou vers la fin de 162. On a vu plus haut que le plus vraisemblable était que Galien eût occupé ses fonctions de médecin des gladiateurs de l'automne 157 à la fin de l'été ou au début de l'automne 161. Or si Galien arrive à Rome au plus tôt au début de l'année 162, comment expliquer un tel délai ? S'il n'est arrivé que vers la fin de l'année, comme le pensent certains, la difficulté est encore plus grande. Le voyage de Pergame à Rome, même par voie de terre, prenait au mieux une trentaine de jours et au pire une centaine. Le rhéteur Aelius Aristide, dans ses *Discours sacrés* nous a laissé le récit d'un tel voyage entrepris vingt ans plus tôt :

> Je partis pour Rome au milieu de l'hiver... Parvenu jusqu'à l'Hellespont... je passai sur l'autre rive... et venais de passer l'Hébros en bateau [fleuve de Thrace se jetant dans la mer Égée]. À Édesse [Édesse de Macédoine, aujourd'hui Vodena], je dus me mettre au lit près des cascades. Enfin, le centième jour après que je me fus mis en route, j'arrive péniblement à Rome[73].

Un tel voyage qui mena Aelius Aristide par la via Egnatia à travers la Thrace et la Macédoine prit cent jours, durée exceptionnellement longue en raison du piètre état de santé du voyageur qui, nous dit-il, dut plusieurs fois se mettre au lit avec la fièvre au cours de son périple. Un courrier parti de la Lycie en plein hiver en revanche ne mit que trente-deux jours pour arriver à Rome[74].

À supposer que Galien fût arrivé à Rome au tout début de 162, son voyage paraît donc déjà anormalement long. Mais s'il n'arriva qu'à la fin de l'été 162, comme cela paraît le plus probable, le médecin de Pergame a donc disposé d'une période pouvant aller de trois à douze mois entre le moment où il a quitté son poste de médecin des gladiateurs à la fin de l'été 161 et le début de son premier séjour dans la capitale de l'Empire. Aussi a-t-on parfois proposé de situer plusieurs de ses voyages scientifiques au cours de cette période[75].

V

À LA DÉCOUVERTE DU MONDE

Même s'il est évident que tous les voyages scientifiques entrepris par Galien au cours de sa carrière ne peuvent être situés au cours de ces quelques mois qui séparent le moment où le médecin de Pergame abandonne sa charge de médecin de gladiateurs de celui où il arrive dans la capitale de l'Empire, il a paru commode de les regrouper ici dans la mesure où la date respective de chacun d'eux est impossible à déterminer avec précision et où Galien s'est parfois rendu plusieurs fois dans les mêmes lieux.

De l'utilité des voyages scientifiques

Le voyage fait partie intégrante de la formation du bon praticien et s'inscrit dans la tradition du médecin périodeute popularisée par Hippocrate. Il n'était pas rare en effet que les médecins de l'époque classique quittent leur lieu d'origine ou de formation pour d'autres cités. Mais c'était le plus souvent pour y faire carrière en tant que médecin privé ou public, l'exemple le mieux connu avant Hippocrate étant celui de Démocédès originaire de Crotone en Italie du Sud[1]. Parti pour Égine où il rencontre ses premiers succès d'abord en tant que médecin privé puis public, il est bientôt engagé par les Athéniens, avant de passer à Samos pour des salaires de plus en plus importants[2]. Quant à Hippocrate, c'est Galien lui-même, dans son portrait du médecin idéal, qui nous apprend pourquoi il quitta son île natale de Cos pour d'autres contrées :

> Il laissera à ses concitoyens de Cos Polybe et ses autres disciples, tandis que lui-même au cours de ses pérégrinations parcourra toute la Grèce, car il lui faut noter aussi ce qui relève de la nature des régions. De fait, afin de soumettre au jugement de l'expérience les enseignements tirés du raisonnement, il lui faut absolument contempler de ses propres yeux celle, parmi les cités, qui est tournée vers le midi, celle qui l'est vers le nord, vers le lever du soleil, ou vers le couchant, et voir celle qui est située dans une dépression ou sur une hauteur, et celle où l'on use d'eaux importées, d'eaux de source ou de pluie, provenant de lacs ou de fleuves ; il lui faut également ne pas négliger de s'informer si l'on use d'eaux très froides ou chaudes, nitreuses ou alumineuses, ou de quelques autres espèces de ce genre ; il lui faut en outre voir une cité voisine d'un grand fleuve, d'un lac, d'une montagne ou de la mer et considérer toutes les autres influences dont Hippocrate nous a lui-même instruits[3].

Rien d'exactement comparable dans le cas de Galien, même s'il est évident qu'il ne dédaigna pas d'enrichir son expérience par la visite d'autres contrées et s'il adopte volontiers l'idée hippocratique selon laquelle il importe d'avoir la connaissance la plus précise possible du milieu naturel puisque celui-ci exerce une influence déterminante sur la santé et la maladie. Il peut donc paraître paradoxal qu'en tant qu'héritier de la tradition du médecin itinérant hippocratique, Galien condamne dans un de ses traités intitulé *Comment il faut reconnaître le meilleur médecin* la pratique des voyages qui ne serait qu'une perte de temps et un obstacle à l'acquisition du savoir. En réalité, Galien distingue ici le voyage d'agrément ou d'obligation, qui engendre la distraction et détourne le médecin de l'étude, des déplacements dont la motivation première est scientifique. De fait, le médecin qui accompagne son riche patient partout où il se rend ne fait que perdre son temps et ceux qui voient dans cette disponibilité un critère de compétence se trompent dangereusement :

> Ils choisissent et honorent des médecins qui les accompagnent pendant longtemps, voyagent fréquemment avec eux, et attendent sur leur seuil tout le jour, agissant ainsi année après année pendant de nombreuses années… Or un voyageur qui visite de nombreux endroits ne mérite rien d'autre que d'être appelé un imposteur avec une habileté spéciale en cette matière. En

s'acquittant de tels devoirs, il ne mérite pas d'être appelé un habile médecin ; et de fait, c'est là ce qui empêche les médecins au service des riches d'acquérir une connaissance de l'anatomie, des médicaments et des aliments et de toutes les autres choses importantes, et d'atteindre une nécessaire expérience en ces matières auxquelles ils sont incapables de consacrer quelque temps que ce soit, puisqu'ils sont occupés. Je pense que même un homme avec la science et la perspicacité d'Hippocrate aurait rapidement oublié tout son savoir s'il en avait été détourné par la bonne chère, du vin en abondance et de fréquents voyages, s'accrochant au seuil des riches et à d'autres distractions qui sont toutes inutiles à la médecine[4].

Si les déplacements imposés au médecin qui fait partie de la suite d'un riche patient font rapidement de lui un esclave, le voyage à visée scientifique est en revanche le propre de l'homme libre et d'un médecin expérimenté soucieux de parfaire sa formation pratique. Ce n'est pourtant pas cette dernière motivation qui semble avoir dicté à Galien ses nombreux voyages scientifiques mais bien le souci de faire échec aux malversations de marchands de drogues aussi incompétents que mal attentionnés qui n'hésitent pas à commercialiser des produits adultérés ou édulcorés. Aussi Galien est-il convaincu de la nécessité de se procurer soi-même les remèdes de la meilleure qualité possible en se rendant dans les lieux mêmes où ils sont produits, dans le but de les rapporter « en une quantité qui soit suffisante pour la vie entière »[5]. Et de fait, même s'il s'agit d'une reconstruction en partie opérée dans ses écrits les plus tardifs, Galien paraît avoir nourri le projet de posséder une des pharmacopées les plus riches de son époque, et il semble bien avoir été proche d'y réussir[6]. Tous ces voyages, quelle qu'en ait été la date exacte, avaient donc un but commun : examiner sur place et se procurer des produits rares et précieux, en particulier d'origine minérale et végétale, susceptibles d'entrer dans la composition de différents médicaments. Chacun d'eux a donc été entrepris dans le but de se procurer des ingrédients bien précis :

> Voulant explorer Chypre pour ces raisons [*sc.* pour se procurer des réserves en minerai qui soient suffisantes pour toute une vie] et ayant comme ami un homme qui y était très puissant et qui était un proche de l'intendant de César préposé aux mines, j'ai rapporté de là de la cadmie en grande quantité, du diphryge, de la scorie, de la pompholyx, de la chalcite, du misy, du sory et du sulfate de cuivre, de même que j'ai rapporté de la Syrie-Palestine du suc de baumier intact… Et j'ai fait voile vers Lemnos, que les dieux m'en soient témoins, pour aucune autre raison que la terre lemnienne[7]…

Et encore :

De même que je me suis rendu à Chypre pour les mines qui s'y trouvent et en Syrie creuse qui est une partie de la Palestine pour examiner l'asphalte et d'autres produits qui en sont originaires, de même je n'ai pas hésité à faire également voile vers Lemnos pour voir quelle quantité de sang on y mélange à la terre [*sc.* pour fabriquer les fameux cachets][8].

Au pire, si on ne peut se rendre soi-même sur place, Galien recommande d'avoir recours aux services des voyageurs se rendant dans la région, personnages officiels ayant autorité sur la région ou amis résidant sur place[9].

C'est ainsi que Galien dit avoir obtenu des produits originaires de Grande Syrie, de Palestine, d'Égypte, de Cappadoce, du Pont, mais aussi de Macédoine et des provinces occidentales de l'Empire où, précise-t-il, résident les Celtes et les Ibères, tout comme des régions opposées de Mauritanie[10].

Les principaux résultats de ces voyages occupent plusieurs centaines de pages des écrits pharmacologiques et sont en particulier consignés dans le grand traité *Sur les faculté des médicaments simples* commencé sous Marc Aurèle (livres I à VIII) et achevé vingt ans plus tard sous le règne de Septime Sévère (livres IX à XI)[11], mais aussi dans ses deux vastes ouvrages *Sur les médicaments composés selon les genres* (en sept livres)[12] et *Sur les médicaments composés selon les lieux* (en dix livres)[13] également rédigés sous le règne de Septime Sévère et qui font suite au précédent sur les médicaments simples.

Chronologie relative des premiers voyages : Chypre, Palestine, Lycie et Lemnos

On a vu plus haut que lorsque Galien, dans ses traités pharmacologiques, mentionne ses voyages à Chypre et en Palestine il les situe comme antérieurs à celui de Lemnos[14]. D'une manière générale, Galien associe volontiers ses voyages à Chypre et en Syrie-Palestine, mais aussi en Lycie[15].

Toutefois, la question de la date du premier voyage à Lemnos se révèle particulièrement épineuse. Galien dit s'être rendu deux fois dans l'île dans l'espoir de se procurer la fameuse terre lemnienne utile à la préparation de cachets, sa première tentative ayant échoué :

Et de fait la deuxième fois que je vins d'Asie à Rome, alors que j'étais en route par voie de terre à travers la Thrace et la Macédoine, j'ai d'abord fait voile depuis Alexandrie de Troade jusqu'à Lemnos, me trouvant par hasard à bord d'un bateau qui reliait Thessalonique et le capitaine ayant consenti à se diriger d'abord vers Lemnos. Il y aborda, mais pas dans la cité qu'il fallait. Car au début, je ne savais même pas qu'il y avait deux cités dans l'île, mais je pensais que tout comme à Samos, Chios, Cos, Andros, Tinos et toutes les îles de l'Égée, il y avait, de même, à Lemnos une seule cité homonyme [sc. portant le nom de l'île en question] dans toute l'île. De sorte qu'en débarquant du navire, j'appris que la cité s'appelait Myrinas et que ni les territoires du temple de Philoctète ni celui de la colline sacrée d'Héphaïstos n'étaient sur le territoire de cette cité, mais dans une autre du nom d'Héphaïstias, qui n'était pas tout près de cette cité de Myrinas ; et comme le capitaine ne pouvait pas m'attendre, je remis à une autre fois, quand je reviendrais de Rome en Asie, de voir cette Héphaïstias. Et c'est ce que j'ai fait, conformément à ce que j'avais espéré et projeté. De fait, voyageant d'Italie en Macédoine, et l'ayant parcourue presque entièrement, j'arrivai à Philippes qui est la cité limitrophe de la Thrace, de là je rejoignis le bord de mer le plus proche distant de cent vingt stades, je fis d'abord voile vers Thasos distante d'environ deux cents stades, puis vers Lemnos distante de sept cents stades, et ensuite à nouveau je repartis de Lemnos vers Alexandrie de Troade située à la même distance de sept cents stades[16].

Il ressort de l'analyse de ce passage et de l'étude de ce dossier trop complexe pour être détaillé ici que Galien se serait arrêté pour la première fois à Lemnos lors de son second voyage de Pergame à Rome (en réalité Aquilée où il se rendait à l'appel des deux empereurs) au cours de l'hiver 168/169, et y serait ensuite retourné après cette date, alors qu'il était établi à Rome au cours de son second séjour[17]. Cependant on ne peut exclure que ce premier voyage à Lemnos ait eu lieu à la fin des années d'étude de Galien en 161/162, ou encore ait été effectué plus tôt, à partir de Smyrne ou Corinthe quand il y séjournait comme étudiant[18].

En ce qui concerne les voyages à Chypre et en Palestine dont on a vu plus haut que Galien les situait avant son voyages à Lemnos, ils auraient donc eu lieu selon toute probabilité avant 168. En particulier, ces visites dans la partie orientale de l'Empire peuvent assez naturellement trouver leur place lors du retour de Galien d'Alexandrie, c'est-à-dire dans les années 161/162[19].

Certains de ces voyages sont en effet certainement à situer au départ de Galien d'Égypte à une époque où, comme on l'a vu plus haut,

le médecin de Pergame dit s'être rendu « chez d'autres peuples »[20].
Ainsi la visite sur la côte lycienne, évoquée par Galien dans le *Sur
la faculté des médicaments simples* où il nous dit « avoir parcouru
toute la côte de Lycie avec une petite embarcation pour enquêter sur
les produits de cette région »[21], pourrait assez naturellement se situer
lors du retour de Galien d'Alexandrie à Pergame en 161, même si elle
peut tout aussi bien se situer plus tard, vers 166/168. Toutefois, Galien
n'associe jamais son voyage en Syrie et en Palestine avec la figure du
consul Flavius Boethus rencontré à Rome lors de son premier séjour,
ce qui semble indiquer que Galien n'aurait pas visité cette région une
fois qu'il en était devenu le gouverneur (c'est-à-dire en 167/168), mais
vraisemblablement plus tôt. Même chose pour le voyage à Chypre
que Galien mentionne comme apparemment contemporain de celui en
Palestine.

L'ordre des voyages adopté ici est donc purement indicatif.

Voyage à Chypre

Le nom de Chypre est indissociablement lié chez Galien à celui de
la cadmie, un oxyde de zinc ainsi nommé d'après la ville de Cadmée,
ancienne Thèbes en Béotie où il se trouvait à l'état naturel et où une
mine était exploitée dès l'Antiquité. À Chypre, la cadmie provenait des
mines de cuivre de Soles. Par cadmie, on entend aussi bien la cadmie
des fourneaux, c'est-à-dire « la substance qui s'attache comme une
croûte aux parois des fourneaux où on fait la première fonte de certains
minéraux », que la pierre calaminaire (ou calamine) qui se trouve à
l'état naturel : « La vraie différence qui se trouve entre ces deux substances, c'est que la pierre calaminaire est une production de la nature,
au lieu que la cadmie des fourneaux en est une de l'art[22]. » En outre,
Galien distingue la cadmie du diphryge (en grec *diphryges*, litt. « deux
fois rôti ») qui correspond à un état supplémentaire de dégradation du
minerai :

[Sur la cadmie] La cadmie naît lors de la production du cuivre dans les fourneaux, toute la terre dont on tire le cuivre envoyant dans le fourneau vers le
haut quelque chose comme une sorte de suie, de noir de fumée ou de cendre
ou comme on voudra l'appeler. Et si tu ne veux pas appeler terre mais pierre

ce qui, après dissociation dans les fourneaux, donne pour partie du cuivre, pour partie de la cadmie et pour partie du diphryge, que cela non plus ne fasse aucune différence… Mais on trouve également à Chypre de la cadmie indépendamment de celle de fourneau, et c'est à juste titre qu'on donnerait le nom de pierre à la cadmie de cette sorte. De fait, à Soles, la cadmie produite en fourneaux ne l'était plus qu'en très petite quantité à l'époque où j'ai séjourné dans l'île. Mais je reçus du préposé aux mines des pierres trouvées dans les montagnes et les torrents que je rapportai en Asie et en Italie et que mes amis parurent recevoir comme un très grand présent, étant donné que cette sorte de cadmie est meilleure que l'autre. Et d'ailleurs il conviendrait plutôt de la nommer cadmie minérale, tandis que parmi celle produite dans les fourneaux les médecins nomment l'une cadmie en grappes et l'autre cadmie en croûtes[23].

Les propriétés astringentes et détergentes de la cadmie en faisaient un médicament de choix pour traiter les plaies et les ulcères, tout comme le diphryge dont Galien dit s'être procuré une grande quantité :

[Sur le diphryge] Le diphryge possède une qualité et une faculté mêlées. Il y a quelque chose de moyennement astringent et de moyennement âcre en lui, c'est pourquoi c'est un bon médicament pour les ulcères malins. J'ai rapporté une grande quantité de ce médicament de Soles de Chypre où se trouve la mine à environ trente stades de la ville. On le jetait dans un lieu situé entre le bâtiment situé devant la mine et le village situé en contrebas. L'intendant chargé de l'administration de la mine disait que ce qu'on trouvait après la cadmie était inutile, raison pour laquelle on le jetait à peu près comme la cendre des foyers où avaient brûlé des morceaux de bois. Mais ce médicament me fut véritablement très utile contre les abcès purulents de la bouche, soit pur, soit sous forme écumeuse mélangé à du miel, et aussi contre les angines, une fois l'écoulement préalablement arrêté à l'aide d'astringents. Et après une ablation de la luette, je fis aussitôt usage de ce seul médicament, et ce jusqu'à cicatrisation, obtenant le plus souvent grâce à lui la fermeture parfaite de la plaie pour cette partie et pour toutes les parties ulcérées, comme également pour tous les ulcères des organes génitaux et du siège[24].

Outre la cadmie et le diphryge, Galien s'est encore procuré d'autres produits, tels que le misy, le sory et la chalcite[25] :

[Sur le misy] Près de la mine de Chypre dont j'ai parlé plus haut dans les montagnes de Soles, il y avait un grand bâtiment dont le mur de droite, à gauche pour nous quand on y entrait, possédait une entrée vers la mine elle-même où j'ai vu comme trois couches d'une très longue étendue superposées les unes aux autres : la plus basse était celle du sory, au-dessus d'elle celle de chalcite, ensuite celle de misy. Celui qui à cette époque était l'intendant de la mine me les montra et dit : « Autant tu nous arrives à un moment où nous sommes pauvres en cadmie de fourneau, autant tu peux voir que ces trois-là sont disponibles en une étonnante abondance. » Aussi m'en procurai-je en grande quantité que je rapportai d'abord en Asie, et de là à Rome, et j'en ai conservé jusqu'à aujourd'hui, bien qu'environ trente ans se fussent écoulés depuis[26].

On notera que Galien nous donne au passage une indication intéressante sur la chronologie de la rédaction de ce neuvième livre de son traité *Sur les facultés des médicaments simples*, ajoutant immédiatement après :

Le hasard voulut que, voici vingt ans environ, le présent traité se trouvât achevé jusqu'au huitième livre inclus. Je n'y avais pas encore ajouté le neuvième livre, parce que je n'avais pas encore pu examiner certaines pierres, et aussi parce qu'entre-temps je m'étais trouvé absorbé par d'autres occupations[27].

Les emplâtres à base de chalcite (ou de ses dérivés), tout comme ceux à base de cadmie se révèlent également souverains pour obtenir la cicatrisation des plaies difficiles et Galien mentionne avoir vu à Chypre un médecin l'utiliser avec succès[28].

Bien que datant de près de trente ans, les souvenirs du voyage à Chypre sont d'une remarquable précision et tout semble indiquer que cette visite fit une forte impression sur Galien. Dans un passage presque exactement parallèle du précédent, à propos du sulfate de cuivre, il nous donne une nouvelle description de la partie opposée de la mine où il vit travailler de nombreux esclaves :

[Sur le sulfate de cuivre]... À Chypre, quand j'eus l'occasion de m'y rendre, nous avons vu[29] ce médicament accumulé de la façon suivante : il y avait un grand bâtiment, mais peu élevé, placé devant l'entrée menant à la mine. Et dans le mur gauche de ce bâtiment, qui se trouvait à droite quand on y entrait[30], avait été creusé un corridor menant vers la montagne attenante, suffisamment large pour qu'on puisse y aligner trois hommes, et suffisamment haut pour qu'un homme de très haute taille puisse s'y tenir droit. Ce corridor était en pente, sans pour autant être raide ni abrupt. À la fin de celui-ci, à une distance d'environ un stade, il y avait un trou plein d'une eau verte, lourde et tiède. Tout au long de la descente, il y avait une température proche de celle des premiers bâtiments des bains qu'on a l'habitude d'appeler *promalacterion*[31]. L'eau accumulée chaque jour s'élevait à la quantité d'environ huit amphores romaines, suintant à petites gouttes vingt-quatre heures sur vingt-quatre, de jour comme de nuit, des parois du corridor excavé. Des esclaves remontaient cette eau et la déversaient dans des bassins de terre cuite quadrangulaires près du bâtiment de devant où, en peu de jours, se déposait une concrétion de sulfate de cuivre[32]…

Dans cette atmosphère étouffante et cette chaleur éprouvante travaille une armée d'esclaves nus :

Ainsi donc, les esclaves nus remontaient sans relâche les amphores et ne pouvaient faire de très longues pauses mais repartaient rapidement en courant, les parois du corridor étant éclairées de chaque côté à intervalles réguliers par des torches qui elles-mêmes n'éclairaient pas bien longtemps, mais s'éteignaient très rapidement. J'appris d'eux[33] que l'on avait mis de nombreuses années pour creuser peu à peu ce corridor. Cette eau verte, me dirent-ils, que tu vois aujourd'hui suinter du corridor en direction du lac se raréfie peu à peu inévitablement, et lorsqu'elle est proche de se tarir, les esclaves creusent à nouveau dans le prolongement du corridor. Et un jour, autrefois, il s'est produit un terrible effondrement qui les a tous tués et qui a complètement détruit l'accès. Quand cela se produit, ils creusent à nouveau pour ménager une autre ouverture, jusqu'à ce que l'eau se présente[34].

Si ce souvenir figure parmi les plus marquants, Galien rapporta d'autres images plus douces de cette île où il semble avoir séjourné suffisamment de temps pour, bien des années plus tard, se rappeler la saveur des raisins sucrés de Chypre qui, en raison de leur teneur en humidité, « ne supportent pas la conservation mais se consomment plutôt comme fruits d'automne »[35]. Il s'est également souvenu dans son traité *Sur les facultés des aliments* de paysans chypriotes qui consommaient une préparation à base de farine d'orge en guise de pain, alors même qu'ils cultivaient le blé en abondance et auraient donc ainsi pu fabriquer un pain de meilleure qualité[36]. Il mentionne également le câprier qui pousse en abondance sur l'île[37].

Mais surtout, Galien revient de ce périple pourvu en différents minerais dont il avait eu soin d'apprendre préalablement la préparation. Galien précise en effet qu'alors qu'il était encore jeune, il n'avait pas hésité à payer fort cher pour apprendre à préparer ces différents produits :

Et j'ai appris, alors que j'étais encore un jeune homme, à effectuer des préparations de ces produits [Galien vient de citer non seulement le diphryge, mais aussi le cachet lemnien, la pompholyx, le suc de baumier et le nerprun indien[38]] dont le résultat final ne se distinguait en rien des préparations authentiques.

Celui qui me l'a enseigné en échange d'un important salaire était un homme extrêmement compétent non seulement dans ces matières mais aussi dans d'autres du même genre. C'est pourquoi lors de mes voyages à Lemnos, à Chypre et en Syrie-Palestine, je me suis efforcé de me faire remettre une grande quantité de chacun de ces médicaments qui soit suffisante pour ma vie entière[39].

Il n'est d'ailleurs pas impossible de mettre en relation l'allusion à la cadmie « rapportée en Asie et en Italie et que ses amis parurent recevoir comme un très grand présent »[40] avec ces remèdes qu'il avait lui-même conçus et confiés à des médecins amis, lors de son retour à Pergame, et dont l'efficacité lui valut d'être choisi comme médecin des gladiateurs par le grand-prêtre[41]. Dans ce cas, nous aurions là un indice supplémentaire pour situer le voyage de Galien à Chypre à la fin de ses années d'étude, avant son retour à Pergame et sa nomination comme médecin des gladiateurs.

Voyage en Lycie

La visite sur la côte lycienne est évoquée par Galien dans le chapitre du *Sur la faculté des médicaments simples* consacré à la pierre de Gagat :

[Sur la pierre de Gagat] Il existe une autre pierre[42] de couleur noire qui, lorsqu'on l'approche du feu, produit une odeur proche de l'asphalte et dont Dioscoride avec d'autres disent qu'on la trouve en Lycie, près du fleuve nommé Gagatès, d'où précisément la pierre en question, disons-nous, tient son nom. Personnellement je n'ai pas pu voir ce fleuve, bien que j'aie longé toute la côte de Lycie sur une petite embarcation pour examiner les pierres qui s'y trouvent[43].

Galien s'est semble-t-il lancé dans cette expédition dont il est rentré bredouille sur la foi de Dioscoride qui mentionne effectivement dans ses écrits une pierre noire et légère, se présentant en plaques, qui s'enflamme facilement en dégageant une odeur d'asphalte et que l'on trouve en Lycie à l'embouchure d'un fleuve qui se jette dans la mer près de la ville de Paléopolis, à un endroit nommé Gagai. Selon Dioscoride, ce n'est donc pas exactement le fleuve mais l'endroit où il se jette dans la mer qui se nommerait Gagai[44]. Pour Pline cependant « la pierre de Gagat (*Gagates lapis*) tire son nom du lieu et du fleuve lyciens "Gagis" ». Mais il ajoute aussitôt : « On dit aussi que la mer la rejette à Leucolla et qu'on la ramasse sur une étendue de moins de douze stades[45]. » Cette fluctuation dans les noms de lieux et les dimensions modestes de la région où on peut observer ces pierres expliquent sans doute que Galien ait échoué dans sa recherche[46]. Pour le reste, la description qu'en donne Pline ne diffère pas beaucoup de celle de Galien :

> Elle est noire, unie, poreuse, légère, ne différant pas beaucoup du bois, fragile, et si on l'écrase, d'une odeur pénétrante. Les inscriptions qu'on fait avec elles sur les poteries sont indélébiles. Quand elle brûle, elle dégage une odeur sulfureuse ; chose étonnante, l'eau attise sa combustion, l'huile l'éteint[47].

Cette description a fait penser à celle du jais, c'est-à-dire une espèce de lignite encore très proche du bois[48]. Galien toutefois ne se découragera pas et poursuivra sa recherche jusque sur les bords de la mer Morte où il trouvera enfin ces précieuses « pierres en plaques de couleur noire »[49].

Galien a toutefois rapporté un autre produit de son voyage, le lykion, également nommé pyxacanthos, un arbuste épineux spécialement abondant en Lycie, pays d'où il tire son nom, et en Cappadoce, même si on en trouve également en Inde[50]. Galien recommande son usage, sous une forme liquide, pêle-mêle contre les contusions du visage, les gonflements et les ulcérations du siège et de la bouche, les dartres, les plaies infectées, les oreilles purulentes, les écorchures et les panaris. En composition, le lykion acquiert une faculté nettoyante, par exemple pour disperser ce qui dans l'œil peut obscurcir la pupille, ou resserrante dans les cas de coliques, dysenteries ou pertes gynécologiques.

Voyage en Syrie et en Palestine

Un peu plus tard, Galien arrive en Syrie. Galien distingue la Syrie[51] (dont il mentionne les villes de Beroé[52] et Damas[53]) de ce qu'il appelle la Grande Syrie[54], la Syrie-Palestine[55] (dont il mentionne la ville de Jéricho), la Syrie creuse (Cœlé-Syrie)[56] et bien sûr la Palestine[57]. Il emploie cependant le terme de Syrie creuse comme synonyme de Syrie-Palestine pour désigner la région de la mer Morte[58]. De celle-ci, parfois également appelée lac Asphaltite, on extrayait dans l'Antiquité de l'asphalte acheminé en Égypte pour l'embaumement des morts[59]. On a déjà vu plus haut que Galien déclare s'être précisément rendu

« en Syrie creuse pour examiner l'asphalte et d'autres produits qui en sont originaires »[60]. Si on ignore la date exacte de cette visite, Galien précise en revanche qu'il se rendit sur les rives de la mer Morte en été[61] :

> [Sur l'asphalte formé dans la mer Morte] C'est dans ce que l'on nomme la mer Morte que se forme le meilleur asphalte. Il s'agit d'une sorte de lac salé en Syrie creuse. Le médicament possède une faculté desséchante et en second lieu échauffante. On l'utilise donc à juste titre pour la cicatrisation des blessures sanguinolentes et pour tous les cas qui nécessitent un assèchement en même temps qu'un réchauffement modéré[62].

Comme tous les voyageurs qui abordent cette région du monde pour la première fois, Galien laisse transparaître son étonnement :

> L'eau de la mer qui se trouve en Syrie-Palestine que les uns nomment mer Morte, les autres lac Asphaltite, est au goût non pas seulement salée, mais aussi amère... Si on s'y plonge, on en émerge le corps tout entier aussitôt recouvert d'une fine couche de sel... Et cette eau est d'autant plus lourde comparée à celle d'une autre mer que l'est cette dernière comparée à l'eau des fleuves, de sorte que même si on voulait progresser en profondeur pour s'enfoncer vers le bas, on en serait incapable... C'est pourquoi même si on jette un homme pieds et poings liés dans l'eau de cette mer, il ne sera pas entraîné au fond... Il semble qu'il n'y ait dans cette eau aucun être vivant, animal ou végétal, alors même que les deux fleuves qui s'y jettent charrient de très grands et très nombreux poissons, principalement celui qui coule dans la région de Jéricho que l'on nomme le Jourdain, mais pas un seul de ces poissons ne franchit les embouchures des fleuves. Et si on les capture pour les jeter dans la mer, on les verra bientôt mourir[63].

De ce séjour sur les bords de la mer Morte, Galien déclare aussi avoir rapporté des pierres de couleur noire qui, au contact du feu, répandent une odeur d'asphalte :

> Quant à ces pierres en plaques de couleur noire qui, si on les pose sur le feu, dégagent une petite flamme, j'en ai rapporté beaucoup de Syrie creuse ; elles proviennent de la montagne qui borde ce que l'on nomme la mer Morte dans sa partie orientale, là où on trouvait aussi de l'asphalte. Et l'odeur de ces pierres était elle aussi assez proche de celle de l'asphalte. Je les ai utilisées dans les gonflements chroniques du genou difficiles à traiter... J'ai mélangé ce remède à la faculté qu'on nomme barbare[64] et j'ai obtenu un médicament visiblement assez desséchant pour combler les cavités, sans parler de la cicatrisation des blessures sanguinolentes pour laquelle il est réputé être spécialement approprié[65].

Mais Galien mentionne encore bien d'autres produits originaires de Syrie dont il fait usage dans la préparation de ses médicaments : safran[66], huile parfumée[67], nard[68], opobalsamum (baume de Syrie)[69], pistache[70], sumac (grec *rhoos*)[71], *sinon*[72], et une curieuse pierre syriaque mâle ou femelle[73].

Et avant de quitter la région, revenant de Palestine, Galien note qu'il eut encore la bonne fortune de se procurer du nerprun indien en Phénicie :

> Mais j'ai aussi eu la chance de mettre la main sur du nerprun indien que l'on venait tout juste d'importer en Phénicie avec de l'aloès indien, à cette époque où je revenais de Palestine. Le fait qu'il fut transporté à dos de chameaux, avec tout le reste du chargement, me persuada qu'il était bien indien, outre le fait que les transporteurs ne pouvaient avoir connaissance du produit non authentique, la substance à partir de laquelle on l'élabore ne se trouvant pas dans les régions d'où ils venaient[74].

Les voyages à Lemnos

On a vu plus haut qu'après avoir échoué une première fois à se faire débarquer au bon endroit de l'île de Lemnos parce qu'il ignorait l'existence sur place des deux cités distinctes de Myrinas et d'Héphaïstias, Galien fit une seconde tentative, cette fois couronnée de succès, vraisemblablement au cours d'un de ses voyages de retour de Rome à Pergame à une date postérieure à 169[75]. Cette deuxième visite intervint, précise-t-il, alors qu'il voyageait en Macédoine venant d'Italie. Arrivé à Philippes, il décide donc de rejoindre le bord de mer le plus proche d'où il s'embarque d'abord pour Thasos avant de se diriger vers Lemnos[76].

Galien a-t-il débarqué à Thasos ? En tout cas, il n'en a rien rapporté de notable et du reste il ne mentionne guère cette île qu'en référence à Hippocrate dans ses commentaires aux *Épidémies*.

Galien arrive donc en vue de Lemnos et nul doute cette fois qu'il a bien précisé au capitaine où il souhaitait débarquer. On se souvient en effet que lors de son premier passage, il « pensait que tout comme à Samos, Chios, Cos, Andros, Tinos et toutes les îles de l'Égée, il y avait, de même, à Lemnos une seule cité homonyme dans toute l'île ». Or il n'en est rien et la population se répartit en réalité entre les deux bourgades de Myrinas à l'ouest et d'Héphaïstias à l'est que Galien souhaite rejoindre et sur le territoire de laquelle, nous dit-il, se trouvent un temple de Philoctète et la colline sacrée d'Héphaïstos. Car c'est là, rappelle Galien citant un vers de l'*Iliade*, qu'échoua le dieu des forgerons après avoir été projeté hors de l'Olympe par Zeus pour le punir de s'être interposé dans une dispute entre lui et Héra[77]. Et selon lui, ce récit pourrait bien avoir été inspiré au poète par la nature même de cette colline qu'il décrit comme brûlée et dépourvue de végétation.

Galien, on le sait, arrive sur l'île dans le but bien précis de se procurer les fameux cachets sigillés fabriqués à base de terre lemnienne et si possible d'apprendre à les fabriquer lui-même. Il nous a laissé le récit de cette expédition dans le long chapitre de son traité sur les médicaments simples consacré aux « terres » médicinales[78]. Par « terre », précise-t-il, il convient d'entendre de la terre mélangée à un élément liquide de façon à former une sorte de boue plus ou moins sèche ou humide. Quand Galien débarque à Lemnos, il n'a qu'une connaissance livresque de la façon dont sont fabriqués les fameux cachets. Galien distingue de fait plusieurs sortes de terre, la terre grasse et noire que cultivent les paysans, la terre friable et plus claire que l'on nomme argile, et entre les deux toute une variété de terres plus ou moins proches de l'une ou l'autre. On trouve en outre des terres mélangées qui intègrent des éléments pierreux ou sableux qu'il faut laver abondamment pour en séparer les composants. Une fois ceux-ci déposés au fond, seule surnage la terre pure :

> C'est ce qui se produit pour la terre lemnienne que certains nomment ocre lemnienne et d'autres encore argile (*sphragis*) lemnienne parce qu'elle reçoit le cachet (*sphragis*) sacré d'Artémis[79]. Et c'est cette terre dont la prêtresse se saisit selon un rite local, sans sacrifier d'animaux mais en offrant à la terre des grains de blé et d'orge, qu'elle rapporte en ville et mélange à de l'eau pour former une boue humide qu'elle malaxe vigoureusement avant de la laisser reposer ; puis en commençant par retirer l'eau remontée en surface et en prenant la partie grasse de la terre qui se trouve en dessous, ne laissant de côté que le dépôt pierreux et sableux qui n'est d'aucune utilité, elle assèche la boue grasse, jusqu'à ce qu'elle parvienne à la consistance d'une cire molle, et elle en prélève des petites parties qu'elle frappe du cachet sacré d'Artémis. Ensuite elle la laisse de nouveau sécher au soleil jusqu'à ce qu'elle soit parfaitement sèche et que l'argile lemnienne devienne ce médicament connu de tous les médecins. Ainsi, l'ai-je dit, est-elle nommée par certains parce qu'elle est frappée d'un sceau, tandis que d'autres la nomment ocre lemnienne du fait de sa couleur. Elle possède de fait la même couleur que l'ocre, mais avec cette différence qu'elle ne tache pas quand on la touche

comme c'est le cas pour cette dernière, et aussi parce que c'est la seule terre de la sorte provenant d'une colline de Lemnos qui est tout entière de couleur jaune et où il n'y a ni arbre, ni pierre, ni plante. On en trouve cependant trois sortes : la première dont j'ai parlé précédemment qui est la terre sacrée et que personne d'autre que la prêtresse ne touche, la deuxième qui correspond à l'ocre à proprement parler et dont usent principalement les artisans et la troisième qui est nettoyante et dont usent ceux des laveurs de linge et de vêtements qui le souhaitent[80].

Comme il l'écrit immédiatement après, ces connaissances sur la terre de Lemnos, Galien les tire de ses lectures, principalement de Dioscoride mais aussi d'autres médecins qui lui ont appris que l'on mélange du sang de bouc à la terre lemnienne et que « c'est à partir de la boue résultant de ce mélange que la prêtresse façonne et scelle ce que l'on nomme les cachets lemniens »[81]. Dioscoride mentionne en effet la terre lemnienne qu'il dit être tirée d'une caverne souterraine (détail que ne donne pas Galien) et qui mélangée à du sang de chèvre (et non de bouc) sert à fabriquer les fameux cachets estampillés à l'effigie de cet animal[82]. Et c'est précisément pour connaître la proportion de ce mélange de terre et de sang que Galien nous dit s'être rendu sur l'île.

Aussi quelle ne fut pas sa satisfaction, lors de son passage sur l'île, de pouvoir assister à la cérémonie suivante !

> La prêtresse se rendit donc sur cette colline [*sc.* la colline sacrée d'Héphaïstos] au moment où je venais de mettre le pied sur l'île et jeta un certain nombre de grains de blé et d'orge dans de la terre et accomplit d'autres gestes selon le culte local avant de faire remplir un chariot entier de terre. L'ayant fait ramener en ville, elle prépara les célèbres cachets lemniens de la façon dont je l'ai décrit plus haut[83].

Mais quelle ne fut pas également sa déconvenue d'apprendre que ses lectures l'avaient induit en erreur !

> Il me parut bon de m'enquérir s'ils n'avaient pas entendu mentionner dans un récit qu'autrefois on mélangeait du sang de bouc ou de chèvre à cette terre. À cette demande, tous ceux qui avaient entendu éclatèrent de rire, et ce n'étaient pas les premiers venus mais des gens très cultivés et en particulier très au fait de toute l'histoire locale. Mais je reçus même de l'un d'eux un livre autrefois écrit par un des habitants du lieu où étaient enseignées toutes les utilisations de la terre lemnienne, ce qui me permit moi aussi, sans hésitation, d'expérimenter ce médicament dont je rapportai vingt mille cachets. Et celui qui m'avait donné ce livre et qui comptait parmi les premiers citoyens

d'Héphaïstias utilisait lui-même ce médicament contre de nombreuses pathologies. De fait contre les blessures même anciennes et difficiles à cicatriser,
contre les morsures de vipère et en général de bêtes sauvages, ainsi que contre
les poisons, il faisait usage du cachet non pas seulement à titre préventif,
mais également curatif. Il disait avoir l'expérience d'un médicament à base
de genièvre auquel on ajoute de la terre lemnienne et qui provoque des
vomissements au cas où celui qui boit cet antidote a encore le poison dans
le ventre[84].

Mais ce n'est pas tout car de retour chez lui Galien fait ses propres
expériences :

Nous aussi nous en avons fait l'expérience contre le lièvre marin[85] et les
cantharides[86], dans les cas de patients qui soupçonnaient avoir absorbé
quelque substance de la sorte et qui vomirent tout aussitôt après avoir pris le
médicament à base de cachet lemnien, sans présenter après cela aucun des
symptômes consécutifs à la consommation de lièvre marin ou de cantharides,
bien que l'absorption de poison ne fît aucun doute. À vrai dire, il n'est pas
clair pour moi si le médicament à base de genièvre et de terre lemnienne a
la même efficacité contre les autres poisons mortels que l'on appelle aussi
délétères. Mais l'homme d'Héphaïstias se targuait d'affirmer que la terre
lemnienne allait jusqu'à guérir la morsure d'un chien même enragé, si on la
buvait diluée dans du vin et si on l'appliquait sur la plaie avec du vinaigre
très fort[87].

Galien se souvient que l'homme d'Héphaïstias, décidément intarissable, recommandait encore l'utilisation de terre lemnienne mélangée
à du vinaigre contre les morsures des autres bêtes sauvages que l'on
recouvre ensuite de feuilles imputrescibles. Et Galien lui-même se
félicite d'avoir tiré le plus grand profit de cette terre lemnienne pour
le traitement des plaies malignes et putrides. En un mot, et comme le
médecin de Pergame le résume lui-même, « la terre lemnienne... est
le médicament approprié aussi bien pour la cicatrisation des blessures
récentes que pour le traitement de celles qui sont anciennes, difficiles à
cicatriser ou malignes »[88].

Une ambiguïté subsiste toutefois quant au but initial de ce voyage
à Lemnos. Galien nous a d'abord dit l'avoir entrepris pour être instruit
de la proportion de sang animal qui doit être mélangée à la terre pour
la fabrication des fameux cachets, puis il apprend à ses dépens que la
recette authentique n'intègre ni n'a jamais intégré de sang. Enfin, il nous
apprend que seule la prêtresse a le droit de toucher la terre sacrée. Il

revient donc de son voyage non pas muni de la fameuse terre lemnienne mais des cachets eux-mêmes qu'il a dû renoncer à pouvoir fabriquer comme il en avait l'habitude pour ses autres médicaments, ce qui explique qu'il en ait rapporté le nombre impressionnant de vingt mille cachets ! Quoi qu'il en soit, même si le voyage à Lemnos s'est soldé par une certaine déconvenue, il a au moins procuré à Galien la satisfaction de pouvoir désormais disposer d'un produit authentique et non frelaté. En effet, comme il le rappelle dans le *Sur les antidotes*, la terre lemnienne ou les cachets lemniens, comme on voudra les nommer, ont le triste privilège, avec le nerprun indien, d'être facilement falsifiables par les marchands de drogue peu scrupuleux, au point que « personne ne soit capable de distinguer le produit authentique du produit falsifié »[89].

Désormais lesté de son précieux chargement, Galien s'en retourne donc de Lemnos en faisant voile, comme il nous l'a précisé plus haut, « vers Alexandrie de Troade située à la même distance de sept cents stades », d'où il lui fut ensuite aisé de rejoindre Pergame par voie de terre[90].

VI

ROME, À NOUS DEUX MAINTENANT !

Arrivée à Rome en 162

Galien note au commencement de ses *Pratiques anatomiques* qu'il arriva pour la première fois à Rome « au début du règne d'Antonin » (c'est-à-dire de Marc Aurèle). Dans les *Propres livres*, il est plus précis et mentionne que ses premiers succès remportés lors de ses premières conférences publiques à Rome intervinrent alors qu'il était « dans sa trente-quatrième année » (c'est-à-dire en 162)[1]. Mais dans le *Ne pas se chagriner*, il indique être venu à Rome pour la première fois « dans sa trente-troisième année »[2]. Si la mémoire de Galien ne le trahit pas, la meilleure façon de concilier ces deux informations est de supposer que Galien serait arrivé à Rome pour la première fois à l'âge de trente-deux ans, au cours de l'été 162, et aurait rapidement rencontré ses premiers succès sitôt après son anniversaire intervenu au début de l'automne, dès l'âge de trente-trois ans. Mais on a vu plus haut que les avis divergeaient sur le moment précis de son arrivée dans la capitale : au début ou vers la fin de 162 ? En faveur d'une arrivée tardive, on notera que Galien place sa première rencontre avec le philosophe Eudème au cours de l'hiver 162/163[3]. Or il est peu vraisemblable que Galien ait attendu plusieurs mois pour faire cette visite aux retombées si décisives pour sa carrière. Il paraît au contraire que Galien a dû arriver au plus tard vers la fin de l'été ou le début de l'automne, en tout cas avant son anniversaire[4]. En faveur d'une arrivée plus précoce, on notera cependant que lors de sa rencontre avec Eudème, Galien a déjà eu le temps de remporter quelques succès, en particulier auprès d'un jeune homme qu'il dit avoir soigné à l'automne pour une maladie aiguë[5]. Toutefois Galien indique que cette première guérison qui parvint aux oreilles d'Eudème et qui devait lui-même l'encourager à faire appel au médecin de Pergame intervint dès l'automne[6]. Le plus vraisemblable est donc que Galien est arrivé à Rome au cours ou à la fin de l'été 162.

Quoi qu'il en soit exactement, après un début marqué par de retentissants succès, Galien dit avoir ensuite renoncé à son enseignement public et avoir passé « trois autres années à Rome » en se consacrant au soin exclusif des malades jusqu'à son retour précipité à Pergame qui se situe donc en 166, une date confirmée par les *Propres livres* où Galien déclare être revenu de Rome dans sa patrie « âgé de trente-sept ans révolus »[7].

Installation à Rome et découverte de la capitale

À Rome, Galien loue une maison. En tant que pérégrin, il ne pouvait être propriétaire d'un bien, mais il achète du mobilier qu'il chargera un de ses serviteurs de vendre au moment de son départ précipité, quatre ans plus tard. Il n'est pas impossible que cette première installation ait déjà possédé un cabinet pour recevoir les malades et leur administrer les premiers soins, même si Galien se rend apparemment plus volontiers au chevet de ses patients qu'il ne les reçoit en consultation. Galien a choisi de s'installer près d'un de ses concitoyens, le philosophe Eudème, qui allait jouer un si grand rôle dans sa carrière en le faisant pénétrer dans la plus haute société romaine et dont il a alors tenu à être le voisin.

Sur place, il retrouve également Teuthras, qu'il présente comme un de ses jeunes compatriotes et disciples. Galien lui dédicacera deux de ses traités (*Le Pouls pour les débutants* et le *Glossaire hippocratique*) et dictera pour lui le *Sur la saignée contre Érasistrate*, texte d'une de ses conférences prononcée en réponse à la question posée par un auditeur qui souhaitait savoir « si Érasistrate avait eu raison de ne pas recourir à la saignée »[8]. Teuthras, qui semble avoir été très lié à Galien au point de prendre fait et cause pour lui dans ses démêlés avec les érasistratéens de Rome sur la saignée, avant de mourir lui-même de la peste, fit don au médecin de Pergame des manuscrits du médecin et pharmacologue Eumène de Pergame, dont il avait hérité et qui vinrent constituer le fonds des connaissances de Galien en matière de pharmacologie :

> Quand je vins à Rome pour la première fois, étant dans ma trente-troisième année, je découvris que séjournait dans la ville un de mes concitoyens et condisciples du nom de Teuthras qui avait reçu en héritage les parchemins du médecin Eumène lequel d'une part était lui-même de Pergame, et d'autre part passionné par les remèdes et compétent dans les remèdes plus que tout autre médecin. Et ces recettes-là se trouvaient rassemblées en un seul livre alors qu'elles provenaient presque de la terre entière grâce aux voyages qu'il avait effectués et après lesquels il s'installa à Rome jusqu'à sa mort. Eh bien donc, ces parchemins, Teuthras, à sa mort survenue lors de la première attaque de la peste, me les légua peu de temps après ma montée à Rome qui, comme je l'ai dit, était la première[9].

Galien se lie aussi d'amitié avec un certain Épigène qui fait partie de ses premières connaissances à Rome et va semble-t-il jouer un rôle de médiateur important dans ses futures relations avec le philosophe Eudème[10].

À ses débuts, le jeune provincial parcourt avec étonnement la capitale de l'Empire qu'il décrit comme la ville de toutes les découvertes, une ville peuplée de tant d'hommes que le rhéteur Polémon, écrit-il, la loue d'être comme un *épitomè* du monde habité, c'est-à-dire un modèle en réduction du monde connu[11]. Galien est bien conscient qu'une population si nombreuse réunie en un même endroit offre un théâtre d'observation exceptionnel pour les pathologies les plus variées. Ainsi, alors qu'Hippocrate lui-même, le père de la médecine, n'a pu connaître et décrire qu'une seule luxation de l'épaule, celle où l'humérus (en réalité la tête de l'humérus) glisse vers l'aisselle, Galien, lui, va pouvoir se flatter d'en connaître plusieurs autres sortes qui diffèrent entre elles selon leur gravité[12]. Et ses découvertes vont croissant, s'étendant bientôt aux environs de Rome, au port d'Ostie et à la ville qui en est proche, également très peuplés, alors même que « les villes mentionnées par Hippocrate n'avaient pas plus d'habitants qu'un seul des quartiers de Rome »[13]. Et pourtant, malgré l'importance de sa population, la capitale

de l'Empire reste une ville agréable à vivre qui a su préserver la qualité
de son environnement et de ses eaux :

> De fait, à Rome, de même que la ville se distingue par beaucoup d'autres choses,
> de même il en va ainsi pour la beauté et le nombre des fontaines, dont aucune ne
> donne une eau qui soit malodorante, empoisonnée, bourbeuse ou dure, comme
> ce n'est pas non plus le cas chez nous à Pergame. Mais dans beaucoup d'autres
> villes, les eaux de mauvaise qualité ne sont pas en petit nombre[14].

Bien plus, Rome, lieu où affluent des produits en provenance de tout
le monde connu, procure en abondance différents ingrédients utiles à
diverses préparations médicinales :

> À Rome où nous habitons parviennent chaque année de très nombreux ingré-
> dients en provenance de tous les pays. Certains sont naturellement originaires
> d'Italie même, d'autres y ont été préparés, comme à Dicæarcheia aujourd'hui
> appelée Pouzzoles où on trouve du vert-de-gris, de la céruse, du cuivre, des
> lamelles de cuivre et d'autres choses, tandis qu'à Rome même on trouve le
> litharge d'argent. Certains ingrédients seulement ne sont pas livrés tous les
> jours, comme ceux originaires de Sicile et de la Grande Libye qui ne le sont
> chaque année qu'en été, ainsi que beaucoup en provenance de Crète, là où les
> botanistes assermentés par César envoient non pas au seul César, mais à toute
> la ville de Rome, ces pleins récipients que l'on appelle « corbeilles » (plekta),
> du fait qu'elles sont en osier tressé. On importe de Crète de tels ingrédients
> tout comme dans beaucoup d'autres pays, de façon à ne jamais manquer de
> rien de ce qui y est produit, d'aucune plante, d'aucun fruit, d'aucune graine
> ou racine ou suc[15].

La capitale de l'Empire fournit également au médecin tous les
produits de la meilleure qualité possible nécessaires à l'exercice de son
art, tels ces fils utilisés en chirurgie pour la ligature des vaisseaux et qui
doivent nécessairement être réalisés dans une matière imputrescible :

> Telle est à Rome la matière des fils nommés gaietanos, importés du pays des
> Celtes, qui sont surtout vendus sur la Voie Sacrée qui conduit du Temple de
> Rome[16] aux forums. Il est très facile de s'en procurer à Rome, car ils sont
> vendus à très bas prix. Mais si tu exerces dans une autre ville, il te faudra te
> procurer quelques-uns de ceux qu'on nomme fils de soie. Les femmes riches
> en possèdent en de nombreux endroits de l'Empire romain, et en particulier
> dans les grandes villes où il se trouve beaucoup de telles femmes. Si tu n'en
> as pas à ta disposition, choisis, parmi ceux qui se trouvent dans la région où
> tu te trouves résider, ceux dont la matière est la plus imputrescible, telle que
> celle des minces cordelettes, car celles qui sont facilement putrescibles se
> détachent rapidement des vaisseaux[17].

Mais Galien ne dédaigne pas non plus les commodités offertes par la capitale et adopte volontiers le mode de vie romain, se rendant régulièrement aux bains entouré d'amis. Ses déplacements dans Rome sont d'ailleurs l'occasion de rencontres fréquentes, mais aussi d'incidents provoqués par ses adversaires qui n'hésitent pas à le prendre à partie en pleine rue. Pour autant, Galien ne renonce pas à certaines habitudes plus typiquement grecques, comme la fréquentation assidue de la palestre et la pratique de la gymnastique guère prisée des vrais Romains. Les exercices pratiqués à la palestre ne sont d'ailleurs pas non plus sans danger, comme l'illustre l'accident advenu en 163 au cours duquel, à l'âge de trente-quatre ans, Galien se luxe la clavicule[18]. Cet accident qui le contraint à supporter un bandage très serré pendant quarante jours nous le montre allongé nu sur une peau de bête, car on était en pleine canicule, et entouré de serviteurs s'affairant à bassiner d'huile chaude, jour et nuit, le membre refroidi où la circulation ne se fait plus que difficilement[19]. Un autre accident du même genre, rapporté juste après mais dont la date n'est pas précisée, également survenu à la palestre, entraîne cette fois une violente distension des muscles de l'épaule, contraignant Galien à se rendre aux bains où, après s'être abondamment arrosé d'huile, il reste dans la piscine aussi longtemps que possible pour soulager son épaule[20].

Le monde médical romain

Mais les plus grands dangers auxquels Galien se trouvera exposé lors de ce premier séjour lui viendront de l'exercice de sa profession et d'un monde médical qu'il découvre en proie à la concurrence la plus acharnée et à la polémique la plus exacerbée. La liberté laissée à chaque médecin d'intervenir auprès d'un malade pour donner son avis en présence des autres médecins contribue à la violence de ces confrontations. Et quand le danger ne vient pas des confrères, il vient de la famille qui craint pour la vie du malade.

Même s'il n'est pas possible de dater la scène, Galien rapporte dans la *Méthode thérapeutique* comment les proches d'un jeune homme sur le point de succomber à une forte fièvre convoquèrent ensemble tous les médecins et menacèrent de les tailler en pièces s'ils ne cessaient

pas immédiatement leurs querelles entre tenants du jeûne de trois jours
et ceux qui, comme Galien, étaient partisans d'alimenter le malade[21].
Sûr d'avoir raison et d'obtenir le salut de son patient, le médecin de
Pergame n'hésite pas à couper toute retraite à ses adversaires « devenus
plus pâles et plus glacés que le malade lui-même », en faisant fermer la
porte de la cour à clef et en la remettant à un de ses assistants qui l'ac-
compagnent dans cette visite.

Mais, le plus souvent, la menace vient de ses collègues, les autres
médecins. Même si Galien a très certainement noirci le tableau
qu'il nous brosse de cette société, les luttes entre écoles médicales
rivales sont bien réelles. Un des préjugés romains particulièrement
tenace est en effet que la médecine est une profession anarchique qui
s'apprend parfois au détriment même du malade, en recourant à un
empirisme au mieux maladroit, au pire cruel, seules la guérison ou
la mort du patient permettant d'expérimenter efficacement le traitement[22]. Les rivalités entre écoles et en particulier l'école méthodique
dont le principal représentant, Thessalos de Tralles, prétendait, aux
dires de Galien, être capable de former un médecin en six mois, ont
certainement contribué à nourrir ce préjugé. À l'opposé du méthodisme, les écoles empirique et dogmatique, qui revendiquent respectivement la primauté de l'expérience et du raisonnement, s'efforcent
chacune à leur manière d'affirmer le caractère sérieux des études
médicales en leur donnant leurs lettres de noblesse. Au milieu de
la tourmente, Galien, formé à l'école des philosophes et des médecins de toute obédience, revendique pour sa part une originalité et
une indépendance totales en se plaçant délibérément au-dessus des
écoles, quitte bien évidemment à s'attirer la haine de leurs principaux
représentants.

Il faut bien entendu relativiser cette ambition de Galien de n'appartenir à aucun courant médical majeur. De fait, même si le niveau des
études variait d'une école à une autre, et au sein d'une école, d'un maître
à l'autre, les différents enseignements divergeaient en réalité sans doute
beaucoup moins qu'il ne veut bien le reconnaître. En particulier, si les
médecins étaient capables de s'affronter avec une rare violence sur la
méthode suivie pour proposer un traitement, ils se distinguaient sans
doute beaucoup moins sur les moyens thérapeutiques à leur disposition
qui étaient, de toute façon, en nombre limité[23].

Les différentes écoles médicales

La liste des livres rédigés par Galien lors de son premier séjour à Rome témoigne de son souci d'aider les futurs médecins à s'orienter dans cette jungle des écoles. Parmi les traités dont Galien n'avait pas même songé à conserver une copie, mais qu'il se mit ensuite en peine de récupérer lors de son second séjour romain, figure un petit ouvrage *Sur les écoles* dont il analyse ainsi le contenu :

> Parmi ceux qui parvinrent entre mes mains [*sc.* les livres récupérés par Galien lors de son second séjour], figurait le livre que j'ai consacré aux écoles médicales pour les débutants et que devraient lire en tout premier lieu ceux qui se destinent à l'étude de l'art médical. J'y enseigne en effet comment les écoles, selon leur genre, diffèrent les unes des autres ; selon leur genre, dis-je, car il existe aussi des différences au sein des écoles, différences dont sont par la suite complètement instruits ceux qui ont déjà fait leurs débuts. Les noms des trois écoles sont déjà connus de presque tout le monde : l'une est nommée dogmatique et logique, la deuxième empirique et la troisième méthodique. Tout ce qui relève en propre de chacune ou ce par quoi elles diffèrent les unes des autres est ainsi consigné dans ce livre[24].

Le traité *Sur les écoles* est donc le premier livre que tout étudiant en médecine doit lire. Il illustre la nécessité dans laquelle se trouvait Galien en arrivant à Rome de présenter son propre programme d'enseignement et de séduire une clientèle d'étudiants que s'arrachaient âprement les tenants des différentes écoles. Galien y met en scène l'affrontement doctrinal des trois écoles empirique, dogmatique (ou logique) et méthodique[25]. Or, alors que tous s'accordent sur la nécessité pour le médecin de connaître à la fois « les choses saines » capables de conserver ou de rétablir la santé et « les choses malsaines » qui la détruisent, la méthode à suivre pour acquérir la science de ces deux choses ne fait pas l'unanimité :

> D'où l'on pourrait tirer la science de ces choses, cela, en revanche, ne fait plus l'unanimité, mais les uns prétendent que l'expérience seule suffit à l'art, alors que les autres sont d'avis que la raison n'y contribue pas pour une petite part. Ceux qui s'appuient sur la seule expérience (*empeiria*), on les appelle d'un terme qui en est dérivé, les empiriques ; et, de la même manière, ceux qui partent de la raison (*logos*) sont nommés logiques, et telles sont les deux premières écoles médicales, l'une qui va vers la découverte des médicaments par l'expérience, l'autre par l'indication[26].

À ces deux premières écoles s'ajoute l'école méthodique que Galien présente comme issue d'une scission de l'école dogmatique :

> Ceux qu'on appelle les méthodiques – car c'est ainsi qu'ils s'appellent eux-mêmes, comme s'ils voulaient dire que même les dogmatiques qui les ont précédés ne traitaient pas l'art médical avec méthode – ne me semblent pas seulement disputer avec les anciennes écoles sur le plan logique mais aussi réorganiser sur beaucoup de points la pratique de l'art médical, eux qui disent que ne sont utiles pour une indication thérapeutique ni le lieu affecté, ni la cause, ni l'âge, ni la saison, ni la contrée, ni l'examen de la vigueur du malade, de sa nature ou de son état[27].

Bien entendu, Galien s'inscrit en faux contre cette conception de la médecine qui prétend expliquer toutes les maladies à l'aide des deux seules notions de resserrement et de relâchement et qui promet de former des médecins en six mois seulement. Alors même qu'il s'évertue dans ses propres écrits à affirmer l'importance de la méthode, Galien n'aura donc de cesse de critiquer et vilipender ceux qui ont ainsi le front de s'intituler méthodiques sans posséder la moindre méthode. Lui-même préfère se souvenir des préceptes paternels pour se situer au-dessus des écoles et revendiquer n'appartenir à aucune. Bien plus, il n'accepte de se recommander d'aucune autorité : il répond à ceux qui essayent de s'enquérir de son appartenance à une quelconque école, qu'il a l'habitude de qualifier « d'esclaves ceux qui se sont proclamés hippocratéens, érasistratéens ou praxagoréens ou en tout point dépendants de quelque autorité » et se réserve pour sa part de « choisir ce qu'il y a de bon en chacune »[28]. Mais ne nous y trompons pas, ce que fustige ici Galien, c'est l'adhésion aveugle à un médecin et un savoir quels qu'ils soient, une attitude qui ne lui interdit pas pour autant, à titre personnel, de proclamer son admiration pour le plus illustre d'entre eux, Hippocrate.

Premiers pas dans la haute société romaine

Le *Pronostic* est notre principale source sur ce premier séjour de Galien à Rome.

La date de rédaction du *Pronostic* peut être assez précisément fixée. En effet, faisant allusion à l'une de ses premières démonstrations anatomiques publiques organisées la première année de son séjour à Rome, en 163, Galien précise que jusqu'à présent personne n'a eu l'audace de contredire son exposé « alors que quinze ans se sont écoulés depuis lors », ce qui permet de situer la rédaction du *Pronostic* en 178. Mais une remarque de Galien dans son commentaire aux *Épidémies VI*, dans une partie conservée seulement en arabe, jette le trouble. Galien nous y apprend qu'il a rédigé un traité sur le pronostic à la demande d'amis désireux de bénéficier de ses connaissances en la matière, mais que ce traité a brûlé, avec beaucoup d'autres, peu de temps après son achèvement lors du terrible incendie de Rome de 192. Galien déclare qu'il espère encore pouvoir en récupérer des copies confiées à des amis, et bien que pour le moment il n'ait pu en récupérer, il confie n'avoir pas encore entrepris d'en composer une nouvelle version[29]. La question se pose donc de savoir à quelle version nous avons exactement affaire. Le texte que nous lisons est-il une réécriture postérieure du livre brûlé en 192 ou bien, comme le pense son dernier éditeur, V. Nutton, est-il issu d'une des copies confiées par Galien à ses amis et finalement retrouvée ? Cette dernière solution qui, pour des raisons stylistiques notamment, a la préférence de V. Nutton, est en effet celle qui a le plus de chance de devoir être retenue[30].

Comme tout nouvel arrivant, Galien cherche à pénétrer dans cette nouvelle société. Un de ses compatriotes installé à Rome, le philosophe péripatéticien Eudème, dont il a déjà été question plus haut, va jouer un rôle déterminant dans la carrière de Galien en lui faisant rencontrer les plus hauts personnages de l'État. Aussi vaut-il la peine de s'arrêter quelque peu sur ce personnage et sur sa maladie qui va bientôt permettre à Galien de remporter ses premiers succès.

Le philosophe péripatéticien Eudème est tout comme Galien originaire de Pergame. Quand Galien le rencontre en 162, Eudème réside à Rome depuis déjà au moins dix ans[31]. Galien, dans le *Pronostic*, gratifie plusieurs fois le philosophe qui appartient à la génération de son père[32] du titre de « maître » (*didascalos*). Même si ce qualificatif ne signifie pas de façon certaine qu'Eudème ait été un des maîtres de philosophie de Galien à Pergame, rien dans la chronologie ne permet non plus d'infirmer cette hypothèse. Certains ont d'ailleurs proposé d'identifier Eudème au « péripatéticien élève d'Aspasios » mentionné par Galien parmi ses maîtres et dont il précise qu'il revint à Pergame après un long séjour à l'étranger[33]. Mais peut-être aussi Galien salue-t-il par ce titre celui qui sut lui enseigner les secrets de la vie à Rome et les méandres du monde médical. Eudème entretient en tout cas très vite une familiarité suffisante avec le jeune homme pour venir régulièrement le visiter chez lui et Galien, de son côté, se confie volontiers à lui comme un disciple à son maître[34].

Après avoir bénéficié des avis éclairés de Galien sur la fièvre dont il souffrait, Eudème déclare avoir d'abord cru que le jeune homme avait reçu une formation plus philosophique que médicale avant d'apprendre qu'il avait en réalité reçu une formation médicale tout à fait poussée :

> Quand il [*sc.* Eudème] eut commencé à clairement souffrir de la fièvre, il fut convaincu qu'il s'agissait d'un accès de fièvre quarte, et à partir de ce moment-là il ne cessa de me louer comme étant le seul à prendre correctement son pouls, persuadé qu'il était précédemment que je n'étais compétent que dans la seule science philosophique, et que je ne me souciais de médecine que de façon accessoire. De fait, il avait appris que mon père, quand il me faisait étudier la philosophie, avait reçu l'ordre dans des songes très clairs de me faire également étudier la médecine, et pas comme un enseignement accessoire[35].

On ne sait de qui Eudème tenait ses informations sur la carrière médico-philosophique de Galien, peut-être de cet Épigène auquel Galien s'adresse dans le *Pronostic* et qui paraît particulièrement bien informé[36]. Il paraît également difficile de tirer de ce passage un enseignement clair sur la nature exacte des relations entretenues entre Eudème et la famille de Galien. Si ces relations paraissent avoir été assez étroites pour qu'Eudème fût informé du double cursus philosophique et médical suivi par Galien, elles ne l'étaient cependant pas suffisamment pour qu'il sût que le jeune homme avait étudié la médecine de façon approfondie[37].

Mais l'épisode marquant de leur relation, du moins du point de vue de Galien, est sans conteste la maladie d'Eudème. Le philosophe est en effet atteint d'une fièvre devant laquelle ses médecins habituels restent impuissants et que Galien va diagnostiquer avec succès comme une fièvre quarte, variété de fièvre intermittente, qui revient tous les quatrièmes jours après deux jours d'intermission. L'enjeu pour Galien, en établissant un pronostic sûr des différentes phases de la maladie, est de faire preuve de son habileté dans un domaine tombé en désuétude chez les autres médecins qui, nous dit-il, plutôt que de se consacrer à la difficile étude de l'art du pronostic, préfèrent en imposer à la foule en se pavanant dans de riches atours et promettre à des élèves sans arrêt plus nombreux de leur enseigner la médecine en quelques mois seulement[38]. Bien plus, le médecin qui se risque à établir de tels pronostics fait figure de monstre (*teras*) auprès de ses collègues moins expérimentés aux yeux desquels il passe pour un sorcier (*goês*)[39]. Ainsi pris en faute, l'auteur du pronostic n'ose se justifier en invoquant l'autorité d'Hippocrate ni prétendre être lui-même à l'origine de cet art. Cependant qu'il reste coi, il ne fait qu'aggraver son cas et exciter contre lui la haine des autres médecins qui n'hésitent pas à fomenter contre lui un empoisonnement ou à l'attirer dans un piège comme ils le firent pour le célèbre médecin Quintos, le meilleur de sa génération, qui fut chassé de Rome après avoir été accusé de tuer ses patients[40].

D'après ce triste tableau de l'état de la médecine romaine brossé par Galien au début du *Pronostic*, le médecin de valeur n'aurait donc d'autre choix que de partir en exil ou de s'exposer à la calomnie en vivant sans cesse dans la crainte de représailles. Car la société moderne est à ce point corrompue que le bon médecin, amoureux de la vérité, sera tenté de fuir la compagnie des hommes pour se mettre à l'abri de la tempête. La faute en revient aux riches et aux nantis qui accordent la primauté aux biens matériels et méprisent les détenteurs de la connaissance pour s'en remettre à ceux-là seuls capables de leur procurer du plaisir. Il en va ainsi de nombreux savoirs, tels la géométrie et l'arithmétique qu'ils ne tiennent en estime que dans la mesure où elles peuvent leur être utiles en leur permettant d'accroître leurs biens, sans parler de la philosophie qu'ils tiennent pour le plus inutile des savoirs. De même, pour la médecine, ils n'ont en vue que son utilité, et non sa grandeur.

Cette sombre reconstruction, une quinzaine d'années après les faits, du milieu médical romain n'a d'autre but que de souligner l'extraordinaire mérite du jeune homme provincial venu y gagner ses premiers lauriers, alors même, toujours selon ses dires, qu'il était « complètement ignorant de tout cela lors de son premier séjour à Rome »[41]. Aussi n'hésita-t-il pas à se livrer à de nombreux pronostics jusqu'à ce qu'intervînt le fameux épisode de la maladie d'Eudème.

La maladie d'Eudème

Au début, Galien n'est pas spécialement attaché au service d'Eudème qui possède ses propres médecins[42]. Mais sa maladie dont il nous laissé un récit incroyablement détaillé va bientôt lui permettre d'imposer sa gloire à leurs dépens.

Un jour, au retour du bain, vers la huitième heure[43], Eudème se sentit légèrement indisposé et pris de frisson. Le lendemain, par précaution, il laisse passer la huitième heure pour ne prendre son bain qu'à la neuvième heure[44], et rien d'anormal ne survient. Le surlendemain, il se rend chez Galien comme il en avait l'habitude, et ne se baigne qu'après la neuvième heure; là encore la journée se passe sans encombre. Le quatrième jour, il se rend aux bains avec Galien et Épigène. On sait peu de choses sur cet Épigène, déjà rencontré plus haut, sinon qu'il devait être médecin ou en tout cas être suffisamment féru de médecine pour qu'Eudème jugeât bon de prendre son avis[45]. Interrogé par ce dernier pour savoir si, ce quatrième jour, il ne serait pas plus prudent de laisser également passer la huitième heure pour prendre un bain, Épigène assure à Eudème qu'il peut sans crainte prendre son bain, comme le lui assurent également les autres personnes présentes. Tout cet épisode illustre bien à quel point la qualité de médecin était chose fluctuante et combien la compétence médicale pouvait être partagée à la fois par les hommes de l'art, les philosophes et même toute personne un peu cultivée.

Cependant, seul Galien, qui a pris le pouls d'Eudème lors de son premier accès trois jours auparavant et qui soupçonne qu'il pourrait bien s'agir d'un début de fièvre quarte, garde le silence. Ce quatrième jour est en effet crucial puisqu'il doit lui permettre de confirmer son pronostic. Interrogé par Eudème, Galien lui fait part de ses soupçons mais explique que, comme il n'avait pas connaissance de son pouls à l'état normal et qu'il lui était ainsi plus difficile d'en identifier les altérations, il ne peut encore avoir de certitude. Eudème prend son bain et un repas léger, et le soir fait venir Galien pour qu'il lui prenne à nouveau son pouls. Celui-ci lui ayant confirmé ses soupçons, Eudème décide donc d'être particulièrement vigilant au septième jour qui suivra son premier accès et qui sera aussi le quatrième à partir du jour présent[46]. À la date redoutée, il reste chez lui et prend un bain suivi d'un repas. Mais il ne ressent rien d'autre qu'une sensation de chaleur dans tout le corps qu'il attribue à la prise de vin vieux. Alors que ses médecins confirment cette interprétation, Galien fait part à Épigène qu'il continue de soup-çonner « le début d'une très légère attaque de fièvre quarte ». De son côté, Eudème se rassure et persuadé qu'il ne va plus rien lui arriver, le quatrième jour après avoir ressenti cette sensation de chaleur, il prend un bain suivi d'un repas comme à son habitude. Mais il ressent alors clairement les effets d'une fièvre qu'il identifie immédiatement comme un accès de fièvre quarte et rend hommage à Galien qu'il désigne comme « le seul à prendre correctement son pouls »[47].

Galien déclare devoir sa réussite à un cas semblable observé précé-demment chez un jeune homme qui, au début de l'automne, avait souffert d'une maladie aiguë, avant que ne se déclare pendant sa conva-lescence un accès de fièvre quarte correctement pronostiqué par Galien et présentant des analogies avec le cas d'Eudème[48]. Informé par Épigène de ce pronostic exact, Eudème décide donc de faire appel à Galien en qui il voyait jusque-là davantage un philosophe qu'un médecin. Mais alors que le succès remporté précédemment auprès du jeune Romain n'avait pas réussi à faire connaître le nom de Galien comme médecin, il va en aller tout autrement du cas Eudème, philosophe réputé. Toutefois la gloire de Galien ne sera complète que s'il réussit à soigner la maladie qu'il a si bien pronostiquée. Or, Galien va de nouveau se trouver en opposition avec le collège des autres médecins sur le choix du meilleur traitement. La maladie d'Eudème ne cesse en effet d'évoluer jusqu'à atteindre un paroxysme qui l'amène à réunir chez lui « les meilleurs médecins de la ville ». D'abord réticent à se lancer dans « une bataille de mots » avec eux, Galien les écoute proposer l'administration d'une thériaque le matin du quatrième jour où le prochain accès est redouté et assiste silencieux à leur départ. Interrogé par Eudème, toujours en présence d'Épigène qui fait ici figure de garant et de témoin de toute la scène, Galien s'oppose à la prescription de la thériaque, un remède incluant près de soixante-dix ingrédients dont l'opium et la chair de vipère et que l'on considérait comme une panacée[49], mais dont, dans le cas d'Eudème, il redoute une aggravation de la fièvre. Et il en donne immédiatement la raison : la maladie du philosophe a pour origine une humeur mauvaise dont la thériaque, en ce début d'hiver, est certes capable d'assurer la coction, mais de façon incomplète et imparfaite.

Le moment n'est donc pas encore venu de recourir à un tel traitement. Cependant, le lendemain matin, les médecins reviennent et font boire la thériaque à Eudème qui n'ose rien leur révéler du diagnostic de Galien. Et comme l'accès de fièvre survient malgré tout à l'heure attendue, ils expliquent que cela arrive parfois lors de la première prise qui « ébranle et met en mouvement » la maladie[50] et qu'il sera complètement guéri après une deuxième dose administrée à trois jours d'ici. Mais la fièvre d'Eudème ne fait que redoubler, revenant contre toute attente avant le quatrième jour. Une deuxième dose de thériaque, administrée de façon anticipée, aggrave encore les choses, tandis qu'Eudème fait de nouveau appel à Galien. Galien demande à examiner les urines du matin avant de se prononcer. Le lendemain, après avoir examiné les urines de la nuit et du début du jour, il prédit à Eudème un troisième accès sévère de fièvre quarte à peu près à la même heure que les précédents, puis prend congé.

C'est à ce moment-là qu'entrent en scène deux personnages parti-culièrement influents, L. Sergius Paulus et Flavius Boethus, venus chez Eudème prendre de ses nouvelles. Galien est absent mais la scène lui a apparemment été rapportée et certainement embellie par le fidèle Épigène. Le premier, nous dit Galien, peu après devint préfet de la ville et le second avait déjà été consul, mais surtout tous deux sont épris de philosophie aristotélicienne[51]. Eudème leur parle de Galien et de sa prédiction. Lorsque le troisième accès survient à l'heure prévue et exac-tement comme Galien l'avait annoncé, Eudème se répand en louanges sur Galien auprès de tous ses visiteurs qui, précise Galien, « comptaient presque tous parmi les personnages les plus influents et les plus cultivés de Rome »[52]. En entendant prononcer le nom de Galien, Boethus qui avait déjà entendu parler de ses compétences en anatomie et l'avait déjà invité à faire une démonstration sur les organes de la voix et de la respiration, propose aussitôt à Paulus de le mettre en relation avec le médecin de Pergame. Ce dernier, qui n'a jamais assisté à une démons-tration d'anatomie, se déclare très intéressé, tout comme Barbarus[53], l'oncle de l'empereur Lucius Verus, et le consul Severus[54] qui épousa en secondes noces Annia Faustina, la fille aînée de Marc Aurèle[55].

Grâce à Eudème, le nom de Galien parvient donc enfin aux plus hauts personnages de l'État et à l'entourage même des deux empereurs, Lucius Verus et Marc Aurèle, associés à la tête de l'Empire depuis la mort d'Antonin le Pieux en 161. Cet épisode joua un rôle si considérable dans la carrière de Galien qu'il y fait encore deux autres allusions, d'abord dans le *Sur les tempéraments*[56], puis dans son *Commentaire au Régime des maladies aiguës* où il mentionne non seulement le tempérament bilieux d'Eudème mais également l'excès de phlegme dont souffrait le rhéteur Paulus, ce qui semble indiquer que Galien ne s'est pas contenté de procéder pour ce dernier à une démonstration anatomique mais est aussi devenu son médecin[57].

Cependant, alors que ses médecins habituels désespèrent de sauver Eudème épuisé par ce troisième accès de fièvre quarte, Galien continue au milieu de cet hiver 162/163 de se rendre deux fois par jour chez le philosophe. Il effectue ces visites en voisin à la demande d'Eudème qu'il dit considérer comme un maître. Le caractère privé de ces visites indique que Galien, malgré la réussite de ses pronostics, ne fait toujours pas partie des médecins attitrés d'Eudème. Ceux-ci restent d'ailleurs en embuscade et se gaussent de ce Galien qui prétend guérir un homme de soixante-deux ans aussi gravement affaibli. Parmi les envieux et les rieurs, figurent un certain Antigène, qui avait été l'élève de Quintos et avait même approché le grand anatomiste Marinos, et qui était considéré comme le leader des médecins de Rome « où il soignait tous les puissants », mais aussi un certain Martialios (ou Martianos), médecin et philosophe, qui jouissait d'une réputation de très habile anatomiste et était l'auteur de deux ouvrages très en vogue[58]. Le jour où Galien annonce la fin du troisième accès de fièvre, ce Martialios surgit chez Eudème et déclare que cet accès est en réalité bien plus fort que le précédent. S'ensuit alors un défilé de médecins empressés à confirmer le sombre diagnostic de Martialios et désireux de se réjouir de la déconfiture de Galien. Cependant le philosophe qui commence à se sentir de mieux en mieux envoie chercher Galien retenu auprès d'un de ses patients pour obtenir confirmation de cette évolution favorable. Survient Galien qui, sans même prendre le temps de s'asseoir auprès d'Eudème, lui prend le pouls et lui confirme sa guérison en pronostiquant une évacuation des humeurs mauvaises par le bas-ventre[59]. Eudème, en bon dialecticien, demande à Galien de justifier son pronostic, ce que fait le médecin de Pergame en conduisant un raisonnement solidement argumenté sur les différents types d'évacuation possibles des humeurs mauvaises et sur les différentes variations du pouls susceptibles d'annoncer ces changements. Galien qui, dans ses traités de sphygmologie, prétend percevoir une infinie variété de pulsations dont il proposera une classification complexe à l'origine de multiples indications pour ses pronostics, emporte ainsi définitivement la conviction d'Eudème. Mais surtout Galien tient à convaincre son lecteur qu'il pratique le pronostic dans les règles de l'art médical et réfuter les accusations proférées contre lui de divination et de charlatanerie. Revenu à la santé, le philosophe abandonne toute mesure pour chanter les louanges de Galien :

> Renonçant à sa façon habituellement mesurée de s'exprimer, le philosophe s'écriait à nous tous ses amis lorsque nous pénétrions chez lui que c'était Apollon Pythien qui rendait son oracle par la bouche de Galien... « Il m'a délivré des trois accès de fièvre quarte dans lesquels j'étais tombé pour avoir bu la thériaque à un mauvais moment, mais quand le moment fut venu de la boire, et alors que ceux-là [*sc.* les autres médecins] ne disaient rien, celui-ci me l'a donnée et m'a délivré, malgré les sarcasmes dont il était l'objet pour vouloir délivrer un vieil homme souffrant de trois accès de fièvre quarte en plein hiver »[60].

Même si Galien, avant sa cure réussie du philosophe, ne mentionne guère avoir soigné qu'un jeune homme également atteint de fièvre quarte[61], il avait déjà, au cours de ce premier hiver, d'autres patients au chevet desquels il se rendait entre deux visites à Eudème. Mais si Galien ne fait que de brèves allusions à ces premiers malades, c'est qu'il ambitionne d'atteindre une clientèle plus élevée, appartenant au cercle même de l'empereur. Aussi n'omet-il pas en revanche de mentionner la cure réussie d'un serviteur du chambellan (*koitônitès*) Charilampes[62], ou celle du rhéteur Diomède qui ont en commun d'avoir tous deux été traités sans succès par « les meilleurs médecins du palais »[63]. Filant patiemment sa toile, Galien s'approche ainsi peu à peu du palais impérial et de ses médecins, se faisant fort de réussir là où ils ont échoué, sans pour autant dédaigner de soigner, « au cœur de l'été » (vraisemblablement l'été 163), plusieurs Romains de premier plan.

Outre les succès obtenus dans le traitement médical de tel ou tel, les démonstrations anatomiques auxquelles Galien se livre si volontiers au début de sa carrière constituent également une excellente façon d'attirer à lui le regard et la protection des puissants. Aussi enchaîne-t-il immédiatement dans le *Pronostic* sur le récit de l'une de ces séances qui plaisaient tant à son public.

Conférences publiques

Les récits enthousiastes que nous a laissés Galien ici et là de ces démonstrations d'anatomie pourraient laisser penser qu'elles étaient choses courantes et relativement fréquentes. En réalité, sans parler des dissections humaines qui étaient pratiquement inexistantes, tout semble indiquer que les vivisections animales étaient elles-mêmes suffisamment rares pour constituer un événement. Il suffira de rappeler que le fameux Paulus qui, avec Boethus, fréquentait régulièrement la maison d'Eudème, n'en avait pour sa part jamais vu. Bien que Galien désigne la dissection (pratiquée sur de animaux morts) et la vivisection (pratiquée sur des animaux vivants) par le même mot d'*anatomè*, il effectue cependant une distinction précise entre séances privées et publiques. Si les dissections privées auxquelles il se livre à titre d'entraînement personnel ou qu'il organise pour ses étudiants paraissent avoir été relativement fréquentes, les vivisections publiques telles que celle pratiquée à la demande de Boethus furent certainement beaucoup plus rares. Dissection et vivisection n'ont d'ailleurs pas même valeur : tandis que la première enseigne la connaissance anatomique des parties du corps, la seconde renseigne sur les fonctions (*energeiai*) remplies par les différentes parties.

Quant aux démonstrations publiques, elles avaient une indéniable valeur théâtrale et une dimension agonistique avouée, Galien n'hésitant pas à parler à leur sujet de joute oratoire (*agôn*)[64]. Elles avaient apparemment lieu soit au domicile du mécène et organisateur ou dans un licu mis par lui à la disposition de Galien, soit plus fréquemment au Temple de la Paix, lieu de réunion des intellectuels qui comptait également deux bibliothèques (latine et grecque). Galien toutefois ne mentionne des réunions publiques organisées au Temple de la Paix que pour son second séjour romain, un endroit où il ne fut apparemment convié à officier qu'après avoir acquis une relative notoriété.

Ces séances publiques nécessitaient en outre de se procurer un certain nombre d'animaux vivants, dont il fallait assurer la subsistance pendant toute la durée de la séance qui pouvait s'étaler sur plusieurs jours. Elles requéraient surtout de la part de celui qui s'y livrait une grande habileté technique et une longue expérience acquise lors de séances d'anatomie

antérieures menées dans un cercle privé. Galien recommande en effet
à ses élèves de s'entraîner longuement sur des animaux morts pour
acquérir l'aisance et surtout la vitesse d'exécution nécessaire à une
vivisection réussie, la moindre erreur ou une lenteur excessive étant
susceptibles de provoquer une mort anticipée de l'animal et de faire
ainsi prématurément échouer la démonstration. Galien ne cesse de
répéter à ses étudiants de s'entraîner d'abord sur un animal mort avant
de passer à l'animal vivant et d'acquérir ainsi la rapidité nécessaire à
limiter les risques d'hémorragie qui brouille tout et raccourcit la survie
de l'animal.

Première démonstration publique d'anatomie sur la voix et la respiration

Boethus qui, comme on l'a vu plus haut, « était animé d'un amour
fervent pour la science anatomique comme aucun homme auparavant »[65]
demanda à Galien « de faire une démonstration sur la voix et la respiration, en expliquant comment et grâce à quels organes elles se produisent »[66]. Si cette séance est présentée par Galien comme la première du
genre qu'il donna à Rome, on a vu qu'il s'était déjà livré à Pergame à
ce genre d'exercices qui lui valurent notamment d'être recruté comme
médecin des gladiateurs. Boethus, nous dit Galien, se chargea de lui
fournir les porcs et les chevreaux nécessaires à l'expérience :

> Quand il [sc. Boethus] m'invita à enseigner au moyen de démonstrations
> anatomiques comment se produisaient la respiration et la voix, il me fournit
> des chevreaux et des porcs en bon nombre. Je lui avais dit ne pas avoir
> besoin de singes pour la dissection, dans la mesure où non seulement ceux-ci
> mais presque tous les animaux vivant sur terre possèdent une constitution
> semblable ; que cependant ceux qui possèdent une voix puissante étaient plus
> indiqués que ceux qui en ont une plus faible pour fournir des propositions
> démonstratives propres à emporter la conviction sur le point proposé[67].

Si le choix d'animaux à la voix forte de préférence à ceux à la voix
plus faible se justifie aisément, la répugnance de Galien à recourir à des
singes dont il loue ailleurs la ressemblance anatomique avec l'homme,
peut s'expliquer, dans le cas présent, plutôt que par des raisons économiques[68], par le souci de ne pas effrayer son public par le spectacle parfois
difficile à supporter d'un animal très expressif comme le singe :

Vous m'avez toujours vu faire toutes les démonstrations de ce genre, en privé et en public, surtout sur des porcs, parce que le singe n'apporte rien de plus dans ce genre de dissections et que le spectacle est hideux[69].

Ce jugement de Galien à propos d'une expérimentation sur la paralysie du thorax, entraînée par la section des muscles et des nerfs intercostaux, vaut sans doute également pour la démonstration sur la voix et la respiration où il a voulu éviter à son public le spectacle pénible d'un singe écorché et désarticulé en train de suffoquer[70].

Parmi les nombreuses expériences montées par Galien, les recherches sur le mécanisme de la voix et de la respiration constituent un domaine privilégié. Galien leur a d'ailleurs consacré plusieurs ouvrages[71]. Ces recherches se prêtaient en effet particulièrement bien à des séances publiques en permettant de faire apparaître des mécanismes immédiatement perceptibles aux sens comme le mouvement du thorax associé à la respiration et les cris des animaux provoqués par l'émission de l'air contenu dans les poumons. La respiration, en tant que critère immédiatement saisissable de la vie ou de la mort, constituait en outre un champ d'étude particulièrement captivant, sans oublier les préoccupations d'ordre professionnel qui animaient le public de Galien majoritairement constitué de professeurs et de rhéteurs.

Cette première démonstration publique (ou du moins la première à avoir eu un tel retentissement) a lieu en 163. Elle est rapportée par Galien dans le *Pronostic* où il conclut que « jusqu'à présent, mon cher Épigène, personne n'a eu l'audace de contredire mon exposé en quoi que ce soit, alors que quinze ans se sont écoulés depuis lors ». Elle marque le moment crucial où Galien, quittant le cercle privé de la maison d'Eudème, fait son entrée sur la scène médicale publique. Plusieurs personnalités de renom y assistèrent. Galien nous a soigneusement conservé le nom de ceux qui allaient former le premier cercle de ses admirateurs ou détracteurs. Au premier rang d'entre eux, outre Flavius Boethus, à l'initiative du projet, se trouvent un certain Alexandre de Damas, maître de Boethus en philosophie péripatéticienne, mais aussi Hadrien le rhéteur[72], un proche de Boethus, et Démétrios d'Alexandrie, un disciple de Favorinos[73]. Si les deux derniers noms cités appartiennent à cette catégorie de rhéteurs bien représentée à Rome au cours de la Seconde Sophistique, l'identité du fameux Alexandre est plus discutée, puisqu'on a proposé de l'identifier soit avec Alexandre le Platonicien, soit avec Alexandre d'Aphrodise.

En ce qui concerne l'identification avec Alexandre le Platonicien, le jugement de Galien sur ce personnage, dans le *Pronostic*, selon lequel « il connaissait aussi les doctrines de Platon, mais s'était davantage attaché à celles d'Aristote », n'autorise en rien à l'identifier au « platonicien » homonyme, maître de Marc Aurèle[74]. Par ailleurs, la confusion entre Alexandre de Damas et Alexandre d'Aphrodise, l'auteur de nombreux commentaires à Aristote, remonte à certains auteurs arabes tel Ibn al-Nadīm au xe siècle. L'auteur du *Fihrist* mentionne de fréquentes rencontres entre le médecin et le philosophe et rapporte qu'Alexandre d'Aphrodise aurait surnommé Galien « tête de mule » en raison de la grosseur de son crâne[75]. En réalité, ce témoignage ne va pas sans difficulté. En effet, dans la seconde version de ses *Pratiques anatomiques* (composée vers 178 après la perte de la première version offerte à Boethus), Galien mentionne à nouveau cet Alexandre de Damas dans le passage où il fait allusion à cette fameuse séance de vivisection, en précisant qu'il était alors titulaire d'une chaire publique de philosophie aristotélicienne à Athènes, faisant ainsi, semble-t-il, allusion à l'une des chaires rémunérées par l'État et créées par Marc Aurèle en 176[76]. Or, il existe de sérieuses difficultés chronologiques à cette identification entre les deux Alexandre, sauf à repousser également la date des *Pratiques anatomiques* (ou à supposer une addition postérieure), puisqu'Alexandre d'Aphrodise n'obtint une chaire qu'après 198 et il n'est même pas sûr que ce fût à Athènes. Rien ne s'oppose en revanche, chronologiquement, à ce qu'Alexandre de Damas, qui était plus âgé qu'Alexandre d'Aphrodise d'au moins une vingtaine d'années, ait obtenu cette chaire en 176, quelques années avant sa mort[77].

Avant de commencer, Galien déclare qu'il va lui-même expliquer ce qu'on verrait au cours de la vivisection, mais qu'il invitera Alexandre « à tirer par le raisonnement les conséquences qui en découleraient », prétendant avoir agi ainsi pour éviter de susciter une de ces querelles dont Alexandre, nous dit-il, était coutumier. Et sans attendre la réponse de ce dernier, Galien enchaîne :

> Je promettais que j'allais montrer qu'il y a une paire de nerfs très fins, pareille à des cheveux, implantée dans les muscles du larynx[78], dans ceux situés dans les parties gauches, et dans ceux situés dans les parties droites, nerfs qui, si on venait à les ligaturer ou les couper, laisseraient l'animal privé de voix, mais sans que cela nuise ni à sa vie ni à son activité, quand Alexandre intervint,

avant même que je puisse le montrer, en disant : « Devrions-nous t'accorder comme préalable qu'il nous faut nous fier au témoignage des sens ? » À ces mots, je les laissai et m'en allai, en disant seulement que je m'étais trompé en pensant ne pas me trouver chez de grossiers pyrrhoniens et que sinon je ne serais pas venu[79].

Malgré les apparences, les torts ne sont pas tous du côté d'Alexandre. La façon apparemment déférente dont Galien en appelle au début à son jugement n'a en effet rien d'innocent. La démonstration d'anatomie organisée devant un public de rhéteurs et de philosophes, dont les médecins sont sinon absents du moins restés anonymes, est en effet clairement dirigée contre les stoïciens et les péripatéticiens, dont les doctrines ont progressivement été pénétrées par le scepticisme. Il n'est que de rappeler le désarroi du jeune Galien, frais émoulu de ses études de philosophie et qui, ébranlé par les contradictions de ses différents maîtres, principalement des stoïciens et péripatéticiens, était sur le point de « sombrer dans le doute pyrrhonien » s'il n'en avait été sauvé par la géométrie, l'arithmétique et le calcul[80]. Accepter le témoignage des sens constitue en effet un préalable indispensable à toute démonstration anatomique. Or, c'est en voulant s'assurer de ce point de doctrine que Galien a provoqué le légitime agacement d'Alexandre, soucieux de ne pas réfuter son propre enseignement en acceptant implicitement la validité du témoignage des sens. Cette altercation illustre à quel point la médecine à Rome au IIe siècle doit compter avec la philosophie[81].

Galien ne nous dit rien du sort des animaux réunis pour la démonstration ni même s'il avait procédé sur l'un d'eux à la première incision. En revanche, il ne résiste pas au plaisir de rapporter les réactions du public, sans se départir de ce point de vue omniscient qu'il adopte si volontiers :

> Quand je fus parti, les autres condamnèrent Alexandre, et Hadrien et Démétrios qui avaient toujours vu d'un mauvais œil son amour de la querelle (*philoneikia*) tenaient maintenant un prétexte plausible de le blâmer sévèrement[82].

Mais le fait important est que le petit scandale provoqué par Alexandre va dépasser le premier cercle des philosophes et des rhéteurs pour parvenir aux oreilles de toutes les personnes cultivées résidant à Rome, jusqu'à Severus, Paulus et Barbarus, c'est-à-dire jusqu'à l'entourage des deux empereurs[83]. Selon Galien, c'est d'ailleurs à leur initiative que fut organisée une seconde réunion qui rassembla « tous ceux qui comptaient en médecine et en philosophie ». La démonstration à laquelle Severus, Paulus et Barbarus assistèrent personnellement se déroula sur plusieurs jours. Galien y montra, apparemment avec succès, comment l'inspiration se produit par dilatation du thorax et l'expiration par sa contraction. Il montra également « les muscles par lesquels se fait la dilatation, et en outre les nerfs qui aboutissent à ces muscles en partant de la moelle épinière »[84]. Galien montra ensuite comment l'air expiré, en se heurtant lors de sa sortie aux cartilages du larynx, ce qu'il nomme « exsufflation » produit des sons, avant de démontrer que si les muscles qui meuvent ces cartilages sont endommagés, cela entraîne la privation de la voix[85]. Tous se déclarèrent convaincus et, parmi eux, Boethus demanda à Galien de lui procurer un résumé écrit de tout ce qu'il avait dit, c'est-à-dire de passer de l'oral à l'écrit, marquant ainsi une nouvelle étape dans leurs relations. Mais avant de nous arrêter sur l'activité d'écrivain de Galien lors de ce premier séjour romain, il convient de dire encore un mot des nombreuses séances d'anatomie qui ne manquèrent pas de suivre cet éclatant succès.

Galien a en effet à son actif de très nombreuses démonstrations anatomiques et séances de vivisection mentionnées pour la plupart dans ses *Pratiques anatomiques*[86]. Même s'il n'est pas possible de toujours précisément dater ces différentes expériences de vivisection (sur le cerveau, la moelle épinière et les nerfs rachidiens, la langue et le larynx, le thorax, le cœur, le contenu des artères, la ligature des artères carotides, les pulsations, l'embryon, les reins et les uretères, l'appareil de la digestion…), il est certain que Galien dut en pratiquer un bon nombre lors de ce premier séjour pour asseoir sa gloire naissante. Galien fait d'ailleurs allusion à des démonstrations organisées à son domicile et auxquelles Boethus apparemment ne se lassait pas d'assister. Galien justifie même la rédaction de ses premières *Pratiques anatomiques* (en deux livres) offertes à Boethus par le désir qu'exprima ce dernier qui « avait assisté chez moi en peu de temps à de nombreuses démonstrations, mais redoutait d'oublier ce qu'il avait vu » de pouvoir disposer d'un aide-mémoire[87]. Il convient cependant de distinguer ces séances privées, que Galien continua vraisemblablement de donner tout au long de sa carrière à l'usage de ses proches et de ses étudiants, des démonstrations publiques telles que celle organisée par Severus, Paulus et Barbarus à grands renforts de publicité. C'est en effet à ces séances publiques que Galien, dans un passage des *Propres livres*, nous dit avoir renoncé après son premier séjour à Rome[88]. Dans le même passage, il fait en effet allusion à des « conférences et au contenu d'un enseignement public sur un problème d'anatomie » qui lui avaient valu de grands éloges mais aussi de féroces jalousies de la part de ses adversaires, notamment de la part d'un certain Martialios (ou Martianos) déjà mentionné par Galien dans le *Pronostic* à propos de la maladie d'Eudème[89].

La querelle avec Martialios

Ce Martialios, plus âgé que Galien d'une trentaine d'années, auteur de plusieurs ouvrages d'anatomie et qui se réclamait d'Érasistrate, est qualifié par Galien d'« amoureux de la querelle » (*philoneikos*), un adjectif qu'il a déjà employé à propos d'Alexandre. Au cours de ces premières années, Martialios prit au moins deux fois le médecin de Pergame publiquement à partie. Il faut dire que Galien l'avait apparemment bien cherché et que l'irritation ressentie par le médecin âgé devant le jeune impudent paraît assez légitime. La première fois, la querelle a lieu par personnes interposées entre Martialios qui visiblement ne connaît pas encore personnellement Galien et les partisans de ce dernier. Il n'est d'ailleurs pas interdit de voir dans cet affrontement le premier épisode d'une bataille entre les anciens et les modernes :

> Cet homme était médisant et aimait assez la querelle bien qu'il eût plus de soixante-dix ans. Ayant donc appris que mes conférences et le contenu de mon enseignement public sur un problème d'anatomie avaient suscité de grands éloges de la part de tous ceux qui les avaient suivis, il s'enquit auprès de l'un de mes amis de l'école à laquelle j'appartenais. S'étant entendu répondre que je qualifiais d'esclaves ceux qui s'étaient proclamés hippocratéens, érasistratéens ou praxagoréens ou en tout point dépendants de quelque autorité, et que je choisissais ce qu'il y avait de bon en chacun, il demanda une seconde fois auquel des anciens médecins je réservais mes plus grands éloges. Ayant appris que je louais Hippocrate, il déclara qu'Hippocrate n'était pour lui un sujet d'étude en anatomie en rien, alors qu'Érasistrate se révélait surprenant par tous les aspects de son art, et en particulier par celui-là… Un jour que je parlais en public sur les livres des anciens médecins, on me tendit le *Sur l'expectoration du sang* d'Érasistrate auquel, comme c'est l'usage, on avait fixé un stylet destiné à marquer cette partie du livre où l'auteur condamne la saignée. Je parlai d'abondance contre Érasistrate afin de chagriner ce Martialios qui se faisait passer pour érasistratéen[90].

On voit aisément à quel point les torts sont partagés entre ces deux adversaires qui se narguent et s'apostrophent par partisans interposés. La seconde fois se situe juste après que Galien eut pronostiqué avec succès l'évolution de la maladie d'Eudème. Martialios qui vient par hasard de croiser Galien dans le Sandaliarium, ce quartier des cordonniers, où se tenaient les boutiques des libraires et que le médecin de Pergame devait fréquenter assidûment, l'apostrophe « de but en blanc, sans le saluer » en lui reprochant de prononcer des oracles, un mot dont s'était également servi Eudème mais pour louer la sagacité de son compatriote[91]. Si on adopte la chronologie retenue entre les deux rencontres, et si on admet que lors de la première Martialios ne connaissait pas encore personnellement Galien, auquel il ne s'affronte pas directement, cela signifie donc que Galien a donné ses premières conférences et son premier enseignement public, portant déjà sur un problème d'anatomie, avant d'être appelé au chevet d'Eudème et de donner sa célèbre démonstration publique sur la voix et la respiration. Il n'est d'ailleurs pas étonnant que Galien ait commencé son enseignement et ses conférences dès son arrivée à Rome, tout comme il a également eu d'autres patients avant de soigner Eudème.

Il ne convient pas davantage d'accorder trop d'importance à la déclaration faite par Galien dans les *Propres livres* de ne plus donner de conférences publiques après son premier séjour à Rome, affirmation d'ailleurs aussitôt démentie par le récit d'un nouvel affrontement public lors de son second séjour[92]. Galien fut également amené à reproduire plusieurs fois certaines de ses expériences les mieux rodées. Il fait ainsi allusion dans *Sur la façon de reconnaître le meilleur médecin* à un homme dysphasique qui après avoir assisté à l'une de ses démonstrations anatomiques sur la voix reprit courage et mis tout son espoir dans le médecin de Pergame qui effectivement le soigna en quelques jours. Toutefois Galien ne nous dit rien de la date et du lieu où eut lieu cette séance et rien ne permet de l'identifier avec la fameuse démonstration publique organisée par Boethus :

> Je connais un homme intelligent et cultivé qui me distingua et me tint en estime quand il me vit accomplir l'un des actes suivants : j'avais disséqué un animal pour montrer les organes de la voix et de la locomotion[93]. Deux mois plus tôt, cet homme était tombé d'une hauteur importante, endommageant plusieurs organes de son corps, et altérant en même temps sa voix, au point

qu'elle était devenue comme un murmure. Ses organes furent soignés, revinrent à la santé et se rétablirent après plusieurs jours, mais sa voix n'était pas encore revenue. Quand cet homme vit de moi ce qu'il vit, il eut confiance en moi et s'en remit à moi. Je le soignai en quelques jours parce que je savais où se situait la partie affectée et m'y consacrai[94].

Galien ne précise pas quelle était la partie affectée en question, mais il revient ailleurs sur ce cas en nous donnant cette fois de plus amples détails :

> Quelqu'un étant tombé d'une certaine hauteur et le haut de son dos ayant porté contre terre, sa voix au bout de trois jours devint très faible, et au quatrième il était complètement aphone, en plus d'être paralysé des jambes, sans que les bras ne présentent aucune lésion, et sans qu'il souffrît ni d'apnée ni de dyspnée. Toute la partie de la moelle située au-dessous du cou ayant été paralysée, le thorax pouvait encore être mû par le diaphragme et par les six muscles élevés, étant donné que les nerfs de ces muscles viennent de la moelle au niveau du cou, tandis que tous les nerfs des muscles intercostaux qui, nous l'avons démontré, produisent l'exsufflation, étaient affectés. Les médecins voulant donc tourmenter par un traitement inutile les jambes, parce qu'elles étaient paralysées, et le larynx à cause de l'affection de la voix, je les arrêtai et donnai toute mon attention au seul lieu affecté. Et après la disparition de l'inflammation de la moelle, au bout de sept jours, le jeune homme recouvrit à la fois l'usage de sa voix et le mouvement de ses jambes[95].

Même s'il ne fait pas de doute qu'il s'agit du même cas, il y a cependant des différences entre le récit du *Sur la façon de reconnaître le meilleur médecin* (composé peu avant 175 et sensiblement contemporain du *Pronostic*)[96] et celui plus tardif du *Sur les lieux affectés* (après 193)[97]. Dans le premier cas, Galien aide seulement le jeune homme à recouvrer sa voix, dans le second il s'attribue également le mérite de l'avoir guéri de sa paralysie, même s'il ne nous dit rien des soins pratiqués et s'il est évidemment impossible qu'il ait pu soigner avec succès une lésion de la moelle épinière. Quoi qu'il en soit exactement, cet exemple illustre bien l'utilité des démonstrations anatomiques pour attirer de nouveaux patients et les convaincre de s'en remettre à un médecin capable de donner une illustration si convaincante de sa science et de sa compétence.

Avec ces démonstrations anatomiques, Galien a donc atteint ses trois principaux objectifs : faire preuve de son savoir et de son habileté, faire connaître son nom des plus hautes autorités de l'Empire et s'attirer un nombre de plus en plus nombreux non seulement de patients mais aussi d'élèves.

La querelle avec les « sophistes »

Quand Galien n'organise pas lui-même de démonstrations d'anatomie, il se plaît apparemment à assister aux débats publics menés par ceux qu'il appelle les « sophistes », auxquels il n'hésite pas à se heurter parfois violemment. C'est ainsi que l'un d'eux qui se proposait de définir ce qu'il fallait entendre par « pouls plein » (*plèrès sphugmos*) en matière de sphygmologie, se vit interrompu par Galien qui lui objecta que « l'expression était de celles qui ont plusieurs significations et que, pour ce motif, elle ne pouvait faire l'objet d'une définition unique »[98]. Furieux de cette interruption, le sophiste, aux dires de Galien, faillit tout bonnement l'étrangler. Et comme Galien ne voulant rien entendre continue de lui opposer que l'affaire ne saurait être réglée sans « tirer préalablement au clair la question de l'homonymie », voilà le sophiste qui se met à l'insulter et lève même la main sur lui pour le frapper. Cependant les autres assistants s'interposent et le sophiste est contraint de se retirer « avec des ricanements pleins d'arrogance ». Galien en profite pour occuper le devant de la scène et pour soumettre à son tour les auditeurs à une série de questions destinées à leur faire prendre conscience de l'impossibilité de définir de façon univoque tout terme présentant une homonymie. Ainsi le mot chien (*kuôn*) qui désigne aussi bien l'animal domestique que l'animal marin (chien de mer), la constellation (*canis*), ou encore une affection du visage ne saurait être défini de façon univoque comme « un animal à quatre pattes qui aboie ». Il convient au contraire de proposer autant de définitions qu'il existe de réalités désignées par un seul mot. Ce point est très important aux yeux de Galien qui, dans ses écrits, privilégie toujours la chose par rapport au mot en répétant volontiers à son lecteur que peu importe le mot utilisé, seule compte la réalité de la chose étudiée.

L'un de ces sophistes n'hésita pas à faire un jour irruption chez Galien pour l'apostropher sur ses recherches concernant l'origine de l'urine contenue dans la vessie et le rôle des uretères. Galien qui réfute les opinions d'Asclépiade et d'Érasistrate sur ce sujet, et surtout critique la théorie de Lycos qui soutient que « l'urine est la superfluité de nutrition des reins », avait organisé plusieurs dissections pour prouver sa théorie et démontrer que l'urine est acheminée des reins vers la vessie par les deux uretères avant d'être évacuée par le bas[99]. Or le sophiste soutient pour sa part que, « s'il existait des canaux perceptibles et de bonne dimension allant des reins à la vessie, il faudrait de toute nécessité que le liquide qui se serait introduit par là dans la vessie en sorte sous la pression comme il y était entré »[100]. Ayant tenu ces propos et d'autres du même acabit « d'une voix sûre et claire », il se leva et partit convaincu qu'il ne saurait y avoir aucune réplique possible à ses propos. On se doute bien que Galien ne l'entendit pas de cette oreille et s'employa dans la suite à démontrer efficacement les mécanismes mis en doute par le sophiste, sans cependant nourrir de grandes illusions sur sa capacité à convaincre de tels gens « qui ne consentent même pas à apprendre » :

> Dès lors, je fus contraint de leur montrer dans la suite, en opérant sur un animal encore en vie, que de toute évidence l'urine s'écoule dans la vessie par les uretères. À vrai dire, je n'espérais guère que cette démonstration pourrait mettre fin à leur radotage (*phluarian*)[101].

Activité d'écrivain

Galien est cependant bien conscient qu'il doit aussi s'imposer sur le terrain de l'écrit, un terrain où ses adversaires sans doute moins habiles que lui à pratiquer des pronostics ou des vivisections, ne manquent pas de l'affronter. Tel le fameux Martialios rencontré dans le Sandaliarium qui, avant même de lui reprocher son pronostic de la maladie d'Eudème, va chercher à le mettre en difficulté en l'apostrophant sur sa connaissance du corpus hippocratique :

> Il [*sc.* Martialios] me demanda si j'avais lu le second livre des *Prorrhétiques* d'Hippocrate, ou si j'ignorais totalement l'ouvrage. Quand il entendit que je l'avais lu et qu'à mon avis ceux des médecins qui avaient déclaré qu'il ne convenait pas de le considérer comme un ouvrage authentique d'Hippocrate en avaient correctement jugé, « tu sais donc parfaitement, me dit-il, ce qui y est écrit. Quant à moi, je ne rends pas de tels oracles »[102]. « Pourquoi dis-tu cela maintenant ? », lui dis-je. Il répondit qu'il venait tout juste de quitter Eudème qui s'émerveillait qu'après avoir pris son pouls hier soir j'aie pu

prédire qu'il aurait une évacuation du bas-ventre qui mettrait fin à la fièvre. À ces mots, je me contentai de répondre : « C'est d'Eudème que tu tiens cela, pas de moi[103]. »

Si Galien réussit à s'en tirer ainsi par une pirouette, c'est qu'il a su en imposer à Martialios, dès le début de leur échange, en l'informant que non seulement il avait lu les *Prorrhétiques* d'Hippocrate, mais qu'il était parfaitement au fait du débat touchant à l'authenticité du second livre sur lequel il s'était même fait une opinion personnelle en concluant à son caractère apocryphe. De fait, nulle esbroufe dans cette réponse qui témoigne au contraire de l'intérêt véritable porté par Galien à ces questions. Il allait d'ailleurs bientôt leur consacrer un traité aujourd'hui perdu *Sur les écrits authentiques et non authentiques d'Hippocrate*. Il allait également commenter le premier livre des *Prorrhétiques* qu'il ne considérait pas comme véritablement authentique, mais jugeait appartenir à la tradition d'Hippocrate[104]. Car le médecin ne doit pas seulement être habile, il doit aussi être suffisamment cultivé pour connaître les œuvres d'Hippocrate et être capable de les citer. La figure tutélaire d'Hippocrate, en ce IIe siècle de notre ère, continue en effet de dépasser les clivages traditionnels entre écoles rivales pour s'imposer comme la référence incontestable en matière de médecine. Mais bien peu nombreux, aux dires de Galien, sont les médecins à avoir réellement lu Hippocrate, et quand ils l'ont fait, ils ne l'ont pas compris. Loin de lui donc l'idée de se revendiquer comme « hippocratéen », un terme galvaudé qu'il réserve à ses adversaires et dont nous avons déjà vu plus haut qu'il le récusait pour lui-même[105]. Galien préfère au contraire se prévaloir de son excellente connaissance des écrits hippocratiques et de sa formation médico-philosophique hors norme pour se revendiquer ni plus ni moins comme le seul digne et véritable héritier d'Hippocrate. Aussi Galien s'emploie-t-il également au cours de ce premier séjour à composer ses premiers commentaires à Hippocrate dont il avait souhaité, confie-t-il, qu'ils restassent entre les mains de ceux auxquels il les avait destinés :

> Je n'avais pas envisagé que le grand public vînt à posséder aucun écrit dont j'avais fait don à des amis, et en particulier aucun de mes écrits exégétiques sur les traités hippocratiques. Car au départ, c'est à titre d'entraînement personnel que j'ai écrit des commentaires à ces traités[106].

À cette époque, Galien ne dispose pas de sa bibliothèque personnelle restée à Pergame, aussi travaille-t-il de mémoire sans avoir sous les yeux les écrits des commentateurs antérieurs et sans critiquer leurs interprétations, sauf quand, par hasard, il se souvient d'une explication manifestement erronée :

> Mais alors que j'avais une connaissance qui n'était pas mauvaise des explications portant sur chacun des mots d'Hippocrate déjà rédigées par nombre de mes prédécesseurs, quand quelque chose ne me semblait pas avoir été bien dit, j'estimais superflu de le critiquer. J'ai fait montre de cette attitude tout au long des commentaires que j'ai dans un premier temps offerts à ceux qui m'en avaient fait la demande, n'y notifiant que rarement une remarque dirigée contre les auteurs de ces explications. De fait, au début, je ne disposais pas non plus à Rome de leurs commentaires, tous les livres que je possédais étant restés en Asie. Aussi quand, à un endroit, je me souvenais que l'un d'entre eux avait dit quelque chose de parfaitement erroné, susceptible de grandement nuire dans la pratique de l'art à ceux qui y accorderaient du crédit, l'ai-je signalé ; mais tout le reste je l'ai exposé selon mon opinion personnelle, sans mentionner ceux qui en donnaient une explication différente[107].

Appartiennent à cette première génération de commentaires hippocratiques les commentaires aux *Aphorismes*, aux *Fractures*, aux *Articulations*, ainsi qu'au *Pronostic*, au *Régime des maladies aiguës*, aux *Plaies*, aux *Blessures de tête* et au premier livre des *Épidémies*[108].

Galien va également s'employer à mettre par écrit ses propres découvertes anatomiques à la demande d'étudiants ou d'amis. Et Boethus là encore va être un des premiers à lui en donner l'occasion en lui permettant notamment d'expérimenter une technique dont le médecin de Pergame, avant son séjour romain, n'avait semble-t-il pas encore connaissance. Spectateur assidu de la démonstration sur la voix et la respiration, Boethus, qui désire garder des aide-mémoire (*hypomnèmata*) des explications données par Galien au long de ces quelques jours, lui envoie des « gens entraînés à écrire rapidement à l'aide de signes », c'est-à-dire des tachygraphes formés à la technique sténographique auxquels le médecin de Pergame va pouvoir dicter (*hypagoreuein*) tout ce qu'il a montré et expliqué au cours de cette séance[109]. Initié à cette technique, Galien déclare avoir ainsi dicté, sans même avoir pensé à en garder de copie, de nombreux petits traités écrits pour ses amis et condisciples lors de son premier séjour à Rome. Il ne les récupérera que lors de son second séjour pour les réunir sous la mention

« pour les débutants »[110]. De même, Galien décrit le *Sur la meilleure constitution du corps*, le *Sur le bon état* et le *Sur les irrégularités du tempérament mal tempéré*, comme trois livres fort courts « pour avoir été dictés à la demande d'amis et pour ensuite avoir été diffusés par leurs soins »[111]. D'une manière générale, Galien recourt à la dictée pour satisfaire dans des délais rapides le désir d'amis proches et d'auditeurs soucieux de conserver une trace écrite de son enseignement oral ou d'une de ses conférences publiques, tel Boethus après la spectaculaire démonstration anatomique sur les organes de la voix et de la respiration. Galien va ensuite utiliser couramment cette technique, allant même, au cours de son second séjour romain, jusqu'à recruter et former lui-même ces scribes spécialisés, affirmant qu'il n'y avait pas là meilleur emploi possible de sa fortune[112]. Et dans le *Ne pas se chagriner* rédigé dans la dernière partie de sa vie, il déclare s'être fait une habitude de ce procédé :

> Étonné par le propos de cet homme, après l'avoir quitté je dictai, comme j'ai l'habitude de le faire, un livre *Sur les riches amoureux de leurs biens*, livre que lui aussi je te fais parvenir[113].

Galien nous dit avoir prioritairement destiné les écrits de son premier séjour romain à ses amis et ses élèves (*philoi kai mathètai*). Il s'agit au début dans son esprit de simples aide-mémoire non destinés à la publication (*ekdosis*). Parmi ces ouvrages plus tard récupérés et mis en forme au cours du second séjour, Galien cite pêle-mêle : *Sur les écoles*, *Sur les os*, *Sur le pouls*, *Sur l'anatomie des artères et des veines*, *Sur l'anatomie des nerfs* et une *Esquisse de la démarche empirique*. Et la preuve que Galien n'accorde pas grande importance à tous ces aide-mémoire dictés à la demande d'amis, c'est qu'il ne songe même pas, lorsqu'il quitte Rome en 166, à en conserver de copies :

> Je ne possédais donc même pas de copies de tout ce que j'avais dicté pour des jeunes gens au début de leurs études ou que j'avais offert à des amis à leur demande[114].

L'activité littéraire de Galien, dans ces premières années, ne se limite cependant pas à des écrits de commande puisqu'il mentionne avoir aussi rédigé des traités de recherche fondamentale plus achevés et consacrés à tel ou tel problème anatomique. Cependant, et alors que nous avons conservé ces premiers écrits rassemblés et publiés plus tard sous la mention « pour les débutants », tous les livres mentionnés ci-dessous, à l'exception des deux derniers, sont aujourd'hui perdus en grec :

> De quelques autres, autrefois écrits pour des amis, il m'est resté des copies, car il s'agissait de compositions achevées. C'est le cas des deux livres *Sur les causes de la respiration* et des quatre livres *Sur la voix* dédicacés à l'un des personnages consulaires, du nom de Boethus, formé à la philosophie de l'école aristotélicienne. C'est également à ce personnage que sont dédicacés les livres *Sur l'anatomie d'Hippocrate* et ensuite ceux *Sur l'anatomie d'Érasistrate* que j'avais surtout écrits par amour de la gloire, à cause de Martialios [...]. Ensuite je ne sais comment, quand je revins pour la seconde fois à Rome, rappelé par les empereurs, celui qui en avait reçu copie était mort, mais des gens, qui n'étaient pas peu nombreux, possédaient le livre autrefois composé en cette circonstance par amour de la gloire, quand je réfutais mes adversaires en public. [...] C'est à cette époque [*sc.* entre 163 et 166] que je composai sur les doctrines d'Hippocrate et Platon six premiers livres, poussé par les encouragements de Boethus ; sur l'utilité des parties je rédigeai un seul livre, le premier, que Boethus emporta quand il quitta la ville, avant mon propre départ, pour prendre son poste de gouverneur de la Syrie-Palestine où d'ailleurs il mourut. Et de ce fait je n'ai achevé que longtemps après chacun de ces deux ouvrages, car, après mon retour chez moi, je rencontrai des obstacles dont il sera question dans la suite[115].

Dans cette liste déjà longue des livres dédicacés à Boethus, Galien a toutefois omis l'aide-mémoire dicté à ses tachygraphes après le succès de sa démonstration anatomique sur la voix et les organes respiratoires. La raison en est que ces notes, vraisemblablement incorporées dans les deux livres des premières *Pratiques anatomiques*, ont disparu avec cet ouvrage, du vivant même de Galien qui, comme il l'explique lui-même, a dû en composer une nouvelle version :

> J'avais écrit des *Pratiques anatomiques* déjà auparavant, lorsque je vins pour la première fois à Rome, au tout début du règne d'Antonin qui est aujourd'hui encore notre empereur [*sc.* Marc Aurèle], mais il m'a paru bon d'en écrire cette deuxième version pour deux raisons : la première c'est que le consul romain Flavius Boethus, après avoir quitté Rome pour s'en retourner dans sa patrie à Ptomélaïs, m'avait demandé de lui écrire ces (premières) *Pratiques anatomiques*, car il était animé d'un amour fervent pour la science anatomique comme aucun homme auparavant. Quand ce Boethus partit je lui donnai plusieurs traités dont celui sur les *Pratiques anatomiques* en deux livres. En effet, comme il avait été le spectateur chez nous[116] de très nombreuses dissections en peu de temps, et qu'il craignait que vienne à lui échapper ce qu'il y

avait vu, il me fit la demande de tels aide-mémoire. Mais lorsque ce dernier fut décédé, je ne disposais plus de mon côté de copies des aide-mémoire en question à donner à mes compagnons, celles que j'avais à Rome ayant disparu, raison pour laquelle, pour répondre à la demande de ceux-ci, j'ai cru préférable d'en rédiger d'autres. La seconde raison est que l'ouvrage que je vais à présent composer se révélera de beaucoup supérieur à celui d'autrefois, à la fois parce que mon exposé s'étend sur plusieurs livres pour plus de clarté, et à la fois parce qu'il sera plus exact que le précédent grâce aux nombreuses observations anatomiques dont j'ai fait la découverte entre-temps[117].

Aux écrits offerts à Boethus, outre la première version des *Pratiques anatomiques*, il faut encore ajouter l'*Anatomie pratiquée sur les vivants* et l'*Anatomie pratiquée sur les morts*, tous deux rédigés alors que « Boethus se trouvait encore à Rome »[118], mais tous deux également omis dans la liste citée plus haut des *Propres livres* car peut-être déjà perdus du vivant de Galien.

Activité de médecin

Parmi ses patients, Galien accorde de même une large place aux plus éminents qui sont les seuls dont il a jugé bon de nous conserver les noms. Parmi ces malades célèbres, et outre les cas déjà cités du serviteur de Charilampes et de l'orateur Diomède, Galien mentionne dans le *Pronostic* la femme de Justus, ainsi que le fils et la femme de Boethus.

Ces trois récits répondent à la même intention de la part du médecin de Pergame : montrer qu'il ne mérite en rien les surnoms de devin (*mantis*) et de faiseur ou annonciateur de miracles (*paradoxopoios* et *paradoxologos*) dont l'affublent ses détracteurs[119]. Car contrairement à leurs affirmations, les succès de Galien ne doivent rien au hasard mais sont tous fondés sur un scrupuleux respect et une connaissance approfondie des règles de l'art médical.

Le premier cas rapporté, celui de la femme d'un certain Justus, est à cet égard exemplaire. Appelé en consultation (vraisemblablement par le mari) auprès de la femme de Justus[120] parce qu'elle souffrait de terribles insomnies, Galien ne décèle aucune fièvre ni aucun autre trouble physique[121]. Interrogée par le médecin, la femme répond de mauvaise grâce et finit par lui tourner le dos en s'enveloppant de ses couvertures. Galien échafaude très vite deux hypothèses : ou bien la

patiente souffre d'un désordre de l'humeur causé par un excès de bile
noire, ou bien d'un chagrin qu'elle refuse de confier[122]. Entre ces deux
causes physique ou psychique, il va lui falloir trancher. La femme de
Justus ayant refusé de le recevoir à trois reprises, Galien entreprend
lors d'une quatrième tentative de soutirer quelques renseignements à
la servante. Feignant de parler de choses et d'autres, il découvre que
la femme de Justus continue de se baigner et de se nourrir normalement. Il en conclut donc que la cause de son mal est non physique mais
psychique, découverte qu'il confesse être due uniquement à la chance
(*kata tuchèn*), exactement, dit-il, comme ce dut être également le cas
pour le célèbre médecin Érasistrate, supposé avoir « découvert l'amour
d'un jeune homme pour la concubine de son père » uniquement en lui
prenant le pouls[123]. Toutefois, si Galien se plaît à se comparer au grand
Érasistrate, il prend immédiatement ses distances avec celui dont il ne
partage les théories ni sur le pouls ni sur les veines et les artères, en
affirmant qu'il ne sait absolument pas pour sa part comment Érasistrate
est parvenu à un tel diagnostic. Et il entreprend immédiatement, de son
côté, d'informer son lecteur de chacune des étapes de son raisonnement. L'hypothèse de la maladie psychique étant posée, vint ensuite
l'étayer un indice collecté au cours d'une des visites suivantes. Galien
est ainsi témoin que le nom du danseur Pylade prononcé par un visiteur
devant la jeune femme provoque chez elle un changement d'expression
et une irrégularité du pouls. Pour arriver à une certitude, il décide de
refaire l'expérience en demandant à une de ses relations de prononcer
à l'improviste le nom d'un autre danseur, du nom de Morphée, devant
la dame. Aucune réaction. Autre expérience le lendemain avec le nom
d'un second danseur et même absence de réaction. Enfin, nouvel essai
avec le nom de Pylade, et Galien décèle la même irrégularité du pouls.
Désormais convaincu que la femme de Justus est secrètement amoureuse de Pylade, Galien ne nous dit pas s'il s'en est ouvert au mari, ni
comment il a obtenu la guérison de sa patiente. On peut cependant légitimement douter que la crainte de porter préjudice à l'épouse ait suffi à
le détourner de briller auprès du mari.

Dans le cas suivant, parallèle du premier, où un vieil économe, à
la veille de rendre des comptes à son maître, se consume d'anxiété
après avoir découvert la disparition d'une importante somme d'argent,
la situation est plus simple. Après avoir éliminé toute cause physique,

Galien s'ouvre auprès du maître de ses soupçons et lui demande, pour
en avoir confirmation, d'informer son économe que la reddition de
comptes ne portera que sur l'état présent de ses finances, sans effet
rétroactif, et n'a d'autre but, au cas où le vieil économe viendrait à
disparaître brutalement, que de préparer la transition de sa fortune à
un nouveau gestionnaire. Rassuré par ces paroles, le vieil économe se
rétablit complètement[124].

Le cas d'un des fils de Boethus appartient à la même catégorie des
maladies psychosomatiques détectables par le pouls dont Galien s'est
fait une spécialité. Galien est appelé auprès du jeune Cyrille qui alterne
les périodes fébriles sans cause apparente[125]. Après avoir constaté que
l'enfant reçoit une nourriture parfaitement équilibrée en qualité comme
en quantité, Galien en déduit que ce dernier mange en cachette. Sa mère
est donc chargée de le surveiller étroitement, allant jusqu'à dormir dans
sa chambre. Malgré ses précautions, au bout du quatrième jour, l'enfant
est pris de fièvre au cours de la nuit. Boethus se met personnellement
en quête de Galien et le ramène chez lui pour qu'il examine l'enfant.
La consultation se fait en public. Y assistent, outre Épigène le fidèle
témoin des exploits de Galien, une foule de curieux rencontrés dans
la rue et qui se sont joints au cortège formé par le père et le médecin.
La mère et l'enfant ont quitté la chambre et se trouvent dans une autre
pièce. Galien nous décrit ce lieu qui va servir de décor à la représentation qu'il s'apprête à donner avec la précision d'un metteur en scène :
un lit sur lequel la mère est assise, auquel en son milieu est accolée une
banquette un peu plus basse où est installé l'enfant, une chaise, et à la
tête du lit deux sièges. Galien prend place sur l'un d'eux, tandis que
Boethus s'assoit auprès de sa femme et, endossant le rôle du récitant,
informe l'assistance que le médecin va d'abord vérifier si ce qu'elle
a identifié comme une fièvre en était bien une. Galien prend donc le
pouls de l'enfant et confirme l'absence de fièvre, tout en annonçant que
ce qui va suivre va grandement contribuer à alimenter les railleries de
ceux qui le traitent de devin. Après avoir ainsi ménagé ses effets auprès
d'un public qui ne cache plus son impatience, Galien précise que tout
ce qu'il va dire lui vient de sa seule connaissance médicale et accepte
enfin de délivrer sa prophétie (*manteuma*) : « Cyrille a de la nourriture
cachée dans cette pièce qu'il consomme quand sa mère s'absente pour
se rendre aux bains. » À ces mots, le père se rue sur l'enfant, retourne

sa couche, arrache draps, coussins et couvertures, renverse la chaise, mais ne trouve rien. Un moment décontenancé, Galien aperçoit un voile de la mère que Boethus n'a pas songé à soulever et découvre dissimulé dessous un morceau de pain. Boethus cependant s'étonne que le seul pouls de l'enfant ait pu renseigner le médecin sur ses activités quand sa mère se rend aux bains, donnant ainsi l'occasion à Galien de se moquer poliment du consul. « Le pouls de l'enfant ne m'a naturellement rien dit de tel », se justifie Galien, ni davantage qu'il y avait de la nourriture cachée, mais son irrégularité qui ne pouvait être attribuée à la fièvre a trahi un trouble qui ne pouvait être attribuable qu'à une affection psychique.

La polémique avec Érasistrate et les érasistratéens de Rome

Après avoir triomphé de ses adversaires grâce à ses connaissances anatomiques, Galien impose donc à présent sa supériorité dans le domaine de la sphygmologie, une discipline où il doit compter avec l'héritage du grand anatomiste alexandrin, Érasistrate de Céos (IIIe siècle avant notre ère) et l'hostilité de ses disciples, au premier rang desquels, on l'a vu, figure le fameux Martialios. Galien s'efforce donc d'affaiblir par tous les moyens la figure de son prédécesseur pour s'ériger en seul spécialiste véritable du pouls dont il prétend distinguer et percevoir une infinité de variations possibles, précisément décrites dans ses nombreux ouvrages sur le sujet[126]. Car Galien s'évertue à se distinguer de ces gens qui, à supposer qu'ils parviennent aux mêmes déductions et aux mêmes conclusions que lui, sont incapables de rendre compte de façon rationnelle de découvertes qu'ils ont faites par hasard (*kata tuchèn*)[127]. En effet la grande différence entre Galien et les érasistratéens, alors même que tous accordent une large place à la sphygmologie, tient au fait que seul le médecin de Pergame a su établir une relation entre l'irrégularité du pouls et les affections que l'on pourrait qualifier de psychosomatiques. Galien reproche en effet explicitement aux érasistratéens de « n'avoir aucune connaissance des affections dont le corps a l'habitude de souffrir du fait de l'âme », ni « de la façon dont le pouls est affecté par les conflits et les peurs qui troublent l'âme ». Une connaissance dont il gratifie cependant leur maître, Érasistrate, tout en remarquant que sa découverte du jeune homme amoureux se trouva facilitée du fait qu'il résidait dans la même maison que son patient et pouvait donc l'observer à loisir, sans recourir aux expédients dont Galien dut faire usage dans le cas de la femme amoureuse de Pylade[128].

Cette concession à l'art d'Érasistrate ne doit cependant pas faire oublier la polémique que Galien mena tout au long de sa vie contre le maître et ses disciples dont il combat les doctrines dans plusieurs ouvrages[129]. De fait, Galien ne partageait les conceptions d'Érasistrate ni sur l'anatomie, ni sur la thérapeutique, ni sur les fièvres, ni sur la respiration, ni sur la saignée, ni sur l'origine des veines que Galien situe comme Platon dans le foie et non dans le cœur comme Érasistrate. Galien s'oppose également avec le médecin de Céos sur le problème de savoir *Si du sang est naturellement contenu dans les artères*, question à laquelle le médecin de Pergame, dans un traité qui porte ce titre, apporte une réponse positive contre l'opinion du médecin de Céos qui pensait qu'elles ne contenaient que du pneuma[130].

Mais le domaine où Galien se heurte le plus violemment à l'enseignement d'Érasistrate est sans aucun doute celui de la saignée. Dans ce débat, Galien affronte ses contemporains, les érasistratéens de Rome, zélés sectateurs du médecin de Céos qu'il vit, lors de son premier séjour romain, s'abstenir de pratiquer toute saignée et se contenter de prescrire le traditionnel jeûne de trois jours, alors même que les patients souffraient de pléthore manifeste et décédaient le plus souvent[131]. Galien raconte dans la *Méthode thérapeutique* comment, avec la complicité du malade, un homme d'environ trente-cinq ans pris de fièvre à la suite d'une insolation, il n'a pas hésité à se jouer de ses collègues pour démontrer le bien-fondé de sa méthode :

Après l'avoir examiné, les médecins, vers la troisième heure du jour, lui ordonnèrent non seulement pendant ce jour-là mais aussi pendant tout le jour suivant de s'abstenir de manger, afin de le surveiller la nuit du troisième jour, et sur ces paroles ils partirent. Nous, nous lui fîmes donc prendre un bain et l'avons mis au régime comme on l'a dit [Galien lui a fait absorber un peu d'eau, un jus de ptisane, une laitue sauvage et, dans une sauce blanche toute simple, des poissons à la chair tendre], puis nous avons ordonné à ses serviteurs, si les médecins se présentaient le soir, de dire que l'homme se reposait et de les renvoyer sur-le-champ en leur demandant d'être là le jour suivant. Lorsqu'ils eurent pris congé, nous lui avons de nouveau fait prendre un bain et l'avons mis au même régime, et c'est par ces actes mêmes dont nous avions pris l'initiative que nous avons réussi à le faire dormir[132].

Le lendemain dès l'aube, les médecins reviennent et prescrivent de continuer le jeûne. Le patient, dont la fièvre grâce aux soins de Galien est tombée, promet d'obéir. Mais à peine les médecins ont-ils quitté la pièce que le patient est pris d'un fou rire auquel Galien, à son arrivée, s'associe de bonne grâce. Le soir, quand les médecins reviennent, le malade qui rit sous cape les reçoit enroulé dans une couverture et demande à un ami de répondre à sa place aux questions pour qu'ils ne s'aperçoivent pas que son haleine sent le vin. Ayant touché le malade qui, à force de rire, commence à transpirer abondamment sous ses couvertures, les médecins attribuent cette production de sueur à la réussite de leur traitement et décident de prolonger le jeûne jusqu'au matin suivant. À peine sont-ils partis que l'homme se rend aux thermes avant de s'alimenter selon les prescriptions de Galien. Le lendemain, il quitte sa maison dès l'aube pour ne pas avoir à recevoir les médecins qui, lorsqu'ils arrivent, « se demandent avec étonnement ce qui avait bien pu contraindre notre homme à sortir alors qu'il était resté sans manger depuis deux jours »[133].

Ayant échoué à convaincre ses collègues érasistratéens non seulement de la nécessité d'un tel régime mais également du bienfait de la saignée, Galien prononce alors, en un lieu où il était coutume « de débattre chaque jour en public des sujets proposés » (et qui ne peut être que le Temple de la Paix), une nouvelle conférence en réponse à la question d'un auditeur qui avait souhaité savoir « si Érasistrate avait eu raison de ne pas pratiquer la saignée »[134]. Devant le succès remporté, Galien cède aux instances de son ami Teuthras et dicte à son intention le texte de son discours. Le *Sur la saignée contre Érasistrate* passe ensuite en de nombreuses mains et remporte bientôt un succès inespéré jusque chez les disciples d'Érasistrate qui, convaincus par les arguments de Galien, se mettent à pratiquer la saignée sur tous les malades sans distinction. Lors de son second séjour à Rome, Galien essaiera de les ramener à la raison en composant le *Sur la saignée contre les érasistratéens de Rome* qu'il complétera bien plus tard par le traité *Sur le traitement par la saignée* où il expose ses propres vues sur la question[135].

La femme de Boethus

Cependant c'est de la réussite obtenue auprès de la femme de Boethus que Galien obtiendra à la fois son couronnement et sa condamnation. Celle-ci souffre d'« un écoulement appelé gynécologique » dont elle répugne à faire part aux médecins, préférant s'en remettre à ses sages-femmes habituelles connues pour être les meilleures. Devant l'aggravation des symptômes, le mari, comme déjà dans le cas de son fils Cyrille, prend l'initiative de faire appel aux « médecins éminents » (*axiologoi*) dont, comme Galien est fier de nous le préciser, « de l'avis de tous il fait désormais partie »[136]. Les médecins se déclarent unanimes à prescrire le traitement déjà recommandé par Hippocrate en pareil cas : l'assèchement non seulement des régions de la matrice mais du corps tout entier, allié à l'application d'onguents astringents sur les parties génitales, traitement que Galien est chargé par Boethus de superviser. Mais la patiente présente bientôt un gonflement du ventre pour lequel ni le raisonnement ni l'expérience ne permettent aux médecins de proposer un autre traitement, alors que les sages-femmes qui, contre l'avis des médecins, pensent de leur côté à un début de grossesse prescrivent un bain quotidien. Alors même qu'elle se trouve aux bains, la patiente est un jour prise d'une violente douleur et expulse un liquide aqueux avant d'être transportée dehors sans connaissance. Averti par les cris des servantes, Galien, qui se trouvait posté devant la porte extérieure et qui ne manque pas de fustiger leur manque de sang-froid et leur inefficacité à secourir leur maîtresse, se précipite et lui administre les premiers soins. Devant la faillite évidente de leur traitement, les médecins qui n'osent plus ni le poursuivre ni en proposer un autre sont dans une impasse quand, soudain, la nuit Galien a une idée. Se souvenant avoir senti une masse molle, pareille à du lait caillé, au niveau de l'abdomen de la femme quand il l'a massée pour la réanimer, il décide ses collègues à continuer le traitement asséchant destiné à résorber l'excès d'humidité de la patiente, mais d'y adjoindre également un traitement échauffant. Le passage du « nous » au « je » dans ce passage introduit un brouillage sans doute intentionnel quant à la responsabilité exacte de chacun. Car si Galien s'attribue le seul mérite de la révélation nocturne qui va conduire ses collègues à infléchir le traitement initial, il s'arroge ensuite un rôle unique dans la poursuite du traitement[137]. Ainsi la patiente est allongée, en cette période estivale, sur un lit de sable chaud[138]. Puis ayant réfléchi qu'une évacuation excessive, conformément à l'enseignement hippocratique, pouvait aboutir au résultat contraire à celui recherché, précisément en restaurant l'état de pléthore que l'on cherchait à combattre, Galien infléchit encore un peu plus le traitement en ne donnant plus à sa patiente qu'une très petite quantité de diurétique, mais en pratiquant un massage de tout le corps (et non de la seule partie affectée) de façon à favoriser une évaporation de l'humidité en excès à travers toute la peau[139]. Après sept jours de ce régime et après avoir obtenu l'accord de Boethus pour le poursuivre dix jours supplémentaires et encore dix autres en cas d'amélioration, Galien obtient l'arrêt des écoulements de sang et le rétablissement complet de sa patiente. Boethus sait se montrer généreux en gratifiant Galien de la somme exceptionnelle de quatre cents pièces d'or.

Galien qui jouissait d'une fortune pourtant considérable ne pouvait être insensible à une telle marque de considération qui, sans surprise, ne fit qu'accroître la jalousie de « ces nobles docteurs », comme Galien se plaît à les désigner par dérision[140]. Mais surtout le succès remporté auprès de la femme de Boethus, en permettant à Galien d'accoler le surnom de *paradoxopoios* (faiseur de miracles) que lui avaient déjà attribué la plupart des médecins à celui de *paradoxologos* (annonciateur de miracles), confirme définitivement son appartenance au cercle très fermé des médecins éminents (*axiologoi*)[141]. Un autre personnage de la haute société romaine, Lucius Martius, que Galien avait guéri avec succès de sa mélancolie, là où tous les autres médecins avaient échoué, n'hésitera pas à dire que « la voix de Galien tombait comme d'un trépied d'or », allusion évidente au trépied prophétique[142]. Toutefois si Galien semble assez bien s'accommoder de ces deux surnoms de *paradoxopoios* et *paradoxologos* et même y voir une sorte de reconnaissance dans la mesure où il lui est accordé d'« avoir accompli ce qu'il avait dit », il en va tout autrement de celui de « logiatre » (littéralement de « médecin discoureur »). Dans le *Pronostic*, Galien évite soigneusement d'employer ce terme qu'il ressent visiblement comme une injure. Dans le reste de son œuvre où il l'emploie six fois, il réserve ce terme à ses adversaires, déclarant pour sa part avoir toujours évité de s'attirer ce surnom peu flatteur. Lors de son second séjour à Rome, et après avoir apparemment tiré les leçons de ses premiers affrontements avec les autres médecins, il préfère s'abstenir désormais de toute forme de provocations vis-à-vis de ses collègues, de peur précisément de s'attirer ce surnom :

> Mais à partir de cette époque-là, je me fixai de ne plus enseigner en public, ni de faire de démonstrations, ayant rencontré avec les gens que je soignais un succès qui dépassait mes vœux. Je savais en effet que lorsqu'un médecin est l'objet d'éloges, ses rivaux dans l'art manifestent leur jalousie en le traitant de logiatre[143].

Galien réserve ainsi le terme de logiatre à ces sophistes également appelés par dérision « triadiques » parce qu'ils prétendent tout soigner à l'aide d'un jeûne de trois jours mais qui, parce qu'ils en savent encore moins que les profanes, ne méritent pas même d'être appelés médecins :

> Car c'est à bon droit qu'on affirme que les uns sont médecins et les autres logiatres. Comment en effet n'est-ce pas à juste titre que reçoivent cette appellation ceux qui ne connaissent pas ce qu'aucun profane n'ignore ? Comment ne se trouvent pas mériter avec les meilleures raisons les rires et les railleries ceux qui, outre les ignorances de cette sorte, se préfèrent à Hippocrate ? Mais leur manque de finesse, pas même Hermès accompagné des Muses ne saurait le guérir[144] !

Si Galien se défend si vigoureusement d'avoir jamais mérité le surnom abhorré de logiatre, il ne résiste pas toujours, pour gagner l'admiration de son public, à recourir à des stratagèmes peu avouables, allant jusqu'à se faire passer pour devin (*mantis*), au mépris même de l'art hippocratique du pronostic. Le cas du médecin sicilien offre une bonne illustration de cette attitude pour le moins ambiguë du médecin de Pergame. Rapportée par Galien dans son traité *Sur les lieux affectés*, la scène paraît avoir eu lieu au tout début de son premier séjour romain, à un moment où il cherche à imposer son nom par tous les moyens[145]. Dans ce traité, un des tout derniers composés par Galien sous le règne de Septime Sévère, le vieux médecin auréolé de gloire n'hésite pas à révéler les ressorts de ses premiers succès, fussent-ils peu avouables, à une époque où il recherchait non seulement l'éloge de ses patients (*epainesthai*) mais aussi leur admiration (*thaumazesthai*)[146]. Le principal témoin de la scène est le jeune Glaucon qui joue ici un rôle comparable à celui d'Épigène dans le *Pronostic*[147].

Le médecin sicilien

Le jeune Glaucon qui a déjà beaucoup entendu parlé des diagnostics et des pronostics étonnants du médecin de Pergame « qui touchent à la divination » le rencontre dans la rue et l'invite à l'accompagner chez un médecin sicilien qui est souffrant. Sans que Galien ait eu le temps d'éclairer son jeune ami sur « l'existence de signes indubitables » qui permettent d'établir de tels pronostics, les voilà arrivés à la porte du malade. À partir de ce moment, grâce à ses seules facultés d'observation et avec l'aide du hasard, Galien se met en quête du moindre indice susceptible de l'éclairer sur l'état du malade. Ils croisent d'abord un serviteur porteur d'un bassin où Galien identifie des excréments nageant dans une humeur sanguinolente, signe d'une maladie du foie. Arrivé dans la chambre, Galien prend le pouls du malade qui, étant lui-même médecin, tient à l'informer qu'il vient de faire un effort pour aller à la selle et qu'il convient d'en tenir compte pour évaluer le rythme de ses pulsations. Cet examen confirme l'existence d'une inflammation. Tournant ses yeux vers la fenêtre, Galien aperçoit un pot contenant de l'hysope baignant dans de l'eau miellée, signe que le médecin sicilien, dont la souffrance se situe dans les fausses côtes et qui doit souffrir de petits accès de toux, se croit atteint de pleurésie. Sans davantage résister à son désir de briller, Galien annonce alors que le malade souffre du côté droit et ressent une fréquente envie de tousser, mais sans expectorer. Comme le malade, pris justement d'un accès de toux sèche, confirme en tous points le diagnostic de Galien, Glaucon qui attribue cette découverte au seul examen du pouls est éperdu d'admiration. Voulant forcer son avantage, Galien annonce que si le malade respire profondément, sa souffrance s'accroît, information également aussitôt confirmée par le patient. Il est même tenté de mentionner le tiraillement éprouvé par la clavicule dans le cas de telles inflammations, mais, soucieux de ne pas entamer les éloges dont on vient de le couvrir, Galien préfère en émettre seulement la possibilité : « Bientôt, annonce-t-il au malade, tu sentiras que ta clavicule tire vers le bas, si cela ne s'est pas déjà produit. » Et comme le malade confirme encore, Galien ne résiste pas à faire une dernière annonce : « Je vais encore ajouter une divination (*manteia*) à ce que j'ai dit ; je vais déclarer l'opinion que le malade se fait sur l'affection dont il est atteint. » Galien ayant révélé que le médecin sicilien se croyait atteint de pleurésie, tous s'exclament pour témoigner de leur étonnement. À partir de ce moment-là, Glaucon conçoit une vive admiration non seulement pour Galien mais pour l'art médical en son entier, lui qui auparavant ne faisait pas grand cas de la médecine pour n'avoir jamais fréquenté d'éminents (*axiologoi*) médecins.

Immédiatement après, Galien justifie ce surprenant récit par la nécessité de faire connaître à ses lecteurs « les symptômes propres à chaque affection », mais aussi pour leur enseigner, chaque fois que le hasard leur fournit des informations, à en user adroitement sans négliger cette occasion d'acquérir une bonne réputation[148]. Pour atteindre son but et voir son nom reconnu, Galien s'est donc parfois volontairement exposé à la critique, allant comme ici jusqu'à endosser le rôle de devin.

Le bilan qu'il tire de ce premier séjour est cependant sans équivoque : « C'est par les œuvres de l'art et non par des raisonnements de sophiste, que je me suis fait connaître à Rome des principaux citoyens et successivement de tous les empereurs », écrit-il un peu plus haut dans le même traité[149]. Si ce jugement rétrospectif s'accorde sans doute davantage avec l'activité de Galien lors de son second séjour romain, comme en témoigne l'allusion aux empereurs successifs, il n'en reste pas moins vrai qu'au début de sa carrière, pour imposer son nom, Galien dut dangereusement osciller entre les frontières ténues qui séparent le médecin éminent du devin et du logiatre. Ces haines et ces inimitiés auxquelles Galien s'est en partie volontairement exposé seraient même à l'origine de son départ précipité de la capitale. De fait, même si Galien a pu être tenté d'exagérer ces rivalités entre médecins, le tableau brossé par Eudème dans le *Pronostic* n'est certainement pas entièrement fictif.

Menaces contre Galien

Le philosophe originaire de Pergame mais installé de longue date dans la capitale a en effet jugé bon d'alerter son jeune compatriote sur les dangers qui le guettent dans la capitale. Alors que Galien fait irruption chez lui pour lui faire part de ses démêlés avec Martialios, Eudème lui expose les nombreuses raisons de se tenir sur ses gardes, au premier rang desquelles l'appât du gain et l'impunité pour les forfaits commis par ses adversaires :

N'imagine pas que les hommes bons deviennent mauvais dans cette ville, mais ceux qui sont déjà mauvais, trouvant ici matière à leurs forfaits, amassent des gains de beaucoup supérieurs à ceux qu'ils pourraient réaliser dans les villes de province. Et comme ils voyaient que beaucoup de leurs pareils s'étaient enrichis, ils ont imité toutes sortes d'agissements jusqu'à en arriver, pour une foule de raisons, au dernier degré de vilenie. Je vais t'indiquer certaines d'entre elles tirées de ma longue expérience. Car ce n'est pas seulement la nature, ni la matière à de juteux forfaits qui ont accru la vilenie de ceux qui sont naturellement mauvais, mais la connaissance qui s'en est suivie des voies du crime qu'ils voyaient leurs pareils emprunter quotidiennement. Aussi se sont-ils entraînés à les imiter. Et le fait que, même pris en flagrant délit, ils pouvaient se retourner contre d'autres qui ne les connaissaient pas, contre lesquels ils agissaient de façon d'autant plus sûre qu'ils bénéficiaient de l'expérience acquise lors de leurs précédents forfaits, ne constitua pas une mince incitation à ne, pour ainsi dire, jamais cesser de commettre leurs forfaits[150].

Pour le dire en un mot, conclut Eudème, ces gens-là sont semblables aux bandits de notre pays (c'est-à-dire l'Asie), sauf qu'ici ils sévissent non dans les montagnes mais au cœur de la cité. Galien saisit alors l'occasion pour rappeler à Eudème sa ferme résolution de quitter Rome dès qu'aura cessé la *stasis* qui divise Pergame, une décision qui, selon Eudème, restera de toute façon sans grand effet sur ses adversaires, soit que ces derniers l'ignorent, soit qu'ils en soient avertis mais refusent d'y prêter foi. Impossible en effet pour ces médecins profondément âpres au gain d'imaginer que l'un d'eux puisse quitter la capitale avant d'avoir amassé un magot, et plus impossible encore de réaliser que la fortune personnelle de Galien le mette à l'abri d'une telle ambition. Aussi n'hésiteront-ils pas, poursuit Eudème, si leurs manigances ne suffisent pas, à recourir au poison, comme ils le firent dix ans plus tôt contre un jeune homme qui, tel Galien lui-même, « pour avoir démontré par ses actes sa compétence dans l'art », fut éliminé avec deux de ses serviteurs. Galien désormais convaincu réitère donc sa décision de « quitter cette grande et populeuse cité, pour la petite ville peu peuplée où tout le monde se connaît, sait à quelle famille chacun appartient, quelle éducation il a reçu, quelle est sa fortune, sa situation et son genre de vie », un dessein qu'il n'a finalement mis à exécution que trois années plus tard en 166, cet entretien se situant en 163, juste après la fin de la maladie du philosophe.

Départ précipité de Rome et retour à Pergame (166)

Toutefois, quand Galien se décide enfin à quitter Rome, les raisons qu'il fournit de son départ varient selon les traités. Dans le *Pronostic*, outre la haine dont ses adversaires le poursuivent depuis ses premiers succès, Galien désigne comme cause déclenchante les quatre cents pièces d'or remises par Boethus en récompense de la guérison de sa femme, ainsi que l'ardeur de ce dernier à vouloir chanter ses louanges jusqu'auprès de l'empereur Marc Aurèle. Ce dernier, précise Galien, résidait alors à Rome, tandis que Lucius Verus menait à l'extérieur la guerre contre les Parthes et leur chef Vologèse[151]. Effrayé à l'idée que l'empereur veuille le retenir à Rome, Galien demande à ses amis de surseoir à leurs louanges et, dès qu'il a reçu l'assurance que les troubles ont cessé à Pergame, il organise son départ dans le plus grand secret. Feignant de quitter Rome pour la Campanie (où cependant il ne précise pas déjà posséder la maison mentionnée dans un traité plus tardif)[152], il laisse à Rome un unique serviteur chargé de veiller sur ses biens. Celui-ci devra guetter le départ d'un bateau pour l'Asie, puis en un seul jour confier la vente du mobilier à un homme des faubourgs et « partir aussitôt en embarquant sur le navire faisant route vers la Sicile pour rejoindre sa patrie »[153]. Pendant ce temps craignant d'être rattrapé et ramené à Rome « comme un esclave en fuite » par un soldat à la solde des puissants ou de l'empereur en personne, Galien s'efforce de mettre le plus de distance possible entre lui et ses poursuivants.

Mais dans les *Propres livres*, près de trente ans après les faits, Galien donne une version beaucoup moins romanesque et beaucoup plus sobre de ce départ :

> [Je passai trois autres années à Rome] et, quand la grande peste se déclara, je quittai aussitôt la ville pour me hâter de rentrer dans ma patrie, aucun médicament suffisamment puissant n'ayant pu être trouvé, à ma connaissance, pour lutter contre ce fléau qui se répandit partout avant de s'éteindre[154].

L'allusion à la peste dite « antonine » (en réalité vraisemblablement une épidémie de variole) qui aurait été ramenée de Syrie à Rome par les troupes de Lucius Verus est transparente[155]. Dans le *Ne pas se chagriner*, Galien fait à nouveau allusion à « cette première attaque de la peste » qui emporta notamment son ami Teuthras qui lui avait légué les précieuses recettes d'Eumène[156]. Certains ont vu dans la mention de la peste la raison peu glorieuse du départ du médecin qui se serait empressé de quitter la capitale pour ne pas affronter l'épidémie. Cette explication paraît cependant un peu trop rapide pour pouvoir être retenue sans discussion. Galien ne mentionne ici l'épidémie qu'en tant que repère chronologique et non comme cause de son départ. Les deux récits ne sont donc pas opposés mais complémentaires. Galien a fui Rome de peur d'être retenu par l'empereur au moment même où la peste s'est déclarée et où, il est vrai, on allait avoir besoin de ses soins, donc très vraisemblablement juste avant la célébration du triomphe de Lucius Verus sur les Parthes le 12 octobre 166[157]. Mais il est vrai aussi qu'à peine deux ans plus tard, il accepta d'affronter cette même épidémie à Aquilée, à la demande des deux empereurs qui y avaient pris leurs quartiers d'hiver. Quant aux motivations profondes de Galien, qu'il nous faut sans doute nous résigner à ne jamais connaître, on peut juste avancer que chacun des événements mentionnés plus haut dut jouer un rôle. Confronté à la haine croissante de ses collègues et aux débuts d'une épidémie qui s'annonçait comme particulièrement virulente, Galien n'a sans doute pas davantage hésité à mettre à exécution un dessein mûri de longue date.

Itinéraire de retour à Pergame

Quoi qu'il en soit des raisons exactes de son départ, Galien fait donc route vers Pergame en suivant un itinéraire dont les grandes lignes sont connues mais dont le détail a prêté à discussion. L'enjeu exact de ce débat qui peut paraître assez vain pose en réalité le problème du nombre de fois où Galien est revenu de Rome dans sa patrie.

Que nous dit Galien dans le *Pronostic*[158] ? Tandis que son serviteur suit la voie maritime la plus directe depuis Ostie vers l'Asie avec escale en Sicile, Galien pour sa part se dirige par voie de terre vers la Campanie, puis Brindisi, bien décidé à s'embarquer sur le premier bateau faisant voile vers Dyrrachium (actuelle ville de Durrës en Albanie) ou la Grèce, avant finalement de faire voile le jour suivant vers Cassiopé, au nord-est de Corcyre (l'actuelle Corfou). La suite de ce voyage est, semble-t-il, raconté ailleurs, dans le *Sur le diagnostic et le traitement des passions de l'âme*, où Galien mentionne les colères d'un compagnon de voyage, un marchand originaire de Gortyne, en Crète, avec qui il a fait route entre Rome et Corinthe[159]. Galien ne précise pas où la rencontre entre les deux hommes a eu lieu ni, s'il s'agit bien du même voyage, comment ils sont tous deux arrivés dans le port de Kenkhrées, situé au fond du golfe Saronique, à l'est de l'isthme de Corinthe. Mais le plus simple est de supposer qu'ils s'y rendirent en bateau et se rencontrèrent à bord. Arrivé à Kenkhrées, le marchand décide d'expédier par mer ses serviteurs et ses bagages à Athènes et de louer une voiture pour faire route avec Galien par Mégare, Éleusis et la plaine de Thria.

À partir d'Athènes, Galien ne nous dit plus rien de son trajet, mais là encore le plus simple est de supposer qu'il a poursuivi son voyage en choisissant la voie maritime et le chemin le plus direct jusqu'à Milet, Éphèse ou Smyrne, avant de poursuivre vers Pergame par la route, de préférence à la voie de terre par la Thessalie et la Macédoine[160].

VII

Exil volontaire et retour en grâce

Galien a quitté Rome juste avant la célébration du triomphe de Lucius Verus le 12 octobre 166 et il est de retour à Pergame vers la fin de la même année, âgé de trente-sept ans révolus. Pendant cette période, Galien se contente de noter qu'« il se livre à ses occupations habituelles »[1]. Un tel laconisme sous la plume prolixe de Galien est pour le moins inhabituel à propos d'un séjour qui dura près de deux ans et semble indiquer que le médecin a en partie vécu ce retour comme un échec et un exil forcé. J. Ilberg interprète cette formule en un sens très restrictif et en conclut que Galien se livra à Pergame à sa seule activité médicale, à l'exclusion notamment de tout voyage scientifique, mais peut-être aussi de toute activité littéraire, comme semble l'indiquer l'absence de traités assignés à cette période[2]. En réalité, Galien va occuper une partie de son temps à la correction et la révision de certains de ses ouvrages de jeunesse récupérés à cette occasion, une tâche facilitée par le fait qu'il retrouve sur place sa bibliothèque personnelle dont il avait été privé lors de son premier séjour romain.

Révision et correction des ouvrages de jeunesse

Galien nous dit en effet être rentré en possession à son retour de Rome de trois traités rédigés avant son départ pour Smyrne et qu'il croyait perdus :

> L'on me rendit trois livres que j'avais écrits avant de quitter Pergame pour Smyrne pour écouter le médecin Pélops et le platonicien Albinos. L'un était une *Anatomie de l'utérus*, un petit opuscule, l'autre portait sur le *Diagnostic des affections oculaires*, lui aussi de petite dimension, et le troisième, d'étendue plus considérable, avait trait à l'*Expérience médicale*. Le premier cité fut offert à une accoucheuse, le deuxième à un jeune homme qui soignait les yeux. Le troisième, quant à lui, datait de l'époque où, pendant deux jours, Pélops disputa avec Philippe l'empirique, Pélops soutenant que la médecine ne pouvait être constituée par l'expérience seule, et Philippe démontrant qu'elle le pouvait. Je mis donc en ordre les propos tenus par l'un et l'autre interlocuteurs et les consignai par écrit à titre d'entraînement personnel ; et je ne sais comment cet ouvrage passa en d'autres mains à mon insu[3].

De ces traités de jeunesse rédigés avant 149, un seul est conservé, l'*Anatomie de l'utérus*[4]. Galien s'emploie également à mettre au net et à compléter un quatrième livre à l'origine composé à Smyrne où il avait rejoint son maître Pélops :

> J'écrivis, lors de mon séjour à Smyrne, trois autres livres *Sur le mouvement du poumon et du thorax* pour être agréable à un condisciple qui s'apprêtait, après son séjour à l'étranger, à regagner sa patrie ; il avait en vue de procéder, après s'y être exercé, à une démonstration d'anatomie. En fait, le jeune homme étant mort entre-temps, les livres se retrouvèrent entre les mains de quelques-uns, et comme on pensait qu'ils étaient bien dans mon style, on alla jusqu'à confondre une personne qui, pour leur avoir ajouté un prologue, en donnait ensuite lecture comme des siens propres. J'ai pour ma part ajouté au troisième de ces livres, à la fin, quelques mots ayant trait à mes récentes découvertes. Car j'avais consigné dans ces trois livres les doctrines de mon maître Pélops auprès duquel je séjournais encore à Smyrne quand j'écrivis cet ouvrage[5].

Galien travaille donc également pendant cette période à une nouvelle version augmentée et mise à jour du *Mouvement du poumon et du thorax* composé entre 149 et 151, un ouvrage qu'un lecteur peu scrupuleux n'avait pas hésité à mettre sous son propre nom pour leur avoir simplement ajouté un prologue[6].

Du reste de ses activités Galien ne nous dit rien, même s'il est assez probable qu'il dut continuer à exercer la médecine dans sa ville natale. Il est également vraisemblable qu'il dut s'occuper de nombreuses questions matérielles après une absence de près de quatre ans. Il dut certainement aussi régler certains problèmes d'intendance inhérents à la possession d'un riche domaine et d'une fortune telle que la sienne, des activités dont la mention n'avait cependant nulle place à l'intérieur des traités bibliographiques qui sont notre seule source pour cette période.

Rappel de Galien par les empereurs à Aquilée

L'événement décisif de cette période est sans conteste le rappel de Galien par les deux empereurs Marc Aurèle et Lucius Verus. Ce rappel pose le problème du statut de Galien en tant que médecin. On a vu plus haut que lors de son départ précipité de Rome, Galien avait craint d'en être empêché par l'empereur en personne. On peut donc se demander si, dès cette époque, Galien n'avait pas commencé à occuper au palais une fonction officielle qui ne l'aurait pas laissé pleinement libre de ses mouvements. Ce qui est sûr, c'est que lorsqu'il reçoit la lettre des deux empereurs lui enjoignant de les rejoindre à Aquilée, Galien, malgré son peu d'enthousiasme, ne se sent pas libre de refuser. La scène se passe entre la fin de l'automne et le début de l'hiver 168 au moment où une nouvelle guerre vient d'éclater avec les Germains et où Marc Aurèle et Lucius Verus, alors tous les deux associés à la tête de l'empire, ont décidé de passer l'hiver à Aquilée, au nord du golfe de Trieste, pour y rassembler et préparer leur armée[7]. Galien fait deux fois allusion à cet épisode, d'abord dans le *Pronostic* :

> Une discussion ayant eu lieu au sujet de ceux qui démontrent leur savoir en matière de médecine et de philosophie par des actes et non par des mots, plusieurs dans l'entourage des empereurs mentionnèrent mon nom en disant que j'étais ainsi. Alors même qu'ils avaient déjà quitté Rome pour se mettre en campagne et avaient décidé de passer l'hiver à Aquilée pour préparer et rassembler leur armée, ils m'envoient un message m'ordonnant de venir les retrouver[8].

Puis dans les *Propres livres* :

Mais arriva bientôt d'Aquilée la lettre des empereurs qui me rappelaient. Ils avaient en effet résolu, après avoir eux-mêmes pris leurs quartiers d'hiver, de marcher contre les Germains. Je fus donc contraint de me mettre en route[9].

Dans cette seconde version, le message des deux empereurs se fait moins pressant, Galien mentionnant « un rappel » et non plus « un ordre ». Dans les deux cas cependant, Galien n'est pas dupe[10]. La situation sanitaire est dramatique. Les soldats meurent par centaines de la peste. Et Galien sait parfaitement qu'en se rendant à Aquilée, il s'expose ensuite à devoir suivre les deux empereurs en campagne. L'aventure ne le tente nullement, mais il n'a apparemment aucun moyen de se soustraire à la volonté impériale et il se met donc en marche à son corps défendant. Cependant en route pour Aquilée, il paraît avoir mis à profit ce voyage pour s'arrêter à Lemnos en quête de la fameuse terre lemnienne[11]. Si tel est bien le cas, la description qu'il nous a laissée de son itinéraire permet de le suivre depuis Alexandrie de Troade où il aurait traversé vers Lemnos puis Thessalonique, avant de prendre une nouvelle fois la via Egnatia (comme lors de son premier trajet de Pergame à Rome) et de gagner le nord de l'Italie[12].

Quoi qu'il en soit, Galien est à peine arrivé à Aquilée que les deux empereurs quittent les lieux :

J'atteignis donc Aquilée quand la peste s'abattit comme jamais encore auparavant, si bien que les empereurs prirent aussitôt la fuite pour Rome avec une poignée de soldats, tandis que nous, le grand nombre, nous eûmes de la peine, pendant longtemps à nous en tirer sains et saufs : les gens mouraient, pour la plupart, non seulement à cause de la peste, mais aussi parce que cela se passait au cœur de l'hiver[13].

Galien, semble-t-il, ne fit donc que croiser les deux empereurs qui, selon lui, avaient décidé de fuir l'épidémie. En réalité, selon l'*Histoire Auguste*, ce départ n'eut rien d'une fuite. La décision en serait venue de Lucius Verus qui, rassuré par le retrait des rois barbares, aurait résolu dans les derniers jours de 168 ou les premiers jours de 169 de rentrer à Rome. Marc Aurèle, au contraire, qui « pensait que la fuite des Barbares et leur comportement qui laissait croire à une guerre sans danger étaient des faux-semblants pour se soustraire à la pression d'un si grand appareil militaire », était d'avis de rester sur place et de les poursuivre[14]. Toujours selon l'*Histoire Auguste*, il consentit cependant à accompagner Lucius Verus au début de son voyage. Mais « deux jours après le début de leur voyage, Lucius, qui était assis dans une voiture avec son frère, fut frappé d'apoplexie et mourut »[15]. La *Vie de Verus* précise même que Lucius fut transporté à Altinum (dans la région de Venise) où il mourut[16]. Marc Aurèle continua donc son voyage pour ramener le corps à Rome où il assista aux funérailles de Verus, avant que ses cendres fussent déposées dans le mausolée d'Hadrien et qu'il reçût le titre de *diuus*[17].

Cette mort soudaine ne manqua pas de susciter des interrogations. Des bruits de complot et d'empoisonnement coururent[18]. En particulier le médecin Posidippe fut accusé d'avoir saigné Verus mal à propos[19]. Galien en tout cas ne se fait l'écho d'aucun de ces propos qui relevaient très probablement de la calomnie. Galien se garde bien de prendre parti entre les deux empereurs. Il ne les oppose que dans un unique passage de son *Commentaire aux Épidémies VI* où il rapporte que « à la différence des courtisans de Lucius, qui portaient les cheveux longs, l'entourage de Marc Aurèle avait le crâne rasé » et que, pour cette raison, Lucius appelait les familiers de son frère des *mimologoi*, des « mimes »[20]. Toutefois la nature de ce jugement n'est pas parfaitement claire. Certains ont supposé que les courtisans de Marc Aurèle s'étaient attiré ce surnom parce qu'ils imitaient la coiffure de l'empereur qui était aussi celle des stoïciens dans l'espoir de gagner sa faveur. D'autres ont pensé que ces gens étaient ainsi nommés tout simplement parce qu'ils ressemblaient aux mimes qui avaient habituellement le crâne rasé[21].

Dans les *Propres livres*, à propos de la mort de Verus, dont la nouvelle lui parvient à Aquilée où il est resté soigner les malades, Galien se contente de consigner les faits, non sans ajouter une information qui le concerne directement :

> Après que Lucius, sur le chemin du retour, eut quitté le monde des hommes, Antonin (*sc.* Marc Aurèle) fit ramener son corps à Rome et procéder à son apothéose, avant de s'occuper de l'expédition contre les Germains. Il faisait grand cas de m'emmener avec lui[22].

Même chose dans le *Pronostic*, où il écrit :

> Mais Lucius, au milieu de l'hiver, ayant été transporté parmi les dieux, son frère fit ramener son corps à Rome et ayant accompli tous les rites pour lui, il s'occupa de la campagne contre les Germains en m'ordonnant moi aussi de le suivre[23].

Face aux exigences impériales et après son rappel à Aquilée, Galien va devoir déployer tout son talent pour obtenir de ne pas suivre Marc

Aurèle en campagne. Une entrevue décisive a lieu dont le plus probable est qu'elle se tint non à Aquilée, mais à Rome, où se trouvait désormais l'empereur et où Galien avait vraisemblablement obtenu de le rejoindre. De fait, ce n'est qu'en septembre ou octobre 169 que Marc Aurèle décide de partir en expédition en Germanie où il va demeurer de 169 à 175. Et c'est sans doute au cours du laps de temps qui sépare la mort de Verus du départ de l'armée en campagne qu'il convient de situer la rencontre de Galien et Marc Aurèle.

Des deux versions que Galien nous a laissées de cet épisode, celle des *Propres livres* est de loin la plus détaillée. Alors que le médecin de Pergame se contente de noter dans le *Pronostic* qu'« étant donné que [Marc Aurèle] était un homme bon et charitable », il réussit à le persuader de le laisser à Rome, dans le traité biobibliographique beaucoup plus tardif il rapporte ce récit :

> Mais il se laissa persuader de me laisser aller quand il eut entendu par ma bouche que le dieu de mes pères, Asclépios, ordonnait le contraire. Je m'étais en effet déclaré son serviteur depuis le jour où il me sauva d'une disposition qui aurait pu être fatale à souffrir d'un ulcère. S'étant incliné devant le dieu et m'ayant recommandé d'attendre son retour – car il espérait rapidement mener la guerre à bien –, lui-même partit après avoir laissé sur place son fils Commode qui était encore un tout jeune enfant. Il enjoignit aux tuteurs de son fils de s'efforcer de le maintenir en bonne santé et, au cas où il tomberait malade, de m'appeler pour le soigner[24].

Galien n'hésite pas ici, pour emporter la décision de Marc Aurèle de le laisser à Rome, à faire appel à son attachement personnel à Asclépios et aux événements qui l'amenèrent en 157, alors qu'il était âgé de vingt-huit ans, à se déclarer son serviteur[25]. Certains n'ont voulu voir dans ce récit qu'une simple manœuvre de Galien face à un empereur dont il connaissait la dévotion et le caractère affable. Il est vrai que lorsque Galien reçut la lettre de son rappel à Aquilée, il notait déjà :

> Je fus donc contraint de me mettre en route, espérant cependant obtenir une exemption. J'avais en effet entendu dire que l'un des empereurs, le plus âgé [*sc.* Marc Aurèle], était bienveillant, mesuré, doux et affable[26].

Et de fait, Galien vient d'obtenir l'exemption tant désirée. Pour autant, il ne paraît pas nécessaire de soupçonner la sincérité de Galien dans sa foi et son attachement personnel à Asclépios. Plus simplement, son manque de goût pour la carrière de médecin militaire a su lui inspirer les bons arguments pour plaider efficacement sa cause auprès d'un empereur dont la dévotion était connue de tous. Galien en retire même un bénéfice supplémentaire : celui de se voir confier le soin de la santé du jeune Commode. S'il n'appartenait déjà au cercle étroit des médecins attachés au palais, voilà qui est fait[27].

Un autre événement aurait bien pu inciter Marc Aurèle à accorder sa confiance à Galien, mais cette hypothèse se heurte à de grandes incertitudes chronologiques. Galien, dans le *Pronostic*, rapporte en effet avoir soigné l'empereur avec succès lors d'un de ses séjours à Rome. La scène peut en effet avoir eu lieu lors du court laps de temps compris entre la mort de Verus et le départ de Marc Aurèle contre les Germains, c'est-à-dire entre janvier et l'automne 169, et donc être contemporaine de la fameuse entrevue[28]. Dans ce cas la gratitude de l'empereur envers celui qui venait de le sauver aurait pu peser dans sa décision de laisser Galien séjourner à Rome et de lui confier le soin de son fils Commode. Mais si l'on suit l'ordre du récit dans le *Pronostic*, où la scène est en outre présentée comme relativement récente, la guérison de Marc Aurèle semble plutôt se situer lors d'un de ses séjours ultérieurs dans la capitale, c'est-à-dire après son retour d'Orient à l'automne 176 et avant son nouveau départ sur le Danube à l'été 178[29].

Quoi qu'il en soit, la décision de l'empereur de laisser Galien à Rome sans le contraindre à l'accompagner sur les frontières menacées de l'Empire va inaugurer une période d'écriture et d'activité particulièrement faste pour le médecin. Mais avant d'aborder en détail les occupations de Galien au début de ce second séjour romain, il faut d'abord revenir sur les terribles ravages occasionnés par la peste au cours de cette période.

La peste et ses ravages

Il a déjà été fait allusion plus haut à cette peste dite « antonine » ramenée de Syrie à Rome par les troupes de Lucius Verus et qui aurait peut-être précipité le départ de Galien pour Pergame[30]. La maladie qui sévit entre 166 et 189 dans l'Empire serait, semble-t-il, apparue pour la première fois en 166 lors de la prise de Séleucie par l'armée de L. Verus qu'elle affaiblit gravement, avant de réapparaître quelques années plus tard sous le règne de Commode[31]. Même si les témoignages quasi contemporains d'Hérodien et de Dion Cassius (ce dernier étant le seul à donner des chiffres mais qu'il est sans doute risqué d'interpréter) paraissent plus fiables que ceux plus tardifs de l'*Histoire Auguste*, l'épidémie frappa suffisamment les esprits pour qu'Ammien Marcellin, au IVᵉ siècle, mentionne encore le « fléau venu du fond des âges » et son exceptionnelle virulence[32]. De larges zones d'ombre subsistent cependant encore sur la nature exacte de l'épidémie qui va frapper l'Empire de façon récurrente pendant plus d'une vingtaine d'années[33].

Le mot grec utilisé pour désigner le fléau est *loimos* que l'on traduit habituellement par « peste », même s'il vaudrait mieux parler de pestilence, puisqu'il s'agit non pas de la peste au sens strict (maladie due au bacille *Yersinia pestis*), mais de la variole. Le tableau clinique brossé par Galien a en effet amené les historiens de la médecine à poser ce diagnostic rétrospectif comme le plus vraisemblable[34]. Le médecin de Pergame, tout en déplorant de ne pas disposer de médicaments efficaces[35], décrit cette « grande pestilence » (*megas loimos*) comme une affection se manifestant par des vomissements et des diarrhées nauséabonds accompagnés de fièvres[36]. S'appuyant sur le témoignage de Thucydide, Galien fait le parallèle avec la peste d'Athènes qui frappa la Grèce au début de la guerre du Péloponnèse. Il décrit des malades si durement frappés qu'ils ne reconnaissent pas leurs proches[37]. Or face à un tel fléau, le médecin, concède Galien, est aussi démuni que le profane quand son ignorance ne le fait pas apparaître comme inférieur à ce dernier :

> Pendant la peste qui sévit durant de nombreuses années, nous avons vu une foule énorme de malades atteints d'une affection de ce genre [*sc.* atteints de fièvres difficiles à diagnostiquer], et au sujet desquels, visiblement, les médecins n'en savaient pas plus que des gens étrangers à la profession et se montraient parfois bien inférieurs à un simple particulier intelligent. On peut constater, en effet, que beaucoup de particuliers, même s'ils ne prêtent attention à rien d'autre, observent du moins la respiration des malades : si elle leur semble avoir mauvaise odeur, ils redoutent le pire. Ainsi donc l'expérience leur a fait découvrir ce moyen de reconnaître les fièvres provoquées par la peste[38].

En réalité, la maladie se manifeste surtout par une affection dermatologique spectaculaire, la peau se couvrant d'atroces pustules que Galien nomme exanthèmes et qui doivent permettre au médecin de diagnostiquer la peste plus sûrement que n'importe quel particulier :

Pour toi, tu ne dois pas te contenter de l'expérience, tu dois aussi fonder ton jugement sur la raison. Les particuliers, j'imagine, observent aussi les parties de la bouche, et, si elles leur paraissent avoir un tant soit peu les couleurs caractéristiques de la peste, ils déclarent atteintes de la peste les personnes qui présentent ces signes. Je pense que ces signes-là apparaissent au médecin beaucoup mieux qu'au simple particulier : chez certains malades, en effet, la coloration paraît érysipélateuse, chez d'autres, elle ressemble à celles de dartres et, comme je le pense, elle gagne des parties plus nombreuses que dans les débuts[39].

Car si le médecin ne peut promettre la guérison à son patient, il reste cependant le plus compétent pour établir un diagnostic sûr :

Ainsi, à partir de ces observations, on peut déterminer si le sujet présente quelque dérangement, ou si on a affaire à une attaque de la peste, maladie mortelle quand elle est accompagnée de fièvres ininterrompues, ce qui s'observe bien après le bain : les malades sont alors dégoûtés de la nourriture, mais ils souffrent d'une soif excessive et réclament de la fraîcheur. En outre, il convient d'examiner aussi soigneusement les yeux. C'est en les baignant qu'on peut le mieux observer leur état : le bain les rend brûlants et enflammés, et, chez certains, ils le demeurent dans la suite. Nous pourrons ainsi reconnaître sans doute possible que ces personnes-là sont atteintes de la peste. Mais puissent les hommes être à l'abri de la peste telle que nous l'avons connue et qu'elle sévit encore[40].

Dans certains cas, le médecin ose même un pronostic, comme lorsque des vomissements et des diarrhées intenses ont préalablement vidé le corps du sang noir à l'origine de la maladie[41] et ainsi favorisé le dessèchement des exanthèmes, ce qui est considéré comme un signe favorable :

Or ceux qui, pour avoir été ainsi préalablement vidés (par des vomissements et des diarrhées), devaient être sauvés ont vu leur corps tout entier se couvrir d'exanthèmes noirs. Chez la plupart, ils avaient l'apparence de plaies et chez tous ils étaient secs. Et il était évident, pour qui voulait bien le voir, que c'était là ce qui restait du sang qui avait été putréfié pendant les fièvres, comme si la nature avait repoussé une sorte de cendre à la surface de la peau, comme pour beaucoup d'autres résidus. Néanmoins il n'y eut pas besoin de médicament contre les exanthèmes de la sorte, mais ils évoluaient spontanément de la façon suivante : chez certains, chez qui précisément ils s'étaient ulcérés, la surface qu'on nomme précisément « croûte » en tombait, et dès lors pour le reste on était déjà proche de recouvrer la santé et après un ou deux jours il y avait cicatrisation ; chez d'autres, chez qui ils ne s'étaient pas ulcérés, l'exanthème était rêche, ressemblait à la gale, et tombait également comme une peau, et à la suite de cela tous recouvraient la santé[42].

Dans la *Bile noire*, Galien se montre encore plus précis, déclarant que ces diarrhées, chez ceux qui doivent être sauvés, surviennent habituellement autour du dixième jour :

> Chez un grand nombre de ceux qui furent sauvés, il se produisit une excrétion de substances appelées noires par le bas-ventre, le neuvième jour surtout, ou le septième ou le onzième[43].

Certains, pourtant exempts de diarrhées, furent cependant sauvés grâce apparemment aux exanthèmes dont leur corps se couvrit et qui durent faciliter l'évacuation de ce sang noir :

> Chez ceux des malades où une telle excrétion par le bas-ventre n'eut pas lieu, tout le corps se couvrit d'une floraison de taches noires semblables à des exanthèmes. Après que ceux-ci eurent séchés et se furent détachés, la peau tomba peu à peu en croûtes, pendant plusieurs jours après la crise. Mais ceux qui rendirent de la bile noire pure par les selles moururent tous[44].

Galien, pour soulager les malades, ne paraît guère avoir disposé que d'un seul médicament, à base de terre d'Arménie. De nature desséchante, le remède facilite la cicatrisation des plaies et tarit les écoulements, facilitant ainsi la respiration. Galien donne ce remède à boire avec du vin plus ou moins coupé d'eau selon l'intensité de la fièvre, dont il remarque qu'elle reste de toute façon modérée chez les malades atteints de la peste. Il se félicite même des bons résultats obtenus en dehors des malades décédés qui, de toute façon, étaient incurables :

> Dans cette grande peste-là qui fut analogue par la forme à la peste qui a eu lieu du temps de Thucydide, tous ceux qui burent de ce médicament furent rapidement guéris, tandis que ceux à qui il n'apporta aucune utilité moururent tous, alors qu'ils n'avaient retiré aucune utilité d'aucun autre médicament, ce qui est la preuve que c'est aux malades incurables que ce médicament n'a apporté aucune utilité[45].

Cependant la peste et ses ravages ne présentent pas que des aspects négatifs pour le médecin. Les lésions extrêmes présentées par certains malades fournissent à Galien l'occasion de découvrir de nouvelles thérapies. Tel ce tout jeune homme évoqué dans la *Méthode thérapeutique* qui, le neuvième jour de la maladie, vit son corps se recouvrir entièrement d'ulcères comme cela arriva également « à presque tous ceux qui furent sauvés »[46]. Survient en même temps une petite toux qui, le jour suivant, lui fait rejeter une petite croûte. Bien qu'il n'aperçoive rien à l'examen, Galien suspecte la présence d'ulcères internes, à l'intérieur de la trachée. Recommandant à son jeune patient d'éviter de tousser, le médecin lui demande de s'allonger sur le dos et lui administre un remède destiné à assécher et cicatriser la plaie qu'il lui recommande de d'abord garder en bouche pour ensuite le laisser s'écouler très lentement dans la trachée. Le malade qui a quelques notions de médecine se révèle très coopératif, décrivant scrupuleusement à Galien ce qu'il ressent et à quel niveau de la trachée le médicament lui paraît faire effet. Trois jours plus tard, il quitte Rome « où précisément il avait été touché par la pestilence » et s'embarque sur un navire pour Stabies, ville de Campanie à quelques kilomètres au sud de Pompéi, où il suit une cure à base de lait qui assure son complet rétablissement. Fort de cet excellent résultat, Galien administre le même traitement à d'autres qui furent également sauvés.

Dans d'autres cas moins favorables, la peste produit des « dépôts aux pieds » qui s'avèrent fatals provoquant une putréfaction des extrémités qui n'est pas sans évoquer une sorte de gangrène[47].

Certaines des victimes de la peste sont célèbres. Le rhéteur Aelius Aristide aurait lui-même été frappé par le fléau, évoquant dans ses *Discours sacrés* « une maladie pestilentielle [qui] s'était emparée de presque tous ses voisins » au fort de l'été à Smyrne[48] :

> De mes domestiques, d'abord deux, puis trois tombèrent malades, puis un autre et un autre, puis tous furent au lit, jeunes et vieux, enfin le mal me prit moi-même… La maladie atteignit jusqu'aux bêtes de somme, et tous ceux qui quelque part avaient été frappés gisaient au hasard devant les portes. En sorte qu'il n'était même plus possible d'user facilement de la navigation en raison des circonstances. Ce n'était partout que découragement, lamentation, gémissements, tristesse générale. Dans la ville même, il y avait de graves maladies[49].

Laissé pour mort par ses médecins qui ont renoncé à le soigner, Aelius Aristide en réchappera cependant, sauvé par un rêve envoyé par Asclépios. Combien de morts Galien, pour sa part, dut-il déplorer ? Certes, luttant contre le fléau à Aquilée, il tente bien de tenir les rigueurs de l'hiver comme responsables de certaines d'entre elles, mais il ne cherche pas non plus à dissimuler que beaucoup moururent[50]. Et dans le *Ne pas se chagriner*, il fait allusion à « une grande attaque de la longue peste » qui, comme Aelius Aristide, « lui fit perdre presque tous les serviteurs qu'il avait à Rome »[51].

L'*Histoire Auguste* évoque également cette peste qui « faisait de si grands ravages qu'on fut obligé d'employer toutes sortes de voitures au transport des cadavres », et qui obligea les deux empereurs à édicter « des lois très sévères touchant les inhumations et les tombeaux : ils défendirent d'en élever où on le voudrait ; règlement qui s'observe encore aujourd'hui. Ce fléau enleva plusieurs milliers de personnes, et parmi elles beaucoup de citoyens du premier rang »[52].

VIII

AU CHEVET DES EMPEREURS

Début du second séjour romain (169-176)

Désireux de ne pas commettre les mêmes erreurs que lors de son premier séjour, Galien décide de passer le moins de temps possible à Rome, préférant suivre le jeune Commode dans ses différentes villégiatures. Les années 169-176 voient donc vraisemblablement Galien séjourner dans différentes régions d'Italie, à Lorium, Lavinium, Tibur ou Antium, lieux habituels de résidence des empereurs. Elles voient surtout le médecin s'adonner régulièrement à l'écriture :

> De fait il [sc. Marc Aurèle] devait être rapidement de retour. Mais pendant tout le temps que dura son absence, je me rappelai de la méchanceté des médecins et des philosophes de la ville et résolus de m'en tenir éloigné pour me rendre tantôt ici, tantôt là où se trouvait son fils Commode dont le soin était confié à Peitholaos ; celui-ci avait reçu l'instruction de la part de l'empereur Antonin lui-même de faire appel à moi pour prendre soin de l'enfant si jamais il venait à tomber malade. L'empereur s'étant attardé de façon inattendue à faire la guerre contre les Germains, je consacrai tout ce temps à composer de nombreux ouvrages de philosophie et de médecine dont je fis don à mes amis à leur demande après le retour de l'empereur à Rome, en espérant qu'ils restent entre leurs seules mains[1].

On devine sans peine ce qu'il en fut de ces ouvrages que Galien, renouant avec ses anciennes habitudes, confiait si imprudemment à ses amis. Et comme les vieilles habitudes ont décidément la vie dure, Galien ne réussira pas davantage à se tenir complètement éloigné des querelles et jalousies entre confrères. Cependant, conscient qu'il ne peut se passer de la protection des puissants, et à côté de travaux d'écriture qui absorbent le plus clair de son temps, Galien ne mentionne guère pour cette période que des patients liés de près ou de loin au palais impérial. Un personnage en particulier se retrouve au centre de plusieurs de ces récits, Peitholaos, qualifié dans le *Pronostic* de *koitônitès*, un terme employé par Épictète pour désigner les valets attachés au service des grands[2], mais aussi de nourricier (*tropheus*), sorte de précepteur attaché au service du jeune Commode[3]. Peitholaos auquel était confiée la charge du jeune garçon n'était sans doute pas un simple valet mais plus vraisemblablement une sorte de chambellan. Et c'est à lui que Galien a affaire lorsqu'il est successivement amené à soigner d'abord le jeune Sextus, puis Marc Aurèle et enfin Commode[4].

La maladie de Sextus (169)

Le cas du jeune Sextus, de la gens des Quintilii[5], constitue un véritable feuilleton. Âgé d'environ vingt ans à l'époque des faits, le jeune homme souffre d'une de ces fièvres récurrentes si fréquentes dans l'Antiquité où le paludisme est endémique. Le rôle du médecin consiste en pareil cas non pas à guérir mais à prévoir l'apparition de nouvelles crises. C'est ainsi que l'habileté de Galien est scrutée par deux personnages qui assistent, en quelque sorte dans les coulisses, au déroulement de toute l'affaire. Le premier, Peitholaos, s'informe régulièrement auprès de Galien de l'évolution de la fièvre de ce jeune homme qui certes ne réside pas au palais mais appartient à l'une des plus grandes familles de Rome. Au delà de l'intérêt de Peitholaos pour la santé de Sextus, on devine sans mal la curiosité du chambellan à propos de la réputation et de l'habileté d'un médecin désormais attaché au palais. Le second protagoniste, le consul Claudius Severus, gendre de Marc Aurèle, a déjà assisté aux démonstrations anatomiques données par Galien sur le mécanisme de la respiration lors de son premier séjour romain. Il va suivre lui aussi avec passion les différents épisodes de l'affaire.

De son côté, le jeune Sextus refuse d'accorder son crédit à Galien qui a pronostiqué que la fièvre, ou bien reviendrait le sixième jour et serait suivie d'autres crises, ou bien reviendrait le septième jour et prendrait définitivement fin. La fièvre revient le sixième jour mais Sextus s'efforce de la dissimuler au médecin et tente d'en affaiblir l'intensité en prenant un bain et en adoptant une diète sévère. Le treizième jour, se croyant tiré d'affaire et ayant estimé avoir déjoué le pronostic de Galien, Sextus recommence progressivement à s'alimenter normalement. Mais le lendemain, il est atteint d'une nouvelle fièvre qui va s'aggravant et semble donner raison au pronostic de Galien. Claudius Severus, après s'être rendu chez Sextus qui refuse toujours de voir le médecin, consulte Galien qu'il envoie aussitôt chez le jeune malade en lui ordonnant de venir ensuite lui rendre compte de sa visite. Galien pronostique que la fièvre durera trois jours et que la crise, le dix-septième jour, connaîtra un dernier accès qui signera définitivement sa fin. Galien note alors assez finement que Sextus, soulagé d'apprendre la fin prochaine de sa maladie, se range cette fois sans difficulté à son avis, tant il est vrai que « ce qu'un homme désire, il pense que cela adviendra ».

Convaincu que la crise va prendre fin, Severus nourrit cependant encore quelques doutes sur le jour exact indiqué par Galien pour la résolution définitive de la crise. Aussi met-il au point le stratagème suivant : il envoie dès l'aube un de ses serviteurs faire le guet devant la maison de Sextus avec mission de lui ramener Galien dès que celui-ci aura fini sa visite. Ce dernier lui confirme que non seulement il maintient ses prévisions mais est même en mesure d'apporter un élément nouveau : il peut préciser que, lorsque le dix-septième jour sera écoulé, la transpiration commencera à la deuxième heure de la nuit. Et comme Galien confirme à Severus que Peitholaos est également au courant de ce dernier pronostic, le consul se déclare convaincu que le chambellan a déjà informé l'empereur en personne. Pendant ce temps, les ennemis de Galien ne restent pas inactifs et envoient leurs propres émissaires à la porte de Sextus dans l'espoir d'être les premiers à assister à la déconfiture du médecin de Pergame. Ignorants des derniers pronostics de Galien, ils commencent même à se réjouir quand la fièvre de Sextus connaît un nouvel accès. Mais leur joie est de courte durée car la crise finale que Galien a pris soin d'annoncer aux seuls Severus et Peitholaos advient de façon exactement conforme à ses prédictions, achevant de ridiculiser les autres médecins volontairement tenus à l'écart des derniers développements de la fièvre et de toute façon « incapables de compter au delà de sept »[6].

À travers cet épisode à la mise en scène particulièrement soignée, Galien témoigne qu'il bénéficie de la confiance voire de la complicité de personnages parmi les plus influents de Rome, tels Severus et Peitholaos (et à travers ce dernier de celle de l'empereur lui-même)[7]. En même temps, Galien ne résiste pas à la tentation de ridiculiser à nouveau ses collègues. Les médecins ordinaires restés ignorants des différentes phases de la maladie sont présentés comme incapables, face à un cas aussi complexe fait de répits et de rechutes, de seulement suivre le raisonnement de Galien, eux qui ne connaissent que les fièvres tierces ou quartes, et au mieux la combinaison des deux.

Les coliques de Marc Aurèle (169)

La maladie de Marc Aurèle à laquelle il a déjà été fait allusion plus haut et qui est ici rapportée immédiatement après par Galien dans le *Pronostic* paraît contemporaine de celle de Sextus[8]. Cette cure de l'empereur, aux dires mêmes de Galien, constitue sinon l'apogée, du moins un moment « vraiment remarquable » de sa carrière. La nuit précédente, l'empereur a été pris de violentes coliques et d'une forte fièvre que ses médecins habituels ont été impuissants à soulager. Le soir suivant, Galien est invité à dormir au palais pour être prêt à intervenir en cas de besoin. Ne faisant pas partie des médecins particuliers de Marc Aurèle et ne résidant pas habituellement au palais, il se tient d'abord prudemment en retrait :

> Ayant ensuite été appelé pour dormir moi aussi au palais, alors que l'on venait juste d'allumer les lampes, quelqu'un vint m'appeler de la part de l'empereur. Après que trois médecins l'eurent examiné à l'aube et vers la huitième heure, et lui eurent pris le pouls, tout le monde était d'avis qu'il s'agissait du début de la manifestation d'une maladie. Comme je me tenais silencieux, l'empereur dès qu'il m'aperçut me demanda pourquoi, alors que les autres avaient pris son pouls, moi seul je ne l'avais pas fait. Je lui fis donc cette réponse : « Puisque ceux-ci t'ont déjà pris le pouls deux fois et que les particularités de ton pouls leur sont déjà connues grâce à leur expérience

acquise en t'accompagnant dans tes déplacements, je m'attends à ce qu'ils soient davantage en mesure de diagnostiquer ton état de santé actuel. » Et comme, à ces mots, il m'ordonna à moi aussi de prendre son pouls, et qu'il m'apparut que son pouls, comparé à la norme commune pour chaque âge et chaque nature, était loin de traduire le début de la manifestation d'une maladie, je déclarai ne pas avoir affaire à une attaque de fièvre, mais que c'était son estomac qui était opprimé par la nourriture qu'il avait prise et qui avait tourné en phlegme avant d'être évacuée[9].

En comparant le pouls de Marc Aurèle, qui ne lui est pas familier, à celui qu'il devrait être chez un homme de son âge et de sa complexion, Galien agit en plein accord avec les principes qu'il a lui-même énoncés dans sa *Méthode thérapeutique à Glaucon* :

Il nous arrive souvent de visiter des malades que nous n'avions pas eu l'occasion de voir quand ils étaient en bonne santé ; nous ignorons donc leur couleur, leur état normal, celui de leur chaleur naturelle et de leurs artères, dont la connaissance nous rendrait juges compétents de l'ampleur de leurs maladies, car l'ampleur de la maladie est proportionnelle à l'altération de l'état normal. Or, le degré de cette altération n'est appréciable que pour celui qui a une connaissance parfaite de l'état normal. Quand cette connaissance nous manque, pour ne pas rester complètement dans l'embarras, nous avons recours à l'appréciation des conditions communes : c'est là qu'est l'avantage du spécialiste de l'art (*technitès*) sur ceux qui en sont ignorants[10].

Malgré son handicap de départ et son ignorance du pouls habituel du malade, Galien réussit donc, grâce à l'excellence de son art, à poser le bon diagnostic. De fait, en réponse aux paroles de Galien, Marc Aurèle déclare ressentir un poids dû à une nourriture trop froide et loue aussitôt Galien pour sa clairvoyance. Le médecin de Pergame lui indique alors la prescription habituelle en pareil cas : boire du vin saupoudré de poivre. Mais, ajoute-t-il aussitôt, dans le cas d'un empereur, il convient d'adopter seulement les remèdes les plus sûrs, aussi suffira-t-il d'appliquer sur la bouche de l'estomac un tissu de laine imprégné d'huile de nard chaude. Marc Aurèle se rend également à cet avis, déclarant avoir lui-même l'habitude de recourir à un tel remède en cas de maux d'estomac ; puis, après avoir donné ses ordres à Peitholaos, il congédie Galien. Ce dernier, vraisemblablement renseigné par Peitholaos, ajoute que l'empereur après son départ compléta sa prescription en se faisant réchauffer les pieds par ses masseurs et en se faisant préparer du vin de Sabine saupoudré de poivre :

Après qu'il eut bu, il s'adressa à Peitholaos : « Nous avons un médecin, un seul, et qui plus est un esprit totalement libre. » Et il ne cessait de parler de moi, comme tu le sais, en disant que j'étais premier parmi les médecins et seul parmi les philosophes[11].

Le succès est donc complet et, mis dans la bouche d'un empereur se définissant lui-même comme philosophe, le compliment adressé à Galien prend tout son poids.

Enfin, même s'il n'est pas possible de retrouver trace de cet épisode dans les *Écrits* de Marc Aurèle ni, pour des raisons chronologiques évidentes, dans la correspondance avec Fronton, cela ne signifie pas pour autant que Galien ait tout inventé[12]. Plus simplement, on peut supposer que cet épisode « vraiment remarquable » qui bénéficie d'une mise en scène particulièrement soignée de la part du médecin de Pergame n'ait sans doute pas occupé la même place de choix dans les souvenirs de l'empereur.

La thériaque pour l'empereur

Galien cependant va bientôt trouver un autre moyen, plus régulier, d'intervenir auprès de l'empereur. Il va obtenir d'un de ses amis du nom d'Euphratès l'autorisation de préparer la thériaque pour Marc Aurèle. La recette de la thériaque qui intègre plus de soixante-dix ingrédients dont l'opium est liée au nom d'Andromaque. Ce médecin de Néron fut en effet le premier à avoir l'idée de lui adjoindre la chair de vipère. Avant la recette canonique d'Andromaque, une première version de ce remède avait été mise au point par le roi Mithridate et était censée protéger des empoisonnements selon le processus dit de mithridatisation. Véritable fleuron de la pharmacopée antique, la thériaque fait vite figure de panacée particulièrement efficace dans le traitement des morsures de vipère et des maladies de peau[13]. Voilà, selon Galien, l'usage qu'en faisait quotidiennement l'empereur Marc Aurèle :

Voilà pour notre part ce que nous savons d'Antonin [c'est-à-dire Marc Aurèle] : d'abord, pour sa sécurité, il s'en fit préparer chaque jour, dont il prenait (la quantité d') une fève d'Égypte[14], qu'il buvait sans la mélanger à de l'eau, du vin ou quoi que ce soit de tel. Mais comme il lui arriva de s'assoupir au milieu de ses occupations quotidiennes, il fit supprimer le suc de pavot. Or, du fait de ses habitudes antérieures, il arriva qu'étant d'une nature plutôt sèche et absorbant depuis longtemps un médicament desséchant, il passait la majeure partie de la nuit éveillé. Aussi fut-il obligé de faire rajouter du pavot dont le suc avait en quelque sorte déjà vieilli. J'ai en effet déjà très souvent dit que de tels médicaments quand ils sont vieux ont un suc plus doux. Il [Marc Aurèle] se trouvait alors, à cause de la guerre contre les Germains, dans les régions de l'Ister [Danube], où j'avais moi-même décliné de me rendre. Et comme il louait l'antidote préparé par l'archiatre Démétrios, après la mort de celui-ci, il écrivit au *catholicos* Euphratès qui lui fournissait les médicaments simples nécessaires à sa préparation, pour qu'il lui indiquât qui l'assistait parmi ceux chargés de la composition impériale. Après avoir appris que j'avais été continuellement aux côtés de Démétrios pour toutes les préparations, il ordonna que l'antidote soit préparé par moi. Et comme seul cet antidote lui donna satisfaction, quand il revint à Rome, il s'enquit de la proportion de médicaments simples que j'utilisai dans ma préparation, et moi je lui dis la vérité, à savoir que je n'avais omis ni ajouté ne serait-ce que la moindre part des ingrédients indiqués selon l'ancienne coutume des médecins de cour. Et je lui ai expliqué pourquoi ma préparation était celle qui lui plaisait le plus[15].

Et Galien de détailler sa recette et de donner des informations précises sur le choix des meilleurs ingrédients possibles entrant dans sa composition. Ce récit n'est pas tiré du *Pronostic*, mais du traité sur les *Antidotes*. La scène se passe alors que Marc Aurèle est sur le Danube, donc après 169 et après que Galien l'eut soigné à Rome pour ses coliques. Galien ne dit pas explicitement ce qui motivait chez l'empereur cette prise quotidienne de thériaque qui a d'ailleurs parfois fait soupçonner une addiction à l'opium[16], sinon qu'il recherchait la « sécurité » (*asphaleian*). Certains ont compris que Marc Aurèle souhaitait se prémunir contre une éventuelle tentative d'empoisonnement[17]. Mais dans un autre passage, tiré cette fois de la *Thériaque à Pison*, Galien indique que Marc Aurèle en attendait une « utilité pour le corps » (*ôpheleian*) et en usait comme d'un aliment pour mieux équilibrer son tempérament[18]. L'hypothèse d'un usage fortifiant de la thériaque semble donc devoir être privilégiée, même si la première ne peut pas être totalement exclue. De fait, dans un troisième passage où cependant Marc Aurèle n'est pas explicitement nommé, Galien précise, à propos de la recette de l'antidote « hecatontamigmatos », c'est-à-dire composé de cent ingrédients, qu'« il l'a préparé pour l'empereur contre tout, et en particulier contre les poisons »[19]. Mais le nom d'empereur employé ici par Galien peut également renvoyer à Septime Sévère qui, après que Commode eut abandonné son usage, renoua avec la thériaque dont il était un grand amateur[20].

Ainsi, à la mort de l'archiatre Démétrios chargé de préparer la thériaque impériale, Galien ne laisse pas échapper l'occasion de renforcer sa position au palais et de se rapprocher de l'empereur. Euphratès qui, en tant que *catholicos* (équivalent grec du latin *procurator a rationibus*), était en charge des finances et avait vraisemblablement à ce titre la responsabilité des achats, donne le nom de Galien parmi les assistants de Démétrios les plus impliqués dans la préparation de la thériaque. C'est ainsi que Galien, qui secondait déjà Démétrios en tant que médecin attaché au palais, est amené à le remplacer.

Hérite-t-il pour autant du titre d'archiatre? Et surtout que faut-il entendre par ce mot? Les spécialistes s'accordent sur le fait que ce terme désigne des médecins dont le statut diffère[21]. Nutton en particulier a bien montré que, selon les époques et les régions du monde antique, la fonction d'archiatre désigne aussi bien le médecin de cour attaché au service d'un souverain qu'un médecin public appointé par une cité sans qu'il soit toujours facile d'en donner une définition précise[22]. L'appartenance au cercle fermé des archiatres publics dont le nombre était strictement limité garantissait à ses bénéficiaires divers avantages dont, à certaines époques, la citoyenneté romaine et l'exemption de charges, mais aussi exigeait un certain nombre d'obligations. Une autre catégorie d'archiatres était constituée des médecins « attachés au palais », comme pouvaient l'être Démétrios ou Galien lui-même, qui emploie indistinctement les deux expressions[23]. La question du statut exact occupé par Galien reste cependant ouverte dans la mesure où une stricte répartition des tâches entre médecins publics et impériaux imposait, semble-t-il, aux seconds, à l'époque de Galien, de réserver leurs soins aux occupants du palais, en renonçant au traitement des autres citoyens[24]. Le fait que Galien revendique une multitude de patients, y compris parmi les plus humbles, paraît donc difficilement conciliable avec ce statut[25]. Parmi les nombreux malades auxquels Galien fait allusion dans sa *Méthode thérapeutique*, figurent notamment deux dames de la haute société souffrant l'une d'hémoptysie, et l'autre d'un herpès à la cheville, un jeune homme atteint de fièvre, et un quadragénaire souffrant de coliques, qui apparemment résident tous à Rome[26]. L'hypothèse parfois avancée d'une pratique médicale de Galien différente à Rome et hors de Rome, où il lui aurait seul été permis d'étendre le champ de sa clientèle, ne paraît donc pas davantage satisfaisante.

Peut-être alors faut-il supposer que, tout en faisant partie des médecins attachés au palais, Galien ait réussi à s'en tenir suffisamment éloigné pour échapper à un statut qui restreignait trop sa liberté. Un passage du *Ne pas se chagriner* où Galien affirme sa volonté de se tenir à l'écart de la cour impériale, un lieu où le nombre des accusateurs expose à la folie, semble aller dans ce sens[27].

> Aussi ne fut-ce pas non plus pour moi une grande affaire que de mépriser une perte de toute sorte de biens, comme de mépriser le séjour à la cour impériale que non seulement je n'avais pas désiré alors, mais auquel, au moment où la fortune m'y entraînait violemment, j'ai résisté non pas une seule fois ni deux, mais à de nombreuses reprises. Car ce n'est pas non plus une grande affaire de n'être pas tombé dans la folie devant le nombre des accusateurs à la cour impériale[28].

Un tel jugement, même s'il se rapporte sans doute davantage à l'époque de Commode qu'à celle de Marc Aurèle, trahit assurément la défiance de Galien à l'égard de toute vie de cour.

Pourtant, la fonction de préparateur de la thériaque impériale vaut à Galien d'occuper un poste de confiance et sans doute convoité qu'il sut conquérir grâce à son expertise déjà ancienne en la matière. Dans les *Antidotes*, il rappelle comment, dès ses années d'étude avec Satyros, il apprit à distinguer les bons des mauvais ingrédients entrant dans la composition du célèbre médicament, un savoir que Satyros tenait de son maître Quintos[29]. Les écrits de Galien sur la thériaque et le nombre de recettes qu'il y a patiemment rassemblées et transmises illustrent son intérêt pour la question[30]. Parmi elles, figure la recette déjà citée qu'il avait spécialement mise au point pour Marc Aurèle, riche de cent ingrédients, alors que la recette canonique d'Andromaque n'en comptait que soixante-six et celle de Nicostratos soixante-dix-huit[31]. Cette compétence reconnue lui assure ses entrées dans les magasins impériaux où il est autorisé à se servir librement. Il nous a ainsi laissé, dans les *Antidotes*, un développement sur les différentes variétés de cannelle, au nombre de six, conservées dans des récipients de bois, et dont il avait prélevé quelques rameaux pour ses préparations personnelles avant de les déposer dans son entrepôt de la Voie Sacrée où malheureusement ils brûlèrent avec tout ce qui s'y trouvait lors du grand incendie de Rome de 192[32]. L'empereur n'était toutefois pas le seul à bénéficier de la thériaque, même si le nombre et la rareté de certains ingrédients en faisaient un remède réservé aux plus riches. Galien eut ainsi l'occasion d'en préparer pour ceux qui, de plus en plus nombreux, désiraient imiter l'empereur et en profita sans nul doute pour asseoir sa réputation auprès d'eux[33].

Car Galien n'a pas seulement accès aux magasins impériaux, il a également ses entrées au palais. Ainsi, dans les *Médicaments composés selon les lieux*, il déplore que sa position de médecin de cour l'expose parfois à céder à des demandes aussi frivoles que des recettes de teintures pour les cheveux :

> J'ai dit peu auparavant qu'à mon avis un médecin ne saurait se mêler de telles choses, mais les dames du palais l'exigent parfois, auxquelles il n'est pas possible de refuser, quand elles veulent noircir ou blondir leurs cheveux[34].

Et pour se justifier, le médecin n'hésite pas à introduire une subtile distinction entre la cosmétique (destinée à rétablir l'aspect physique naturel) et la commôtique (art frivole des fards et des teintures) :

> Le but de la commôtique est de produire une beauté acquise, tandis que celui de la partie de la médecine dite cosmétique est de conserver tout ce qui est naturel dans le corps, d'où s'ensuit également la beauté naturelle. Il est de fait inconvenant de voir une tête souffrant d'alopécie, de même que des yeux dont les cils ou les poils des sourcils sont tombés, car ces poils ne contribuent pas seulement à la beauté, mais bien plus prioritairement à la santé des parties comme cela a été montré dans mon livre sur l'*Utilité des parties*. Et que dire des dartres, de la gale ou de la lépra[35] en tant qu'affections contre nature ? En revanche, user de médicaments pour rendre la peau du visage plus blanche ou plus rouge, les cheveux frisés, de couleur rousse ou noire, ou pour augmenter leur longueur comme le font les femmes, ces pratiques et d'autres semblables sont l'œuvre du vice commôtique et non de l'art médical. Mais parce que nous les fréquentons, parfois les femmes du palais ou les empereurs eux-mêmes nous assignent également des soins commôtiques, auxquels il n'est pas possible de nous dérober, tout en enseignant que la commôtique diffère de la partie cosmétique de la médecine[36].

L'amygdalite de Commode (*c.* 169-172 ou 175)

Galien n'a pas seulement ses entrées auprès de l'empereur et des grands personnages de la cour : il peut être amené à se rendre à toute heure du jour ou de la nuit au chevet du jeune fils de Marc Aurèle, le futur empereur Commode, sur simple appel de son précepteur. Galien ne précise pas si la décision de Marc Aurèle, déjà mentionnée plus haut, de lui confier le soin de son fils Commode fut influencée par le succès remporté auprès du père, mais cela n'est pas invraisemblable. Quoi qu'il en soit, et alors que l'empereur déjà reparti en campagne ne réside plus au palais, Galien est bientôt appelé au chevet du jeune garçon[37]. La scène se passe donc nécessairement après le départ de Rome de Marc Aurèle à l'automne 169 et avant celui de Commode lorsqu'il quitta la capitale pour rejoindre son père sur le front, soit à la fin 172, soit en mai 175[38]. Cette nouvelle cure réussie, également qualifiée de « remarquable » par l'entourage du médecin, ne l'était en réalité aucunement, écrit Galien dans le *Pronostic*, témoignant en cette occasion d'une modestie aussi suspecte qu'inhabituelle. En réalité, si Galien présente ici le cas de Commode comme relativement simple, c'est pour mieux mettre en évidence l'abîme d'ignorance dans lequel sont plongés ses concurrents directs et principaux adversaires, les médecins méthodistes apparemment fort bien en cour dans une partie de la famille impériale.

Selon un scénario déjà éprouvé, Galien est appelé par Peitholaos auprès du jeune Commode qui, au retour de la palestre, vient d'être pris d'une « fièvre assez élevée ». Le médecin tâte le pouls du jeune garçon et diagnostique une inflammation. Peitholaos qui, avant même de faire appel à Galien, a déjà décelé la veille chez Commode une inflammation des amygdales, s'étonne que cette seule affection ait pu influer sur son pouls, d'autant plus que Galien à l'examen ne découvre qu'une inflammation modérée. Le médecin note toutefois qu'un remède stomatique a été appliqué à propos duquel il interroge Peitholaos. Celui-ci convient qu'il a lui-même pris l'initiative de badigeonner la gorge du jeune patient à l'aide d'une préparation à base de miel et de sumac (sorte d'arbrisseau dont le fruit entre dans la composition d'un remède traditionnel également mentionné par Dioscoride et Pline l'Ancien)[39]. Galien qui juge le sumac trop agressif pour un enfant prescrit un remède plus doux à base de miel et de décoction de roses à appliquer fréquemment jour et nuit. Au matin du troisième jour, comme l'inflammation a disparu, Galien recommande de baigner l'enfant et de lui donner le même dîner que s'il était bien portant.

Surgit alors Annia Faustina, proche parente de l'empereur[40], inquiète de ne pas avoir vu l'enfant depuis deux jours et surtout de voir bientôt revenir la huitième heure à laquelle le premier accès de fièvre s'était manifesté. Annia Faustina, par cette remarque, manifeste qu'elle envisage une fièvre récurrente dont elle redoute un nouveau paroxysme à l'heure de la première crise. Galien, de son côté, a apparemment diagnostiqué une fièvre simple, comme on peut le déduire du traitement mis en œuvre illustré dans le passage suivant de la *Méthode thérapeutique à Glaucon* :

> Parlons d'abord des fièvres les plus simples, de celles qu'Hippocrate appelle éphémères. Elles surviennent à la suite de la fatigue, d'un excès de boisson, de la colère, des chagrins, d'émotions violentes et des autres préoccupations excitantes de l'esprit. Au même genre appartiennent les fièvres qui se manifestent à la suite d'un ganglion enflammé, excepté celles, toutefois, qui surviennent sans lésion apparente… Toutes ces fièvres peuvent se dissiper aisément. Il faut se hâter de faire prendre des bains et de rétablir le régime de vie accoutumé[41].

Or, comme Galien et Peitholaos ne vont pas tarder à s'en apercevoir, la visite d'Annia Faustina n'est pas que de simple courtoisie. De fait, elle n'est pas venue seule mais accompagnée d'un de ces médecins méthodistes avec lesquels Galien a déjà eu si souvent maille à partir lors de son premier séjour romain. D'ailleurs Peitholaos n'est pas dupe. À la dame qui vient de s'enquérir de la santé de Commode, il répond par ces mots difficilement compréhensibles pour le profane : « Pourquoi ne serions-nous pas prêts à dépasser la période de trois jours dont parle Thessalos ? » De fait, toujours dans la *Méthode thérapeutique à Glaucon*, Galien dénonce l'erreur des médecins méthodistes qui « appliquent à tous ces cas la diète de trois jours si vantée par eux et qui ne font le plus souvent qu'exaspérer la fièvre, sans compter les autres erreurs qu'ils commettent »[42]. Aussi Annia Faustina, devant le médecin méthodiste qui l'accompagne, fait bien l'éloge de Galien, mais sur un ton si sarcastique que le lecteur ne peut que douter de sa sincérité :

> Tu sais bien que Galien que voici vous fait la guerre à vous, les méthodistes, non par des paroles mais par des actes. Souvent déjà, il a fait prendre un bain à beaucoup de personnes qui commençaient à avoir de la fièvre, leur a donné du vin à boire et ainsi les a guéries… Vous, au contraire, vous les mettez à jeun les deux premiers jours et veillez à ce qu'ils passent couchés les heures suspectes. Eh bien, nous avons maintenant la preuve de la solidité de la science… Galien n'a pas attendu que passe la huitième heure comme vous

professez qu'il faut le faire, mais il l'a soigné en lui faisant prendre un bain et donner à manger. Et son précepteur Peitholaos, un homme méticuleux en ces matières au point d'en être craintif, Peitholaos qui avait déjà fait l'expérience de l'art de cet homme, s'est laissé persuader de donner un bain et un repas à l'enfant avant l'heure suspecte[43].

Galien feint de trouver favorable ce jugement pourtant peu amène à l'égard de son fidèle allié Peitholaos. Raccompagnant la grande dame à sa voiture, le médecin de Pergame la salue de ces mots qui témoignent qu'il n'est cependant pas dupe de la scène qui vient de se jouer : « Tu m'as fait haïr de ces médecins beaucoup plus qu'auparavant[44]. » Mais en même temps, et bien involontairement, Galien nous révèle que certains médecins méthodistes jouissaient d'une réputation solide dans certains cercles de la haute société romaine et que sa propre position n'était sans doute pas aussi bien assise qu'il voudrait le laisser croire.

Un cas spectaculaire d'épistaxis

Le cas de ce nouveau patient a le mérite d'illustrer sinon la réticence, du moins la circonspection de Galien à l'égard d'un traitement pourtant fort répandu dans la médecine antique et dont ses contemporains font à ses yeux un usage souvent abusif : la saignée. Galien est en effet appelé au chevet d'un jeune homme au cinquième jour d'une maladie dont il ne nous dit rien, sinon qu'elle était de nature à nécessiter une saignée dès le deuxième, voire troisième ou quatrième jour[45]. Comme les médecins présents décident finalement d'y recourir, Galien qui, grâce à ses connaissances des écrits hippocratiques, a décelé les signes annonciateurs d'une hémorragie spontanée convainc ses collègues de renoncer en annonçant que la nature fera elle-même son œuvre[46]. Devant le collège des médecins stupéfaits, le jeune malade se dresse soudain sur son lit comme s'il voulait s'en échapper, pris d'une peur panique. Aux médecins présents qui l'interrogent sur l'origine de sa frayeur, il explique qu'il a tenté de fuir un serpent rouge qu'il a vu ramper au plafond. Mais alors que les médecins refusent d'accorder une signification particulière à cet épisode, Galien est d'autant plus persuadé d'interpréter le rêve du malade comme le signe annonciateur d'une hémorragie spontanée qu'il vient également d'apercevoir au niveau de la joue et de la narine droites du jeune homme une rougeur annonciatrice d'un abondant saignement de nez (épistaxis). Dès lors, il ne résiste pas, une nouvelle fois, à mettre en scène son succès. Alors que les autres médecins ne se sont encore aperçus de rien, il commande discrètement à un serviteur de tenir prêt sous son manteau un récipient adapté à recueillir le sang et annonce aux médecins réunis que le malade va bientôt commencer à saigner de la narine droite. Et comme les médecins sont tentés de rire de la précision de ce pronostic, Galien n'hésite pas à forcer le trait en annonçant que ou bien l'épistaxis se produira à droite, ou bien ne se produira pas. Tout se passe comme prévu, le serviteur se rue avec le récipient vers le jeune homme qui vient de retirer un doigt rougi de sa narine droite, recueillant en peu de temps une abondante quantité de sang. Un grand cri s'élève du côté des médecins qui, de dépit, désertent aussitôt la chambre. Resté seul avec Épigène qui l'interroge sur les raisons de ce nouveau succès, Galien se contente d'invoquer le rôle de l'enseignement hippocratique et de souligner l'importance accordée aux rêves prémonitoires de certains patients[47]. De même, il met tout son soin à stopper l'hémorragie en appliquant une ventouse sur l'hypocondre droit du malade, en invoquant là encore l'enseignement hippocratique. À l'en croire, Galien n'a d'ailleurs jugé bon de consigner ces faits que pour faire connaître l'enseignement d'Hippocrate. Car il s'agit d'un succès facile que seule l'ignorance des autres médecins a rendu possible. Voici ce qu'écrit Galien à ce propos dans un passage de la *Méthode thérapeutique à Glaucon* où il est précisément question des épistaxis :

> Ainsi, il n'est pas difficile de pronostiquer, d'après les remarques précédentes, si le sang coulera par la narine gauche ou droite, tandis que la plupart des médecins regardent cela comme non seulement difficile à pronostiquer, mais encore comme impossible. Or ces excrétions et toutes les autres peuvent se prévoir par l'examen de ces deux points : d'où vient l'impulsion de la nature ? où va-t-elle[48] ?

On notera que la chronologie adoptée par le médecin de Pergame ménage subtilement le doute sur le signe décisif à l'origine de son brillant pronostic : c'est en effet l'examen clinique, bien plus que le rêve du patient, qui semble avoir emporté sa décision. Toutefois, le traitement mis en œuvre est en parfait accord avec celui préconisé en pareil cas dans la *Méthode thérapeutique à Glaucon* :

En effet, cela connu, on peut aider aux évacuations qui font défaut et arrêter celles qui deviennent excessives. Ainsi de grandes ventouses appliquées sur l'hypocondre gauche révulsent aisément les hémorragies qui partent de la rate, et sur l'hypocondre droit elles révulsent également celles qui partent du foie[49].

Le pronostic par le pouls

L'ignorance des médecins sert de fil directeur au dernier cas étudié par Galien dans le *Pronostic*, celui d'un jeune économe (ou intendant) chez lequel ses médecins ont cru discerner une anomalie du rythme du pouls[50]. Les serviteurs remplissant cette fonction étaient particulièrement précieux à leurs maîtres qui se déchargeaient sur eux de l'administration de leurs biens et de leur domaine[51]. Aussi n'hésitaient-ils pas à faire appel au célèbre médecin comme dans le cas précédemment évoqué par Galien, au cours de son premier séjour, du vieil économe rendu malade à l'idée de devoir révéler la disparition d'une importante somme d'argent[52]. Dans le *Traitement par la saignée*, Galien fait à nouveau allusion au riche maître d'un jeune homme « chargé d'administrer ses affaires » qui, bien que possédant un médecin attaché à sa maison, vint des faubourgs de Rome où il résidait pour demander à Galien de se rendre au chevet de son serviteur, preuve du prix qu'il attachait à la vie de son jeune esclave[53].

Dans le cas présent rapporté dans le *Pronostic*, le jeune homme administre très correctement l'ensemble des possessions de son maître qui lui voue un réel respect et qui a déjà fait appel à « d'autres médecins » pour le soigner, hélas sans succès. L'entrée en scène de Galien se situe après qu'est intervenue, au septième jour de la maladie, une crise accompagnée de sueurs, suivie le huitième jour par l'apparition d'une anomalie qui effraie grandement les médecins : une intermittence du pouls expliquée par Galien, dans ses traités sphygmologiques, soit par une prolongation de la période de repos après une première pulsation, soit encore par une diastole extrêmement faible[54]. Une de ces rencontres fortuites dans les rues de Rome, si fréquentes dans ses récits que l'on peut se demander s'il ne les provoquait pas, confronte bientôt Galien avec les médecins et le maître de retour de la maison du jeune homme. Le petit groupe fait demi-tour et Galien, à la demande des autres médecins, prend à son tour le pouls du jeune malade. Fort de son expérience en matière de sphygmologie, il diagnostique aussitôt ce qui a échappé aux médecins moins expérimentés : il s'agit d'une anomalie naturelle du rythme cardiaque qui subsistera chez ce patient même après qu'il sera complètement remis. D'abord incrédules, les médecins sont bientôt contraints, devant l'évolution favorable de leur patient, de constater encore une fois la suprématie de leur prestigieux collègue.

Si Galien a choisi de conclure le *Pronostic* avec le cas du jeune intendant, c'est que ce dernier, avec celui de la guérison de l'empereur, constitue « une manifestation mémorable du pronostic médical », les autres récits de guérison n'ayant paru « surprenants » aux autres médecins qu'en raison de leur ignorance. De fait, l'art complexe de la sphygmologie qui doit enseigner à reconnaître une multiplicité de variations du pouls n'est réservé qu'à un petit nombre et après un long apprentissage, à la différence des autres domaines de l'art accessibles à travers la lecture assidue d'Hippocrate. Mais, même si le médecin de Cos ignorait tout de la sphygmologie, la présence d'Épigène, régulièrement pris à témoin par Galien de la réalité de ses succès, sert de caution au médecin de Pergame pour souligner l'ignorance inexcusable de ses collègues en matière de pronostic hippocratique[55].

Tout au long de ces récits, Galien poursuit donc un double but particulièrement complexe, s'efforçant d'attirer l'attention du plus grand nombre et de susciter l'étonnement des autres médecins, tout en veillant soigneusement à ne pas être confondu avec les charlatans. De ce jeu subtil d'équilibriste où Galien excelle, la première victime est sans aucun doute la vérité des faits qu'il faut souvent se résoudre, faute d'autre témoin, à considérer à travers le prisme de l'autocélébration galénique.

Les cas précédemment mentionnés dans le *Pronostic* ne représentent évidemment que la part la plus spectaculaire de l'activité du médecin de Pergame. Au delà des hauts personnages romains que Galien continue de fréquenter, il soigne également leurs serviteurs, mais également de plus humbles personnages. Même s'il ne nous a pas conservé les noms de ces anonymes, il ne fait pas de doute que Galien, comme autrefois dans son Asie natale où il soignait les paysans, met son point d'honneur à recevoir tous les malades riches ou moins riches[56]. Il soigne même les plus démunis gratuitement, allant jusqu'à leur procurer médicaments et nourriture[57]. Il noue également des relations avec certains provinciaux de passage dans la capitale, tel cet Athénien, père d'un enfant épileptique, à qui il consentit d'adresser par lettre, malgré ses réticences pour une telle médecine épistolaire, des conseils sur le traitement du jeune malade[58]. Il est évidemment impossible de citer tous ces récits de cas, ces malades, ces maladies et ces guérisons évoqués par Galien au cours des milliers de pages qu'il nous a laissées[59]. Mais leur nombre témoigne à lui seul de l'activité du médecin qui, en parallèle d'une activité d'écrivain exceptionnellement féconde, ne négligea jamais ni l'exercice de son art, ni son enseignement.

Enseigner et transmettre

On a parfois prétendu que Galien n'avait pas eu d'élèves, que sa volonté de se situer au-dessus des écoles et de ne se revendiquer d'aucune autorité reconnue, au contraire des érasistratéens ou des hippocratéens, l'avait empêché de faire lui-même école. La vérité est plus complexe. Car si Galien paraît avoir mené tout au long de sa vie, avec une égale constance, activité d'enseignement et d'écriture, son expérience de professeur paraît placée sous le signe du paradoxe : accumulant au début de sa carrière les ouvrages de pédagogie et les monographies adressées à tel ou tel étudiant ou compagnon d'études, il paraît avoir assez vite renoncé à atteindre un vaste public pour réserver son enseignement à une élite. Au point que certains ont légitimement pu s'étonner qu'un médecin ayant connu une telle gloire soit mort sans laisser aucun disciple capable de continuer son œuvre et transmettre le souvenir de son nom[60].

On a vu en effet plus haut que Galien avait écrit un ensemble de traités « pour les débutants », qui reflètent une réelle activité d'enseignement. En même temps, ces débutants occupent suffisamment peu de place dans les autres écrits de Galien pour qu'on ait pu douter de leur existence. L'attention que leur accorde Galien dans ses écrits, veillant à offrir à chacun un enseignement adapté à son niveau et à ses compétences, quitte à ne pas atteindre « le dernier degré d'achèvement, ni une rigoureuse exactitude »[61], traduit en tout cas un intérêt bien réel pour la pédagogie. Galien ira même plus loin en rédigeant un traité sur le *Meilleur enseignement* qui témoigne de sa réflexion sur ces questions, à ses yeux essentielles, de la transmission[62]. Et même si Galien, surtout en ces matières, ne renonce jamais à la polémique, poursuivant de ses foudres la méthode d'enseignement des successeurs de Platon au sein de l'Académie à travers son représentant majeur, le rhéteur Favorinos d'Arles, le but de l'ouvrage n'en reste pas moins de proposer les critères scientifiques sur lesquels fonder un enseignement sûr et honnête[63]. Galien y prend vivement à partie les philosophes pyrrhoniens et, en particulier, le scepticisme dévastateur professé par Favorinos qui aboutit à l'impossibilité de se prononcer sur quelque sujet que ce soit. Ces académiciens contemporains prônaient en effet la suspension du jugement et avaient entraîné un tel glissement doctrinal de leur école vers le scepticisme que, du temps de Galien, l'adjectif « académique » était devenu un synonyme de « sceptique ». Galien se plaît donc à dénoncer la contradiction de leurs représentants qui d'un côté enseignent à leurs élèves à soutenir le pour et le contre à propos de toute question, et de l'autre les invitent à prendre parti, mais sans leur donner les instruments nécessaires à la connaissance de la vérité. Car, s'indigne Galien, agir ainsi, ce n'est ni plus ni moins que de demander à quelqu'un de tracer un cercle alors qu'on ne lui a pas donné de compas[64].

De même au début de l'*Art médical*, Galien se montre soucieux de faciliter le travail de mémorisation de ses lecteurs et de ses élèves en distinguant trois modes d'enseignement à la disposition du professeur. Parmi eux, il justifie le recours à celui qui procède par la « décomposition de la définition » en arguant qu'« on le trouvera supérieur quand il s'agit d'atteindre la vision d'ensemble du tout et la mémoire des parties, car l'on peut convenablement et facilement se rappeler toutes les étapes de la décomposition de la définition, puisque la meilleure définition comprend en elle-même les principes de l'art tout entier »[65].

Mais surtout, Galien n'a cessé de réfléchir aux critères de choix du bon maître, non seulement dans le *Sur les écoles* destiné à éclairer les étudiants sur les divergences existant entre les différentes écoles médicales, mais aussi dans le *Protreptique* où il tente de convaincre les jeunes gens qu'il n'est pas de plus belle carrière que la carrière médicale[66]. Galien recommande ainsi, sous la conduite d'un bon maître, de partir de la lecture d'Hippocrate, puis de prolonger la théorie par l'exercice « avec le désir de l'affermir et de s'en faire une habitude »[67]. Mais c'est à la fin du *Meilleur enseignement* que, dépassant la polémique sur

l'évidence du témoignage des sens, il propose une des plus belles définitions qui soit du maître et du métier d'enseignant:

> Favorinos est donc ridicule quand il enjoint à ses élèves de juger sans les
> autoriser à se fier à des critères, car si rien n'est évident pour l'esprit ou fiable
> en soi-même, la possibilité de tout jugement s'en trouve détruite. Mais si,
> comme l'œil dans le corps, telle est l'intelligence dans l'âme, sans cepen-
> dant être aussi aiguisée pour tous, alors, de même que celui dont le regard
> est plus aiguisé guide vers l'objet de la contemplation celui dont la vue est
> plus émoussée, de la même façon, à propos des objets intelligibles, il est
> possible que celui qui le premier a eu une vision claire de l'intelligible guide
> vers sa contemplation celui qui n'en a qu'une vision émoussée. Et telle est
> la fonction du maître (*didaskalos*), selon le mot de Platon et comme j'en suis
> également convaincu[68].

Pour sa part, Galien revendique haut et fort son choix de limiter son
auditoire à un petit nombre de disciples. On a vu plus haut qu'au début
de ce second séjour où il se voit confier le soin du jeune Commode, il a
pris la résolution de consacrer tout son temps à la rédaction d'ouvrages
de philosophie et de médecine. Parallèlement, il déclare renoncer aux
conférences publiques et aux démonstrations d'anatomie qui lui avaient
attiré la haine de ses collègues lors de son premier séjour:

> Mais à partir de cette époque-là, je me fixai de ne plus enseigner en public,
> ni de faire de démonstrations, ayant rencontré avec les gens que je soignais
> un succès qui dépassait mes vœux. Je savais en effet que lorsqu'un médecin
> est l'objet d'éloges, ses rivaux dans l'art manifestent leur jalousie en le trai-
> tant de logiatre; et je voulais leur clouer leur méchante langue, non pas en
> mettant en avant plus que nécessaire les gens que je soignais, ni en dispensant
> mon enseignement devant la foule comme auparavant, ni en me livrant à
> des démonstrations, mais en montrant par les seules réalisations de mon art
> quelle était ma compétence à appliquer les principes de la médecine[69].

Si on l'en croit, les succès remportés auprès de ses riches patients,
ainsi que la renommée dont il jouit auprès des plus hauts personnages de l'Empire, dispensent désormais Galien de toute forme de
publicité. Mais du même coup il renonce aussi à attirer les élèves en
grand nombre, préférant limiter son enseignement à un petit cercle
de disciples soigneusement choisis. Loin des foules attirées par les
promesses d'un Thessalos d'enseigner la médecine au premier venu en
six mois[70], Galien préfère réserver son enseignement oral à des élèves
déjà avancés.

Comment expliquer alors, malgré tant d'attention portée au meilleur mode d'enseignement possible, qu'en dehors de quelques noms comme celui d'Épigène si présent dans le *Pronostic*, ou encore ceux de Glaucon et de Patrophile dédicataires respectivement de la *Méthode thérapeutique* et de la *Constitution de l'art médical*, Galien fasse si peu mention de ses élèves[71]. Peut-être Galien n'a-t-il conservé le nom que de ceux avec lesquels il avait noué des liens d'amitié et qui, avant de rencontrer Galien, avaient déjà reçu une formation poussée soit en médecine comme Épigène, soit en philosophie comme Glaucon. L'autre raison tient au vocabulaire employé par Galien pour désigner ceux à qui il dédicace ses écrits et qu'il qualifie plus volontiers d'amis (*philoi*) ou de compagnons (*hétairoi*) que d'élèves (*mathètai*), contribuant ainsi à brouiller encore un peu plus les frontières entre un Boethus qualifié d'« ami », des collègues comme Épigène ou des élèves anonymes, tous assidus à suivre les cours dispensés par Galien. Ce dernier va même jusqu'à se féliciter d'avoir eu des compagnons (*hetairoi*) qui à leur tour ont eu des élèves (*mathètai*) à qui ils ont transmis son enseignement. Tel est le cas dans les *Médicaments composés selon les genres* où, après avoir déploré l'ignorance des anatomistes qui l'ont précédé en matière de muscles, de veines, d'artères et de nerfs, Galien se félicite que ses compagnons aient transmis ses connaissances à leurs élèves et que ses livres d'anatomie soient lus avec profit[72].

Il est clair ici que Galien s'enorgueillit d'avoir eu comme élèves non pas de simples débutants mais des hommes de l'art qui venaient l'écouter non comme un simple maître (*didaskalos*) mais comme une autorité incontestable, en un mot « un nouvel Hippocrate ». Pour imposer sa suprématie sur l'art médical, Galien aurait donc procédé à une sorte d'effacement de ses élèves ordinaires pour ne retenir que la partie la plus spécialisée mais aussi la plus mondaine de son enseignement. Le vocabulaire employé par Galien dans ses écrits, où *mathètès* (élève) attesté cent cinq fois est supplanté par *hétairos* (compagnon) employé cent treize fois et surtout *philos* (ami) attesté cent quarante-trois fois, traduit cette volonté de Galien de donner la priorité à ses amis devant ses compagnons ou ses élèves, surtout quand ceux-ci sont célèbres et membres de la haute société.

Il faut donc imaginer Galien assis au milieu de ses disciples et conversant avec eux en toute liberté sur le modèle de l'école platonicienne[73].

Car rien de plus étranger et de plus pernicieux aux yeux du médecin de Pergame que ces maîtres sévères et prétentieux qui délivrent « du haut de leur cathèdre », c'est-à-dire du haut de leur chaire, un enseignement autoritaire, tels ces empiriques qui « assis sur leur trône » enseignent l'anatomie sans avoir pratiqué la dissection[74]. Ou encore comme ce Thessalos, véritable bête noire de Galien, qui pontifie « du haut de son trône »[75]. Galien pousse même la satire de ces maîtres qui ne descendent jamais de leur chaire jusqu'à les comparer à ces rois perses honnis des Grecs :

> Si l'un de ces médecins sophistes se mettait à soigner attentivement, délaissant les hauteurs du trône où il est assis et massacre les jeunes gens comme un grand roi, il pourrait enseigner des choses vraiment utiles[76].

Ce Thessalos en particulier, véritable contre-figure d'Hippocrate, incarne tout ce qu'un vrai maître ne doit pas être et réunit dans sa seule personne une somme de défauts que l'on retrouve, il est vrai, largement partagée entre les autres maîtres critiqués par Galien. Le médecin de Pergame se plaît à brosser par contraste un tableau de cet âge d'or où, la médecine n'étant pas encore sortie de la famille des Asclépiades, il était loisible à chacun, dès l'enfance, de se former le plus facilement et le plus naturellement du monde aux pratiques délicates de l'anatomie à l'intérieur du cercle familial. « Les enfants, écrit Galien, apprenaient de leurs parents, dès l'enfance, à disséquer comme à écrire et à lire[77]. » Hélas, le triste état dans lequel l'enseignement de la médecine est aujourd'hui plongé tient au fait que les médecins « louent Hippocrate et le considèrent comme le premier de tous, mais font tout plutôt que d'adopter eux-mêmes des positions semblables à celui-ci »[78] :

> Si en effet [poursuit Galien dans la *Méthode thérapeutique*], comme l'a proclamé le très noble Thessalos, les futurs médecins n'ont besoin ni de la géométrie, ni de l'astronomie, ni de la dialectique, ni de la musique, ni d'aucune autre des belles disciplines et s'il ne leur faut pas non plus une longue expérience et une longue familiarisation avec la pratique de l'art, l'entrée dans la carrière est, dès lors, à la portée de quiconque désire devenir médecin à peu de frais. C'est pourquoi des cordonniers, des charpentiers, des teinturiers, des forgerons sautent désormais sur la pratique médicale, après avoir abandonné leurs anciens métiers[79].

Car Thessalos n'est finalement capable que de donner des ordres à la manière d'un tyran[80] :

Déclarer catégoriquement que la totalité des affections liées au régime ne sont que deux[81], sans ajouter de méthode, de démonstration, de preuve crédible, d'explication, ni absolument rien d'autre que des médisances à l'égard des Anciens est le fait d'un homme qui donne des ordres, non d'un homme qui enseigne[82].

À l'inverse, l'enseignement hippocratique, tel qu'il est décrit par Galien, obéit à un tout autre modèle :

Ainsi Hippocrate dit que l'astronomie et évidemment la géométrie, qui précède généralement celle-ci, ne contribuent pas pour une mince part à la médecine. Or ceux-ci [*sc.* ceux qui ignorent l'enseignement d'Hippocrate] non seulement ne se destinent personnellement à aucun de ces apprentissages, mais en outre se permettent de blâmer ceux qui s'y adonnent[83].

Sur la nature du corps, Hippocrate dit encore ceci :

En particulier, pour ce qui est de la nature du corps, Hippocrate juge bon qu'on la connaisse précisément, arguant qu'elle est le fondement de tout raisonnement en médecine. Or ces gens-là s'appliquent également à ces matières de façon telle que non seulement ils ne connaissent pas la substance de chacune des parties, leur structure, leur conformation, leur taille ou leurs relations avec les parties avoisinantes, mais qu'ils ne connaissent pas non plus leur siège[84].

Enfin en ce qui concerne l'art du pronostic particulièrement prisé, on l'a vu, du temps de Galien, voici encore ce qu'écrit le médecin de Pergame, en écho direct avec sa propre expérience romaine :

De même quand il s'agit d'annoncer les maladies présentes, passées et à venir pour le malade, Hippocrate dit qu'il convient d'y avoir préalablement amplement réfléchi. Or ces gens-là ont également mis à se consacrer à cette partie de l'art une telle application que si quelqu'un vient à annoncer une hémorragie ou une sueur, ils le traitent de charlatan et d'annonceur de miracles[85].

De son côté, Galien est déterminé à ne délivrer qu'à des compagnons soigneusement choisis un enseignement gratuit, fondé sur de libres propos échangés avec eux[86]. Il ne devait pas être facile d'être admis aux côtés d'un tel maître qui se flatte de refuser d'enseigner aux premiers venus et « à des ânes de l'acabit de Thessalos »[87]. De même, il réprouve ces « gens mal rompus aux méthodes démonstratives, mais encore aux autres études où l'âme s'affine, géométrie, arithmétique, dialectique, architecture, astronomie » :

Quelques-uns d'entre eux semblent n'avoir reçu l'enseignement ni d'un rhéteur ni, ce qui serait encore le plus abordable, d'un grammairien. Mais ils sont si peu exercés aux discours qu'ils ne comprennent même pas ce que nous disons. Lorsque je m'en aperçois, après quelques mots, je leur demande de répéter ce que j'ai dit : ils ont absolument l'air d'ânes écoutant la lyre et comme eux n'ont absolument rien suivi de ce que j'ai dit[88].

Or tout élève, pour profiter pleinement de son enseignement, doit s'exercer « à redire aussitôt tout haut la substance de ce qu'il vient d'entendre, ou à l'écrire s'il ne peut la redire ». De plus, Galien exige de ses disciples un ensemble de qualités rarement réunies en un seul individu. Comme il se plaît à le rappeler dans son traité sur la *Constitution de l'art médical*, pas moins de sept qualités sont, à ses yeux, nécessaires pour « aborder la connaissance du vrai »[89]. Il faut dès l'enfance s'initier et s'exercer dans les enseignements fondamentaux ; il faut prêter l'oreille à ceux qui passent pour les meilleurs esprits de l'époque où on vit ; il faut être très travailleur ; il faut aspirer à la vérité ; il faut apprendre à fond une méthode qui permette de discerner le vrai du faux ; il faut s'exercer à cette méthode de façon à être capable de l'utiliser. Mais surtout, et en tout premier lieu, puisque Galien pose cette exigence en tête de sa liste, il faut « une nature pénétrante », et si cette première condition n'est pas remplie, rien ne sert de poursuivre dans la voie de la connaissance. De ce fait, les Épigène, Patrophile et autres Glaucon ne devaient pas être légion et rares furent ceux, semble-t-il, à être effectivement admis auprès du maître. Et si Galien décide finalement d'accéder au désir de Patrophile en rédigeant à son intention la *Constitution de l'art médical*, c'est parce qu'il s'agit à ses yeux d'un disciple tout à fait exceptionnel :

> Considérant que c'est une disposition divine qui te pousse, Patrophile, à recourir à la méthode démonstrative pour tout ce que tu apprends, j'ai décidé de seconder ton ardeur par la rédaction d'aide-mémoire portant sur les leçons auxquelles tu as assisté, ou sur les questions qui t'embarrassaient[90].

Galien exige d'ailleurs de ces élèves doués d'« une disposition divine » et à qui il promet de révéler « les mystères merveilleux de la nature »[91] qu'ils lui prêtent une attention quasi religieuse :

> Maintenant, écrit Galien dans l'*Utilité des parties du corps*, prêtez-moi plus d'attention que si, admis aux mystères d'Éleusis, de Samothrace ou de quelque autre sainte cérémonie, vous étiez complètement absorbé par les actions et les paroles des prêtres[92].

Le disciple doit lui-même éprouver pour la vérité une sorte de folie amoureuse :

En effet, quiconque veut avoir des connaissances plus étendues que le vulgaire doit être supérieur, non seulement par l'intelligence naturelle, mais encore par l'éducation première. Devenu jeune homme, il sera pris d'une folie amoureuse pour la vérité et, comme saisi d'un transport divin, ni de jour ni de nuit ne laissera retomber son ardeur et son zèle à étudier ce qui a été dit par les plus illustres des Anciens. Après cette étude, il vérifiera par une longue expérience quelles observations s'accordent avec les faits évidents, lesquelles s'en écartent, et alors il adoptera les unes et rejettera les autres[93].

Galien met la barre si haut que, lorsqu'il aborde dans le *Diagnostic par le pouls*, une des parties les plus ardues de l'art médical, il doute même que le disciple idéal puisse exister :

Car, comme je l'ai déjà dit en commençant, ces écrits ne sont pas destinés au grand nombre, mais attendent un seul lecteur qui en soit digne parmi des milliers, et à cause de cet homme-là il faut écrire des exposés qui des milliers de fois auparavant seront couverts de boue en tant qu'inefficaces et présomptueux avant d'arriver entre les mains de quelqu'un qui en soit digne[94].

Cependant et bien que convaincu de délivrer un enseignement hors du commun, Galien, qui a choisi de s'adresser à un public restreint seul capable de pénétrer les arcanes de la science médicale, reste en même temps désireux d'écrire pour la postérité. Il reste donc tiraillé dans ses écrits entre le désir de se faire comprendre du plus grand nombre de lecteurs possible et celui de ne passer aucun détail sous silence. Aussi se laisse-t-il parfois aller à un certain découragement, comme dans ce passage de sa *Méthode thérapeutique* où il confie : « En tête vient, à coup sûr, le risque d'écrire pour rien[95]. »

Le médecin dans l'intimité de sa maison

Galien a occupé au moins deux domiciles différents dans la capitale romaine. Il a en effet raconté dans le *Pronostic* comment, lors de sa fuite précipitée hors de Rome en 166, il laissa derrière lui sa maison et un serviteur chargé d'organiser la vente de son mobilier[96]. Or, lors de son second séjour, Galien s'installe vraisemblablement dans une autre maison qu'il n'occupe au début qu'une partie de l'année, préférant suivre Commode dans ses pérégrinations et se tenir éloigné de la capitale où il sait posséder encore de nombreux ennemis[97]. Après 176 et le retour de Marc Aurèle à Rome, il séjourne plus durablement dans la capitale.

Cette maison doit être distinguée du dépôt ou local (*apothêkê*) loué par Galien et où il entreposait ses biens les plus précieux[98]. Galien ne donne aucune précision sur son emplacement, mais on peut en déduire qu'elle se situait, non dans les faubourgs, mais dans les quartiers centraux de Rome. Il n'est pas rare en effet que Galien précise, à propos d'un malade dont la demeure est un peu éloignée, qu'il résidait dans les faubourgs, ce qui n'était visiblement pas son cas. De plus, une situation excentrée aurait privé Galien de ces rencontres, si fréquentes dans ses écrits, avec tel ou tel grand personnage ou médecin croisé par hasard dans la rue. De même sa fréquentation assidue du quartier des cordonniers, le quartier des libraires, comme celle du Temple de la Paix, lieu de réunion habituel des philosophes et des médecins, n'en aurait pas été facilitée. Enfin sa fonction de médecin attaché au palais impérial lui commandait certainement de résider à une distance suffisamment proche de celui-ci pour pouvoir s'y rendre rapidement en cas de besoin. Il devait être également plus commode pour le médecin de résider à proximité de la Voie Sacrée où il possédait un dépôt de ses biens les plus précieux. Cette maison comportait certainement un cabinet (*ergastêrion*) où Galien donnait certaines de ses consultations et pouvait administrer certains soins d'urgence. Dans sa *Méthode thérapeutique*, Galien dit ainsi avoir permis à un homme rencontré dans la rue et qui commençait à être pris de frisson, d'échapper à la fièvre en le conduisant dans son *ergastêrion* :

> Ayant rencontré par hasard l'un d'entre eux qui, venant récemment d'être pris de frisson, m'exposa son état, je lui donnai à prendre du pain trempé dans du vin coupé d'eau et fis aussitôt cesser le frisson. Eh bien, cet homme, comme tu le sais, en l'accompagnant en chemin jusqu'à mon *ergastêrion*, je l'ai empêché d'avoir de la fièvre[99].

Si l'on admet que Galien a bien conduit cet homme non pas dans l'échoppe d'un marchand (sens que peut également revêtir le mot grec *ergastêrion*), mais dans son propre cabinet médical, le plus vraisemblable est que ce cabinet était attenant à la maison d'habitation du médecin dont il devait constituer une pièce à part[100]. Deux autres passages attestent l'existence d'un tel cabinet. Dans un passage du *Traitement par la saignée* auquel il a déjà été fait allusion, Galien rapporte comment

un riche habitant des faubourgs vint un jour lui demander de venir
examiner un de ses serviteurs dont il craignait qu'il ne devînt aveugle[101].
S'étant rendu à son chevet, Galien découvre la présence d'un médecin
attaché à la maison, disciple d'Érasistrate et par conséquent hostile à
toute saignée, alors même que l'état du jeune patient réclame un tel
traitement. Faisant observer qu'en raison de l'éloignement il pourra
difficilement se rendre dans la maison des faubourgs aussi souvent que
le demande l'état du jeune malade, Galien obtient de l'emmener chez
lui pour une durée de trois jours dans ce qui ne peut être qu'un *ergastêrion*. Là, loin des yeux du médecin érasistratéen, il soumet deux fois
son patient à une saignée, soigne ses paupières enflées et ulcérées à
l'aide d'un collyre de sa fabrication et obtient sa guérison. Un second
passage conservé seulement en arabe et tiré du traité perdu en grec *Que
les meilleurs des hommes tirent profit même de leurs ennemis* fait de
nouveau allusion à ce lieu où Galien était amené à dispenser ses soins
aux plus nécessiteux :

> Je ne demande d'honoraires à aucun de mes étudiants ni aucun des malades
> que je soigne. En fait, j'offre à mes malades, autant qu'ils en ont besoin, non
> seulement médicaments, boissons, massages et autres choses semblables,
> mais je leur procure même des infirmiers s'ils n'ont pas de serviteurs, et je
> leur fais en plus préparer la nourriture nécessaire[102].

Même s'il n'est pas possible de situer plus précisément l'endroit où
Galien vit à Rome, il faut imaginer un lieu accessible aux amis où la
porte est toujours ouverte pour les intimes. L'anecdote du jeune homme
qui vient trouver Galien de bon matin pour lui confier ses tourments de
la nuit, même si elle se situe plutôt à Pergame qu'à Rome, illustre en
tout cas l'exceptionnelle disponibilité du médecin pour ses intimes :

> Un jeune homme parmi ceux qui m'étaient le plus proches se chagrinait pour
> des riens. Plus tard, s'en étant rendu compte, il se présenta chez moi de grand
> matin et me dit qu'il était resté éveillé toute la nuit en pensant à cette affaire
> et qu'entre-temps lui était revenu en mémoire que je ne me chagrinais pas
> même autant pour les très grandes choses que lui pour les petites. Il voulait
> savoir comment j'étais parvenu à ce résultat[103].

Le sage doit ainsi rester toujours disponible pour ses amis et être capable
de leur offrir le spectacle d'une vie équilibrée, exempte de passions :

> Que la porte de ta maison soit toujours ouverte. Il est ainsi loisible aux fami-
> liers d'y entrer en toute occasion, pourvu que tu te sois suffisamment exercé

pour être sûr que tes visiteurs ne te surprendront pas en train de succomber à aucune grande faute… Ta porte étant donc toujours grande ouverte, comme je l'ai dit, qu'il soit permis aux familiers d'entrer en toute occasion ; mais comme il n'est point d'homme qui ne s'efforce, en public, de faire tout avec mesure, toi aussi agis ainsi dans ta propre maison[104].

Une telle maîtrise de soi est le fruit d'un entraînement quotidien qui commence dès le matin :

> Il faut se remémorer cela chaque jour, si possible plusieurs fois, ou à défaut en tout cas à l'aube, avant de commencer ses activités, et le soir avant de se coucher. Sois sûr que moi aussi j'ai pris l'habitude, deux fois par jour, de lire d'abord, puis de prononcer oralement les exhortations attribuées à Pythagore[105].

Le maître de maison doit en particulier veiller à ne jamais être surpris en train de lever la main sur ses serviteurs. Un tel comportement dicté par la colère et la perte de maîtrise de soi doit à tout pris être évité. Galien qui a pris en haine l'emportement pour avoir été, dès l'enfance, témoin de pareilles scènes, ne résiste pas au plaisir de conter cette anecdote :

> L'empereur Hadrien, dit-on, frappa un de ses serviteurs à l'œil avec un stylet. Ayant appris qu'à la suite de ce coup ce dernier avait perdu son œil, il le convoqua et l'invita à lui demander un cadeau en guise de réparation du dommage. Et comme la victime gardait le silence, Hadrien lui dit à nouveau de demander ce qu'il voulait. Il répondit alors ne rien demander d'autre que son œil. Quel cadeau en effet pourrait remplacer la perte d'un œil[106] ?

Suivant l'exemple de son père qui faisait honte à ses amis quand il les voyait se meurtrir les mains à frapper leurs serviteurs, Galien se flatte pour sa part de n'avoir jamais porté la main sur eux, invoquant « la règle qu'il s'imposait dès l'enfance, celle que son père s'exerçait à suivre, de ne jamais lever la main sur les serviteurs »[107]. Il se flatte même de suivre en cela l'exemple prestigieux de Platon :

> Moi-même ayant une fois appris que Platon s'était retenu face à l'un de ses serviteurs fautifs, j'ai définitivement adopté cette pratique, jugeant que c'était une bonne façon d'agir. De même, prends la résolution de ne jamais frapper de tes propres mains un serviteur, ni de charger un autre de le faire pendant que tu es en colère, mais remets cette punition au lendemain[108].

Galien va même recommander de ne passer à l'acte qu'en cas de récidive, et sinon d'éviter le fouet en se contentant d'une réprimande verbale accompagnée de la menace de ne plus pardonner si le serviteur commet à nouveau la même erreur. Galien met ainsi son point d'honneur à bien traiter les gens de sa maison, se flattant non seulement de les nourrir et de les soigner mais aussi de partager ses vêtements avec eux et même de payer leurs dettes en cas de besoin. À l'en croire, il ne saurait même y avoir meilleur emploi de sa fortune. Voici ce qu'il écrit à un de ses amis qui n'ose guère dépenser que le dixième de ses revenus :

> Je vois que tu n'oses pas dépenser pour de nobles actions, ni pour l'achat ou la fabrication d'un livre, ni pour exercer des scribes à écrire soit rapidement au moyen de signes, soit avec précision et élégance, ni encore pour exercer des lecteurs à bien lire ; et je ne te vois pas non plus, comme tu m'observes le faire chaque fois, partager tes vêtements avec tes serviteurs ou leur donner de quoi se nourrir ou se soigner. Tu m'as même vu payer les dettes de quelques-uns[109].

Pourtant ce tableau idyllique possède un contrepoint, Galien n'hésitant pas à soumettre certains de ses serviteurs à des expériences médicales. Ainsi cherchant à prouver que le siège de l'odorat se situe bien dans le cerveau, il n'hésite pas à leur faire respirer une solution huileuse de nielle, une plante réputée pour l'odeur particulièrement âcre et piquante de sa graine :

> C'est pour cela que, pour obtenir une certitude absolue, j'instillai le remède à un serviteur et à un autre, et à plusieurs à la suite, après leur avoir donné l'ordre d'inspirer profondément. Parmi eux, quelques-uns n'éprouvèrent aucune sensation de morsure dans le fond de la tête ; d'autres eurent une faible sensation ; mais il y en eut aussi qui la perçurent nettement[110].

Même si Galien ne nous précise pas le statut de cet autre jeune homme qu'il contraignit à respirer dans un espace confiné, il est vraisemblable qu'il s'agissait également d'un de ses serviteurs qu'il soumit apparemment plusieurs fois, et avec des instruments différents, à cette pénible expérience :

> Ayant enfermé la bouche et les narines d'un garçon dans une grande vessie de bœuf ou dans un autre récipient de ce genre, de manière qu'il n'eut aucun accès à l'air extérieur, je l'ai vu respirer sans aucune gêne pendant toute une journée[111].

M. Grmek remarque que cette expérience « à la fois bien conçue et mal réalisée », et dont le résultat est impossible d'après nos connaissances actuelles, ne met pas en danger la santé de ces cobayes humains et peut donc paraître comme « moralement acceptable malgré l'absence de but thérapeutique immédiat »[112].

Galien, de son côté, se flatte de mener une vie frugale et vraisemblablement assez peu différente de ses serviteurs, affirmant au destinataire du *Ne pas se chagriner*, étant donné sa nature et son éducation, « n'user toujours que d'aliments et de vêtements simples et demeurer tout à fait maître des plaisirs de l'amour »[113].

Car le seul domaine dans lequel Galien considère qu'il vaille la peine d'investir est celui de la science et de la culture. Aussi le soin qu'il prend de ses serviteurs ne lui est-il pas dicté par un pur sentiment d'humanité, mais par le désir de tirer le meilleur parti de ceux qu'il considère comme un bien précieux. Le médecin va en effet dépenser des sommes importantes à rendre certains de ses serviteurs les plus doués capables de lire et écrire correctement pour le seconder efficacement dans sa tâche d'écrivain. Il les forme en particulier au métier exigeant de tachygraphes, ces scribes capables de prendre sous la dictée à l'aide d'une écriture spéciale faite de signes abrégés proche de notre sténographie. Nul doute que Galien devait beaucoup exiger de ces secrétaires à qui, bien qu'il n'en dise mot, il n'est pas impossible qu'il ait également confié certaines recherches documentaires préparatoires à la rédaction de tel ou tel de ses ouvrages. Il ne fait en tout cas pas mystère d'avoir dicté plusieurs de ses livres, un procédé auquel il recourt dès le début de sa carrière[114]. Il se fait aussi faire la lecture quand la maladie ou plus tard la vieillesse le privent d'un accès direct au texte[115]. Dans un passage hélas corrompu, Galien semble même indiquer avoir donné certains de ses opuscules à ses serviteurs, signe du lien étroit parfois tissé entre le maître et ses serviteurs les plus instruits[116]. D'autres encore étaient sans doute chargés d'assister Galien dans sa pratique médicale et étaient plus spécialement affectés à la dispense des soins médicaux courants et à la préparation des médicaments dont la composition, souvent complexe, requiert un soin tout particulier. D'autres enfin avaient en charge le soin et l'entretien de la maison. La perte de presque tous ses serviteurs romains lors d'une atteinte de la peste a certainement représenté un épisode particulièrement douloureux pour le médecin, même s'il la met sur le même plan que celle d'autres biens matériels et s'il se félicite que son exceptionnelle fermeté d'âme lui ait permis de la surmonter :

Quand tu étais présent [*sc.* à Rome], m'y disais-tu [*sc.* dans la lettre envoyée par son correspondant], tu m'avais vu de tes propres yeux lors d'une grande attaque de la longue peste perdre presque tous les serviteurs que j'avais à Rome, et tu avais entendu dire que déjà auparavant il m'était arrivé pareille mésaventure concernant cette fois mes biens pour lesquels, à trois ou quatre reprises, j'avais été victime de pertes affligeantes ; tu disais avoir vu de tes propres yeux que je n'en avais pas éprouvé la moindre émotion[117].

Outre les serviteurs dont Galien s'entoure à Rome, il possède aussi nécessairement d'autres esclaves dans son domaine de Pergame hérité de son père et la maison de campagne où il réside en Campanie. Même s'il n'est pas possible d'en préciser le nombre, Galien entretient donc à Rome et ailleurs une équipe de serviteurs non négligeable. On ne sait rien en revanche de sa vie privée et Galien en particulier ne mentionne nulle part l'existence de femme ou d'enfants à l'intérieur de cette vaste maisonnée. À l'inverse de l'infortuné philosophe Théagène dont les amis, lors de son décès, « accomplissaient les rites en l'honneur des morts, sans toutefois avoir l'intention de se lamenter »[118], étant donné qu'il n'avait ni serviteur, ni fils, ni épouse pour le pleurer, Galien possédait donc au moins les premiers.

Outre sa maison d'habitation, et comme beaucoup d'autres Romains, Galien loue à Rome, on l'a dit, un entrepôt (*apothêkê*) situé le long de la Voie Sacrée. Réputés être particulièrement sûrs et bien gardés, ces locaux servaient en quelque sorte de coffre-fort à leurs utilisateurs qui y entreposaient leurs biens les plus précieux :

En effet, se fiant assurément aux dépôts de la Voie Sacrée dans l'idée qu'ils ne devraient même pas souffrir du feu, les gens y déposaient les plus précieux de leurs biens. Ils s'y fiaient, disais-tu, du fait qu'ils ne comportaient ni bois, si ce n'est pour les portes, ni aucun voisinage d'une maison particulière, et de surcroît du fait qu'ils étaient surveillés par une garde militaire à cause de la présence des archives de quatre procurateurs de César déposées en cet endroit-là. Et c'est précisément pourquoi nous versions un loyer plus élevé, nous les locataires de ces pièces situées dans les dépôts, et nous y déposions avec confiance les biens auxquels nous étions attachés[119].

Avant que ces dépôts réputés inviolables fussent finalement ravagés par le grand incendie de Rome de 192, Galien y entreposait lui aussi ses biens les plus précieux. La liste des pertes qu'il dresse dans le *Ne pas se chagriner* a donc valeur d'inventaire et nous renseigne très fidèlement sur les possessions du médecin, mais aussi sur ses habitudes privées. Galien avait en effet l'habitude, quand il était absent de Rome, de déposer « tout ce qu'il avait à la maison comme instruments, médicaments et livres, ainsi qu'un nombre non négligeable d'objets en argent dans le dépôt pour qu'ils soient gardés en sécurité pendant son absence »[120]. Outre de nombreux et précieux livres écrits de sa main ou par d'autres, Galien y entreposait de nombreuses recettes de remèdes dont il possédait une collection particulièrement riche et pratiquement unique :

> J'étais convaincu d'être en possession de recettes de remèdes plus admirables que celles de toute autre personne dans le monde habité des Romains, et cela en partie parce que la chance y collabora, et en partie parce que moi-même j'y contribuai par la préférence qu'on m'accorda[121].

Galien a en effet d'abord hérité de la collection de recettes réunie par un de ses riches concitoyens dans deux livres de parchemin. Si l'auteur du recueil reste anonyme, le nom de son héritier qui se trouvait être très attaché à Galien et qui accepta de les lui donner peut être précisé. Il s'agit d'un certain Claudianos déjà mentionné dans les *Médicaments composés selon les lieux*[122]. Puis, lors de son premier séjour romain, il a recueilli les parchemins du médecin Eumène de Pergame à la mort de son condisciple Teuthras qui les détenait[123]. Par la suite, Galien n'a cessé d'enrichir ce double héritage en procédant à de nombreux échanges : « Si quelqu'un avait quelque autre recette de remèdes admirables, je l'obtenais facilement en donnant en échange deux ou trois des recettes de remèdes équivalents[124]. » Ce trésor pharmacologique disparut au cours de l'incendie de 192 avec les deux premiers livres de l'ouvrage de Galien sur les *Médicaments composés selon les genres*.

Enfin, comme beaucoup de riches Romains, il possède une maison en Campanie où il se trouve d'ailleurs au début de cet hiver 192 quand il apprend la terrible nouvelle de l'incendie de Rome et la destruction des dépôts de la Voie Sacrée. On ne sait exactement où se trouvait cette maison, mais peut-être se situait-elle près d'un port pour faciliter le transport par bateau des nombreux livres que Galien avait l'habitude d'expédier depuis ce lieu vers sa patrie, Pergame. Conformément à ses habitudes, avant son départ en Campanie, Galien a déposé ses biens les plus précieux dans son dépôt de Rome :

> En effet quand je suis parti en Campanie, j'avais déposé tout ce que j'avais à la maison comme instruments, médicaments et livres, ainsi qu'un nombre non négligeable d'objets en argent dans le dépôt pour qu'ils soient gardés en

sécurité pendant mon absence. C'est pourquoi il est arrivé que tous ces objets accumulés là avec le fonds déposé ont également péri[125].

Malgré ces lourdes pertes, Galien manifeste sa fermeté d'âme devant l'adversité :

> Le fait que je n'aie pas été affligé même par l'incendie de tous ces objets d'une telle valeur te semblait plus admirable (encore) et tu me parais être tout à fait dans le vrai en écrivant cela. Car lorsque j'ai appris en Campanie que cela aussi avait été détruit, j'ai supporté la chose très facilement, n'éprouvant pas la moindre émotion... (Revenu) à Rome j'étais dans le dénuement de tout ce sans quoi il est impossible de rien préparer en un court moment[126]...

Cette maison de Campanie n'est pas exactement une maison de villégiature comme on pourrait le penser, mais un lieu où Galien fait de fréquents séjours, même en hiver, et où il travaille et écrit. Il y possède également une importante bibliothèque où il a décidé de rassembler l'ensemble de son œuvre. Une fois par an, il y transporte depuis Rome les livres qu'il a composés au cours des douze derniers mois. Le transport a lieu par mer au début de l'été lorsque le temps est favorable à la navigation. En attendant, Galien entrepose ses copies dans son local de la Voie Sacrée. Mais l'année de l'incendie, en 192, Galien joue de malchance.

> L'incendie éclata donc vers la fin de l'hiver, alors que j'avais décidé de transporter en Campanie au début de l'été à la fois mes ouvrages destinés à rester sur place et ceux qui devaient être expédiés en Asie au moment où soufflent les vents étésiens. La Fortune m'a donc tendu un piège en me ravissant beaucoup d'autres de mes livres[127].

Galien a en effet l'habitude de transporter deux exemplaires de chacun de ses livres en Campanie : l'un est destiné à rester sur place dans sa bibliothèque personnelle ; l'autre est destiné à ses amis restés en Asie pour qu'ils déposent ses œuvres dans une bibliothèque publique à Pergame mais aussi dans d'autres cités, à charge pour eux de faire établir à leur tour plusieurs copies de cet exemplaire. Or, en 192, toutes ces copies conservées dans le dépôt de la Voie Sacrée ont également brûlé :

> Et si l'incendie de Rome avait eu lieu deux mois plus tard, c'est avant lui que les copies de tous nos ouvrages auraient été transportées en Campanie. Car tous mes livres qui étaient destinés à la publication étaient transcrits en double dès cette époque, sans compter les exemplaires qui devaient rester à Rome, d'une part parce que mes amis dans ma patrie me demandaient de leur

envoyer tous les ouvrages que j'avais composés afin de les placer dans une bibliothèque publique – comme d'autres avaient déjà déposé beaucoup de mes livres dans d'autres cités –, et d'autre part parce que j'avais décidé, de mon côté, de posséder des copies de l'ensemble en Campanie. Il y avait donc, pour cette raison, des doubles de tous mes livres sans compter les exemplaires qui devaient rester à Rome, comme je l'ai dit[128].

À soixante-trois ans, en travailleur infatigable, Galien va dès lors consacrer une part importante de son activité littéraire à réécrire ses traités perdus. La période la plus féconde de son activité d'écrivain, inaugurée en 169 au début de son second séjour romain, s'achève en 192 par un véritable cataclysme. Mais en travaillant sans relâche, Galien va désormais mettre tous ses efforts à faire renaître son œuvre de ses cendres.

Écrire, annoter, commenter et éditer

Il convient de distinguer trois grandes périodes au cours de ce second séjour : de 169 à 176 où, en l'absence de Marc Aurèle à Rome, Galien suit les déplacements de Commode dans ses différentes villégiatures et se consacre prioritairement à l'écriture ; après 176 et le retour de Marc Aurèle où Galien réside plus régulièrement à Rome ; et enfin après 192 et les pertes occasionnées par le terrible incendie.

Galien établit en outre une double distinction entre ses différentes productions, distinguant d'une part les traités pour les débutants des compositions plus achevées[129], et d'autre part les simples notes à usage personnel des ouvrages destinés à la publication[130]. Il n'est cependant pas toujours facile d'y voir clair entre les traités qui changent de statut et qui d'abord destinés à des élèves ou amis sont plus tard récupérés et corrigés par Galien pour publication, ou encore comme la *Méthode thérapeutique* qui malgré ses dimensions (quatorze livres) n'aurait, aux dires mêmes de son auteur, été initialement rédigée que pour un usage privé[131].

Galien a en outre parfois révisé certains de ses ouvrages plusieurs fois au cours de sa vie, introduisant ici et là des renvois à des écrits postérieurs et contribuant un peu plus, par le jeu de ces citations croisées, à brouiller la chronologie de ses traités.

De 169 à 176 une période particulièrement féconde

Quand Galien revient à Rome, il a la mauvaise surprise de constater que les écrits qu'il a dictés pour ses amis et disciples et qu'il leur a donnés anonymement lors de son premier séjour circulent désormais sous le nom d'autres personnes qui n'hésitent pas à en faire des lectures publiques « comme étant leurs propres œuvres » après avoir seulement « procédé à des suppressions, des additions ou des modifications »[132]. Bien des années plus tard, au début du livre VII de la *Méthode thérapeutique* composé sous le règne de Septime Sévère, Galien donnera de cette situation une explication sans doute un peu trop flatteuse pour être parfaitement sincère :

Or moi, je ne sais comment, dès l'adolescence, d'une façon étonnante, par inspiration divine ou par délire – qu'on emploie le nom qu'on veut –, j'ai méprisé la célébrité dans le grand public, tandis que la vérité et la science m'ont inspiré du désir. Je croyais en effet que rien ne constituait pour des hommes une acquisition plus belle et plus divine. C'est donc pour cette raison que je n'ai même jamais inscrit mon nom sur aucun des livres que j'ai écrits. Et je vous ai, comme tu sais, exhortés vous aussi à ni me louer trop immodérément dans le public ainsi que vous en avez l'habitude, ni à inscrire mon nom sur mes écrits[133].

Le plagiat dont Galien a été victime a en réalité surtout été rendu possible parce que Galien avait fait l'erreur de ne conserver aucune copie de ces premières productions, à la différence d'autres écrits composés dans la même période mais qu'il considérait comme des compositions achevées :

Je ne possédais donc même pas de copies de tout ce que j'avais dicté pour des jeunes gens au début de leurs études ou que j'avais offert à des amis à leur demande. Plus tard, quand je fus revenu à Rome pour la seconde fois et qu'ils me furent rapportés, comme je l'ai dit, pour que je les corrige, je les récupérai et leur donnai un titre portant la mention « Pour les débutants »[134]… De quelques autres, autrefois écrits pour des amis, il m'est resté des copies, car il s'agissait de compositions achevées[135].

Pour combattre ces plagiaires, Galien se résoudra un peu plus tard (vers 193) à composer deux traités biobibliographiques où il tente de dresser la liste la plus exacte possible de ses différentes productions accompagnées de leur titre et des circonstances qui ont entouré leur rédaction. En se livrant à cette tentative d'authentification de ses propres œuvres par leur auteur, Galien nous livre de précieux renseignements sur la façon dont il s'est efforcé de récupérer ces écrits victimes de différents trafics :

> Pour ce qui est de la raison qui amena de nombreuses personnes à donner lecture de mes ouvrages comme étant les leurs propres, toi-même tu la connais, mon excellent Bassus. Je les donnais en effet à des amis ou des disciples, sans titre, dans la pensée qu'ils n'étaient aucunement destinés à la publication, mais à ceux-là mêmes qui avaient formulé la demande de conserver des notes sur les cours qu'ils avaient écoutés. Certains étant morts, ceux qui par la suite entrèrent en possession de mes livres, furent séduits par eux et en donnèrent lecture comme étant les leurs propres, d'autres également de leur vivant en vendirent des copies, pour leur honte, afin de tromper les gens car ils étaient dans le besoin, d'autres les copièrent, livre après livre, les modifièrent et les exhibèrent pour s'en vanter, d'autres enfin les ayant reçus de ceux qui les possédaient s'en revinrent dans leur patrie et les massacrèrent clandestinement chacun à leur tour pour donner des conférences. Mais avec le temps tous furent pris en flagrant délit de plagiat ; et beaucoup de ceux qui à leur tour avaient acquis des livres et inscrit mon nom dans le titre, après avoir découvert qu'ils présentaient des divergences avec ceux tombés entre d'autres mains, me les rapportèrent et me prièrent de les corriger[136].

Mettant à profit le loisir dont il dispose alors, Galien récupère et publie ces écrits dont certains lui sont rapportés par ceux qui les détenaient. Toutefois, Galien est bien conscient que ces productions composées à la hâte doivent d'abord être révisées et corrigées avant publication :

> Ces écrits, comme je l'ai dit, ayant été composés non pour la publication, mais en fonction de la compétence et de l'usage qu'en avaient ceux qui me les avaient demandés, il est bien naturel que certains points aient été développés, d'autres condensés, et que l'explication, tout comme l'enseignement des principes lui-même, ou bien revêtît une forme achevée, ou bien laissât à désirer. Il est de fait parfaitement clair que ce que j'ai écrit pour les débutants n'atteint, en matière d'enseignement, ni le dernier degré d'achèvement, ni une rigoureuse exactitude ; ils ne me l'auraient pas demandé ni n'auraient été capables de tout apprendre exactement avant d'avoir acquis une certaine compétence à dominer les connaissances nécessaires. Quelques-uns de mes prédécesseurs ont de fait intitulé de tels livres *Esquisses*, tout comme certains les ont intitulés *Ébauches*, d'autres *Introductions*, *Synopsis* ou *Guides*. Pour ma part, je les ai tout simplement donnés à mes disciples, sans aucun titre, et ils sont de ce fait arrivés plus tard entre les mains de nombreuses personnes qui leur ont donné différents titres. Aussi ai-je jugé bon d'intituler « Pour les débutants » ceux que certains me rapportèrent pour correction[137].

Parmi ces ouvrages *pour les débutants* récupérés et mis en forme au début de ce second séjour, Galien cite pêle-mêle : *Sur les écoles, Sur les os, Sur le pouls, Sur l'anatomie des artères et des veines, Sur l'anatomie des nerfs* et une *Esquisse de la démarche empirique.* Parmi ces écrits, les traités anatomiques occupent donc sans surprise la place d'honneur :

> C'est également pour les débutants que j'ai dicté le *Sur les os* et le *Sur le pouls* ; j'ai aussi fait don à un ami platonicien, lors de ce séjour, de deux livres pour débutants, traitant l'un de l'anatomie des artères et des veines, l'autre de celle des nerfs, et à un autre d'une *Esquisse de la démarche empirique*, ouvrages dont je ne possédais aucun exemplaire et que j'ai récupérés des mains de ceux auxquels ils appartenaient quand je suis revenu à Rome pour la seconde fois[138].

On peut mettre ce travail de correction et de révision en parallèle avec celui déjà effectué par Galien lors de son bref retour à Pergame (fin 166) sur trois traités rédigés avant son départ pour Smyrne et qu'il croyait perdus[139]. Mais Galien avait alors effectué ce travail « à titre d'entraînement personnel » sans songer à en préparer une édition (*ecdosis*), ce qui valut à ces trois traités d'être à leur tour victimes de plagiat. Cette fois-ci Galien prend ses précautions et publie officiellement ses traités accompagnés de la mention de son nom et d'un titre. Même s'il ne le précise pas, il en fait parallèlement établir plusieurs copies et en dépose des exemplaires dans les différentes bibliothèques publiques de Rome et d'Asie.

Outre ce travail de révision et de publication, Galien consacre cette période (de l'automne 169 à l'automne 176) à la rédaction de nombreux et importants traités de contenu médical et philosophique. Galien décrit cette période particulièrement faste dans les *Propres livres* :

> Je travaillais donc à cette époque à rassembler et fixer de façon durable ce que j'avais appris auprès de mes maîtres et ce que j'avais moi-même découvert ; et poursuivant encore mes recherches, ce que j'avais découvert à cette occasion, je le consignai dans de nombreux écrits, en m'entraînant à résoudre de nombreux problèmes médicaux et philosophiques[140].

Mais comme le déplore Galien immédiatement après, « la plupart de ces ouvrages furent détruits dans le grand incendie au cours duquel brûlèrent le Temple de la Paix ainsi que de nombreux autres édifices ». La perte fut d'autant plus grande que Galien assigne à cette période un nombre d'ouvrages assez considérable. L'absence de Marc Aurèle au-dehors s'étant prolongée au-delà de toute espérance, note-t-il encore dans les *Propres livres*, « tout ce temps me permit de m'exercer de façon tout à fait notable à l'écriture »[141].

Parmi les écrits phares de cette période, on citera l'*Utilité des parties du corps*, les *Doctrines d'Hippocrate et Platon* et le début des *Pratiques anatomiques*. Voici ce que nous en dit Galien dans les *Propres livres* à l'intérieur d'un passage lacunaire en grec mais conservé par la traduction arabe :

> C'est ainsi que j'ai complété mon ouvrage *Sur l'utilité des parties* en dix-sept livres et ajouté ce qui manquait au *Sur les doctrines d'Hippocrate et Platon* en dix livres. Et j'ai écrit le deuxième livre du *Sur l'utilité des parties* à l'époque où je les ai composés ; et j'avais donné le premier à Boethus[142].

Galien nous apprend non seulement qu'il composait ses vastes ouvrages en plusieurs temps mais même qu'il travaillait à des ouvrages différents en même temps. Il a ainsi composé parallèlement le livre II de l'*Utilité des parties* (dont le livre I avait été rédigé pour Boethus lors du premier séjour) et les livres VII à X des *Doctrines d'Hippocrate et Platon* (dont les livres I à VI avaient également été rédigés lors du premier séjour). La rédaction des livres suivants (livres III à XVII) de l'*Utilité des parties* est également étroitement liée à celle d'un troisième ouvrage, les *Pratiques anatomiques*, où Galien aborde cette fois d'un point de vue anatomique les questions traitées d'un point de vue physiologique dans l'*Utilité des parties*[143]. Le plan suivi dans les *Pratiques anatomiques* (en quinze livres sous sa forme complète) est d'ailleurs largement le même que celui adopté dans l'*Utilité des parties* puisque Galien y traite successivement (dans les livres conservés en grec) des membres supérieurs (bras, main), inférieurs (jambe, pied), de la tête, du cou et du tronc, de l'appareil digestif, respiratoire, du thorax et enfin du cerveau, avant d'aborder (dans les livres conservés seulement en arabe) la moelle épinière, les yeux, la langue, la trachée, les vaisseaux sanguins, les nerfs et les organes sexuels. Quant aux seize livres de l'*Utilité des parties* composés au cours de cette même période, et comme déjà le premier livre, à peine achevés ils furent aussitôt envoyés à Boethus qui était alors gouverneur de Syrie-Palestine[144].

À côté de ces trois grandes sommes, Galien se consacre au cours de cette même période à trois ouvrages plus modestes dirigés contre les médecins méthodistes et qu'il présente, dans le *Pronostic,* comme de peu antérieurs à sa cure réussie de l'amygdalite du jeune Commode : il s'agit du *Sur la différence des fièvres, Sur les jours critiques* et *Sur les crises*[145]. Il faut également assigner au début des années 170 la rédaction des trois livres du *Pronostic par le pouls* contemporain des observations de Galien sur les malades victimes de la peste[146]. Toujours dans la même période, ou un peu plus tard, alors qu'il travaille déjà à la rédaction des six premiers livres de sa *Méthode thérapeutique,* il écrit parallèlement pour Glaucon, rencontré lors de son premier séjour au chevet du médecin sicilien, une méthode thérapeutique en deux livres, que celui-ci qui s'apprête à quitter Rome pourra emporter avec lui[147].

Au total et outre les traités précédemment cités pour lesquels Galien nous a laissé des indications chronologiques relativement fiables dans le *Pronostic* et les *Propres livres,* ce serait plus d'une vingtaine de titres qu'il conviendrait d'assigner à cette période. Bien que les spécialistes débattent encore de la liste exacte des ouvrages en question, il ne fait donc aucun doute que le retour de Marc Aurèle à Rome à la fin de 176 marque la fin d'une des périodes de création littéraire les plus fastes que Galien ait connue[148].

Après 176 et le retour de Marc Aurèle à Rome

Les années qui suivent, si elles voient Galien séjourner plus régulièrement à Rome, le voient aussi renouer avec ses mauvaises habitudes. La publication de l'*Utilité des parties* où Galien prétend exposer de grandes découvertes, telle que celle « des muscles qui servent à mouvoir l'articulation de chaque doigt, et qui étaient tous longtemps restés ignorés de [lui], comme de tous ceux qui [l']ont précédé »[149], eut semble-t-il un grand retentissement. À son retour à Rome, Galien découvre en effet que le traité soulève un grand intérêt et rencontre un grand succès auprès des médecins. Mais il suscite aussi les jalousies :

À peine les livres du *Sur l'utilité des parties* furent-ils parvenus entre les mains du grand nombre – ils étaient recherchés de presque tous les médecins qui s'intéressaient à l'ancienne médecine ainsi que des philosophes aristotéliciens dans la mesure où Aristote avait lui aussi composé ce genre d'ouvrage – que des mauvaises langues inspirées par l'envie répandirent dans la ville le bruit malveillant que, dans le désir de paraître de beaucoup supérieur à mes prédécesseurs, j'avais fait état dans mes écrits de nombreux faits qui n'étaient absolument pas observables lors de séances d'anatomie[150].

Mais alors que Galien choisit de traiter ces réactions « par le rire et le mépris », ses amis l'enjoignent de se justifier en procédant à la démonstration publique des faits exposés dans ses écrits. Après avoir feint de se faire prier, Galien saisit l'occasion de rompre avec l'engagement pris au début de son second séjour de « ne plus enseigner en public, ni de faire de démonstrations »[151]. Renouant avec ses habitudes anciennes et son goût de la polémique, Galien ne va pas résister bien longtemps au plaisir de confondre ses adversaires.

Galien ne précise pas quand la démonstration a lieu, mais il est vraisemblable qu'elle se situe après 176 et le retour de Marc Aurèle à Rome où le médecin réside dès lors plus régulièrement et peut jouir de la protection impériale. La scène se passe au Temple de la Paix, où se trouvent réunis à la fois un lieu de culte, deux bibliothèques (grecque et latine) et un espace de conférences et où « avaient l'habitude de se rassembler chaque jour, avant qu'il ne fût incendié (en 192), tous ceux qui s'intéressaient aux arts logiques ». La démonstration dure plusieurs jours et offre même matière pour Galien à la rédaction d'un nouvel opuscule :

> Ayant donc cédé aux instances de mes amis et consacré plusieurs jours à démontrer publiquement que je n'avais en rien menti et que de nombreux faits étaient restés ignorés de mes prédécesseurs, je rédigeai, également à leur demande, des notes sur ce que j'avais démontré et exposé, notes que j'intitulai *Sur les ignorances de Lycos en matière d'anatomie* pour la raison suivante : comme je m'avançai pour démontrer que je n'avais en rien menti dans mes travaux d'anatomie, je déposai au milieu du public les livres existants de tous les auteurs d'anatomie et donnai à chacun des assistants la possibilité de proposer la partie qu'il voulait comme objet de dissection, après avoir offert de démontrer que, sur tous les points où je m'étais trouvé en désaccord avec mes prédécesseurs, j'avais écrit la vérité. L'on me proposa de traiter du thorax, et comme je commençais par les auteurs les plus anciens et prenais leurs livres en main, certains médecins réputés, assis au premier rang, me demandèrent de ne pas perdre mon temps, mais étant donné que Lycos le Macédonien qui avait été le disciple de Quintos, médecin expert en anatomie, avait consigné dans ses écrits toutes les découvertes faites jusqu'au temps de ses contemporains, de laisser les autres de côté pour comparer les seuls écrits de ce dernier aux miens. J'accédai donc à leur demande et procédai de la sorte pour tous les sujets qu'il m'était chaque jour proposé de traiter[152].

L'habitude des démonstrations publiques n'est cependant pas la seule avec laquelle renoue Galien au cours de cette période. Il déclare en effet, dans le *Pronostic*, avoir continué après 176 à donner imprudemment à ses amis des exemplaires de ses ouvrages en espérant qu'ils resteraient entre leurs seules mains et il déplore assez naïvement qu'ils se soient à leur tour retrouvés dans des mains ennemies, comme cela était déjà arrivé pour ses premiers ouvrages[153].

Toutefois, Galien entend bien profiter de sa nouvelle installation à Rome, non pour mener une vie de courtisan mais pour se consacrer à l'étude. On ne s'étonnera donc pas que Galien, dans sa *Méthode thérapeutique*, se flatte de se consacrer à la médecine et la philosophie plutôt qu'à la fréquentation des riches :

> Pendant ma vie tout entière, j'ai cultivé ces deux sciences par mes actes plutôt que par mes discours. On ne s'étonnera donc pas que, pendant que d'autres font des visites de politesse d'un bout à l'autre de la ville, vont à des dîners et invitent les riches et les puissants, moi, pendant tout ce temps, je m'astreins à me pénétrer d'abord de tout ce que les Anciens ont découvert de valable, puis à juger par les faits la valeur de ces découvertes, et à m'exercer à les mettre en pratique[154].

Et cette connaissance des Anciens, Galien l'acquiert et la cultive en mettant à profit son séjour dans la capitale pour tirer le meilleur parti de ses nombreuses bibliothèques privées et publiques. Alors qu'il déclare, dans ses *Propres livres*, avoir été privé de ses livres restés à Pergame lors de son premier séjour romain, cette fois il travaille à réunir autour de lui une imposante collection d'ouvrages non seulement médicaux et philosophiques mais qui couvrent tout le champ de la littérature antique. Pour cela, il ne se contente pas d'acheter des livres, il va jusqu'à recopier de sa propre main les exemplaires uniques de certains ouvrages devenus fort rares et conservés dans les bibliothèques du Palatin. Galien fait ainsi allusion dans le *Ne pas se chagriner* à ces « traités des Anciens qu'[il] avait copiés de [sa] main » mais aussi à « ceux qu'[il] avait corrigés » et qu'il n'est plus possible de se procurer depuis l'incendie des bibliothèques[155]. Dans le fameux dépôt de la Voie Sacrée, Galien avait ainsi réuni « des copies de beaucoup de grammairiens, ainsi que d'orateurs, de médecins et de philosophes anciens »[156]. Galien travaille parallèlement à annoter et corriger certains ouvrages particulièrement difficiles, comme ceux « de Théophraste, d'Aristote, d'Eudème, de Clytos et de Phainias, ainsi que la plupart de ceux de Chrysippe et de tous les anciens médecins » et qui, du fait de copies successives, présentent de nombreuses fautes :

> En plus de ces livres si importants et si nombreux, j'ai perdu ce même jour [*sc.* le jour de l'incendie] tous les ouvrages qui après correction avaient été établis par mes soins sur une base saine, eux qui faisaient partie des textes certes obscurs mais entachés de leçons fautives, attendu que je m'étais proposé d'en faire ma propre édition[157].

Galien consacre à copier tous ces livres « une peine non négligeable », s'appliquant à réaliser l'édition de « beaucoup d'autres ouvrages dont chacun, à lui seul, par sa réalisation, montrait ce puissant amour du travail qui fut le [sien] au cours de [sa] vie entière »[158].

C'est également dans ces années qui suivirent le retour de Marc Aurèle, vraisemblablement en 178, que Galien compose le *Pronostic* qui retrace ses premiers succès. Il poursuit parallèlement la rédaction de son vaste ouvrage d'*Hygiène* et travaille à ses commentaires hippocratiques dont celui aux *Épidémies I* et *II* et au *Régime des maladies aiguës* auquel on peut rattacher le petit traité sur le *Régime des maladies aiguës selon Hippocrate*, perdu en grec mais conservé en arabe et dédicacé à C. Aufidianus Victorinus qui sera préfet de la ville sous Commode[159], ainsi que le commentaire aux *Humeurs* (perdu) et à l'*Officine du médecin*[160].

Cependant avec la mort de Marc Aurèle en 180 et l'avènement de son fils Commode s'ouvre une période plus sombre pour l'Empire. La fin du règne de cet empereur controversé qui meurt assassiné en décembre 192 est marquée par des emprisonnements arbitraires et de nombreux exils. Et même si Galien se flatte, dans les *Lieux affectés* composés sous le règne postérieur de Septime Sévère, d'avoir été connu et apprécié non seulement des premiers citoyens de Rome mais de « tous les empereurs successifs », ce jugement s'applique sans doute davantage aux règnes de L. Verus, Marc Aurèle et de l'empereur actuel qu'à celui de Commode[161]. Il n'est pas étonnant que celui qui s'enorgueillit de sa proximité avec les empereurs ait préféré taire la relative mise à l'écart dont il a vraisemblablement été victime de la part d'un empereur qui avait même renoncé à la traditionnelle thériaque tant prisée de son prédécesseur. Car si Galien, dans les traités contemporains du règne de Commode, se garde prudemment de toute allusion désobligeante, dans le *Ne pas se chagriner* rédigé juste après la mort de l'empereur, il n'observe plus la même réserve, se retranchant, il est vrai, derrière le jugement des historiens :

> Tu es persuadé toi-même aussi, je pense, que dans toute la durée du temps passé, à en juger par les récits historiques que rédigèrent ceux dont c'est le métier, il y a eu moins de malheurs que ceux dont actuellement Commode a été en peu d'années l'auteur[162].

À une époque où il fallait chaque jour s'attendre « à être envoyé dans une île déserte, comme ce fut le cas pour d'autres qui n'étaient même pas coupables » et à perdre tous ses biens, Galien a dû apprendre à ne pas se peiner pour des causes futiles, mais à considérer comme seules causes véritables de chagrin sa « patrie ruinée, un ami châtié par un tyran et toutes les autres choses de la sorte »[163]. En comparaison, pas même l'étendue des pertes fatales causées par l'incendie de 192 ne lui paraît représenter une cause valable d'affliction :

> Je n'en éprouvais à présent nulle affliction, au point d'avoir un visage serein et d'accomplir mes occupations habituelles exactement comme auparavant[164].

Le règne de Commode (180-192) voit cependant la rédaction d'une nouvelle série d'importants commentaires au *Prorrhétique*, aux *Épidémies III* et *VI*, à la *Nature de l'homme* et aux *Airs, eaux, lieux*, ainsi que l'achèvement du traité d'*Hygiène* (livre 6 et dernier) et la poursuite des *Pratiques anatomiques* (livres 6 à 11)[165].

Après 192 réécriture des traités perdus et composition des derniers ouvrages

Après les lourdes pertes infligées par l'incendie de 192, et alors qu'il est déjà âgé de soixante-trois ans, Galien va sans se décourager se consacrer à la réécriture de ses principaux traités disparus.

Dans le *Ne pas se chagriner*, il entretient longuement son correspondant de la perte de son grand traité sur le vocabulaire attique dont, malgré ses dires, il fut manifestement très affecté. Ce traité, selon la description qu'en donne Galien, se composait avant l'incendie de deux parties : une première partie (en quarante-huit livres)[166] sur le vocabulaire des prosateurs classé par ordre alphabétique[167] ; et une seconde partie sur le vocabulaire de la comédie traitée dans son ensemble[168].

Comme l'explique longuement Galien dans le *Ne pas se chagriner*, seule cette seconde partie fut concernée par l'incendie de 192 :

> La Fortune m'a donc tendu un piège en me ravissant beaucoup d'autres de mes livres, mais surtout mon traité sur les mots que j'avais tiré de toute la comédie ancienne… Il semblait donc qu'un tel ouvrage était utile à la fois aux orateurs et aux grammairiens ou à tous ceux qui veulent connaître tous les mots attiques ou certains de ces mots qui sont importants pour les réalités utiles… Ainsi donc, la partie sur les mots de ce type tirés de la comédie ancienne n'eut pas le temps d'être transportée en Campanie avant l'incendie, tandis que la partie sur ces mots tirés des prosateurs y avait déjà été transportée par chance, occupant quarante-huit grands livres[169]…

Toutefois Galien ne va pas se contenter de réécrire cette seconde partie à l'identique, il va la réorganiser et en donner une nouvelle version partielle. Renonçant à traiter du vocabulaire de la comédie dans son ensemble, il choisit de scinder son propos en trois parties respectivement consacrées au *Vocabulaire courant d'Eupolis* (en trois livres), au *Vocabulaire courant d'Aristophane* (en cinq livres) et au *Vocabulaire courant de Cratinos* (en deux livres), un ensemble complété par les *Exemples de vocabulaire comique particulier* (en un livre) et par une petite monographie intitulée *Si l'ancienne comédie est une lecture utile pour les étudiants*[170].

L'autre grand traité concerné par ce processus de réécriture est les *Médicaments composés selon les genres* dont les deux premiers livres déjà composés et publiés par Galien à l'époque de l'incendie ont également péri dans l'incendie de 192. Voilà la description des faits donnée par Galien dans l'introduction de cet ouvrage qu'il a dû réécrire :

> J'avais déjà rédigé auparavant un traité : les deux premiers livres en avaient été d'une part publiés et d'autre part rangés dans le dépôt de la Voie Sacrée avec tous les autres, quand le Temple de la Paix a brûlé complètement, ainsi que les grandes bibliothèques du Palatin. À ce moment-là périrent, outre les livres de bien d'autres auteurs, les miens qui se trouvaient dans cette réserve-là, alors qu'aucun de mes amis romains ne disait posséder des copies des deux premiers livres. Ainsi donc, comme mes compagnons m'enjoignaient d'écrire à nouveau le même traité, il m'a paru nécessaire de faire cette mention sur les livres qui avaient été préalablement édités, pour éviter que quelqu'un, tombant par hasard sur eux, ne s'interroge sur la raison pour laquelle j'ai traité deux fois de la même matière[171].

Galien nous livre ici un détail particulièrement intéressant : l'édition d'un livre dans l'Antiquité n'assure pas automatiquement sa

conservation. De fait, malgré l'édition des deux premiers livres de son
ouvrage sur les *Médicaments composés*, Galien se déclare incapable,
après l'incendie, d'en récupérer un exemplaire, pas même auprès de ses
amis à qui il en avait pourtant donné des copies.

Le cas des *Médicaments composés* n'est cependant pas le seul qui
contraignit Galien à une telle enquête menée auprès de ses amis. Voici
ce qu'écrit Galien, dans les *Propres livres*, juste après avoir recommandé à son lecteur la lecture de son vaste traité sur la *Démonstration*
en quinze livres :

> J'en ai écrit beaucoup d'autres [*sc.* sur la démonstration] à titre d'entraî-
> nement personnel : certains ont péri au cours de l'incendie qui a détruit le
> Temple de la Paix, quelques-uns dont j'avais fait don à des amis ont été
> conservés et se trouvent actuellement en de nombreuses mains, tout comme
> mes autres écrits[172].

Dans ce dernier cas, les copies données à des amis d'ouvrages non
publiés, car écrits à titre d'exercice personnel, ont cependant contribué
à la sauvegarde de plusieurs écrits sur la démonstration perdus dans
l'incendie.

On rappellera enfin pour mémoire le cas du *Pronostic* déjà exposé
plus haut, dont Galien précise, à l'intérieur d'un passage du commentaire
aux *Épidémies VI* conservé seulement en arabe, que bien qu'il espère
encore pouvoir récupérer auprès d'amis des copies du traité brûlé lors
de l'incendie de Rome de 192, il n'a pour le moment pu en récupérer
aucune, mais n'a pas pour autant encore entrepris d'en composer une
nouvelle version[173]. Et nous avons vu aussi que V. Nutton, le dernier
éditeur du traité, confronté à la difficulté d'identifier la version du
Pronostic que nous lisons aujourd'hui (copie récupérée ou réécriture)
s'était finalement prononcé pour la première solution[174].

Galien occupe également les années du règne de Septime Sévère (193-
211) à la composition de plusieurs grands ouvrages[175]. Il travaille encore à
l'écriture de vastes écrits comme les *Lieux affectés* (en six livres) ou achève
les grandes sommes précédemment commencées comme la *Méthode
thérapeutique* (livres 7 à 14)[176] et les écrits pharmacologiques (somme d'un
savoir accumulé au cours des voyages et des rencontres de toute une vie) :
Facultés des médicaments simples (livres 9 à 11), *Médicaments composés
selon les genres* (réécriture des livres 1 à 2 puis rédaction des livres 3 à 7)
et *Médicaments composés selon les lieux* (livres 1 à 10).

C'est également l'heure des bilans, dans l'*Art médical* où Galien synthétise les principes de son système médical, mais aussi celui des doutes, dans les *Propres opinions* souvent qualifié de véritable testament philosophique, ou encore dans la *Formation des fœtus* ou les *Facultés de l'âme suivent les tempéraments du corps* où le médecin philosophe revient sur les grandes questions restées sans solution de la génération et de la création ou de la relation de l'âme et du corps. Au terme d'une si riche carrière, le médecin éprouve également le besoin de guider son lecteur dans les méandres d'une œuvre aussi vaste que multiforme en rédigeant deux catalogues de ses propres œuvres (*Ordre de ses propres livres* et *Propres livres*) destinés à compléter l'ébauche esquissée à la fin de l'*Art médical*.

Enfin, il se consacre à des opuscules plus modestes comme les *Riches amoureux de leurs biens* (perdu), cité à la fin du *Ne pas se chagriner*, ou à des ouvrages plus vastes comme la *Synopsis sur le pouls*, un genre littéraire que Galien affectionne semble-t-il particulièrement, puisque « des synopsis en très grand nombre rassemblant les points principaux de fort nombreux livres médicaux et philosophiques » figurent dans l'inventaire des pertes dues à l'incendie de 192 dressé dans le *Ne pas se chagriner*[177].

Sauf à y voir une posture d'auteur, toujours possible, il semble toutefois que, dans ses dernières années, Galien ait posé un regard de plus en plus désabusé sur son activité d'écrivain. Au début du livre VII de sa *Méthode thérapeutique* dont il reprend la rédaction sous le règne de Septime Sévère, après une longue interruption de près de vingt ans, Galien confie à son dédicataire Eugénianos :

> Ma méthode thérapeutique, très cher Eugénianos, j'ai commencé à l'écrire il y a longtemps pour faire plaisir à Hiéron. Mais celui-ci dut soudain partir pour un lointain voyage, et peu de temps après on annonça sa mort. Du coup, moi aussi, j'ai délaissé mon écrit. Tu sais en effet à quel point ce n'est pas la recherche de la célébrité dans le grand public qui m'a poussé à écrire, ni pour ce traité ni pour quelque autre, mais que c'est ou bien pour faire plaisir à des amis, ou bien afin de pratiquer moi-même un exercice qui m'est très utile à la fois pour le présent et pour la vieillesse oublieuse, comme le dit Platon, en vue de me procurer des aide-mémoire. En effet, l'éloge par le grand public, s'il procure parfois aux vivants un instrument adapté à certains usages, n'est d'aucune utilité pour les morts, de même qu'il ne l'est pas non plus pour quelques-uns des vivants. Car pour tous ceux qui ont choisi un

genre de vie tranquille, en tirant avantage de la philosophie et en tenant pour suffisantes les recherches relatives au traitement du corps, la célébrité auprès du grand nombre ne représente pas un mince obstacle, dans la mesure où elle les détourne plus qu'il ne convient des biens les plus beaux. De la même manière assurément tu sais que nous aussi nous sommes souvent importunés par les fâcheux qui nous gênent quelquefois sans arrêt des heures durant au point de nous empêcher de seulement toucher un livre[178].

Fort heureusement, la liste impressionnante des œuvres composées au cours de ces dernières années, au nombre desquelles figurent les sept derniers livres de la *Méthode thérapeutique*, suffira à rassurer le lecteur sur la capacité de Galien à triompher des fâcheux[179].

IX

Maladies et mort d'un médecin

Les maladies de Galien

S'il est peu étonnant qu'un chapitre consacré aux dernières années d'un auteur aborde ses maladies, le fait qu'il s'agisse d'un médecin rend cependant la chose plus surprenante. Non pas que les médecins soient des individus différents des autres, mais ceux qui, dans l'Antiquité, ont pour profession de prendre soin de la santé d'autrui n'ont pas coutume de faire étalage de leurs propres maux[1]. Que penser en effet d'un médecin qui promet de soulager ses patients de maladies dont il est lui-même atteint ? Et comment éviter qu'une telle confidence ne passe pour un aveu d'impuissance ? Galien lui-même est bien conscient de la difficulté et ne dissimule pas les moqueries auxquelles s'expose le médecin en pareil cas :

Un certain nombre de ceux qui écrivent des préceptes d'hygiène, ou qui, sans écrire là-dessus, donnent au moins des conseils, seraient absolument incapables de se préserver eux-mêmes des maladies ; et ensuite, lorsqu'on se moque d'eux, en leur disant ceci ou cela, ou en leur appliquant le vers : « S'il soigne les autres, le médecin est lui-même couvert de plaies », les uns disent que c'est à cause de leur travail ininterrompu, les autres conviennent qu'ils sont malades du fait de leur intempérance ; mais, à mon avis du moins, l'excuse qu'avancent ces derniers est bien plus grave que l'accusation qui pèse sur eux[2].

Car dans un système explicatif des maladies où l'équilibre du régime et les vertus de tempérance restent le meilleur gage de santé, reconnaître son incapacité à s'y conformer représente une faute grave, d'un point de vue à la fois professionnel et moral. Pourquoi alors, dans ces conditions, Galien consent-il à entretenir son lecteur de ses différents maux : indigestion de fruits verts dans sa jeunesse, accidents de palestre et différentes fièvres et coliques ? C'est que ces événements, jamais rapportés uniquement pour eux-mêmes, fournissent à Galien à la fois un modèle sur lequel appuyer son raisonnement méthodologique et une expérience de la douleur qui lui permet de mieux l'appréhender chez son patient. D'ailleurs, Galien ne nous entretient que des maladies qu'il a su surmonter grâce à sa tempérance, sa fermeté d'âme et surtout son exceptionnelle intelligence diagnostique. Il n'y a donc aucune honte, même pour un médecin, à avouer des maux dont on a aussi glorieusement triomphé. Mieux : loin de déprécier son art, l'aveu de ses propres maladies, par un habile retournement, sert à Galien à illustrer la précision et la validité de son jugement. Aussi ne s'étonnera-t-on pas que de tels récits occupent majoritairement les traités de la maturité et de la vieillesse, à un moment où le médecin est véritablement devenu maître en son art. Le médecin a ainsi déjà atteint ou dépassé les cinquante ans quand il accepte de se pencher sur ses maladies de jeunesse, telle cette indigestion de fruits rapportée une première fois dans les *Bons et mauvais sucs des aliments* (composé après 180) qui lui valut une première saignée à l'âge de dix-sept ans, et récidiva ensuite plus ou moins régulièrement jusqu'à ses vingt-huit ans[3]. On a déjà vu plus haut comment Galien, d'abord à l'initiative de son père, puis de son propre chef après la mort de celui-ci, a finalement triomphé de cette affection qu'il attribue aux fruits frais mais qui fut plus vraisemblablement entraînée par « une dysenterie amibienne suivie d'hépatite suppurée », en modifiant radicalement son régime[4] :

> À partir de ce moment-là, chaque année l'une après l'autre, ou parfois avec une interruption d'un an, je fus malade jusqu'à l'âge de vingt-huit ans. À cet âge-là, comme j'étais menacé d'un abcès dans la région où le foie touche au diaphragme, je me contraignis à ne plus toucher à aucun fruit de saison, sauf aux figues et aux raisins parfaitement mûrs, en les consommant avec

modération au lieu d'en abuser comme j'avais fait auparavant. J'avais alors notamment un camarade qui avait deux ans de plus que moi et qui était dans les mêmes dispositions d'esprit. Et donc en faisant attention à nos activités physiques et en veillant à ne jamais avoir d'indigestion, nous sommes restés à l'abri de la maladie pendant de nombreuses années jusqu'à aujourd'hui. Et parmi les autres amis, ceux que je persuadai de faire de la gymnastique et de suivre un régime de vie bien réglé, j'ai remarqué que jusqu'à nos jours ils ont toujours été en bonne santé, certains depuis vingt-cinq ans, d'autres moins, mais tout de même depuis assez longtemps, dans la mesure où chacun s'est laissé persuader de ne pas toucher aux fruits de saison ni aux autres aliments aux sucs nocifs[5].

On mentionnera pour mémoire l'autre version de ce même épisode rapportée dans le *Sur le traitement par la saignée* où Galien attribue cette fois sa guérison à l'intervention directe d'Asclépios. En pareil cas, le récit de maladie n'est donc plus seulement voué à illustrer la tempérance et l'intelligence du médecin, mais à démontrer le lien privilégié entretenu par Galien dès sa jeunesse avec le dieu de la médecine[6].

Ailleurs, Galien n'hésite pourtant pas à attribuer à son seul mérite l'excellente santé dont il jouit. Faisant de nouveau allusion à la période cruciale de ses vingt-huit ans qui le vit opter pour un régime propre à lui assurer une santé excellente, Galien souligne dans son traité d'*Hygiène*, également rédigé après 180, qu'il ne jouissait pourtant pas au départ d'une constitution physique meilleure que la moyenne :

Et moi-même je n'ai pas été complètement à l'abri de la fièvre, mais j'ai eu des accès de fièvre dus à des coups de fatigue, bien que je vive depuis un grand nombre d'années déjà sans souffrir d'aucune autre maladie, et bien que j'aie été frappé dans telle ou telle partie du corps, où chez d'autres sujets se seraient manifestés des phlegmons en même temps que des bubons qui les auraient fait fébriciter, moi pour ma part je n'ai pas eu de bubons, je n'ai pas fébricité, et je me suis trouvé dans de telles conditions sans autre raison que l'application de mes vues sur l'hygiène, et ceci alors que je n'avais pas bénéficié dès le début de ma vie d'une bonne constitution du corps, et alors que je ne menais pas une vie absolument libre, mais que j'étais l'esclave des devoirs de mon art ; que j'accordais grande assistance à mes amis ; que le plus souvent, je passais mes nuits sans sommeil, parfois pour venir en aide à des malades, toujours pour le plaisir de l'étude. Et cependant je n'ai jamais souffert d'aucune des maladies qui tirent leur origine du corps, depuis de nombreuses années déjà, si ce n'est, comme je l'ai dit, d'une fièvre qui dure peu, qui survient rarement et qui est due à la fatigue. Et pourtant, pendant la période de mon enfance, de mon éphébie encore et de ma jeunesse, j'ai été frappé de maladies qui n'étaient ni rares ni légères. Mais après que j'eus atteint l'âge de vingt-huit ans, quand je me fus persuadé à moi-même qu'il existe un art de l'hygiène, j'obéis aux préceptes de cet art pendant tout le reste de ma vie, au point de ne plus souffrir d'aucune maladie, si ce n'est d'une rare fièvre éphémère à l'occasion. Il est tout à fait certain que pourrait se protéger absolument celui qui mènerait une vie libre de toute obligation[7].

Galien se présente donc ici comme l'illustration vivante du succès et de l'efficacité d'un régime qui, malgré les privations de sommeil auxquelles le condamne son métier de médecin et son amour pour l'étude, et bien qu'il ne lui ait pas permis d'échapper complètement aux fièvres, lui a cependant fait ignorer les complications dues à la formation de phlegmons et autres bubons.

Le médecin précise à propos de ces accès fébriles dont il souffrit de façon récurrente qu'il en fit plusieurs fois l'expérience au cours de son existence :

> Moi-même, je n'ai pas l'expérience du froid qu'on éprouve dans les fièvres quartes, mais j'ai souffert de l'autre type, puisque dans ma jeunesse j'ai souffert quatre fois de la fièvre tierce, une fois du *causos*. Si bien que je peux témoigner de l'espèce de froid dont on souffre dans de telles maladies[8].

L'expérience de Galien en matière de fièvres, notamment de fièvres tierces (qui revient tous les troisièmes jours) et de *causos*[9], garantit donc à la fois sa parfaite connaissance du sujet et son intime compréhension du malade. Même atteint d'une de ces fièvres ardentes accompagnées d'épisodes hallucinatoires, Galien reste suffisamment conscient de son propre état pour indiquer à ses amis présents à son chevet le traitement à lui appliquer. Ou pour le dire autrement, même malade, le médecin reste avant tout médecin :

> Souffrant en été d'une fièvre ardente, je croyais que s'accrochaient à mon lit des brins de paille de couleur foncée, et à mes vêtements des duvets du même genre. Je cherchais ensuite à les attraper, mais comme aucun ne se présentait sous mes doigts, je m'acharnais à continuer avec plus de persévérance et d'obstination. J'entendis deux de mes amis qui étaient présents se dire entre eux : il est déjà pris de crocidisme et de carphologie[10] ; et je compris que je souffrais justement de ce qu'ils disaient ; et comme je faisais très attention vu que ma faculté de raisonnement n'était pas ébranlée, « vous avez raison en ce que vous dites, dis-je, mais portez-moi secours, pour que je ne sois pas saisi de phrénitis[11] ». Eux m'appliquèrent sur la tête les embrocations[12] qui convenaient ; et tout le jour et la nuit des songes bouleversants m'arrivèrent,

au point de me faire crier et bondir à leur vue ; mais le lendemain tous les symptômes s'apaisèrent[13].

Le médecin de Pergame a également souffert au cours de son existence de coliques dont la cause, comme pour les fièvres récurrentes à propos desquelles on ne peut toutefois complètement exclure les atteintes du paludisme, peut également avoir été la fameuse amibiase responsable de son abcès hépatique. Ces coliques se révèlent en tout cas particulièrement douloureuses et sont l'occasion pour Galien de faire preuve d'une endurance et d'une fermeté d'âme qu'il ne manque bien sûr jamais de souligner pour l'édification de son lecteur :

> Je me souviens que j'ai personnellement éprouvé une fois une douleur telle qu'il me semblait être perforé par un trépan dans les profondeurs des entrailles, et plus précisément dans la région où nous savons que les uretères s'étendent des reins à la vessie. Ensuite, je me fis faire une injection (rectale) d'huile de rue, et peu de temps après je fis des efforts pour l'excréter : je rejetai avec des douleurs terribles de cette humeur que Praxagore[14] appelle vitrée, laquelle ressemble à du verre fondu, tant pour la couleur que pour la consistance… Quant à moi, je pensai qu'une pierre se trouvait encastrée dans un des uretères, tant le type de douleur que j'éprouvais me semblait ressembler à celle d'une perforation. Mais il devint clair, quand la douleur cessa après l'évacuation de l'humeur, que la cause n'en était point une pierre, et que le lieu atteint n'était ni l'uretère ni le rein, mais quelque point des intestins, plutôt sans doute du gros intestin. En effet le cheminement de l'humeur ne durait pas peu de temps comme cela se produit quand un corps mince est traversé, mais elle semblait venir des profondeurs à travers quelque chose de plus épais qu'en suivant la tunique des intestins grêles. C'est pour cette raison, me semble-t-il, que presque tous les médecins appellent cette sorte de douleurs des coliques, bien que, quant à la région dans laquelle se fait sentir la douleur, rien n'indique que ce soit le côlon plutôt qu'une partie des intestins grêles qui souffre[15].

Par delà la douleur si violemment ressentie et si précisément décrite, Galien nous livre donc en même temps qu'un remarquable exemple de raisonnement diagnostique une de ces leçons de terminologie médicale qu'il affectionne particulièrement.

Cependant, et toujours dans le double but d'instruire son lecteur et de le convaincre de sa suprématie en matière d'art médical, Galien ne renâcle pas non plus à rapporter les accidents dont il a pu être victime. Tel cet accident de palestre advenu en 163 auquel il a déjà été fait allusion plus haut[16] et au cours duquel il se luxe la clavicule. Là encore l'expérience personnelle de Galien sert à illustrer le fait que l'on obtient plus facilement la réduction des luxations de la clavicule chez les jeunes gens que chez les adultes :

> J'en ai fait l'expérience sur moi-même par les sensations que j'éprouvai quand ma clavicule fut luxée. De fait, je ressentais des battements en profondeur une fois qu'elle eut été fortement tirée vers le bas par la contrainte du bandage. J'endurai cela pendant quarante jours au cours desquels la clavicule fut tellement bien ramenée vers la tête de l'humérus que ceux qui me voient à présent peuvent douter qu'elle ait un jour été luxée… Il arriva pourtant que mon bras s'atrophia complètement pendant ce temps, au point de devenir très maigre, et que mon avant-bras connut le même sort. Mais quand la luxation eut été réduite par le seul secours du bandage, le membre entier se régénéra peu après qu'on eut enlevé les bandages. Chez les jeunes gens et encore plus chez les enfants, le bandage réduit la luxation de l'os plus facilement, mais moi j'étais dans ma trente-cinquième année quand il m'arriva de subir ce sort à la palestre. Pourtant, je n'ai jamais pu obtenir une guérison pareille chez aucun autre adulte car ils ne supportaient pas la contrainte du bandage[17].

Galien rattache à ce premier accident « une seconde mésaventure de taille » dont il ne précise pas la date. Cette fois, le récit a pour but de montrer que les lésions musculaires ne sont pas toujours dues à la seule réduction de la luxation et, accessoirement, qu'il faut se méfier des ignorances des pédotribes en matière de luxation :

> En effet, alors que mon acromion s'était démis à la palestre, le pédotribe[18], voyant que le haut de mon épaule était descendu et avait glissé vers l'aisselle, tira sur le bras, tenta de réduire la luxation et mit en œuvre tous les moyens de l'art. Mais comme l'opération ne réussissait pas et qu'on perdait du temps, je pensai qu'il avait commis quelque erreur dans son essai de réduction et j'enjoignis aux autres de tirer le bras avec lui et de tirer dans le sens opposé, l'épaule vers le haut, tandis que moi je poussai les doigts de ma main valide aussi loin que possible sous le bras qui s'était démis, afin qu'introduits entre les côtes et la tête de l'humérus, ils aident un peu à la manœuvre ; mais comme je ne découvris rien d'anormal à l'aisselle, j'ordonnai à ceux qui tiraient avec le pédotribe et qui tiraient en sens contraire d'arrêter la traction, car l'articulation n'était pas déboîtée. Mais eux, croyant que j'étais rendu douillet par la douleur, m'exhortaient à m'en remettre à eux et ne s'arrêtaient pas de tirer, de sorte qu'ils m'auraient déchiré le muscle (comme cela est déjà arrivé à d'autres), si n'était arrivé par hasard quelqu'un d'autre qui savait très bien que jamais je n'aurais fait arrêter la traction par faiblesse. Il les écarta donc et me demanda ce qui était arrivé et ce que je recommandais de faire.

Je lui répondis que j'avais eu l'acromion distendu, qu'il me fallait de l'huile, des bandes de charpie et de la laine. Je me rendis aux bains et, après m'être abondamment arrosé d'huile, je restai dans le bassin aussi longtemps que possible en réfléchissant comment je pourrais emporter ce qu'il fallait pour le traitement. C'est ainsi que mes muscles, à cause de cette mésaventure, eurent besoin d'un bassinage ininterrompu[19].

Toujours à propos des muscles, Galien remarque combien il est rare, même en phase de sommeil, de les trouver tous au repos. Plus étonnant encore, certaines personnes atteintes de somnambulisme sont capables de marcher en dormant. « Quand naguère j'entendis raconter cela, je n'y accordai pas foi », ajoute Galien. Mais soucieux de convaincre son lecteur d'un fait qu'il a lui-même éprouvé, il relate l'aventure suivante, non sans humour :

> Obligé moi-même de marcher pendant une nuit entière et ayant reconnu le fait par expérience, je me suis trouvé obligé d'y croire. En effet, je marchai presque la distance d'un stade, endormi et distrait par un songe, et ne me réveillai qu'en heurtant une pierre. Assurément, ce qui ne permet pas aux voyageurs d'aller bien loin en dormant, c'est qu'ils ne peuvent trouver une route suffisamment unie[20].

Pour convaincre son lecteur de la réalité d'un phénomène « qui n'est croyable que pour ceux qui l'ont éprouvé », Galien n'a donc là encore pas trouvé d'autres moyens que de faire appel à sa propre expérience. Et il nous apprend au passage qu'il était un adepte des longs trajets à pied, un détail qu'il prend également soin de noter à propos du philosophe Aristippe qui « avait l'habitude de toujours aller à pied, non seulement pour de courts trajets comme celui-ci [*sc.* le trajet du Pirée à Athènes], mais aussi pour de longs trajets »[21].

Mais le médecin de Pergame va aller plus loin encore, en prenant son propre corps comme terrain d'expérience, au risque de se mettre lui-même en danger. Galien va ainsi provoquer sur sa peau plusieurs lésions semblables provoquées par la thapsie, une plante dont la racine est corrosive, et va ensuite appliquer différents traitements dont il se propose de comparer l'efficacité :

> Si quelqu'un est brûlé par une application de thapsie, du vinaigre adoucit la brûlure. Et quiconque le veut peut l'apprendre par l'expérience comme je l'avais fait sur moi-même pour avoir une preuve précise de la puissance de la drogue. Je me suis enduit les cuisses [de thapsie] en plusieurs endroits, et après quatre ou cinq heures, quand cela commença à brûler et à s'enflammer,

nous aspergeâmes un endroit de vinaigre, un autre d'eau, un autre encore
d'huile, un quatrième, nous l'enduisîmes d'huile de rose, et tel autre de tel ou
tel produit que nous croyions pouvoir atténuer la douleur aiguë ou abaisser la
chaleur. Le vinaigre fut trouvé plus actif que tous ces produits[22].

Outre les fièvres, les coliques et les accidents de palestre, Galien
n'échappe pas dans ses dernières années aux maux de la vieillesse.
Mais alors qu'il a réussi à surmonter les unes par un régime adapté et
les autres par sa compétence en anatomie, il lui faut désormais endurer
ces désagréments liés à l'âge contre lesquels il n'est d'autre remède que
la fermeté d'âme. En particulier, l'état dans lequel se trouvent à présent
ses dents contraint Galien à renoncer à un aliment dont il était friand :

> Beaucoup consomment la laitue en la faisant bouillir à l'eau avant qu'elle ne
> monte, comme moi-même j'ai commencé à faire depuis que j'ai les dents en
> mauvais état. En effet, l'un de mes compagnons avait constaté que moi qui
> faisais grand usage de ce légume, j'avais désormais bien du mal à le mâcher ;
> il me conseilla donc de le cuire[23].

Ce conseil s'avéra d'autant plus précieux que Galien qui, avec l'âge,
s'était également mis à souffrir d'insomnies, avait pris l'habitude de les
traiter en consommant précisément de la laitue :

> Dans ma jeunesse, je consommais des laitues à cause du refroidissement dû
> à la bile qui ne lâchait pas mon estomac. Mais lorsque je parvins à l'âge
> mûr, cette laitue me servit de remède contre les insomnies : contrairement à
> ce qui se passait quand j'étais jeune homme, je devais faire des efforts pour
> parvenir au sommeil. En effet, étant donné que j'avais pris l'habitude dans
> ma jeunesse de veiller avec plaisir, et vu qu'à l'âge du déclin on est sujet à
> l'insomnie, j'avais malgré moi des insomnies et j'en souffrais ; et pour moi le
> seul remède contre l'insomnie était de manger de la laitue le soir[24].

Galien cependant n'a pas seulement les dents usées, elles sont également cariées et lui occasionnent de terribles rages de dents. Fidèle à
son projet de convaincre son lecteur en lui apportant son propre témoignage, Galien prend parti dans le débat qui oppose ceux qui pensent que
la dent, étant un os, ne peut subir aucune douleur, et ceux qui maintien-
nent qu'elle peut souffrir, notamment en profondeur :

> Alors qu'en effet je souffrais moi-même des dents, je m'observai avec la plus
> grande attention, étant donné que j'étais déjà au courant de la controverse ;
> je me rendis clairement compte que non seulement la dent souffrait, mais
> encore qu'on y sentait des battements, comme il arrive aux chairs atteintes
> de phlegmon, si bien que je me demandai avec étonnement si la maladie que

nous appelons phlegmon peut se produire dans la dent, qui est pourtant d'une nature pierreuse[25].

Et comme il n'a pu encore parvenir à aucune certitude, Galien saisit l'occasion d'une seconde rage de dents pour poursuivre ses investigations :

> Mais, ayant eu mal aux dents une autre fois encore, je sentis clairement que la douleur ne venait pas de la dent elle-même, mais des gencives, lesquelles souffraient d'un phlegmon, au point de faire mal même sans qu'on y appuie. Cependant à cause du voisinage des dents qui sont dures, la douleur augmente si l'on appuie, si bien que moi, qui ai eu l'expérience des deux sortes de sensations, l'une dans les gencives, l'autre dans le corps de la dent, je sais fort bien que les dents elles-mêmes peuvent souffrir quelquefois, et j'apporte mon témoignage à ceux qui en disent ainsi. J'ajoute pourtant que la douleur peut parfois provenir du nerf qui pousse à la racine de la dent... Et cela aussi je le sais clairement, parce que cela m'est arrivé à moi[26].

Il y a assurément quelque grandeur, en pleine rage de dents, à oublier la souffrance, pour songer « à s'observer » ainsi et en tirer des enseignements pour son art. Galien pour autant ne méprise pas la douleur ni ne se fait fort de la surmonter en toute circonstance. Celui qui déclare dans le *Ne pas se chagriner* « mépriser la souffrance physique » sans pour autant aller jusqu'à mépriser le taureau de Phalaris (instrument de torture imaginé par le tyran d'Agrigente du même nom)[27] a trop l'expérience de la douleur pour prétendre en triompher en toute circonstance. Loin d'appeler la souffrance de ses vœux pour avoir l'occasion de démontrer sa fermeté d'âme, et au contraire des philosophes stoïciens, tel Musonius qui avait l'habitude d'interpeller Zeus pour qu'il lui envoie une épreuve, Galien pour sa part, au sujet de la santé de son corps, déclare « prier continuellement pour qu'il soit en bonne santé et non pour montrer, à la faveur d'une fracture de la tête, [son] endurance »[28].

Plus que tout, Galien redoute que la douleur ne le tienne éloigné des plaisirs de l'amitié et des joies de l'étude. Aussi ne se déclare-t-il disposé à mépriser les douleurs que « tant qu'il [lui] est laissé la possibilité de converser avec un ami ou de suivre la lecture d'un livre qu'on [lui] lit »[29]. Faut-il également voir dans ce dernier aveu l'indication d'une baisse de la vue qui contraint désormais le médecin à demander qu'on lui fasse la lecture ? C'est probable.

Car Galien a conscience de ses limites et affirme « connaître exactement quel est l'état dans lequel se trouvent [son] corps et [son] âme ».
Aussi ne voudrait-il pas « que survienne ni quelque cause extérieure
d'une gravité telle qu'elle détruise [sa] santé, ni un malheur qui soit
plus fort que l'état de [son] âme »[30], c'est-à-dire qu'il lui soit impossible de surmonter avec ses propres forces. Bel aveu d'humilité et
admirable effort de clairvoyance face aux misères humaines de la part
d'un médecin dont la fréquentation quotidienne de la souffrance n'a pas
entamé l'humanité.

Galien pour autant ne se contente pas de s'en remettre aux dieux
pour le soin de sa santé. Déjà dans le *Diagnostic et le traitement des
passions de l'âme*, il recommande de ne jamais cesser de prendre soin
de sa santé, même après l'âge de cinquante ans :

> En effet, même si, à l'âge de cinquante ans, notre corps était dans une
> mauvaise disposition, nous ne devrions pas le livrer à la mauvaise santé,
> mais en tout cas nous efforcer de le rendre meilleur, quoiqu'il soit impos-
> sible d'avoir la bonne santé d'Héraclès. Ne renonçons donc pas non plus à
> améliorer notre âme. Et si nous ne pouvons avoir celle du sage, nous pouvons
> pourtant espérer fortement y parvenir, si dès notre adolescence nous avons
> pris soin de notre âme ; sinon, veillons au moins à ne pas devenir aussi laid
> dans notre âme que Thersite dans son corps[31].

Aussi, à soixante-trois ans passés, et fidèle aux règles de vie qu'il
s'est imposées depuis sa jeunesse, Galien continue-t-il de veiller à son
intégrité physique et morale :

> Je ne néglige assurément pas leur bon état [*sc.* de son corps et de son âme] ;
> au contraire, je m'efforce continuellement, autant que j'en ai le pouvoir, de
> faire en sorte qu'en tous deux réside une force suffisante pour qu'ils puissent
> résister à ce qui leur cause un dommage. De fait, même si je n'espère pas
> pour mon corps avoir la force d'Héraclès, ni pour mon âme la force que les
> sages me disent posséder, je pense que le mieux est de n'omettre volontaire-
> ment aucun exercice[32].

Par exercice, il faut naturellement entendre ici à la fois exercice
physique et moral. On a déjà fait allusion aux exercices physiques régulièrement pratiqués par Galien à la palestre, à ses longues marches et
aux activités de remplacement qu'il mit en place au cours de cet hiver
qu'il passa isolé à la campagne et où il se força à couper du bois[33].
Mais il convient également de pratiquer des exercices spirituels, tel

celui décrit dans le *Ne pas se chagriner* et qui consiste à se préparer par l'imagination aux pires désastres afin de n'être pas pris au dépourvu si le pire vient à se produire. C'est ainsi que Galien déclare « entraîner [ses] représentations en les orientant vers tout malheur redoutable de façon à supporter avec mesure ce malheur [s'il se produit] »[34]. Mais là encore Galien connaît ses limites puisque, s'il déclare mépriser les pertes d'argent, il ne va pas jusqu'à faire fi d'« être envoyé en exil, privé de tout, dans une île déserte »[35].

Les heures sombres du règne de Commode (180-192)

L'entrée du médecin dans la vieillesse paraît avoir été assombrie par la menace des arrestations arbitraires, des confiscations et des déportations qui pesèrent sur certains de ses amis au cours des dernières années du règne de Commode. Dans le *Ne pas se chagriner*, Galien compte ainsi parmi les causes dignes de susciter son chagrin, non pas les pertes matérielles qu'il se dit capable de surmonter, mais sa « patrie ruinée, un ami châtié par un tyran et toutes les autres choses de la sorte », allusion vraisemblable aux exactions qui marquèrent la fin du règne de cet empereur[36].

Il est en effet plus que probable que le médecin a préféré passer sous silence le détail de ces heures sombres et particulièrement cruelles. Si l'on en croit l'historien grec Hérodien (IIIe siècle), auteur d'une *Histoire de l'Empire après Marc Aurèle*, Commode, sous l'influence de son âme damnée, le préfet du prétoire Pérennius, en vint bientôt à persécuter riches citoyens et sénateurs :

> Pendant un petit nombre d'années, il combla d'honneurs les amis de son père et ne fit rien sans demander conseil à leurs lumières. Mais dans la suite, quand il se fut réservé à lui seul tout le soin du gouvernement, il mit à la tête des gardes prétoriennes un Italien nommé Pérennius, que ses talents militaires appelaient à ce poste élevé. Mais ce personnage, abusant de l'extrême jeunesse de l'empereur, livra son inexpérience aux plaisirs et à la débauche, se chargea lui-même des soins et des travaux de l'Empire et sut attirer à lui l'autorité tout entière. Dévoré d'une insatiable avidité, dédaignant toujours ce qu'il venait d'acquérir, pour désirer ce qu'il ne possédait pas encore, il commença par poursuivre de ses calomnies les amis du père de Commode ; et bientôt par les soupçons qu'il sut répandre sur tous les citoyens riches et

nobles, il effraya le jeune prince, obtint leur supplice et s'ouvrit ainsi un chemin à l'envahissement de leur fortune[37].

Galien fait allusion à ce Pérennius dans un passage (conservé seulement en arabe) du traité des *Caractères* où il mentionne la fin tragique de ses esclaves morts sous la torture, la neuvième année du règne de Commode (en 185), pour avoir refusé de dénoncer leur maître[38]. « Beaucoup de gens furent persécutés et leurs esclaves torturés pour révéler les activités de leurs maîtres », ajoute le médecin.

Galien lui-même ne s'est sans doute pas senti complètement à l'abri des persécutions d'un empereur qu'il avait pourtant contribué à soigner enfant. Peut-être aussi eut-il assez peu l'occasion de rencontrer celui qui, toujours aux dires d'Hérodien, après avoir échappé à la conspiration du soldat Maternus, évita de résider à Rome :

> Commode, après avoir échappé au piège que lui tendait Maternus, s'entoura d'une garde plus nombreuse, ne se montra plus que rarement en public, séjourna la plupart du temps hors des murs de la ville, et même dans des maisons de campagne éloignées de Rome, et renonça entièrement à rendre la justice et à prendre part aux affaires de l'État[39].

Rome, sous Commode, ne fut pas davantage épargnée par les épidémies et les famines. Si Galien se contente de noter que la peste frappa l'Empire à plusieurs reprises[40], Hérodien est plus explicite :

> À cette époque, une peste violente se répandit dans toute l'Italie, et exerça surtout de grands ravages dans la capitale, dont l'immense population était encore augmentée par la foule des étrangers de tous pays. Ce fléau coûta la vie à un grand nombre d'hommes et d'animaux. Commode, d'après le conseil de ses médecins, se retira à Laurente, lieu renommé par sa fraîcheur et couvert d'épaisses forêts de lauriers, dont il a tiré son nom. Les médecins lui vantaient la salubrité de cet endroit, préservé, disaient-ils, de la contagion de l'air par l'odeur des lauriers et l'agréable ombrage de ses bois. Aussi, dans la ville même, la plupart des habitants, sur leur avis, s'introduisaient dans le nez et dans les oreilles les parfums les plus suaves, et faisaient un usage continuel d'essences et d'aromates. On prétendait que ces odeurs, occupant les passages des sens, en fermaient l'accès aux exhalaisons contagieuses, ou en détruisaient par leur force la pernicieuse influence. Le mal néanmoins ne cessait de croître de jour en jour et de frapper une multitude innombrable de victimes[41].

Galien fit-il partie de ces médecins qui conseillèrent à l'empereur de fuir les miasmes de la capitale ? En tout cas, celui qui envoya un jeune pestiféré achever sa convalescence à Stabies, ville de Campanie vantée non seulement pour la qualité de son lait mais aussi la pureté de son air, ne se serait certainement pas opposé à un tel projet[42].

De même, alors que Galien se contente de faire allusion de façon assez vague aux « famines continuelles qui, plusieurs années de suite, frappèrent de nombreux peuples soumis aux Romains »[43], il ne mentionne nulle part la disette causée à Rome sous le règne de Commode. Selon Hérodien, qui n'hésite pas à employer le terme de « guerre intestine », le soulèvement du peuple affamé par l'ambition cupide d'un proche de l'empereur entraîna pourtant de très graves troubles :

> Dans le même temps Rome fut en proie à la disette. Voici quelle fut la cause de ce nouveau désastre. Un esclave phrygien, nommé Cléandre, qui, vendu à l'encan sur la place publique, avait été acheté pour le palais de l'empereur, vit sa fortune commencer avec le règne de Commode, et parvint sous ce prince au plus haut degré d'honneur et de pouvoir : l'empereur lui avait confié la garde de sa personne, l'intendance de son palais et le commandement des armées. Bientôt ses richesses et l'habitude des plaisirs lui inspirèrent le désir de la puissance souveraine. Il réunit donc des sommes considérables pour acheter une grande quantité de blé, qu'il accapara en secret… Mais les Romains qui n'avaient pour lui que de la haine, qui l'accusaient des calamités publiques et détestaient sa cupidité insatiable, s'assemblèrent d'abord au théâtre dans des intentions hostiles ; puis, se rendirent hors de la ville, autour de la demeure de Commode, poussant de grands cris, et demandant le supplice de Cléandre. Pendant que le plus grand tumulte règne au dehors du palais, et qu'au dedans Commode, que l'adresse de Cléandre tenait toujours dans la plus complète ignorance des événements, se livre à ses plaisirs habituels dans le lieu le plus écarté, tout à coup, sur l'ordre du Phrygien, tous les cavaliers de la garde sortent à l'improviste le sabre nu ; ils tombent sur le peuple, renversant, blessant tout ce qui s'offre à leurs coups. Une multitude sans défense et à pied, ne pouvait résister à des hommes armés et à cheval : le peuple prend la fuite, et rentre dans Rome en désordre ; un grand nombre de citoyens tomba sous le fer des soldats ou sous les pieds des chevaux ; beaucoup même furent étouffés par la foule, et s'écrasaient les uns les autres, cherchant à éviter les charges de la cavalerie[44].

Galien se révèle même encore moins prolixe à propos de la brève prise du pouvoir par Pertinax (janvier-mars 193). Tout au plus mentionne-t-il dans ses *Propres livres* un traité hélas perdu sur les *Propos communément tenus du temps de Pertinax* qui aurait pu nous en apprendre davantage sur cette période mal documentée[45].

Un nouvel empereur adepte de la thériaque : Septime Sévère (193-211)

Les allusions au règne de Septime Sévère qui ouvre pourtant une période politiquement plus apaisée sont à peine plus nombreuses. Galien se contente de noter dans les *Antidotes* que le nouvel empereur qui, contrairement à Commode, goûtait fort la thériaque, lui permit de renouer, non sans difficultés, avec ses fonctions de préparateur du fameux breuvage[46]. Après avoir souligné la richesse des magasins impériaux, seul lieu où il est donné d'observer six variétés différentes de cannelle conservées dans divers récipients de bois, Galien note qu'il avait déjà remarqué à quel point cette épice est un produit fragile qui s'altère inévitablement avec le temps et dont l'efficacité, malgré les dires de certains qui prétendent la garder cent ou deux cents ans, ne peut se maintenir au delà de trente ans. Galien se souvient alors comment il vit un jour arriver « d'une contrée barbare »[47] (c'est-à-dire étrangère) une boîte de quatre coudées et demie de long contenant un rameau entier de cannelier de première qualité. En ayant prélevé une partie pour préparer la thériaque destinée à Marc Aurèle, celui-ci la trouva tellement à son goût que, sans attendre l'intervalle minimum de deux mois nécessaire pour laisser vieillir le breuvage, il voulut la consommer immédiatement. Hélas, le fils n'hérita pas de la gourmandise du père et « Commode quand il lui eut succédé ne se soucia ni de thériaque ni de cannelle »[48]. Le résultat fut que « ce qui restait de ce cannelier, ainsi que tout le reste de ce qui avait été apporté depuis l'époque d'Hadrien fut entièrement perdu, de sorte que lorsque notre empereur actuel, Sévère, ordonna qu'on lui prépare l'antidote [*sc.* la thériaque] selon la même recette que celle utilisée pour Antonin [*sc.* Marc Aurèle], j'ai été obligé d'en prélever de celles qui avaient été déposées du temps de Trajan et d'Hadrien, et elles me parurent s'être alors clairement édulcorées, bien que pas même trente ans ne se soient écoulés dans l'intervalle »[49]. Et c'est ainsi que Galien, comme il se plaît à le répéter quelques lignes plus loin, « prépara l'antidote pour notre empereur actuel en utilisant de la cannelle du temps d'Hadrien ».

Nous n'en saurons pas plus sur le règne de Septime Sévère, ni davantage sur celui de son successeur, son fils Caracalla, dont Galien ne mentionne nulle part le nom, pas même dans ses tout derniers écrits.

Le médecin de Pergame était pourtant encore vivant au début du règne de Caracalla qui fut associé à l'Empire par son père dès 197, puis régna seul après la mort de celui-ci et le meurtre de son frère Geta en 211, jusqu'à son propre assassinat le 8 avril 217 près de Carrhae.

Le relatif silence des dernières années

L'impression qui domine ces dernières années est en effet que Galien devient de plus en plus avare de confidences et se révèle de moins en moins enclin à parler de lui. Le médecin affiche alors volontiers son détachement vis-à-vis des affaires humaines qu'il considère comme de peu d'importance :

> Et je sais que mon père méprisait les affaires humaines comme étant de peu d'importance, ce qui, pour ma part, m'est advenu surtout maintenant dans ma vieillesse[50].

Il témoigne également de son éloignement de la vie publique en posant sur les hommes un regard désabusé :

> Car celui qui ne connaît pas totalement ce que sont les choses divines et humaines ne peut pas non plus les connaître partiellement ni décider scientifiquement de choisir ou d'éviter. Pour cette raison aussi, j'ai considéré que participer aux affaires publiques et s'occuper des hommes était chose difficile, outre le fait que je voyais la masse ne pas même tirer quelque bénéfice de l'empressement des gouvernants honnêtes[51].

Allant même, non sans quelque provocation, jusqu'à considérer certains de ses écrits comme un simple divertissement :

> Mais, par les dieux, ce n'est pas avec sérieux ni comme si j'accomplissais une grande chose que je les ai composés, mais en manière de divertissement[52].

Une vieillesse à Pergame ?

On ne sait ni où ni quand exactement est mort Galien. On ignore même où il passa les dernières années de sa vie. Il n'est pas impossible qu'il ait souhaité finir ses jours dans cette Asie qui l'a vu naître et qu'il évoque dans un de ses derniers traités, les *Facultés de l'âme suivent les tempéraments du corps*, en termes si favorables. Il est même assez vraisemblable que Galien ait eu la nostalgie de cette région du monde dont il emprunte la description à Hippocrate dans *Airs, eaux, lieux* :

> J'affirme que l'Asie diffère extrêmement de l'Europe dans la nature de toutes choses, autant des produits de la terre que des hommes. Car en Asie, tout est beaucoup plus beau et beaucoup plus grand. Cette région est plus douce que l'Europe et les caractères des hommes plus doux et mieux disposés. La cause en est le tempérament des saisons[53].

Il paraît en tout cas presque certain que Galien, au cours de la trentaine d'années de sa seconde installation à Rome, a dû effectuer différents séjours dans sa ville natale. Le récit que nous a laissé Galien, dans le traité des *Habitudes*, des derniers jours du philosophe Aristote de Mytilène a d'ailleurs parfois été mis en relation avec la présence du médecin à Pergame[54]. Galien y raconte comment il fut interrogé par des personnes qui avaient assisté aux derniers instants du philosophe, au cours d'une consultation dont il a paru vraisemblable, ne serait-ce qu'en raison de la proximité géographique entre Mytilène et Pergame, qu'elle a eu lieu en Asie Mineure plutôt qu'à Rome. La seconde raison en fut la date du traité des *Habitudes* longtemps considérée comme relativement tardive, mais qui a été depuis remontée aux années du règne de Marc Aurèle[55] :

> Je pense au cas de cet Aristote de Mytilène, qui fut un philosophe péripatéticien de tout premier ordre. Il était tombé malade, et l'absorption de boissons froides aurait pu le soulager. Mais, comme il n'avait jamais bu froid, il dissuada ceux qui lui conseillaient les boissons froides de lui en donner. Il disait qu'il savait fort bien que s'il prenait un liquide froid, il serait secoué de spasmes nerveux... Si, comme certaines gens, il avait eu l'habitude de boire froid, pour sûr, lui non plus n'aurait pas eu peur qu'on lui fît absorber des boissons froides. Mais puisqu'il était ainsi fait, il priait les médecins présents de le laisser agir entièrement à sa guise. Là-dessus, à ce qu'on m'a raconté, l'homme vint à mourir. Les personnes qui avaient assisté à ses derniers moments me questionnèrent alors... Est-ce que j'aurais eu la même audace [*sc.* de lui donner des boissons froides] dans le cas de cet homme, ou bien celui-ci avait-il vu juste au sujet de sa constitution naturelle ? Je leur répondis qu'il avait vu parfaitement juste[56].

S'il est donc difficile de dater avec certitude cette consultation posthume des dernières années de Galien, le récit suivant emprunté cette fois au traité tardif du *Diagnostic et traitement des passions et des erreurs de l'âme* se situe sans doute possible à Pergame. Il a déjà été fait plus haut allusion à cette fameuse scène où un de ses intimes, après une nuit d'insomnie, vient trouver Galien pour lui demander comment fait celui-ci pour ne jamais se chagriner[57]. L'ami en question est présenté comme l'un des trente plus riches habitants d'une cité asiatique qui compte environ quarante mille citoyens et qui ne peut donc être que Pergame[58]. Voici une partie du long discours tenu par Galien à cet ami qui s'inquiète inconsidérément, pour le mettre en garde contre son insatiabilité :

> Si tu observes tous nos concitoyens, tu n'en trouveras pas trente plus riches que toi, si bien que tu dépasses tous les autres en richesse, et manifestement aussi tous leurs esclaves et autant de femmes. Si donc nos concitoyens sont au nombre d'à peu près quarante mille, en ajoutant les femmes et les esclaves, tu constateras que tu ne te satisfais pas de dépasser cent vingt mille personnes en richesse, mais que tu veux même l'emporter sur les autres, et que tu te hâtes de devenir le tout premier… Or toi, même si, comme tu le souhaites, tu possèdes plus que tout autre citoyen, tu ne seras pas satisfait. Tu regarderas aussitôt si dans une autre cité quelqu'un n'est pas plus riche que toi… Si pourtant tu calculais ce qui te convient d'après l'utilité des biens, tu te serais déjà compté parmi les riches ou du moins parmi les gens aisés. Quant à moi, je me compte parmi ces derniers, quoique moins fortuné que toi… Or tu ne te contentes pas d'être honoré par tes proches ; tu veux que tous dans la cité te louent. Et pourtant quelle partie représentent-ils par rapport à toute l'Asie, qui ne te connaît absolument pas[59] ?

Toutefois, même si l'on a ici manifestement affaire au souvenir d'un séjour effectué à Pergame par le médecin dans la dernière période de sa vie, rien ne permet d'affirmer que Galien revint s'installer dans sa ville natale de façon durable ou qu'il y séjourna de façon plus ponctuelle, par exemple pour régler des affaires personnelles, et encore moins qu'il y mourut[60]. Mais rien ne permet non plus de l'infirmer.

Il paraît donc vain de chercher à élucider le mystère d'une mort dont ni le lieu, Rome ou Pergame, ni la date ne sont précisément connus, même si cette dernière peut aujourd'hui être établie de façon un peu moins imprécise.

Quand Galien est-il mort ?

Longtemps les spécialistes se sont basés sur le témoignage de la *Souda*, un lexique byzantin composé vers l'an mil et qui remonterait à une notice biographique d'Hésychios de Milet (vi^e siècle), pour fixer la date de la mort de Galien en 199[61] :

> Galien, le très remarquable médecin, originaire de Pergame, vécut sous les empereurs romains Marc Aurèle, Commode et Pertinax. Il était fils de Nicon, géomètre et architecte, et avait composé de nombreux livres de médecine et de philosophie, et aussi de grammaire et de rhétorique. Étant donné qu'ils sont connus de tous, j'ai jugé inopportun d'en dresser la liste dans le présent ouvrage. Il vécut soixante-dix ans. Son nom signifie « Le Calme » (en grec *galenos*).

De fait, selon le décompte de la *Souda*, Galien, né en 129, serait mort à l'âge de soixante-dix ans, en 199, sous le règne de Septime Sévère dont la mention est d'ailleurs curieusement omise. Cette date longtemps adoptée par les historiens de la médecine a été remise en cause à partir de la moitié du xxe siècle[62]. En effet, la relégation d'une longue série d'œuvres volumineuses dans la période relativement courte de 193 à 199, ainsi que la mention faite par Galien de certains personnages actifs au début du iiie siècle de notre ère, ont commencé à nourrir les soupçons. Ainsi l'*Expérience médicale* (conservée seulement en arabe) mentionne le nom d'un certain Théodose, un médecin empirique du iiie siècle[63]. En pareil cas, la prudence recommande de poser la question de l'authenticité du traité en question. Or même si l'*Expérience médicale* est considérée comme authentique, on doit supposer que la référence à Théodose dans ce traité dont Galien situe la rédaction pendant ses années de jeunesse, avant 151, a de toute façon été introduite lors d'une de ces révisions postérieures de l'ouvrage dont le médecin est coutumier[64]. Un autre traité galénique, la *Thériaque à Pison*, dont l'authenticité a récemment été défendue mais apparaît comme plus problématique, fait également allusion à un jeu équestre, le *Troiae lusus*, organisé à l'occasion des festivités séculaires de 204[65]. Or, quoi qu'il en soit exactement de l'authenticité des deux traités de l'*Expérience médicale* et de la *Thériaque à Pison*, d'autres témoignages, cette fois extérieurs au corpus galénique, engagent également à remettre en question la date traditionnelle de la *Souda*.

Le témoignage de la *Souda* repose en effet vraisemblablement sur une interprétation erronée de la période de soixante-dix ans indiquée dans la notice et qui doit correspondre en réalité non à la totalité de la vie de Galien, mais à la durée de son activité de savant. Une citation

polémique d'Alexandre d'Aphrodise, conservée par l'auteur arabe Abū
Sulaymān as-Siǧistāni (mort vers 985) dans son *Armoire de sagesse*,
où Alexandre se serait écrié que le médecin « avait dépensé quatre-
vingts années de sa vie pour arriver à la conclusion qu'il ne savait rien »
semble aller dans ce sens :

> Quand, à la fin de sa vie, Galien composa ses *Propres opinions*, il reconnut
> son ignorance et confessa qu'il était découragé par les problèmes dont débat-
> taient les philosophes. Ce qui fit remarquer à Alexandre d'Aphrodise que
> Galien avait dépensé quatre-vingts années de sa vie pour arriver à la conclu-
> sion qu'il ne savait rien, malgré les efforts qu'il prodigua à l'intérieur de sa
> propre discipline… pour le bénéfice de l'humanité, un bénéfice si considé-
> rable qu'il n'y a personne au monde qui ne doive lui vouer une profonde
> gratitude[66].

De façon encore plus explicite, Isḥāq ibn Ḥunain (mort en 910/911),
le fils du célèbre traducteur Ḥunain ibn Isḥāq, dans son *Histoire des
médecins* dont le témoignage semble remonter à une *Histoire des
médecins* de Jean Philopon dit le Grammairien (commentateur d'Aristote à Alexandrie vers l'an 500), déclare que « Galien vécut dix-sept
ans en tant qu'enfant et étudiant et soixante-dix en tant que savant et
professeur »[67].

On retrouve cette même répartition entre les dix-sept années
d'enfance et de jeunesse et les soixante-dix année de vie active chez
al-Mubaššir ibn Fātik (xie siècle) dans ses *Sentences exquises et belles
paroles*[68], chez 'Alī ibn Riḍwān (mort en 1068) dans son traité sur *La
voie vers le bonheur par la médecine*[69], chez Ibn al-Qifṭi (mort en 1248)
dans son *Histoire des sages*[70] et chez Ibn abī Uṣaybi'a (après 1194-1270)
dans ses *Sources de renseignements sur les classes des médecins*[71].
D'autres auteurs indiquent simplement l'âge de quatre-vingt-sept ans
sans s'arrêter à la répartition entre années de jeunesse et années d'âge
mûr[72]. D'autres encore, tel al-Birūni (973-1048), sont encore plus précis
et placent la mort de Galien à la fin du règne de Caracalla (également
appelé Antonin) : « Antonin régnant seul, à la fin de ses jours, Galien
mourut[73]. »

Plus étonnant encore, il y a accord des sources arabes et byzantines
pour situer la mort de Galien au début du iiie siècle. Ainsi, l'historien
byzantin Georges le Moine (ixe siècle) fait de Galien un contemporain de Caracalla[74]. De même, dans l'une de ses lettres adressée au chef

de l'hôpital du monastère Pantocrator, Jean Tzetzès (*c.* 1110-*c.* 1185) réfute longuement la thèse qui ferait de Galien un contemporain du Christ pour placer sa mort sous le règne de cet empereur[75]. Enfin, un certain Joël (début XIIIe siècle) indique également que Galien a vécu sous Caracalla[76].

Puisque ce dernier accéda au trône dès 197 et fut assassiné le 8 avril 217[77], le plus vraisemblable est donc de placer la mort de Galien en 216, à l'âge de quatre-vingt-sept ans, juste avant la fin du règne de Caracalla.

Deux places pour un tombeau

L'emplacement du tombeau de Galien paraît enveloppé d'un mystère encore plus épais que la date de sa mort. Deux traditions arabes différentes, mais vraisemblablement toutes deux aussi fantaisistes, le situent l'une en Égypte, à Péluse, l'autre en Sicile, dans la région de Palerme[78].

Selon al-Mubaššir ibn Fātik dans ses *Sentences exquises et belles paroles*, Galien, après s'être rendu à Assiout en Haute-Égypte pour étudier les propriétés de l'opium, aurait formé le projet de revenir à Pergame en passant par la Syrie. Étant tombé malade sur le chemin du retour, il serait mort « à al-Faramā, une cité sur la mer Verte [*sc.* la Méditerranée], à l'extrême bord de l'Égypte »[79]. Cette cité d'al-Faramā (ancienne Péluse) située au bord oriental de l'embouchure du Nil est également mentionnée par Ibn abī Uṣaybi'a dans ses *Sources de renseignements sur les classes des médecins*[80] qui cite al-Mas'udi (Xe siècle)[81]. Les géographes arabes qui font mention d'al-Faramā n'omettent pas non plus de faire référence au tombeau de Galien. Al-Iṣṭakhri (Xe siècle) décrit ainsi al-Faramā comme une petite ville fortifiée, au bord du lac de Tinnis, où se trouve « le tombeau de Galien, le Grec »[82]. Cette légende, qui n'est par ailleurs attestée par aucune source antique, semble avoir comme origine une confusion entre le nom copte de Péluse (Peremoun) et celui de Pergame (Pergamon)[83]. Selon G. Strohmaier, cependant, si un tel tombeau a bien existé, il ne pouvait s'agir que d'un cénotaphe destiné à entretenir la célébrité du médecin, selon une coutume bien représentée du temps de Caracalla, et en particulier en Égypte[84].

Selon une autre tradition rapportée par Ibn Ğulğul (médecin espagnol du xe siècle) dans ses *Générations des médecins et des sages* dont la notice sur Galien a également été conservée par Ibn al-Qifṭi dans son *Histoire des sages*, Galien, ayant eu vent des miracles de Jésus, aurait quitté Rome pour se rendre à Jérusalem sur les traces des disciples du Christ qu'il souhaitait rencontrer[85]. Malade, il aurait été contraint de s'arrêter en route en Sicile, à Palerme, où il serait mort. Cette légende a été reproduite, presque mot pour mot, par Ibn abi Uṣaybi'a qui cependant ne cache pas sa méfiance[86]. Le voyageur arabe al-Harawī (mort en 1215) auteur d'un *Guide des lieux de pèlerinage* donne des renseignements précis sur l'emplacement de ce tombeau : « [...] et dans l'île de la Sicile est un endroit nommé maison de l'émir où se trouve un tombeau dont on dit aussi qu'il est le tombeau de Galien... et si l'on se tourne vers la cité [*sc.* Palerme], le tombeau de Galien est sur le côté gauche du château de l'émir »[87]. Aussi M. Amari a-t-il proposé de situer son emplacement sur le site de Cannita, à sept ou huit kilomètres de Palerme, sans toutefois que l'archéologie ait jusqu'ici pu apporter de confirmation à cette hypothèse[88].

X

LA MÉDECINE GALÉNIQUE : CONTENU ET MÉTHODE

L'œuvre galénique est un véritable continent. Avec plus de cent cinquante traités conservés et plus de vingt mille pages dans l'édition de référence, l'édition de C. G. Kühn parue à Leipzig entre 1821 et 1833, le corpus galénique représente près du huitième de tout ce qui nous est parvenu de la littérature grecque, d'Homère à la fin du IIe siècle[1]. Galien y aborde des sujets aussi variés que la médecine avec, au premier plan, l'anatomie, la physiologie, la pathologie, la thérapeutique, la pharmacologie et l'hygiène, mais aussi la philosophie, l'éthique, la logique, les mathématiques, l'architecture, la littérature, principalement le théâtre et la poésie, la linguistique et la philologie.

L'ambition de donner seulement un aperçu du système médical de Galien peut donc à juste titre paraître démesurée et se heurte d'emblée à plusieurs difficultés majeures. La première est due au fait que, malgré ou à cause de ses dimensions exceptionnelles, seul environ un quart du corpus galénique nous a été transmis en grec, de larges pans n'ayant survécu qu'en traduction arabe ou latine, ou encore ayant complètement disparu. Et parmi ce qui nous est parvenu, seule une part minime est aujourd'hui traduite dans une langue moderne, la grande majorité des traités ne restant accessibles qu'en grec ou en latin, plus rarement en arabe. La seconde difficulté tient à l'ampleur et à la richesse exceptionnelles de la matière médicale rassemblée par Galien dans ses écrits et à l'impossibilité d'embrasser aisément une telle diversité.

Soucieux de transmettre son savoir sous une forme adaptée aux capacités intellectuelles du plus grand nombre, le médecin de Pergame s'est heureusement très tôt soucié d'accorder son discours à ses auditeurs en multipliant les écrits isagogiques destinés aux débutants, en rédigeant de nombreuses *synopseis* permettant d'embrasser rapidement le contenu de sommes pouvant atteindre un millier de pages, et surtout en prodiguant des conseils utiles sur l'ordre dans lequel aborder la lecture de ses écrits. Le traité sur l'*Ordre de ses propres livres* rédigé par Galien après 193 et spécialement dédié à ces questions ne saurait ainsi constituer de meilleure introduction.

Le choix du bon maître

Qu'il s'agisse d'étudier la médecine, la philosophie ou tout autre art, Galien recommande de choisir une bonne école, choix qui ne peut lui-même être fait de façon éclairée que si l'on possède la méthode de démonstration, c'est-à-dire une méthode scientifique qui permette « de trancher entre les paroles d'autrui »[2]. Malheureusement le traité sur la *Meilleure école* est perdu, tout comme celui sur la *Démonstration*, et il faut nous résoudre à ne pas pouvoir suivre la formation de « cet expert en démonstration » que Galien appelle de ses vœux dans l'*Ordre de ses propres livres*[3]. Fort heureusement, Galien indique une autre voie pour parvenir à la connaissance, à la fois plus directe et plus rapide, qui consiste à éprouver la personne d'un maître éventuel « d'après son existence tout entière et les réalisations de son art »[4]. Si, tel Galien lui-même, on constate que ce maître agit « toujours en tout sans haine, ni jalousie ou attachement irraisonné envers quelque école que ce soit, et pour ce qui est des réalisations relatives à [son] art, qu'elles témoignent suffisamment en faveur de la vérité de [ses] doctrines », alors il pourra lui faire confiance et s'attacher à ses pas[5].

Suit le programme d'initiation à la médecine mis au point par Galien et qui commence, comme on pouvait s'y attendre, par la lecture des

traités destinés aux débutants où l'anatomie, aux côtés de la sphygmologie, occupe une place prédominante :

> Aussi cet homme-là lira-t-il avant toute chose les écrits destinés aux débu-
> tants, le *Sur les écoles* qui est, à la lettre, intitulé *Sur les écoles aux débutants*,
> le *Sur le pouls* qui lui aussi de façon assez proche est intitulé *Sur le pouls
> aux débutants*, et en troisième lieu celui qui est intitulé *Sur les os aux débu-
> tants* qui constitue la première étape de la matière anatomique. Et pour cette
> matière, si on désire également la parcourir dans son ensemble, qu'on en
> vienne à mon l'ouvrage *Sur les pratiques anatomiques* avant les autres[6].

Mais en matière de sphygmologie comme en matière d'anatomie,
Galien insiste également sur les vertus de l'observation et sur la nécessité d'un entraînement régulier sous la direction d'un maître, dénonçant
l'illusion qui consisterait à apprendre dans les livres seuls[7].

Difficulté de la sphygmologie

Galien accorde une grande importance à l'étude de la sphygmologie
et considère, au début du *Diagnostic par le pouls*, avoir apporté en ce
domaine une contribution originale[8]. L'étude du pouls, affirme-t-il, n'a
pas du tout été abordée par les philosophes et ne l'a été par le médecin
Archigène que de façon marginale. Bien qu'il le critique souvent, Galien
doit sans doute beaucoup à ce médecin de l'école pneumatique qui vécut
à Rome sous Trajan. Son ouvrage dans lequel il étudiait en détail les
différentes qualités du pouls est aujourd'hui perdu, mais Galien l'a jugé
assez intéressant pour lui consacrer un important commentaire critique
en huit livres qui ne nous est hélas pas non plus parvenu.

Quoi qu'il en soit, l'examen du pouls dont Galien distingue une infinie
variété (lent, rapide, court, long, modéré, fourmillant, sautillant…) revêt
à ses yeux un statut particulier : l'exposé écrit doit en effet être impé-
rativement relayé et prolongé par les observations faites sous la direction du maître, la sensation jouant un rôle primordial dans la distinction
des différents types de pulsations. Il n'en va pas tout à fait de même
de l'anatomie dont on peut apprendre les principaux gestes, le maniement des instruments chirurgicaux et la réalisation des bandages, nous
dit Galien, en observant simplement le maître et en quelque sorte par
imitation, sans en avoir soi-même toujours une pratique directe, même

si le médecin de Pergame ne se lasse pas pour autant d'affirmer, dans ses traités chirurgicaux, la nécessité de recourir à la pratique et l'exercice pour acquérir le geste sûr. Car, à la différence de la chirurgie où le maître peut recourir à certains artifices pour faciliter l'apprentissage des élèves, tels ces mannequins de bois reproduisant la forme humaine sur lesquels s'entraîner à réaliser des bandages auxquels Galien fait allusion dans le *Commentaire à l'Officine du médecin*, en revanche dans le cas de la sphygmologie on ne dispose d'aucun instrument ou expédient susceptible de reproduire ce qu'est la perception d'une pulsation[9]. La présence du maître et d'un ou de plusieurs patients présentant les variations les plus rares est donc incontournable. De plus, il est plus difficile d'éduquer le toucher qui doit percevoir à la fois plusieurs sensations (qualité, quantité, tonalité, intensité, force du pouls…) que les autres sens comme la vue, l'ouïe ou l'olfaction spécialisés dans une seule perception (couleur, son, odeur). Aussi Galien lui-même avoue-t-il, malgré tous ses efforts, ne pas encore avoir atteint le sommet de cet art :

> Moi-même depuis le début que j'ai commencé à fréquenter les médecins, étant encore enfant, j'ai eu un désir extraordinaire d'apprendre l'art du pouls ; ensuite, et bien que je l'aie pratiqué depuis ce temps jusqu'à aujourd'hui, il ne me semble pas encore l'avoir appris tout entier de façon approfondie[10].

On pourra s'étonner que Galien recommande aux jeunes gens de commencer par une discipline aussi difficile, mais lui-même s'est apparemment fait une spécialité de la sphygmologie qui lui a permis de remporter ses plus beaux succès lors de son premier séjour romain et de susciter une grande admiration auprès de ses collègues et amis. De plus, grâce à cette étude du pouls dont il se présente comme un des rares spécialistes, le médecin de Pergame a dû espérer attirer de nombreux élèves. Galien a même rédigé à leur intention un petit traité, le *Pouls pour les débutants*, pour ne pas les obliger à se plonger dans sa vaste somme sur le même sujet, en seize livres, qu'il abrégera plus tard dans une *Synopsis*[11].

Primauté de l'anatomie

Galien a également songé à mettre l'anatomie à la disposition des débutants en rédigeant à leur intention, dès les années 162-166, un ensemble de trois traités sur l'anatomie des os, des nerfs et des vaisseaux (veines et artères). Bien que rédigé plus tard (vers 175), l'*Anatomie des muscles* a ensuite été reclassé par Galien parmi ses ouvrages isagogiques pour former ce que les spécialistes appellent l'anatomie mineure en les distinguant du grand traité sur les *Pratiques anatomiques* en quinze livres[12]. L'ordre de lecture (os, muscles, nerfs, vaisseaux) rejoint un ordre d'apprentissage, les os constituant la charpente du corps sur laquelle les muscles sont suspendus, suivis des nerfs qui, pour des raisons hiérarchiques, précèdent l'anatomie des vaisseaux, « vu que les nerfs naissent du cerveau et desservent les fonctions supérieures »[13]. Bien que majoritairement humaine, l'ostéologie de Galien porte des traces de l'anatomie du singe. Il est en effet douteux qu'il ait jamais disséqué de cadavres humains dans de bonnes conditions, même si le hasard lui a permis parfois d'en entrevoir, et la majorité de ses dissections a été conduite sur des singes. Le but de cette ostéologie, qui procède selon l'ordre traditionnel *a capite ad calcem*, sans doute largement inspirée de ses prédécesseurs mais dont là encore les ouvrages sont perdus, est clairement utilitaire :

> J'affirme que le médecin doit savoir comment est chacun des os en lui-même, et comment il s'assemble avec les autres os, s'il veut soigner correctement leurs fractures et leurs luxations[14].

Parallèlement à celle des os, l'*Anatomie des muscles* qui doit aussi certainement beaucoup aux œuvres perdues de ses prédécesseurs (Marinos, Satyros, Pélops et Lycos) offre une anatomie descriptive où seules les structures extérieurement visibles sur l'homme sont décrites, le reste de l'anatomie là encore étant celle du singe[15]. Quant aux discussions physiologiques ou aux difficultés liées à la pratique de la dissection, elles sont respectivement réservées aux traités de *l'Utilité des parties* et des *Pratiques anatomiques*[16] :

> Aelianus [*sc.* le fils de Lycos] et Pélops n'ont traité, eux, que des observations, ce que moi aussi j'ai décidé de faire ici avant tout. Car du mouvement des muscles j'ai déjà parlé ailleurs dans un ouvrage en deux livres[17] ; et leur utilité, je l'ai exposée avec celle des autres parties du corps, dans le grand traité *Sur l'utilité des parties*. En outre, nous disons dans les *Pratiques anatomiques* comment faire pour mettre à nu au mieux non seulement les muscles, mais aussi toutes les autres parties de l'être vivant[18].

En matière de myologie, Galien s'attribue des découvertes importantes :

Et j'ai montré dans le deuxième livre du *Sur l'utilité des parties* comment j'ai fait la récente découverte des muscles qui servent à mouvoir l'articulation de chaque doigt, et qui étaient tous longtemps restés ignorés de moi, comme de tous ceux qui m'ont précédé. Mais j'ai renoncé dans cet ouvrage à également parler du mouvement des paupières supérieures, me contentant d'y indiquer que lesdits mouvements, de l'avis de certains, n'en étaient pas des vrais. Cependant quand j'en fus moi-même persuadé, je persuadai aussi les autres à qui j'en fis la démonstration, que j'avais découvert le mouvement en question, ainsi que bien d'autres faits qui, lors de séances d'anatomie, avaient ou bien été mal décrits par mes prédécesseurs, ou bien complètement laissés de côté[19].

À l'inverse de la myologie (et dans une moindre mesure de la neurologie) où Galien revendique un rôle de découvreur, en angiologie, il s'illustre principalement en combattant l'idée popularisée par Érasistrate et héritée de Praxagore que seul de l'air (ou *pneuma*) est contenu dans les artères. Il démontrera en effet contre Érasistrate dans le *Si du sang est naturellement contenu dans les artères* que les artères contiennent en réalité un mélange d'air et de sang[20]. Mais dans l'*Anatomie des veines et des artères* il s'efforce surtout de faire comprendre à son lecteur les systèmes veineux et artériel, sans nier le rôle du singe dans ses observations et en recourant au besoin à des métaphores végétales :

Tu as voulu de moi, mon cher Antisthène[21], une vision d'ensemble de l'anatomie des veines et des artères, pour t'aider à te remémorer les choses que j'ai montrées sur le corps du singe, et voici que je l'ai fait dans ce livre. Une exposition plus précise de ces parties, ainsi que de toutes les autres, est donnée dans les *Pratiques anatomiques*. À présent, afin que notre discours soit clair, imagine un tronc d'arbre qui se scinde en bas en plusieurs racines, et en haut en branches. Ce n'est pas le seul Hippocrate[22] qui a recours à cette image, mais aussi les anatomistes les plus célèbres après lui. Les veines qui descendent à l'estomac et aux intestins correspondent à des racines ; la veine qu'on appelle hépatitis (du foie) ou cave est comme le tronc de toutes les veines du corps. De même, parmi les artères qui naissent du cœur, celles qui se ramifient dans le poumon ressemblent à des racines. L'artère qu'Aristote[23] appelle aorte, et que les autres appellent grande artère, est analogue au tronc d'un arbre[24].

Toutefois, Galien ne juge pas indispensable que l'apprenti médecin parcoure l'ensemble des traités pour les débutants. Il pourra suffire de lire les *Os pour débutants* et immédiatement après d'aborder son œuvre majeure des *Pratiques anatomiques* :

> Pour celui qui voudrait, après l'anatomie des os, aborder immédiatement les *Pratiques anatomiques*, il est possible de passer outre l'anatomie des vaisseaux et des nerfs, tout comme également celle des muscles. Car tous les domaines de l'anatomie se trouvent consignés dans les *Pratiques*[25].

Pour rédiger cette somme en matière d'anatomie, comme déjà en matière d'angiologie, Galien a bénéficié de l'héritage de plusieurs grands médecins dont les œuvres, pour la plupart, ne nous sont pas parvenues :

> Faut-il parler des médecins plus récents auxquels la science de l'anatomie doit de très importants progrès ? Je pense à Hérophile et à Eudème. Personne, jusqu'à Marinos et Numisianos, n'a rien ajouté à leurs découvertes dans ce domaine, pas même Héracleianos que nous avons fréquenté assidûment à Alexandrie. Ces savants ont eu de nombreux disciples dont les plus remarquables furent, pour Numisianos, notre maître Pélops, et pour Marinos, Quintos. Mais Quintos n'a écrit aucun ouvrage, ni sur l'anatomie ni sur d'autres matières. En revanche nous avons des traités d'anatomie dus aux élèves de Quintos, comme ceux de Satyros, qui fut notre maître, et ceux de Lycos[26].

Ces ouvrages que nous n'avons plus, Galien les a lus, étudiés et pour certains d'eux résumés. Par une double malchance cependant, les abrégés des œuvres de Marinos et Lycos rédigés par Galien sont eux aussi perdus. Heureusement, le médecin de Pergame dans ses *Propres livres* nous a au moins conservé le sommaire détaillé des deux sommes anatomiques de Marinos et Lycos en indiquant qu'il avait résumé les vingt livres de l'ouvrage de Marinos dans un abrégé en quatre livres et les dix-neuf livres de l'ouvrage de Lycos dans un abrégé en deux livres[27].

Ces études préparatoires, complétées par ses propres observations et découvertes, ont nourri la rédaction des quinze livres des *Pratiques anatomiques* (dont les sept derniers perdus en grec ne sont conservés qu'en arabe). Dans cet ouvrage, Galien traite successivement des muscles et des ligaments (l. 1 et 2), des nerfs et des vaisseaux (l. 3), des muscles de la face (l. 4), de ceux du thorax, lombaires et rachidiens (l. 5), des organes de la nutrition (l. 6), des parties relatives à la respiration (l. 7 et 8), du cerveau et de la moelle épinière (l. 9), des yeux, de la langue et de l'œsophage (l. 10), du larynx (l. 11), des artères et des veines (l. 12), des nerfs issus du cerveau (l. 13), des nerfs issus de la moelle épinière (l. 14) et des parties génitales (l. 15)[28]. Devant la difficulté déjà évoquée de disposer de modèles humains, Galien a mené ses observations sur les singes. Voilà les conseils qu'il donne aux futurs anatomistes :

> Choisis ceux des singes qui ressemblent le plus aux hommes et apprends sur eux à connaître exactement les os, en utilisant mes ouvrages. Tout de suite, tu pourras ainsi te familiariser avec leurs noms, et ceux-ci te seront utiles également dans l'étude des autres branches de l'anatomie. De la sorte, si plus tard tu as la chance d'avoir un squelette humain à ta disposition, tu reconnaîtras et retiendras tous les os sans difficulté[29].

Galien répète encore ces conseils relatifs à une bonne pratique de la dissection et à la nécessité de s'entraîner sur les singes, à propos des médecins ignorants de l'anatomie qui, lors de la guerre contre les Germains, ne surent pas même tirer partie de la masse de cadavres barbares mis à leur disposition :

> Si, à de multiples reprises, tu as observé sur des singes le siège et la taille de chaque tendon et de chaque nerf, tu en garderas un souvenir précis, et si tu as un jour la faculté de travailler sur un corps humain, tu auras tôt fait de retrouver chaque organe tel que tu l'as observé. Mais cette possibilité ne te serait d'aucun secours si tu étais tout à fait dépourvu d'entraînement. Tel fut le cas des médecins qui participèrent à la guerre contre les Germains ; ils avaient toute liberté de disséquer des corps de barbares, mais pourtant ils n'en apprirent pas plus que ce que savent les bouchers[30].

On se souvient peut-être que Galien lui-même, avant de se rendre à Alexandrie qui s'était fait une spécialité de l'étude des os et du squelette, avait dû recourir à de tels expédients[31] :

> Et si tu n'y réussis pas [*sc.* à te rendre à Alexandrie], il ne te sera pas impossible pour autant d'examiner des os humains. Moi-même j'en ai examiné très souvent, après la destruction de tombes ou de monuments funéraires. Un jour, un fleuve en crue envahit une tombe construite sans grand soin quelques mois auparavant, et la détruisit facilement, emportant dans l'impétuosité de son courant le corps entier du mort. Les chairs étaient déjà pourries, mais les os tenaient très bien les uns aux autres ; ils furent portés par le courant à un stade de distance ; le fleuve arrivait là dans un terrain marécageux et plat sur les bords ; c'est là que le cadavre vint s'échouer : on pouvait l'y voir, dans un état tout juste pareil à celui où un médecin l'aurait préparé à dessein en vue de l'enseignement aux étudiants. Nous avons vu un jour aussi le squelette d'un brigand, sur une montagne un peu à l'écart de la route. Il avait été tué par un voyageur qu'il avait attaqué et qui lui avait tenu tête. Aucun des habitants de la région ne s'était soucié de l'enterrer : comme

ils le haïssaient, ils se faisaient un malin plaisir de voir son corps dévoré par les oiseaux de proie : en deux jours, ceux-ci lui mangèrent entièrement la chair et ne laissèrent que le squelette, comme pour l'instruction de qui voudrait l'examiner[32].

Ces observations occasionnelles, complétées par ses études à Alexandrie, ont donc elles aussi permis à Galien d'élaborer une ostéologie plus humaine que sa myologie ou son angiologie. Tout au long de son existence, Galien restera un esprit curieux qui saura saisir toutes les occasions d'approfondir ses connaissances. La mort d'un éléphant survenue à Rome lui permet ainsi d'organiser une séance de dissection mémorable au cours de laquelle il met en évidence l'os du cœur (*os cordis*) du grand animal. Décrit par les paléontologistes comme « une formation peu signalée qui se trouve chez certaines espèces, de ruminants notamment, aux abords des valvules qui font communiquer oreillettes et ventricules »[33], ce corps cartilagineux va inspirer à Galien une des pages les plus étonnantes de ses *Pratiques anatomiques* :

> Un très grand éléphant ayant récemment été égorgé à Rome, beaucoup de médecins se rassemblèrent pour son autopsie afin de savoir si son cœur avait deux lobes ou un seul et deux cavités ou bien trois. Pour moi, avant même que la dissection ait lieu, je soutenais que l'on trouverait la même constitution du cœur que celle de tous les autres animaux qui respirent de l'air. Et c'est ce que révéla la dissection. Je trouvai également facilement l'os du cœur sur lequel j'appliquai mes doigts en même temps que mes compagnons. Cependant ceux qui n'étaient pas exercés [à la pratique de la dissection] mais qui, vu la taille de l'animal, s'attendaient à trouver ce qui n'est pas visible chez les autres animaux, après l'avoir longuement cherché, ne purent le trouver et supposèrent que pas même le cœur de l'éléphant ne possédait un os. J'entrepris alors de le leur montrer mais comme mes compagnons, qui riaient de ces gens incapables de réaliser ce qu'ils voyaient à cause de leur ignorance du lieu [*sc.* du cœur], m'enjoignaient de n'en rien faire, j'arrêtai là la démonstration. Mais quand le cœur fut emporté par les cuisiniers de l'empereur[34], j'envoyai un de mes compagnons exercés à ce genre de choses demander aux cuisiniers de lui permettre d'en prélever l'os. Ainsi fut fait et à présent je le détiens, de taille non négligeable et provoquant chez ceux qui le voient un formidable étonnement qu'un si grand os ait pu échapper aux médecins. Car même les parties les plus grandes chez les animaux échappent à ceux qui ne sont pas exercés, et il n'y a là rien d'étonnant[35].

Nous n'en saurons pas plus sur les origines de cet éléphant ni pourquoi il fut abattu, mais il fit une si vive impression sur Galien que ce dernier le mentionnera à nouveau à la fin de l'*Utilité des parties*, son grand ouvrage de physiologie dont il recommande l'étude à la suite de ses traités anatomiques[36].

Physiologie

À l'étude de l'anatomie succède celle « des fonctions et l'utilité des parties observées au cours de la dissection », selon le titre même du chapitre des *Propres livres* consacré à ces questions[37]. Outre les traités sur le *Mouvement du thorax et du poumon*, sur les *Causes de la respiration* (le traité qui porte ce titre n'est apparemment qu'un résumé), sur la *Voix* (perdu), sur le *Mouvement des muscles* et quelques autres encore, les deux principaux ouvrages sont les *Facultés naturelles* et bien sûr la grande somme sur l'*Utilité des parties*. On a déjà vu plus haut que la rédaction de ce dernier ouvrage, qui pour l'essentiel se situe au début du second séjour romain de Galien, était étroitement liée à celle des *Pratiques anatomiques* dont il est à la fois contemporain et complémentaire[38]. À en croire Galien, la parution du livre qui fit grand bruit lui attira aussi l'accusation que « dans le désir de paraître de beaucoup supérieur à [ses] prédécesseurs, [il] avai[t] fait état dans [ses] écrits de nombreux faits qui n'étaient absolument pas observables lors de séances d'anatomie[39]. »

On a dit plus haut comment, d'abord tenté de traiter ces accusations par le mépris, Galien céda finalement aux instances de ses amis pour renouer avec les démonstrations d'anatomie auxquelles il avait pourtant déclaré renoncer. Le succès de ces démonstrations entraîna à son tour la rédaction d'un nouveau traité *Sur les ignorances de Lycos en matière d'anatomie* (perdu) dans un continuel va-et-vient chez Galien entre physiologie et anatomie.

Galien, dans les *Facultés naturelles*, dont une large part est occupée par la polémique avec Érasistrate, se propose de rechercher « par quelles facultés les opérations [*sc.* du mouvement et du repos, de l'accroissement et de la nutrition] sont produites, ainsi que toute autre opération de la nature qui pourrait encore exister »[40]. Il faut entendre ici le terme de mouvement au sens large comme désignant toutes les sortes de modifications susceptibles d'altérer un corps quant à sa couleur, sa saveur, sa chaleur, sa consistance, etc. Galien va alors se mettre en quête des différentes facultés ou puissances (*dunameis*) de la nature à l'origine de tels changements. Recourant à ce qui lui sera parfois reproché d'être une facilité, Galien va donc expliquer les différentes actions (*energeiai*) de la nature à l'aide de toute une palette de facultés : la formation du sang s'explique par exemple par la faculté sanguifique qui existe dans les veines, la transformation des aliments par la faculté coctrice de l'estomac et les pulsations par la faculté sphygmique du cœur. La substance des organes résulte de la faculté altératrice de la nature et leur formation de sa faculté configurative (ou plastique), leur croissance étant due à une faculté d'accroissement assurée par une faculté de nutrition. À ces trois facultés principales (génération, accroissement, nutrition) s'ajoutent des facultés secondaires comme celles de juxtaposition, agglutination et assimilation (dans le cas de la nutrition). De même, la génération et l'accouchement s'expliquent par une faculté attractive et expulsive, certains organes comme l'utérus, la vessie, la vésicule biliaire et l'estomac possédant les deux facultés à la fois, ce dernier ajoutant même les facultés rétentrice et altératrice de même que toute partie qui nécessite d'être nourrie.

La seconde partie de ce programme d'études, celle consacrée à l'*Utilité des parties*, poursuit un projet bien plus ambitieux puisqu'il s'agit ni plus ni moins que de rendre compte de l'admirable organisation du corps humain qui, dans la moindre de ses parties, illustre l'infinie sagesse du démiurge. Sorte de grand architecte des œuvres de la nature, ce dernier est décrit par Galien comme celui qui, parmi l'infinité des combinaisons possibles, choisit toujours que le meilleur vienne à l'existence[41].

Après avoir défini l'homme comme « un animal doué de sagesse et seul être divin parmi ceux qui vivent sur la terre », Galien affirme que « l'utilité de toutes les parties est sous la dépendance de l'âme » dont le corps est un instrument[42]. Aussi ne s'étonnera-t-on pas que le démiurge ait doté chaque espèce des parties les plus accordées à la nature de leur âme. Ainsi, tandis que le cheval, animal fier et rapide, a été pourvu de forts sabots et de crinière, le cerf et le lièvre, animaux lâches, ont reçu « un corps prompt à la course mais tout à fait nu et désarmé ». Quant à l'homme, il a été doté, pour toutes armes défensives, de mains, « instrument nécessaire pour exercer toute espèce d'industrie et non moins convenable en temps de paix qu'en temps de guerre ». Aussi l'ouvrage s'ouvre-t-il sur une description minutieuse de l'utilité de la main et sur le caractère admirable de sa structure (l. 1, c. 5 à 14), avant d'aborder dans les livres suivants l'avant-bras et le bras (l. 2), la jambe (l. 3), les organes de la nutrition (l. 4 et 5), le poumon (l. 6 et 7), la tête (l. 8 et 9), les yeux (l. 10), les organes de la face (l. 11), le rachis (l. 12 et 13), les organes génitaux (l. 14 et 15), les artères, les veines et les nerfs (l. 16) et de se clore sur une conclusion en forme d'hymne à la nature (l. 17)[43]. À l'intérieur de ces différents développements, Galien tient pour acquis et prend comme fondements de ses raisonnements « les conclusions des démonstrations faites dans d'autres traités » et en particulier dans les *Doctrines d'Hippocrate et Platon* auxquelles il renvoie ici pour ce qui concerne l'origine des parties[44]. Comme il l'a parfaitement résumé dans l'*Art médical*, Galien classe en effet les différentes parties du corps en quatre catégories : les centres directeurs (*archai*) comme le cerveau, le cœur, le foie et les testicules ; celles qui tirent leur origine des premières comme les nerfs et la moelle épinière pour le cerveau, les artères pour le cœur, les veines pour le foie et les canaux spermatiques pour les testicules ; celles qui ne sont ni directrices ni dirigées mais se gouvernent elles-mêmes comme les cartilages, les os, les ligaments, les membranes, les glandes, la graisse et la chair ; et enfin celles qui comme les précédentes possèdent des facultés innées mais ont en outre besoin des artères, des veines et des nerfs, et correspondent à ce que nous appelons des organes (poumon, estomac, rein, rate…)[45]. L'utilité des nerfs, par exemple, consistera donc à conduire depuis leur centre directeur (le cerveau) jusqu'aux différentes parties la faculté sensitive et motrice et celle des veines à transmettre le sang à tout le corps.

La physiologie galénique réserve également un rôle important au pneuma, sorte d'air vital qui circule dans tout le corps et dont il existe trois sortes. Le pneuma psychique (*psychikon*) est élaboré par le cerveau, dans le plexus réticulé, à partir de l'air inspiré et envoyé dans tout le corps. Le pneuma vital (*zôtikon*), semble croire Galien, est pour sa part contenu dans le cœur et dans les artères à partir de l'air mais aussi du sang. Quant au pneuma naturel (*physikon*), s'il existe, Galien pense qu'il est peut-être contenu dans le foie et les veines[46].

Après avoir constaté que toutes les parties sans exception sont utiles, qu'il ne saurait y en avoir une seule inutile ou mal adaptée à sa fonction, Galien pour exprimer son admiration devant les œuvres de la nature se souvient à nouveau du fameux éléphant vu à Rome :

> Je vais donc raconter ce que j'ai éprouvé la première fois que j'ai considéré un éléphant. Ceux qui ont vu l'animal comprendront facilement ce que je vais dire, et ceux qui ne l'ont pas vu s'en rendront aisément compte s'ils prêtent attention à mes paroles. Chez cet animal, là où chez les autres existe le nez, il y a une partie pendante, d'un petit diamètre, étroite et longue, qui descend jusqu'à terre. La première fois que je vis cette singularité, je pensai que cette partie était superflue et inutile ; mais lorsque je considérai que l'éléphant s'en sert comme d'une main, elle ne me sembla plus inutile… Donc l'éléphant manie toutes choses avec l'extrémité de cette partie ; il la moule sur les objets qu'il doit prendre, jusqu'à pouvoir saisir les plus petites pièces de monnaie pour les donner lui-même à ceux qui sont montés sur lui en étendant vers eux sa trompe, car c'est ainsi qu'on nomme la partie dont nous nous occupons. Si donc l'animal ne se servait pas de sa trompe, elle serait superflue et, en la faisant, la nature ne se serait pas montrée entièrement industrieuse ; mais comme en réalité l'animal s'en sert pour des fonctions très importantes, elle est utile et nous révèle l'art de la nature[47].

S'étant en outre aperçu que l'extrémité de la trompe était percée de deux orifices lui servant apparemment à respirer, Galien, après la mort de l'éléphant, vérifie son hypothèse et découvre, au cours de la dissection, que ces conduits, comme les narines chez l'homme, possèdent une double terminaison qui aboutit l'une au cerveau et l'autre dans la bouche. Ayant appris que l'éléphant, quand il se baigne, lève sa trompe pour respirer hors de l'eau, Galien est saisi d'admiration pour cette nature qui « non seulement a bien fait toutes les parties des animaux mais leur a en outre enseigné à en user ». La physiologie galénique débouche donc sur une vision téléologique de la nature qui a conçu chaque partie comme parfaitement adaptée à sa fonction.

Parallèlement, cette téléologie apparaît inséparable d'une théologie. Dans cet univers régi par la volonté d'un démiurge qui n'agit jamais en vain, rien n'est laissé au hasard. Galien s'oppose ici frontalement aux tenants de l'atomisme et en particulier au premier d'entre eux, Épicure, pour qui le monde est formé d'un entrelacement d'atomes s'enchaînant les uns aux autres de façon aléatoire. Galien, qui, pour sa part, s'élève vigoureusement contre cette vision du monde, préfère voir dans l'admirable organisation de la nature l'œuvre d'un esprit supérieur. Étendant aux corps célestes l'admiration qu'il nourrit pour les corps terrestres, il conclut sa démonstration en élevant un véritable hymne au grand ordonnateur de l'univers :

> Quand on voit dans un tel bourbier (car quel autre nom donner au corps, assemblage de chair, de sang, de phlegme, de bile jaune et de bile noire) un esprit si excellent [*sc.* celui des grands hommes], quelle supériorité ne doit-on pas supposer à l'esprit qui habite le soleil ou la lune, ou les étoiles. En réfléchissant à tout cela, il me semble aussi qu'un vaste esprit occupe l'air qui nous entoure ; puisque cet air participe à la lumière du soleil, il n'est pas possible qu'il ne participe aussi à sa puissance... Ainsi tout homme qui regarde les choses avec un sens libre, voyant un esprit habiter dans ce bourbier de chairs et d'humeurs, et examinant la structure d'un animal quelconque (car tout cela prouve l'intervention d'un ouvrier sage) comprendra l'excellence de l'esprit qui est dans le ciel. Alors ce qui lui semblait d'abord peu de chose, je veux dire la recherche de l'utilité des parties, constituera pour lui le principe d'une théologie parfaite, laquelle est une œuvre plus grande et beaucoup plus importante que toute la médecine[48].

Ayant ainsi élevé la physiologie au rang de théologie, Galien établit alors une transition logique de la médecine à la philosophie :

> La recherche de l'utilité des parties n'importe donc pas seulement au médecin, mais plus encore au philosophe qu'au médecin : au philosophe qui tient à posséder la science de la nature entière ; car il doit être initié à tous ses mystères[49].

De la physiologie à la thérapeutique

Toutefois si la physiologie, dans sa dimension théologique, dépasse le seul cadre de la médecine, Galien ne perd pas de vue qu'elle procure aussi une utilité certaine au médecin pour la thérapeutique :

> Le médecin retirera encore de ce traité, et de la connaissance des fonctions, un grand avantage pour la thérapeutique. En effet, lorsqu'il s'agira de couper, de circonscrire, d'enlever des parties pour ainsi dire tombées en putréfaction, ou d'extraire soit une flèche, soit un trait, connaissant quelle est l'utilité des parties, il saura lesquelles on peut couper hardiment et lesquelles il faut épargner[50].

De même, avant d'aborder la thérapeutique, il faut connaître les maladies et leurs causes. Cette connaissance de la maladie ou nosologie est en particulier exposée dans les traités *Sur la différence des maladies*, *Sur la différence des symptômes*, *Sur les causes des symptômes*, *Sur les tumeurs contre nature*, *Sur la pléthore* et *Sur la différence des fièvres* dont Galien nous dit que « tous ces livres précèdent la *Méthode thérapeutique* »[51].

Tous ces traités reposent sur une vision du corps humain héritée de la médecine hippocratique où le corps est pensé comme le résultat d'un mélange dont les modalités, selon les médecins et philosophes antérieurs, sont elles-mêmes considérablement variables. Galien retient pour sa part le principe d'un mélange des quatre éléments primordiaux, air, feu, eau et terre, responsables de la formation de tous les êtres vivants. Dans le *Sur les éléments selon Hippocrate* où il rappelle ce principe pour lui intangible de la formation des corps, il établit un lien supplémentaire entre éléments et humeurs :

> Que toutes les herbes, les plantes et leurs fruits tirent leur origine de l'air, du feu, de l'eau et de la terre, aucune personne sensée ne saurait le contester, et elle ne contestera pas non plus que c'est là la nourriture de tous les êtres vivants ni que c'est là pour nous la source de toutes les humeurs qui apparaissent naturellement dans notre corps[52].

Ces humeurs, au nombre de quatre (sang, phlegme, bile jaune et bile noire), sont présentes dans tous les corps où leur parfait équilibre est synonyme de santé et leur déséquilibre synonyme de maladie. Mais Galien, en réalité, s'intéresse assez peu aux humeurs qu'il ne mentionne la plupart du temps qu'en référence aux éléments, pour privilégier les quatre qualités (chaud, froid, sec et humide) qui servent à caractériser les substances dont les corps sont formés :

> Lorsque l'on dit que les corps sont un mélange de chaud, de froid, de sec et d'humide, on signifie qu'il faut entendre par là des qualités extrêmes, c'est-à-dire les éléments eux-mêmes, que sont l'air, le feu, l'eau et la terre. Tandis que lorsque l'on dit qu'un être vivant ou un végétal est ou bien chaud, froid, sec ou humide, il n'en va plus de même, car il ne peut se faire qu'un être vivant soit chaud à l'extrême comme l'est le feu, ni froid ou sec au dernier degré, mais ces appellations découlent de ce qui l'emporte dans la crase [*sc.* le mélange], quand nous appelons humide le lieu où la part d'humidité est dominante, sec celui où c'est la sécheresse, et de même chaud celui où le chaud l'emporte sur le froid, et froid, celui où le froid l'emporte sur le chaud[53].

Le traité galénique des *Tempéraments* d'où est tirée la citation précédente est de ce point de vue pleinement révélateur puisque Galien n'y envisage que le mélange du chaud, du froid, du sec et de l'humide au détriment des quatre humeurs qui ne sont jamais mentionnées. La notion de crase (ou le mélange) y est au contraire centrale et définie comme un rapport de force entre quatre qualités dont l'une, ou bien la combinaison de deux d'entre elles (dans les tempéraments dits composés), est appelée à dominer les autres. Un corps sera ainsi dit chaud quand la chaleur domine, ou bien chaud et sec quand chaleur et sécheresse dominent. Mais seul le corps présentant un parfait équilibre des quatre qualités sera considéré comme jouissant d'une santé parfaite. Coexistent à l'intérieur de ce schéma une infinité de combinaisons qui vont de la santé parfaite à la maladie actuellement déclarée. Entre les deux se situent les corps sains, neutres et malsains, eux-mêmes subdivisés en différentes catégories, selon une représentation de la santé définie comme le juste équilibre des qualités et illustrée dans le traité de l'*Art médical*. Galien ne semble pas avoir envisagé comme certaine l'existence d'un état parfaitement équilibré du corps qu'il avoue n'avoir, pour sa part, jamais pu observer. L'idée d'un équilibre parfait des corps gage d'une santé idéale paraît plutôt servir d'étalon à partir duquel on calculera les différents écarts observables chez les individus répartis à l'intérieur des différents degrés du sain, du malsain et du neutre[54].

Dans cette perspective, le rôle de la thérapeutique consiste à maintenir ou rétablir le corps non pas exactement dans un équilibre idéal mais dans celui qui lui est propre et qui apparaît comme le meilleur possible.

Connaissances préalables à la thérapeutique : la pathologie

Comme Hippocrate lui-même dont Galien revendique l'héritage au début de sa *Méthode thérapeutique*, avant d'espérer soigner les maladies, il faut d'abord les connaître :

À coup sûr, c'est Hippocrate qui nous paraît être, à notre connaissance, le premier au monde à avoir jeté des bases correctes sur les différences entre les maladies, sur leur nombre comme sur leurs caractéristiques, de même que sur les symptômes et de plus également sur les causes afférentes à chacune de ces deux catégories de réalité. Après lui, c'est Aristote qui est allé le plus loin dans leur interprétation. Qui aura la volonté de lire les traités que j'ai écrits sur chacun de ces deux sujets acquerra là-dessus aussi un savoir[55].

Galien fait ici allusion à ses ouvrages sur la connaissance des maladies et des symptômes : *Différences des maladies*, *Causes des maladies*, *Différences des symptômes*, *Causes des symptômes* et surtout *Lieux affectés*[56]. Écrit à la fin de sa vie, sous le règne de Septime Sévère, ce dernier traité rassemble la somme des connaissances de Galien en matière de nosologie. Après avoir identifié les signes auxquels on reconnaît que telle ou telle partie est lésée, il convient de distinguer si l'affection est primaire (idiopathique) ou secondaire (en vertu du principe de sympathie entre les parties), avant d'envisager son traitement.

Or comme l'indique le titre de son principal ouvrage de thérapeutique, cette enquête complexe sur les différents genres de maladies requiert une méthode logique dont les deux piliers sont le raisonnement (*logos*) et l'expérience (*empeiria*)[57], en prenant comme point de départ les phénomènes évidents pour la sensation et l'intellection[58]. Il conviendra de définir d'abord ce qu'est un état maladif. La maladie est définie comme la lésion sensible d'une fonction (quand les actes naturels du corps s'effectuent mal ou pas du tout) et la santé au contraire comme la faculté de vaquer à ses occupations habituelles[59]. Le but de la méthode thérapeutique sera donc de procurer la santé aux corps malades en rétablissant les fonctions naturelles de leurs parties. Prenons l'exemple de l'œil dont la fonction est la vue. Si l'œil ne voit plus, il est malade. Mais pour rétablir la vue, il faut savoir distinguer à travers les différentes parties de l'œil celle qui est le plus directement responsable de la vue à savoir, comme nous l'enseigne l'anatomie, le cristallin. Or, pour remplir correctement sa fonction, celui-ci doit être parfaitement pur et transparent, deux qualités qui dépendent directement du bon équilibre de sa crase ou tempérament. Si celui-ci vient à subir un déséquilibre en froid, chaleur, sécheresse ou humidité, l'être vivant ne verra pas ou verra mal, à charge pour le médecin de rétablir le juste équilibre du cristallin[60]. Il y a de fait, pour chaque état maladif, huit façons de le guérir. Ainsi si le ventre est dans un état refroidi, il faut le réchauffer, et s'il est trop humide, le dessécher ; de même s'il est dans un état de chaleur excessive, il faut le refroidir et l'humidifier si son état est trop sec. Mais si le ventre est à la fois trop froid et trop sec, il conviendra de le réchauffer et de l'humidifier en même temps ; s'il est à la fois trop humide et trop chaud, de l'assécher et de le refroidir, de même que s'il devenait trop chaud et trop sec, il conviendrait de le refroidir et de l'humidifier, mais de le dessécher et de le réchauffer, s'il devenait trop humide et trop froid[61].

Si le raisonnement ici obéit à une logique assez implacable, dans les faits, le plus souvent, les malades ne se voyaient guère proposer qu'une adaptation de leur régime destinée à modifier et rétablir le bon tempérament, à l'aide notamment d'aliments ou de médicaments asséchants, humidifiants, refroidissants ou réchauffants, voire, dans les cas de pléthore, une saignée ou tout autre moyen évacuant pour éliminer les liquides corporels superflus (sang, phlegme, bile jaune, bile noire), et enfin dans les cas les plus rares et les plus graves, une chirurgie.

La triade thérapeutique : régime, pharmacologie et chirurgie

Des trois moyens à la disposition du médecin, régime, pharmacologie et chirurgie, le premier est abondamment traité par Galien dans son grand traité d'*Hygiène* dont il recommande la lecture immédiatement avant sa *Méthode thérapeutique*[62]. Galien conçoit d'ailleurs l'hygiène comme la rectification minime d'une déviation contre nature, alors que la correction massive d'un tel état relève de la thérapeutique[63].

Le régime

Le médecin entend par régime au sens large non seulement les aliments et les boissons, mais tout ce qui concerne la veille et le sommeil, les exercices et le repos, les bains, les massages et les frictions. Le médecin ne se contente donc pas de surveiller l'alimentation de son patient, il fait aussi des recommandations pour ses périodes de veille et de repos, réglant avec le même soin la quantité et la qualité de ses aliments et l'intensité de son activité physique, en fonction de son tempérament et de son état de santé. Selon les cas, il prescrira ainsi un régime amaigrissant ou fortifiant, asséchant ou humidifiant, réchauffant ou refroidissant, évacuant (dans les cas de pléthore des humeurs), ou encore reconstituant et réparateur (pour les convalescents).

Galien a ainsi composé tout un ensemble de traités sur les *Facultés des aliments*, le *Régime amaigrissant*, les *Bons et mauvais sucs des aliments*, auquel il rattache son commentaire au *Régime des maladies aiguës* d'Hippocrate, et où il rassemble à l'usage des médecins les propriétés des principaux aliments et donne de précieux conseils diététiques[64].

La pharmacologie

Quand un simple régime ne suffit pas à maintenir le bon équilibre de la santé, ou quand un mauvais régime ou une maladie ont introduit un trop grand déséquilibre du tempérament, il convient de recourir à la pharmacologie. Galien a consacré environ trois mille cinq cents pages à ce domaine de l'art médical dans lequel il s'est particulièrement illustré et auquel la pharmacologie moderne doit le terme encore utilisé de nos jours de galénique[65]. Une telle contribution au domaine de la pharmacologie explique facilement que le nom de Galien soit aujourd'hui davantage tenu en honneur parmi les pharmaciens que les médecins. La somme ainsi rassemblée par Galien est à la fois le résultat d'un héritage et d'un savoir accumulé tout au long de sa vie, notamment au cours de ses nombreux voyages scientifiques. Galien était de fait convaincu « d'être en possession de recettes de remèdes plus admirables que celles de toute autre personne dans le monde habité des Romains »[66]. Galien, on l'a vu, a en effet d'abord hérité à Pergame de la collection d'un de ses riches concitoyens qui avait acquis certaines recettes particulièrement recherchées au prix de plus de cent pièces d'or et qui avait déployé une telle activité, nous dit Galien, « qu'il acheta non seulement tous les remèdes qui en Asie étaient tenus en estime chez chacun des médecins d'aujourd'hui, mais aussi d'autrefois ». L'héritier de ces recettes rassemblées dans deux volumes de parchemin les transmit ensuite spontanément à Galien auquel il était très attaché. On a vu également plus haut comment, une fois installé à Rome, il hérita d'une seconde collection de recettes transmises par son compatriote et condisciple Teuthras qui les avait lui-même héritées du médecin Eumène et que Galien contribua à enrichir par une politique d'échanges avec les autres médecins[67]. Les deux recueils brûlèrent dans l'incendie de Rome de 192 mais l'essentiel de ce savoir qui rassemble des substances à la fois végétales, les plus utilisées, mais aussi minérales et animales, a été préservé dans les écrits pharmacologiques.

Galien dans ses écrits distingue les remèdes simples, tels que la nature les offre, et les remèdes composés, résultat du mélange opéré entre plusieurs remèdes simples, dont le meilleur exemple est la thériaque préparée par Galien pour les empereurs[68]. Ces remèdes possèdent pour certains une efficacité si puissante qu'elle peut se révéler dangereuse en cas de mauvaise utilisation. Galien dénonce ainsi les préparations à base de certains produits particulièrement actifs qui, administrés sans précaution, entraînent de graves dommages pour les patients :

> Tu nous as vu guérir aussi des douleurs oculaires violentes, par des bains, en donnant à boire du vin, par des fomentations, des saignées ou des purgations ; or pour ces douleurs, la plupart des médecins n'ont rien d'autre que ces médicaments composés à base d'opium, de mandragore et de jusquiame qui sont causes de très graves lésions pour les yeux... Beaucoup, tu le sais, après l'emploi de tels médicaments, chaque fois qu'on y recourt en manquant trop de mesure, ne recouvrent pas leur état naturel, mais au contraire commencent à voir indistinctement et avec peine et finissent par être pris de suffusions, de mydriases, de nécroses ou de rugosités[69].

Galien dénonce aussi le manque de constance dans l'application des remèdes et l'errance thérapeutique de certains patients qui empêchent l'obtention de résultats :

> Quand on passe sans cesse d'un médicament à un autre, on passe quelquefois à côté de celui qui est utile et on le néglige. Et naturellement cela aussi je t'en ai fait la démonstration en soignant les plaies de cette sorte avec un médicament unique dont ces gens-là s'étaient servis avant moi. Apparemment, on avait négligé la faculté d'un tel médicament qui, pour n'avoir pas été utilisé au moment opportun, avait non seulement été jugé comme d'aucune utilité, mais encore comme nuisible, et aussi parce qu'il n'avait parfois produit aucun effet clair lors de la première utilisation[70].

De même, Galien se montre attentif à ce que la vigueur du remède et son caractère expéditif n'excèdent pas les forces du patient :

> Quelqu'un, en cherchant à guérir vaillamment, comme il le croyait personnellement, des victimes de la dysenterie au moyen d'une préparation pharmaceutique très vigoureuse, a en un seul jour procuré par sa thérapie la guérison à nombre d'entre elles, mais a provoqué le décès de certaines. Sa thérapie présentait le caractère suivant. Il donnait à manger avec du pain des oignons, ceux qu'on qualifie de « forts » et à boire peu un même jour ; le jour suivant, dès l'aube il procédait à un lavement avec une saumure très acerbe et, après celle-ci, il injectait une préparation pharmaceutique vigoureuse. Tous ceux

qui ont pu résister au traitement ont recouvré complètement la bonne santé, mais quelques-uns, pris de convulsions ou de syncopes avec des moiteurs sous l'effet de la souffrance, sont décédés. S'agissant donc de personnes souffrantes, la sûreté de la guérison est la limite pour celui qui combat vaillamment l'état maladif en conformité avec la logique de l'art... Dépasser ces limites et retirer à l'individu, en même temps que l'état maladif, la vie aussi est le fait d'un homme calamiteux ; mais faire plaisir au malade est le propre d'un flatteur, en posant le plaisir, au lieu de la bonne santé, comme le but de ses actes[71].

Rejoignant les préoccupations actuelles en matière de prescription, Galien recommande donc au médecin de veiller à ne pas faire une utilisation excessive de certains remèdes particulièrement prisés des patients mais pour lesquels une accoutumance peut être redoutée, sans pour autant renoncer à s'en servir pour soulager ceux épuisés par de trop fortes souffrances :

> Les médecins tombent dans les excès de cette sorte pour beaucoup d'autres matières de remèdes, surtout pour les médicaments que l'on appelle anti-douleurs, qu'ils composent à base de suc de pavot, de graines de jusquiame, de racine de mandragore ou de styrax ou de quelque produit de cette sorte. Ceux qui cherchent à faire plaisir aux malades exagèrent dans le recours à de tels médicaments, et ceux qui témoignent d'une attitude intempestive et immodérée en n'y ayant absolument pas recours détruisent les malades par les souffrances. De même donc que dans tous les autres états et les actes de l'existence sans exception, il faut là aussi choisir le *rien de trop*, en ayant pour limite l'utilité qu'en retire le malade[72].

Un des domaines où le médecin déploie son arsenal thérapeutique le plus complet est celui de la cicatrisation des plaies. Galien en distingue de nombreuses variétés selon qu'elles présentent ou non un écoulement ou une inflammation, qu'elles sont plates ou creuses, et qu'elles sont plus ou moins compliquées et graves, telles les plaies du poumon considérées à la fois comme les plus difficiles à diagnostiquer et à guérir[73]. On a vu plus haut comment Galien, grâce notamment à son expérience de médecin des gladiateurs, avait su dépasser l'enseignement de ses maîtres pour adopter une méthode nouvelle dans le traitement des plaies[74]. Il était également passé maître pour coaguler les hémorragies en plaçant sur la plaie une préparation hémostatique recouverte d'une éponge maintenue par un bandage[75]. En réalité, les innovations de Galien se réduisent bien souvent à une variante apportée à la recette de tel ou tel emplâtre ou aux produits utilisés pour humecter les plaies et éviter leur inflammation. Comme les traités pharmacologiques, la *Méthode thérapeutique* regorge d'allusions à ces emplâtres réalisés à l'aide de produits dessicatifs (oliban, iris, aristoloche, vesce noire en poudre) ou encore à ces préparations pharmaceutiques génératrices de chair censées combler les cavités et favoriser la cicatrisation[76].

Le traitement des fièvres, considérées par le médecin non comme un symptôme mais comme une affection à part entière, occupe quant à lui les livres 1 à 12 de la *Méthode thérapeutique* et la totalité du premier livre de la *Méthode thérapeutique à Glaucon*[77]. Définie comme le moment où « la production de chaleur quitte la mesure pour s'élever à un tel degré qu'elle incommode l'individu et nuit à son activité »[78], la fièvre présente une infinie de variétés soigneusement décrites par Galien dans son traité sur la *Différence des fièvres* et qui se répartissent à l'intérieur de cinq grandes catégories : les fièvres simples ou éphémères qui par exemple surviennent brusquement à la suite d'une insolation et disparaissent naturellement en un seul jour[79] ; les fièvres continues dont la durée s'étend sur plusieurs jours qui résultent le plus souvent d'un processus de putréfaction des humeurs et d'une pléthore entraînant une sténose des veines[80] ; les fièvres constitutionnelles (ou hectiques) liées à un déséquilibre de l'état (*hexis*) du corps, en général trop chaud et trop sec, aggravé par un climat également chaud et sec, et qui surviennent donc surtout en été[81] ; les fièvres qui résultent de la putréfaction des humeurs[82] ; sans oublier les fièvres périodiques ou intermittentes que sont les fièvres dites quotidiennes, tierces, quartes ou combinées (par exemple quand une tierce se surimpose à une quarte)[83].

Pour combattre toutes ces fièvres, et selon leurs spécificités, le médecin recourt, dans le cas des fièvres éphémères, à des bains, à des frictions, au jeûne ou à la prescription d'un aliment unique, de mélicrat (mélange de miel et de lait), d'oxymel (mélange de miel et de vinaigre), ou de ptisane (décoction d'orge pilée à laquelle Galien a consacré un long développement dans son commentaire au *Régime des maladies aiguës*). Dans le cas des fièvres continues, outre les remèdes habituels, Galien prescrit la saignée et recommande même, dans certains cas, de saigner le malade jusqu'à l'évanouissement[84]. Pour combattre les fièvres hectiques qui surviennent surtout en été, il faut le plus vite possible user de remèdes humidifiants et refroidissants, comme les bains, et les aliments et boissons froids, ajoutés au jus de ptisane[85]. Et en général, pour liquéfier et évacuer les humeur putréfiées à l'origine des fièvres, on aura recours, outre la saignée, à des médicaments évacuants par le haut (vomitifs) ou par le bas (purgatifs).

La chirurgie

La saignée

La saignée occupe une place de choix à l'intérieur de l'arsenal thérapeutique du médecin de Pergame. Dans l'*Ordre de ses propres livres*, Galien cite en effet le *Sur le traitement par la saignée* au nombre de ses ouvrages consacrés en propre à la thérapeutique[86]. Avant ce traité où il expose ses vues personnelles sur le sujet, Galien avait déjà rédigé deux autres opuscules plus polémiques dirigés l'un contre Érasistrate de Céos (IIIe siècle avant notre ère) et l'autre contre les érasistratéens de Rome[87]. On a vu plus haut[88] comment le premier opuscule, dirigé contre Érasistrate, avait été composé à la suite d'une conférence sur la saignée que Galien avait donnée à Rome lors de son premier séjour et ensuite dicté à la demande de son ami Teuthras, soucieux de garder une trace de l'enseignement de Galien avant son départ pour l'Ionie. Convaincus par les arguments du médecin de Pergame, les érasistratéens abandonnent les réserves de leur maître Érasistrate sur la saignée, au point de la pratiquer indistinctement sur tous les malades. Au cours de son second séjour, Galien écrit donc contre ces érasistratéens de Rome un autre opuscule pour les appeler à plus de prudence et de circonspection[89], avant de composer à l'intention de ses collègues médecins, qui désiraient disposer d'un manuel plus commode que le vaste traité de la *Méthode thérapeutique*, un dernier traité *Sur le traitement par la saignée* où il expose ses vues personnelles sur le sujet.

Si Galien et Érasistrate s'accordent à peu près sur l'origine des fièvres qu'ils attribuent tous deux à une pléthore des humeurs, ils s'opposent sur le moyen d'y remédier : au jeûne de trois jours recommandé par Érasistrate, qui risque de tuer le malade en même temps que la maladie, Galien préfère la saignée :

> Le mieux assurément, comme on l'a dit, c'est d'inciser une veine, non seulement dans les fièvres continues, mais encore dans absolument toutes les autres qui sont dues à un processus de putréfaction des humeurs, chaque fois du moins que ne l'empêchent pas ou les caractéristiques de l'âge ou celle des forces[90].

Galien, qui recommande dans certains cas de saigner « jusqu'à l'évanouissement »[91], se flatte cependant de pratiquer une saignée sélective,
épargnant les malades les plus affaiblis et les jeunes enfants ; il dénonce
également les excès de certains de ses collègues qui vont parfois jusqu'à
provoquer la perte de leurs patients :

> En tout cas, s'agissant de la saignée, dont nous avons dit un peu plus haut
> qu'il fallait la faire jusqu'à l'évanouissement, en vue d'éteindre l'ardeur
> des fièvres continues par sténose, il est vraisemblable que ce n'est pas une
> petite nuisance qui s'ensuivra, à moins qu'elle ne soit accomplie au moment
> qui convient et avec la mesure qu'il faut. J'ai réellement vu deux hommes
> périr entre les mains mêmes des médecins : ils s'évanouirent mais ne revin-
> rent plus à eux. Beaucoup, bien qu'ils ne décèdent pas sur-le-champ, le font
> cependant par la suite à cause de l'état de fatigue de leurs forces. Or, si
> l'on avait chez ces derniers procédé à une évacuation de sang sans détruire
> leurs forces, ils n'auraient pas péri. Et qui plus est, quelques-uns aussi
> tombent dans une longue maladie, parce qu'à la suite d'évacuations de sang
> démesurées, leurs forces ont été défaites. D'autres ont pour toute la suite
> de leur existence un tempérament corporel globalement plus froid, n'étant
> plus capables de rattraper la nuisance provoquée par l'évacuation déme-
> surée. Par suite de ce refroidissement, les uns ne cessent d'être sans couleur,
> cachectiques et vite sujets à des malaises à toute occasion, d'autres pour
> cette raison même sont la proie de maladies funestes, à savoir des hydropi-
> sies, des asthmes et des atonies du foie ou du ventre, ainsi que des paralysies
> et des démences[92].

Assez souvent, Galien préconise de combiner la saignée à un traitement pharmacologique. Outre certaines fièvres, tel est le cas des
grosseurs contre nature (ou tumeurs)[93], avec ou sans inflammation,
provoquées par un afflux d'humeurs qu'il convient d'évacuer par des
préparations pharmaceutiques adaptées selon un processus qui « revient
à purger par le bas quand les intestins sont affectés et à exciter les urines
quand les parties de la région des reins ou de la vessie sont en mauvais
état, ou à exciter des vomissements quand sont en mauvais état les
parties de la région de l'œsophage »[94]. L'endroit où pratiquer la saignée
dépend également étroitement du lieu affecté :

> Ainsi il vaut mieux aussi inciser une veine, à supposer que ces parties [sc. la
> région de la bouche] soient affectées, la veine humérale dans le bras, et si
> celle-ci n'est pas apparente, celle du milieu ; mais, si c'est le foie, la poitrine,
> un poumon ou le cœur, la veine interne ; s'agissant d'une angine, inciser en
> premier les veines dans les bras, en second lieu celles qui sont sous la langue.

Quand ce sont les parties de la nuque qui sont affectées, il vaut mieux aussi inciser la veine du coude et tout autant aussi celle du front. S'agissant des reins et de la vessie, des parties sexuelles et de la matrice, inciser les veines des jambes, surtout celles du jarret et, sinon, celles de la cheville ; mais toujours, dans tous les cas, celles qui sont du côté immédiat ; quand c'est le foie qui commence à s'enflammer, celles du bras droit ; inversement, quand c'est la rate, celles du bras gauche[95].

Traitement des plaies, réduction des fractures et autres opérations

Galien recourt à la chirurgie proprement dite pour un grand nombre d'interventions qui vont du débridage et de l'incision des plaies, à l'élimination des calculs dans la vessie, l'opération de varices et l'ablation de diverses excroissances de type athéromes et stéatomes[96]. Son expérience de médecin des gladiateurs l'amène aussi à pratiquer différentes opérations, principalement sur les membres supérieurs et inférieurs où, grâce à son excellente connaissance de l'anatomie, il réalise des sutures parfaites[97]. Il fait également allusion à l'extraction de pointes de flèches ou de simples épines[98] ; il était capable d'affronter une grave rupture de la paroi abdominale, de replacer les intestins dans leur cavité et de recoudre le patient[99] ; et même de pratiquer des amputations à la scie[100]. Galien mentionne également le traitement chirurgical de ce qu'il appelle un cancer et qu'il décrit comme une inflammation très rouge et boursouflée de la peau accompagnée de douleurs[101].

Il pratique également couramment la réduction des luxations et des fractures, y compris les fractures ouvertes pour lesquelles il faut particulièrement veiller à éviter la gangrène. Il recourt ainsi à toutes sortes de bandages et d'instruments et différentes variétés d'attelles[102]. Il cite également le nom de divers instruments utilisés pour le traitement des fractures du crâne : forets, trépans, instruments lenticulaires et racloirs étroits dont il recommande d'en avoir beaucoup et de différentes tailles afin que « celui qui est le plus utile pour l'acte ne fasse jamais défaut »[103] et donne toute une de série de recommandations sur le maniement délicat des trépans et des forets qui doivent être adaptés à la dureté et l'épaisseur de l'os du crâne :

> Assurément l'opération au moyen de trépans n'est pas sans danger, parce que souvent, si le trépan est enfoncé trop fort, on touche la dure-mère qui se trouve tendue sous les os. Celle qui se fait au moyen des forets n'est pas non plus elle-même totalement dépourvue d'inconvénient : elle secoue en effet énormément une tête qui a besoin de repos. Mais, même là, si les fissures sont

grandes et que les os fracturés se trouvent avoir été fortement bougés, il me suffit d'utiliser les forets[104].

Galien accorde un tel soin à la fabrication de ses instruments qu'il confectionne lui-même des maquettes de cire à l'intention des bronziers qui devront les réaliser[105]. Selon leur gravité, il distingue ainsi les fractures du crâne allant jusqu'au diploé (os spongieux situé sous l'os dur du crâne), jusqu'à la surface interne des os ou encore les simples fissures ou contusions qui portent la marque de l'objet qui a frappé.

Il effectue également des opérations très fines et très délicates comme celles de l'abaissement de la cataracte, des paracentèses, des ablations de la luette ou de polypes dans le nez[106]. Il fait même allusion à diverses opérations du prépuce[107]. Il ne néglige pas davantage l'aspect esthétique de certaines cicatrices dont il faut s'appliquer à réduire les bourrelets trop voyants, ou encore les difformités de la face, en particulier du nez, des oreilles, ou des lèvres que le médecin doit s'efforcer « de rendre présentables » quand une partie vient à faire défaut :

> Les parties qui dans le cas du nez, de l'oreille ou de la lèvre font défaut, s'il est impossible de les générer, il est possible de les rendre plus présentables, si l'on écorche de chacun des deux côtés la peau et qu'ensuite l'on soit capable de la coller en la réunissant[108].

Enfin, Galien rapporte s'être livré à certaines opérations particulièrement risquées. Son expérience de médecin des gladiateurs lui fournit très tôt dans sa carrière, à Pergame, l'occasion de traiter un homme gravement blessé à l'abdomen. Il se souvient ainsi, dans l'*Utilité des parties,* avoir dû pratiquer « une ablation presque complète de l'épiploon à un gladiateur blessé dans cette région »[109]. L'homme guérit promptement, mais dans la mesure où, comme Galien l'a expliqué précédemment, la graisse de l'épiploon sert à réchauffer l'estomac et à favoriser la coction, cet homme resta très sensible au froid dans cette région du ventre.

Le cas du jeune esclave de l'auteur de mimes Maryllos, rapporté dans les *Pratiques anatomiques*, qui se fit à la palestre une blessure au sternum mal soignée est un autre exemple de ces opérations à haut risque[110]. Quatre mois plus tard, du pus apparut dans la partie blessée. Une incision fut faite qui permit une cicatrisation rapide, mais l'inflammation revint bientôt avec une nouvelle collection de pus, entraînant une nouvelle incision qui refusa de cicatriser. Le maître du jeune esclave décide alors de rassembler plusieurs médecins dont Galien. Devant la gravité du cas, vraisemblablement une ostéomyélite, et face au risque de perforer le thorax, tous refusent d'intervenir, sauf Galien qui déclare pouvoir pratiquer la résection de l'os sans toutefois promettre une guérison totale. Au cours de l'opération, le cœur est mis à nu et le péricarde apparaît atteint par la nécrose. Cependant, et contre toute attente, le garçon guérit et se remet complètement. Galien, dans les *Doctrines d'Hippocrate et Platon*, évoque déjà ce succès inespéré pour lequel il donne l'explication suivante :

> Mais même la partie du péricarde contiguë au sternum était nécrosée et l'on pouvait observer le cœur aussi clairement que lors des dissections d'animaux quand nous le dénudons délibérément. En tout cas, le jeune garçon fut sauvé car les parties entourant le sternum régénérèrent leurs chairs et se réunirent les unes aux autres, formant pour le cœur une couverture pareille à ce qu'était précédemment la pointe de la tunique [*sc.* du péricarde]. Et il n'y a pas lieu de s'étonner que le jeune garçon fût sauvé malgré la dénudation de son cœur. Sa disposition, en effet, n'avait rien de plus exceptionnel que les cas quotidiens de perforation du thorax. Du reste, le péricarde non plus ne représente pas une source proprement remarquable de danger, ce qu'Hérophile et nombre d'autres médecins ont eu l'occasion de noter. Ce jeune garçon donc, tout au long du traitement, ne subit pas de lésion de son activité, pas plus qu'un animal n'en subit lorsque nous le disséquons de semblable façon[111].

Galien commentateur d'Hippocrate

Galien a consacré une intense activité à commenter les œuvres du médecin de Cos, nourrissant même le projet, annoncé dans l'*Ordre de ses propres livres* mais qu'il n'aura pas le temps de mener à bien, de rédiger un commentaire à chacun des traités d'Hippocrate[112]. Dans ses *Propres livres*, il explique qu'il a d'abord rédigé ces premiers commentaires à titre d'entraînement personnel et que, s'il lui est arrivé de donner certains de ces écrits à des amis, il n'avait pour autant jamais imaginé qu'ils puissent venir à être publiés[113]. Galien distingue aussi deux générations de commentaires, ceux qu'il rédigea lors de son premier séjour romain, alors qu'il ne disposait pas sur place de sa bibliothèque personnelle restée à Pergame et ceux qu'il rédigea plus tard entouré de ses

livres. Dans cette première série de commentaires où Galien était dans
l'impossibilité de se référer avec précision aux écrits des commentateurs antérieurs, le médecin de Pergame déclare s'être abstenu de toute
polémique et de toute critique, s'étant borné, quand il s'en souvenait, à
signaler l'erreur d'interprétation d'un de ses prédécesseurs uniquement
si elle lui paraissait pouvoir être préjudiciable à un lecteur. Appartiennent
à cette première série où Galien s'exprime « selon son opinion personnelle, sans mentionner ceux qui en donnaient une explication différente » les commentaires aux *Aphorismes, Fractures, Articulations,
Pronostic, Régime des maladies aiguës, Plaies, Blessures de la tête* et
Épidémies I[114]. Plus tard furent rédigés « en vue d'une édition publique et
non de la possession privée de ces seuls destinataires » les commentaires
aux *Épidémies II, III, VI*, aux *Humeurs*, à l'*Aliment*, au *Prorrhétique*, à
la *Nature de l'homme*, à l'*Officine du médecin* et aux *Airs, eaux, lieux*[115].
Il convient en outre d'ajouter à ces deux listes plusieurs traités consacrés à un point particulier de l'enseignement d'Hippocrate : *Jours critiques* et *Crises*[116], mais aussi *Sur le fait qu'Hippocrate apparaît dans
d'autres écrits partager la même opinion que celle exprimée dans la
Nature de l'homme* (perdu)[117], *Régime dans les maladies aiguës selon
Hippocrate*[118], *Glossaire hippocratique, Sur les traités authentiques et
non authentiques d'Hippocrate, Contre Lycos, Contre Julianos* et *Que
l'excellent médecin est aussi philosophe*[119], sans oublier les *Éléments
selon Hippocrate* et les *Doctrines d'Hippocrate et Platon*. Galien aura
donc rédigé au total des commentaires à dix-huit traités hippocratiques
et composé plus d'une dizaine de traités consacrés à tel ou tel point
particulier de son enseignement[120].

Galien lecteur des philosophes

L'auteur du traité intitulé *Que l'excellent médecin est aussi philosophe*, où le modèle de ce médecin philosophe n'est autre qu'Hippocrate, était lui-même nourri de lectures philosophiques[121]. À côté de
Platon que Galien considère comme un disciple d'Hippocrate dans
la méthode de recherche sur la nature[122], il faut citer Aristote, et à un
moindre degré les stoïciens, en particulier parmi eux Chrysippe. Galien
n'ignore pas davantage les travaux des épicuriens ou des pyrrhoniens

mais ils ne font pas partie de ses maîtres à penser. Sans se contenter d'émailler ses propres écrits de citations des philosophes, Galien s'est également consacré à la rédaction de nombreux ouvrages dont il nous donne la liste là encore à la fin de ses *Propres livres* (c. 19 à 19), liste d'autant plus précieuse que la majeure partie de son œuvre philosophique a aujourd'hui disparu. Si l'on considère le nombre de traités qui lui sont consacrés, c'est Aristote qui arrive en tête devant Platon, les stoïciens et les épicuriens, alors même que Platon paraît avoir eu une influence plus grande qu'Aristote sur la pensée médicale de Galien. De fait, Galien est plus proche des thèses de Platon qui assigne aux facultés qui régissent le corps non une seule origine, à l'instar d'Aristote et Théophraste qui la situent dans le cœur, mais trois respectivement situées dans l'encéphale, le cœur et le foie, au contraire de Chrysippe qui ne reconnaît l'existence que d'une faculté unique[123]. Toutefois, Galien avait composé au moins quatorze ouvrages sur Aristote ou ses disciples totalisant près de quarante-trois livres[124]. En particulier, à part les *Topiques*, Galien avait commenté tous les traités d'Aristote sur l'*Organon*. En comparaison, Galien avait consacré trente-deux livres à l'œuvre de Platon, vingt aux stoïciens et dix-huit aux épicuriens. Mais si l'œuvre de Galien sur Aristote est presque totalement perdue, à l'exception de son commentaire aux *Réfutations sophistiques* intitulé *Sur les sophismes selon l'expression*, celle sur Platon est mieux conservée avec deux ouvrages conservés, les *Doctrines d'Hippocrate et Platon* (dont neuf livres sur dix nous sont parvenus) et les *Facultés de l'âme suivent les tempéraments du corps* (en un livre)[125].

Galien polémiste

Galien n'a pas seulement lu et commenté ses prédécesseurs, médecins et philosophes, il a également consacré une grande partie de ses forces à la polémique, art dans lequel il était passé maître. Une partie non négligeable de sa bibliographie est ainsi occupée par ses controverses avec les médecins Érasistrate et Asclépiade, mais aussi le philosophe Épicure déjà cité. Et certains de ses traités étaient même dirigés contre des écoles entières, en particulier celle des méthodiques, telle sa *Méthode thérapeutique* dont tout le début est dirigé contre le fameux

Thessalos. Dans toutes ces polémiques, Hippocrate occupe une grande place, soit que Galien accuse ses adversaires de ne pas l'avoir lu, soit, s'ils l'ont lu, de ne pas l'avoir compris ou encore de taire ses enseignements. Tant Galien paraît avoir l'esprit de polémique chevillé au corps que, même quand ses adversaires gardent le silence, il les accuse de trahir l'enseignement d'Hippocrate. Tel est le cas d'Érasistrate que Galien prend violemment à partie pour n'avoir pas voulu traiter de la théorie hippocratique de la sécrétion des urines :

> Érasistrate qui a longuement réfuté certaines opinions stupides a, je ne sais pourquoi, entièrement négligé celle d'Hippocrate relative à la sécrétion de l'urine, ne daignant seulement pas la mentionner... Cependant il nous eût suffi qu'Érasistrate eût écrit : « Hippocrate se trompe »... Si enfin Érasistrate eût daigné écrire quelque autre proposition analogue, alors nous, pour prendre la défensive, nous lui aurions dit : illustre champion, n'imitez pas un rhéteur qui attaque sans prouver ; avancez quelque accusation contre la doctrine afin que nous vous convainquions que vous réfutez mal l'ancienne croyance, ou que nous vous fassions nous-même changer d'opinion, si vous êtes inexactement informé... Mais Érasistrate qui voyait toutes les difficultés de ces questions [*sc.* les questions liées à la théorie hippocratique de la sécrétion des urines] et qui comprenait qu'une seule opinion, celle de l'attraction [*sc.* par les veines du sang purifié par les reins], satisfaisait l'esprit sous tous les rapports, ne voulant ni affronter ces difficultés ni répéter une opinion d'Hippocrate, a jugé préférable de garder le silence sur la manière dont s'effectue la sécrétion[126]...

Voilà donc Galien faisant les demandes et les réponses et suscitant une polémique à laquelle Érasistrate s'était bien gardé de prêter le flanc. Tel est également le cas aux yeux de Galien d'Asclépiade qui n'a pas hésité à mentir pour nier impudemment l'évidence et qu'il renvoie ainsi dos à dos avec Érasistrate :

> Pour cette raison Érasistrate a gardé le silence mais Asclépiade, lui, a menti ; ils ont imité ces esclaves habituellement babillards et qui ayant maintes fois fait excuser leurs escapades, grâce à leur insigne subtilité, sont un jour pris en flagrant délit de vol et ne trouvent plus aucune excuse. L'un d'eux, le plus timide, garde le silence comme frappé de stupeur ; l'autre, plus impudent, cache sous son aisselle l'objet réclamé et jure qu'il ne l'a jamais vu. De même Asclépiade, manquant des arguments d'un esprit subtil et ne pouvant plus recourir ici au transport vers la partie ténue de l'air, ni expliquer que la superfluité est engendrée par les reins comme la bile l'est par les conduits du foie, sans exciter un fou rire, atteste par un mensonge manifeste que l'urine n'arrive pas aux reins mais que, sous forme de vapeur, elle s'accumule

immédiatement de l'estomac vers la vessie. De ces deux hommes donc, aussi étonnés que les deux esclaves surpris en flagrant délit de vol, l'un a gardé le silence, l'autre a menti effrontément.

Médecine par correspondance

Galien enfin se livre parfois, même si c'est à son corps défendant, au genre de la médecine épistolaire. Sa renommée s'étant désormais étendue bien au delà des limites de Rome, le médecin de Pergame est en effet amené, dans quelques cas très particuliers, à prodiguer ses conseils médicaux par correspondance[127]. Il a déjà été fait allusion plus haut à ce père d'un enfant épileptique résidant à Athènes et que Galien fréquenta à Rome. Ce Caecilianos sollicita de la part du médecin des conseils épistolaires sur le traitement du jeune malade[128]. Après s'être un peu fait prier, et bien que le jeune enfant bénéficie déjà des soins de son médecin habituel, un certain Dionysos, Galien va céder aux instances de son nouvel ami. Caecilianos, bien que profane en médecine, possède en effet une formation poussée dans les sciences logiques qui garantit aux yeux de Galien qu'il saura faire le meilleur usage de ses recommandations. Mais surtout, ce qui rassure Galien, c'est la présence, aux côtés de Caecilianos, d'un homme de l'art qui en son absence saura correctement interpréter ses prescriptions. Ou pour le dire autrement, et selon la formule même du médecin de Pergame : « Dionysos sera en chair et en os à Athènes, et Galien y sera avec lui en âme et raison[129]. » Toutefois Galien est bien conscient des limites de telles prescriptions épistolaires : « Car quand bien même on écrirait des conseils innombrables à un homme qui n'a pas encore été exercé à la méthode thérapeutique et qui ne s'y est pas encore employé avec art, on ne pourrait pas faire qu'un tel homme soit capable de soigner efficacement, je ne dis pas seulement les plus graves maladies, mais également aucune des plus bénignes », écrit-il. Et Galien d'enfoncer encore le clou en concluant : « Et mon discours se clôt là où il a commencé, à savoir que le profane ne peut entreprendre de rendre compte correctement [*sc.* par un raisonnement] de la moindre chose, mais qu'il a besoin de l'homme de l'art comme superviseur. » Pour le dire autrement, Galien a rédigé cette lettre pour être agréable à Caecilianos, mais il reste conscient de la portée limitée d'une telle entreprise.

Dans un autre cas, Galien reconnaît également avoir dû répondre aux demandes de patients éloignés de Rome et qui souffraient de troubles de la vision :

> Comme vous le savez, et sans voir ceux qui étaient atteints de cette affection, j'en ai soigné certains par correspondance qui vivaient dans d'autres pays. Et de fait, c'est d'Espagne, de Gaule, d'Asie Mineure, de Thrace et d'autres régions que certains m'écrivirent pour me demander si j'avais un médicament efficace contre la cataracte à ses débuts, au stade où manifestement la pupille n'a encore subi aucun dommage, et si oui de le leur envoyer[130].

Mais Galien se méfie de ces patients qui réclament un médicament sur la foi d'un diagnostic (la cataracte) qu'ils ont eux-mêmes posé et les assaille de questions sur la nature de leurs maux. Et à l'issue de cet interrogatoire, le verdict du médecin tombe : « Je sus avec certitude qu'il ne s'agissait pas d'une affection propre aux yeux, mais d'un trouble de la vue en relation avec l'estomac »[131] qui se traite à l'aide de la *picra*, un médicament amer à base de coloquinthe ou d'aloès que Galien s'empresse de faire parvenir à ses patients. Galien peut alors se féliciter de son succès mais en notant immédiatement après : « Mais tous ceux à qui j'en ai envoyé [*sc.* de la *picra*] étaient des gens cultivés qui, grâce aux lettres que je leur avais adressées, avaient appris à faire le diagnostic des lieux affectés et qui, par la suite, les reconnurent par eux-mêmes facilement et les traitèrent à l'aide du médicament amer[132]. » Une telle médecine épistolaire ne saurait donc s'adresser qu'au cas très particulier de gens cultivés que leurs obligations retiennent éloignés de Rome.

Galien témoin de la société de son temps

Quand il ne polémique pas avec ses rivaux, quand il n'écrit pas à ses malades, Galien porte sur ses contemporains un regard aigu, prompt à relever les travers de son époque et les maux d'une société où les uns doivent affronter la famine quand les autres souffrent de la goutte ou de l'obésité[133].

Au premier rang de ces maladies d'époque, Galien mentionne en effet la goutte conséquence d'un mode de vie déréglé :

> À l'époque d'Hippocrate, il n'y avait que très peu de podagres : c'était la conséquence d'un mode de vie bien réglé. Mais de nos jours, le luxe de la

table a pris des proportions telles que l'on imagine même pas ce qu'on pourrait y ajouter encore. Aussi bien le nombre de personnes souffrant de la goutte
aux pieds est-il devenu énorme. Certains ne font aucun exercice, boivent des
vins forts avant les repas, s'adonnent sans mesure aux plaisirs de l'amour.
Certains autres, même s'ils ne tombent pas dans tous ces excès, commettent
au moins la première ou la seconde des fautes que j'ai dénoncées. Mais,
quand le dérèglement prend des proportions importantes, il suffit souvent
d'une seule des fautes que j'ai mentionnées (pour provoquer la maladie)…
Aux raisons que j'ai données pour expliquer que la goutte est très répandue
à notre époque vient s'en ajouter une autre : beaucoup sont issus de pères et
de grands-pères déjà podagres eux-mêmes ; il est évident que leur semence
était déjà de mauvaise qualité et que, pour ce motif, elle a entraîné chez leurs
descendants une assez grande faiblesse des parties menacées[134].

L'obésité est la seconde conséquence des excès de table dénoncés
par Galien qui décrit des corps déformés par l'excédent de graisse :

En tout cas, un des actes des médecins, non pas le plus futile, chaque fois
que le corps se déforme pour donner lieu à une obésité telle que l'individu ne
peut même plus marcher sans mal, ni toucher son siège à cause de la grosseur
de son ventre, et même qu'il ne respire pas non plus sans gêne, consiste à le
faire fondre et à le purger[135].

Quand certains dans les villes pâtissent des excès de nourriture,
d'autres à la campagne ne mangent pas à leur faim, tels ces paysans
frappés par « les famines continuelles qui, plusieurs années de suite,
frappèrent de nombreux peuples soumis aux Romains » :

Les habitants des villes avaient l'habitude de se procurer dès l'été des provisions alimentaires en quantité suffisante pour toute l'année suivante. Ainsi,
ils avaient emporté tout le froment des campagnes, et en même temps, l'orge,
les fèves et les lentilles, et laissé aux paysans les autres fruits de la terre
que l'on appelle légumes et graines à gousse, non sans d'ailleurs en avoir
aussi rapporté en ville une quantité assez considérable. Pendant l'hiver
donc, les gens des campagnes consommèrent tout ce qu'il leur restait, puis
ils furent forcés, durant tout le printemps, de se rabattre sur des nourritures
malsaines : ils mangeaient des pousses et des bourgeons d'arbres et d'arbris-
seaux, des oignons et des racines de plantes mauvaises pour les humeurs[136] ;
ils se gorgeaient aussi de ce qu'on appelle les légumineuses sauvages et,
pour autant qu'ils eussent la chance d'en trouver, ils en usaient sans mesure
jusqu'à satiété. Pareillement, ils mangeaient même toutes les herbes vertes
qu'ils faisaient bouillir, alors qu'auparavant ils n'y avaient jamais goûté, pas
même à titre d'expérience[137].

Le résultat d'un tel régime ne se fait pas attendre : les malheureux ont la peau qui se couvre d'ulcères, d'érysipèles, de phlegmons et de dartres et développent toutes sortes d'autres affections dermatologiques par lesquelles s'exhale une partie des mauvaises humeurs accumulées par l'ingestion d'une telle nourriture. Bientôt ils développent des chancres accompagnés de fièvre qui font « de nombreux morts ; sur un long espace de temps, très rares [sont] ceux qui en réchappent », conclut Galien.

Outre les différents désordres liés à une alimentation trop abondante ou au contraire trop rare, Galien mentionne encore les épidémies qui frappent indistinctement toutes les populations de l'Empire. À côté de la peste dite « antonine » qui sévit de façon récurrente, les populations d'Asie Mineure, on l'a vu, eurent notamment à affronter une épidémie de charbon (anthrax) dont les lésions spectaculaires observées par Galien alors qu'il étudiait auprès de son maître Satyros impressionnèrent vivement le futur médecin[138].

Succès et postérité du système médical galénique

L'œuvre médicale de Galien est sous-tendue par la volonté de son auteur de construire un système explicatif global rassemblant toutes les parties de l'art médical. Au terme d'une carrière extraordinairement féconde, le médecin témoigne ainsi, à l'intérieur de *l'Art médical*, de son souci d'exposer « maintenant seulement les points essentiels et comme en quelque sorte les conclusions des faits démontrés en détail »[139]. Dans ce traité de la dernière période, Galien synthétise sa vision du champ de la santé et de la maladie à l'intérieur duquel s'exerce la médecine. Il distingue trois grandes catégories de corps sains, neutres et malsains bornés à une extrémité par « la constitution parfaite » (un corps tellement parfait qu'on peut se demander s'il a jamais pu réellement exister) et à l'autre extrémité par les corps malades définis comme atteints d'une lésion sensible de leurs fonctions. Au centre les corps sains, neutres et malsains se répartissent dans une continuité où les variations individuelles des tempéraments et des constitutions occasionnent des échanges constants entre tel et tel statut, mais où tous sont considérés, bien qu'à des degrés divers, comme appartenant au domaine de la santé. Cette latitude de la notion de santé et cette vision finalement assez optimiste du champ de la médecine, si elle a contribué au succès de la théorie médicale galénique et donné lieu à un enseignement en vogue jusque dans les dernières années de la Renaissance, ne fut pas la seule cause du succès de Galien[140]. À travers sa méthode thérapeutique qu'il considérait comme la clef de voûte de tout l'édifice, Galien a tenu à illustrer l'exigence d'une méthode rationnelle fondée sur le raisonnement logique (*logos*) et les données de l'expérience (*peira*). Galien estime en effet que cette méthode thérapeutique à laquelle il a consacré de si nombreux ouvrages a atteint une forme si parfaite qu'on ne saurait rien y ajouter ni rien y retrancher. Elle ne peut certes dès lors être utile aux profanes ni même aux premiers venus des médecins mais seulement aux meilleurs d'entre eux[141]. D'où son aversion à détacher un morceau de cet ensemble parfait pour l'offrir au père du jeune enfant épileptique qui sollicite des conseils sur la santé de son fils :

> J'hésitais, par conséquent, à t'écrire ces conseils, car dans mon désir de t'être pleinement agréable, je m'attendais à éprouver ce qu'aurait aussi éprouvé Phidias si, après avoir sculpté la statue d'Athéna, il avait été contraint d'en façonner séparément un doigt, puis un bras, un pied, un nez et une oreille, et chacune des autres parties. Pour ma part, en effet, je pense que c'est un peu comme une statue que j'ai exposé la méthode thérapeutique en de très nombreux livres, de manière que non seulement elle ne puisse pas être utile aux profanes, mais pas même aux premiers venus des médecins[142].

L'intérêt pour l'œuvre galénique ne se limita pourtant pas à un cercle fermé de spécialistes et même si sa partie philosophique ne bénéficia pas du même rayonnement, sa partie médicale connut de son côté une postérité exceptionnelle. Pour les médecins qui vinrent après lui, Galien avait tout dit et tout était dans Galien. À cette figure de médecin omniscient ayant recueilli tout le savoir médical de l'Antiquité, Galien allie celle de passeur de l'œuvre hippocratique qu'il a abondamment commentée. Bientôt traduite en syriaque dès le VIe siècle, puis en arabe, notamment dans la région de Bagdad par le célèbre traducteur nestorien Ḥunain ibn Isḥāq au IXe siècle, avant de rayonner en Occident d'abord par le biais des premières traductions arabo-latines, puis à partir de la Renaissance grâce à de très nombreuses traductions gréco-latines, l'œuvre galénique est régulièrement inscrite au programme des grandes facultés de médecine pendant tout le Moyen Âge et la Renaissance jusqu'à sa remise en cause d'abord timide mais bientôt définitive par les premiers travaux de Vésale notamment en anatomie puis de Harvey sur la circulation du sang[143].

Hélas, une large part de cette œuvre immense dont seule une partie nous est parvenue mais qui occupe encore plus de vingt tomes dans la dernière édition complète (gréco-latine) de C.G. Kühn parue à Leipzig à partir de 1821 n'est toujours pas traduite dans une langue moderne. Le lecteur curieux pourra cependant se reporter aux traductions existantes dans les éditions critiques publiées à Berlin dans la collection du *Corpus Medicorum Graecorum*, à Londres dans la collection Loeb et à Paris dans la *Collection des Universités de France*. Il pourra également mesurer l'activité éditoriale des savants de la Renaissance qui, après que les scribes du Moyen Âge eurent inlassablement recopié les traités galéniques pour assurer leur pérennité, ont à leur tour régulièrement publié les traités de Galien depuis la première édition grecque imprimée parue à Venise en 1525, édition elle-même précédée d'une première impression en latin en 1490, en consultant le site informatique de la BIU Santé où est numérisée une très grande partie de ces éditions imprimées de Galien[144].

NOTES

Avant-propos

1. Sur ce traité intitulé *Sur la calomnie* où, précise Galien, « il est aussi question de ma propre vie » et dont la perte nous a sans doute privés d'informations auto-biographiques importantes, voir *Propres livres* XV.5 (éd. Boudon-Millot, p. 169 = Kühn XIX, 46).

2. Selon la définition donnée par Madelénat (1984), p. 204.

3. L'impossibilité de croiser les sources littéraires et épigraphiques est une difficulté réelle puisque parmi les dix médecins mentionnés dans les inscriptions à Pergame, aucun n'est connu par les textes et puisque, à l'inverse, sur les dix méde-cins connus par les textes comme originaires de Pergame, aucun n'est mentionné dans les inscriptions, voir Samama (2003).

4. Sur l'oubli presque total dans lequel Galien aurait sombré immédiatement après sa mort, voir Scarborough (1981) dont le jugement a cependant été nuancé par Nutton (1984) qui rappelle que le nom de Galien est déjà cité par Alexandre d'Aphrodise (fin IIe-début IIIe siècle). Sur ce témoignage et aussi sur ceux d'Athénée (début du IIIe siècle) et d'Eusèbe de Césarée (*c*. 265-340), voir *Galien, Œuvres* tome I. Introduction générale, Paris, CUF, 2007, p. LXXXII sqq. On notera enfin que l'écrivain contemporain Lucien, malgré sa notoriété, n'est pas davantage cité par Philostrate dans ses *Vies de sophistes*, ce qui doit amener à relativiser la place faite aux écrivains antiques dans la littérature immédiatement postérieure.

5. *Souda*, éd. A. Adler, Stuttgart, Teubner, 1967-1971 [1928-1938[1]], vol. I, p. 506. La notice précise seulement que Galien « était fils de Nicon, géomètre et architecte, et avait composé de nombreux livres de médecine et de philosophie, et aussi de grammaire et de rhétorique » dont il est « inopportun de dresser la

liste » étant donné qu'ils sont connus de tous. C'est sur la base de cette notice que la date de la mort de Galien, né en 129, fut longtemps placée en 199 à l'âge de soixante-dix ans. Or cette date doit être reculée de plus d'une décennie comme l'attestent, outre certains biographes arabes, un autre auteur byzantin, Jean Tzetzès (né après 1110-mort après 1180) qui fait de Galien un contemporain de Caracalla (188-217), reprenant une chronologie déjà établie par Georges le Moine (IXe siècle). Sur la question débattue de la date de la mort de Galien, voir le chapitre 9.

6. Pour une présentation d'ensemble des données biographiques sur Galien conservées dans les sources arabes, voir Boudon-Millot (1994-1995). Sur les anecdotes biographiques rapportées par les auteurs arabes, voir Meyerhof (1929).

7. Sur l'attribution à Jean Philopon, voir Meyerhof (1932) et les observations de Rosenthal (1954), ainsi que Boudon-Millot (1994-1995), p. 63-64.

8. Voir notamment Nutton (1984), (1995) et (1997).

9. Voir Mubaššir (1958). Traduction en allemand de cette notice de trois pages dans Rosenthal (1965).

10. Voir Boudon-Millot (1994-1995), p. 66-68.

11. Sur cette biographie médiévale de Galien conservée dans deux manuscrits seulement et qui emprunte à la fois à une source grecque (peut-être le prologue perdu du *Commentaire aux Épidémies* de Jean d'Alexandrie ou encore son *Histoire* également perdue) et aux biographes arabes, voir Musitelli (1985).

12. Sur la *Vita Galeni* de Chartier, voir *Magni Hippocratis Coi et Claudii Galeni Pergameni Archiatron Universa Quae Extant Opera*, tome 1, Paris, 1639, p. 53-98.

13. Grimal (1991).

14. König (2009) suggère l'idée que cette forme d'écriture biobibliographique reflète l'idéal d'une unité culturelle et géographique qui, de façon plus ou moins obvie, serait lié à la politique romaine et à sa domination territoriale. Voir aussi Swain (2006) pour qui la biobibliographie galénique restera un cas unique jusqu'aux *Rétractations* d'Augustin.

15. Voir Bowersock (2007), p. 22 (trad. P.E. Dauzat) qui souligne que la frontière entre fiction et réalité s'affaiblit dans la littérature de la période impériale et von Staden (1995). Voir aussi la thèse de Raiola (2009) sur les différents procédés d'écriture autobiographique.

16. Vegetti (1994), p. 1686.

I. Une enfance aux parfums d'Asie

1. Les deux ouvrages de Sarton (1954) et Moraux (1985) ne font pas exception.

2. Sur l'établissement de la date de 129 pour la naissance de Galien, voir *infra*.

3. Galien, *Antidotes* I, 4 (Kühn XIV, 22-23) dans le chapitre où le médecin passe en revue les différents miels nécessaires à la préparation des médicaments.

4. Galien, *Facultés des aliments* III, 17 (Kühn VI, 697 = traduction anglaise d'O. Powell, *On the Properties of Foodstuffs*, Cambridge University Press, 2003, p. 130).

5. Voir Koester (1998) et Laronde (1968).

6. Queyrel (2002) et (2005).

7. Galien, *Commentaire à l'Officine du médecin*, prol. (Kühn XVIIIB, 630).

8. Le nombre de 150000 habitants constitue une estimation et repose sur une moyenne entre celui de 120 000 indiqué par Laronde (1968) et celui avancé par Schlange-Schöningen (2003), p. 36, n. 16 sur la base des indications fournies dans le *Diagnostic et traitement des passions et des erreurs de l'âme* I, 9 (Kühn V, 49 ; Magnaldi, p. 43) où Galien déclare que ses concitoyens sont au nombre d'environ 40000 et que, si on ajoute les femmes et les esclaves, on parvient au nombre de 120000 auxquels il convient encore d'ajouter les enfants qui ne sont apparemment pas comptés, ce qui permettrait, selon Schlange-Schöningen, d'aboutir au chiffre de 180000 habitants environ.

9. Galien, *Commentaire aux Épidémies VI* IV, 10 (Kühn XVIIB, 159, 6) et *Sur les médicaments composés selon les lieux* II, 1 (Kühn XII, 508, 9).

10. Voir J. W. Riethmüller (2005), Band I, p. 334-359 et Band II, p. 362-364. Voir aussi la photo de la maquette et le plan du sanctuaire publiés dans le catalogue de l'exposition *Asklepios Heilgott und Heilkult* par l'Institut für Geschichte der Medizin der Friedrich-Alexander Universität Erlangen-Nürnberg (12 juillet-30 septembre 1990), Erlangen, 1990, p. 22-23.

11. Pausanias, *Description de la Grèce* II 26. 9.

12. Aelius Aristide, *Discours sacrés* III, 8.

13. Galien, *Pratiques anatomiques* I, 2 (Kühn II, 224-225 = éd. I. Garofalo, Naples, 1986, p. 11). Nous reviendrons plus loin, à propos de l'enseignement de Satyros à Pergame, sur ce témoignage de Galien et les difficultés chronologiques qu'il soulève.

14. Beaujeu (1955), p. 300.

15. Habicht (1969), p. 6 cité et traduit par Le Glay (1976), p. 371. Voir aussi J. W. Riethmüller (2005), I, p. 334-359.

16. Lettres de Marc Aurèle et Fronton III, 9 (éd. v.d. Hout p. 43).

17. Lucien, *Icaroménippe* 24 = Edelstein (1945), T. 569.

18. Pausanias, *Description de la Grèce* II 11. 4 et 7. Ohlemutz (1940), p. 159-163.

19. Nissen (2009), p. 238.

20. Edelstein (1945), T. 425 où Asclépios propose à l'historien grec Teucer de Cyzique, auteur d'un traité perdu sur le règne de Mithridate, d'échanger son épilepsie contre une fièvre quarte, ce à quoi le malade consentit.

21. Galien, *Esquisse empirique* 10 (Deichgräber, p. 78) = Edelstein (1945), T. 436. Sur l'*éléphantiasis*, sorte de lèpre, voir Gascou (2005) qui rappelle que la lèpre (nommée *éléphantiasis*) doit être distinguée « des dermatoses variées souvent

bénignes ou du moins peu invalidantes, notamment des dermatoses à desquama-
tions » désignées en grec par le mot *lépra*.

22. Aelius Aristide, *Discours sacrés* I 13 ; 55 ; II 34 ; IV 21 ; 38 ; 43 ; V 57.

23. Edelstein (1945), T. 569-571.

24. « Entrée interdite à la mort » : ceci était écrit à l'entrée du sanctuaire. On
expulsait les mourants et les femmes sur le point d'enfanter. On ne permettait à
aucun malade de mourir dans le sanctuaire.

25. Aelius Aristide, *Hymne à Asclépios* (éd. Jebb, p. 36, 21 = W. Dindorf,
Aristides), vol. 1. Leipzig, Reimer, 1829 (repr. Hildesheim, Olms, 1964), p. 63.

26. Ainsi Klebs (1897), *pars* 1, p. 374, n° 701 hésite entre les dates de 128 et
129 : « Natus est anno fere 128/129 ». Ilberg (1905), p. 277 n. 1, en s'appuyant
sur le passage des *Propres livres* cité ci-dessous, fut le premier à souligner que la
date de 128 était impossible et à soutenir que seule méritait d'être retenue celle
de 129. Cependant Walsh (1929) reprend le dossier et, en supposant que Galien
a passé plusieurs mois à effectuer divers voyages scientifiques lors de son trajet
de retour, propose la date de 130. Ilberg (1930) répond l'année suivante de façon
convaincante aux objections de Walsh en dénonçant au passage des erreurs de
traduction qui invalident sa démonstration. Walsh (1932) riposte sans qu'Ilberg,
décédé entre-temps, ait eu le temps de lui répondre.

27. Voir l'examen des passages concernés dans mon édition des *Œuvres* de
Galien, Paris, CUF, 2007, Tome 1, p. XI-XVIII.

28. Galien, *Propres livres* II. 1 (Boudon-Millot, CUF, 2007, p. 140, 13-14 =
Kühn XIX, 16).

29. Galien, *Pronostic* 9 (V. Nutton, CMG V 8, 1, p. 118, 16 = Kühn XIV, 649,
12).

30. *Historia Augusta, Vita Marci* 12, 8 ; *Vita Commodi* 11, 13. Voir Ilberg
(1905) et Nutton (1973).

31. Dans le *Pronostic* 2 et 9 (Nutton, p. 74 et 118 = Kühn XIV, 605 sqq. et 649),
Galien raconte comment son premier séjour à Rome fut marqué par le succès de
la guérison du philosophe et comment cette guérison, suivie de nombreux autres
succès, lui attira la jalousie des autres médecins et le conduisit à quitter Rome
précipitamment peu de temps avant le retour de Lucius dans la capitale, c'est-à-dire
à l'automne 166 (Lucius célébra son triomphe sur les Parthes le 12 octobre 166).
Dans les *Propres livres* I. 14 (Boudon-Millot, p. 139 = Kühn XIX, 15), Galien
évoque à nouveau le souvenir de ce premier séjour alors qu'il était âgé de trente-
trois ans, mais sans préciser à quel moment précis se situe la scène. Le plus vraisemblable est cependant qu'elle se situe au début de son séjour, puisqu'il ajoute
peu après qu'il passa « trois autres années à Rome » avant de repartir à Pergame.
Le premier séjour de Galien à Rome aurait donc duré au total quatre années (de 162
à 166) à un moment où Galien était âgé de trente-trois à trente-sept ans, comme il
le précise lui-même (« Je revins donc de Rome dans ma patrie alors âgé de trente-
sept ans révolus »), *Propres livres* II. 1 (Boudon-Millot, p. 140 = Kühn XIX, 16),

ce qui indique comme date la plus probable pour sa naissance la date de 129. Mais le nouveau témoignage du *Ne pas se chagriner* 34 (Boudon-Millot et Jouanna, CUF, 2010, p. 12) vient compliquer encore un peu plus ce tableau, puisque Galien y déclare être arrivé à Rome dans sa trente-troisième année, c'est-à-dire âgé de trente-deux ans. Si on ne se résout à modifier ni la date de sa naissance, ni celle de sa première arrivée à Rome, reste à supposer que la mémoire vieillissante de Galien a pu le trahir dans ce dernier traité écrit après 192.

32. Dans son traité des *Médicaments composés selon les genres* III, 2 (Kühn XIII, 599), Galien précise qu'à son retour d'Alexandrie, il était dans sa vingt-huitième année (*ie* âgé de vingt-sept ans). Et il ajoute qu'à cette même époque le grand-prêtre de Pergame, qui était chargé du recrutement du médecin des gladiateurs, lui confia cette charge. Galien commente en précisant qu'il était alors très jeune pour recevoir cet honneur, étant seulement « au début de sa vingt-neuvième année » (*ie* âgé de vingt-huit ans). Et Galien ajoute (Kühn XIII, 600) que ce grand-prêtre était lui-même entré en charge « au moment de l'équinoxe d'automne » (c'est-à-dire autour du 22 septembre). Pour résoudre cette apparente contradiction, il convient de supposer que le grand-prêtre recruta Galien peu de temps après sa propre entrée en charge, à l'automne, au moment où Galien nous dit lui-même qu'il vient d'avoir vingt-huit ans, ce qui permet, avec assez de vraisemblance, de pouvoir situer son anniversaire en cette saison. Greenhill (1854) fut le premier à attirer l'attention sur ce passage et à proposer (avec une précision qui n'est cependant pas étayée par les textes) que Galien devait être né à la fin du mois d'août ou au début du mois de septembre, proposition reprise par Walsh (1929) qui s'arrête à une date comprise entre le 20 et le 24 septembre (!) en supposant, de façon entièrement gratuite, que la naissance de Galien devait coïncider assez exactement avec l'équinoxe d'automne pour que le grand-prêtre eût voulu lui offrir la charge de médecin des gladiateurs en quelque sorte en guise de cadeau d'anniversaire (in order to have the pleasure of extending a birthday gift). Ilberg (1930), p. 289-292 s'est à juste titre élevé contre cette interprétation, mais il est difficile de le suivre quand il s'appuie sur un autre passage de Galien (*Commentaire aux Articulations* III, 21 : Kühn XVIII B, 567) où celui-ci dit que les jeux de gladiateurs à Pergame avaient lieu en été, pour en conclure que l'entrée en charge du grand-prêtre avait également lieu en cette saison, tout comme la naissance de Galien qu'il conviendrait de situer un mois au moins avant l'équinoxe d'automne. Mais là encore rien dans nos textes ne permet d'affirmer ni que l'entrée en charge du grand-prêtre ait coïncidé avec le début des jeux organisés en été, ni que Galien soit né en cette période de l'année. L'hypothèse la plus vraisemblable reste donc que le grand-prêtre entrait en charge autour du 22 septembre, qu'il désignait le médecin des gladiateurs dans les jours qui suivaient et que tous deux avaient ainsi presque un an devant eux pour organiser les prochains jeux qui devaient avoir lieu l'été suivant.

33. Mubaššir (1958), p. 288.

34. Vienne, Nationalbibl. *Med. gr.* 1, f. 3v.

35. Milan, *Ambrosianus gr.* E 37 sup., f. 82.

36. Sur les portraits médiévaux de Galien, voir Jacquart (1988) qui souligne p. 22 : « Aucun souci de réalisme n'anime les artistes et les personnages arborent tous les mêmes traits ou presque. L'alternance de visages barbus ou imberbes, répartis un peu au hasard, remplace les véritables signes distinctifs. » Voir le manuscrit de Paris, Bibl. nat., ital. 1108, f. 7v du XVe siècle (où Galien est représenté brun et barbu) ; celui de Cambridge, Trinity College 1152 (0.2.48), f. 64r. du XIVe siècle (où Galien trône en roi féodal) ; et celui de Paris, Bibl. nat., ital. 6966, un exemplaire de la *Grande chirurgie* de Guy de Chauliac datant de 1461 (où il est vêtu à la manière d'un maître médiéval). Il est piquant que Galien qui se moque volontiers « des vieillards avec une très longue barbe jusqu'à la poitrine et la mine renfrognée, ce qui passe pour distingué » (Kühn VIII, 572) soit passé à la postérité sous ces traits.

37. Cette fresque a notamment été étudiée par Jouanna (2006). Pour d'autres représentations de Galien, voir la galerie de portraits mise en ligne par la BIU Santé, Paris : http://web2.bium.univ-paris5.fr/img/?refbiogr=6514&mod=s.

38. Galien, *Sur l'inutilité de se chagriner* 59 (Boudon-Millot et Jouanna, p. 19).

39. Galien, *Propres livres* XIV. 4 (Boudon-Millot, p. 164-165 = Kühn XIX, 40).

40. Galien, *Ne pas se chagriner* 59 (Boudon-Millot et Jouanna, p. 19).

41. Un tel doute a déjà été émis par Schlange-Schöningen (2003), p. 52.

42. Voir la mise au point de Schlange-Schöningen (2003), p. 45-60.

43. Nissen (2009), p. 291.

44. *Souda*, éd. A. Adler, Stuttgart, Teubner, 1967-1971 (1re édition 1928-1938), vol. I, p. 506 et H. Flach, *Biographi graeci qui ab Hesychio pendent*, Berlin, S. Calvary, 1883, n° CLX.

45. Toutes ces inscriptions présentent la particularité d'être isopséphiques, c'est-à-dire qu'elles sont écrites en vers dont l'addition de chacune des lettres, réduites à leur valeur numérale, aboutit toujours au même résultat. Cette particularité a laissé supposer que l'auteur de la première inscription (IGRR IV, n° 502), Aelius Nicon, serait également l'auteur des autres inscriptions (IGRR IV, n° 503 et n° 506 qui mentionnent un Nicon), y compris celles relatives à Iulius Nicodemus (voir IGRR IV, n° 504 qui mentionne un Iulius Nicomedus en même temps qu'un Nicon junior et IGRR IV, n° 505 qui mentionne un Iulius Nicomedus Nicon).

46 Voir Diller (1936), col. 507 ; Kollesch (1981), p. 9 n. 5, qui remarque que « hinsichtlich der Identifizierung von Galens Vater mit einem der beiden inschriftlich bezeugten pergamenischen Architekten Aelius Nikon und Iulius Nicodemus mit dem Beinamen Nikon… eine eindeutige Entscheidung nicht möglich ist ». Voir aussi V. Nutton qui dans le commentaire de son édition du *Pronostic* de Galien (CMG V 8, 1, p. 183) conclut : « He [*sc.* Galen's father] has generally been identified with the architect Aelius Nicon, who was also a dabber in verse, but it

is equally possible that he is Aelius Nicon's colleague, Iulius Nicodemus ὁ καὶ Νείκων. »

47. Sur l'origine du prénom Claudius qui résulterait d'une mauvaise interprétation de l'abréviation latine « Cl. », voir les remarques de von Brunn (1937) qui font suite à celles de Kalbfleisch (1902). Noter cependant que le nom de Claudios Galenos figure dans le manuscrit *Philipps* 1524 et le *Vlatadon* 14, tous deux du xvᵉ siècle, comme également dans de nombreuses éditions imprimées.

48. Si on en croit le témoignage des *Propres livres* Prol. 1 (Boudon-Millot, p. 134 = Kühn XIX, 8), les faussaires eux-mêmes tentaient d'écouler des livres sous ce nom de Galien, promesse de bonnes ventes assurées.

49. Galien emploie ici un adjectif très fort *philanthropos* pour décrire la qualité principale de ce père « ami des hommes ». Dans l'*Excellent médecin est aussi philosophe*, il plaidera de même pour une médecine qui soit « amie de l'homme », voir Jouanna (1997), p. 238-241.

50. Galien, *Diagnostic et traitement des passions et des erreurs de l'âme* I, 8 (Kühn V, 40-41).

51. *Ibid.* I, 4 (Kühn V, 16).

52. Xénophon, *Banquet* II, 10.

53. Xanthippe n'apparaît pas dans l'*Apologie de Socrate*, mais figure dans le *Phédon* 60a où Platon, il est vrai, en donne une image plus humaine que Xénophon dans le *Banquet*, attribuant ses cris et ses discours haineux à la douleur causée par la mort prochaine de son mari.

54. Galien, *Bons et mauvais sucs des aliments* 1 (Kühn VI, 755).

55. Galien, *Ne pas se chagriner* 51 (Boudon-Millot et Jouanna, p. 16).

56. Galien, *Diagnostic et traitement des passions et des erreurs de l'âme* I, 9 (Kühn V, 50).

57. Galien, *Diagnostic et traitement des passions et des erreurs de l'âme* I, 9 (Kühn V, 51).

58. Galien, *Méthode thérapeutique* VIII, 3 (Kühn X, 561).

59. Galien, *Bons et mauvais sucs des aliments* 1 (Kühn VI, 755).

60. Ces renseignements nouveaux nous sont fournis par Galien dans le traité récemment découvert *Ne pas se chagriner* 59 (Boudon-Millot et Jouanna, p. 117).

61. Galien, *Bons et mauvais sucs des aliments* 1 (Kühn VI, 755) et aussi *Ordre de ses Propres livres* (Kühn XIX, 59).

62. Galien, *Ne pas se chagriner* 59 (Boudon-Millot et Jouanna, p. 19).

63. Galien, *Diagnostic et traitement des passions et des erreurs de l'âme* I, 8 (Kühn V, 43).

64. Galien a écrit à la fin de sa vie un traité précisément intitulé *Ne pas se chagriner*, longtemps considéré comme perdu mais qui a récemment été miraculeusement retrouvé (voir Boudon-Millot, 2008).

65. Galien, *Diagnostic et traitement des passions et des erreurs de l'âme* I, 9 (Kühn V, 48).

66. Galien, *Bons et mauvais sucs des aliments* 1, 16 (Kühn VI, 755, 18) et aussi *ibid.* 5, 8 (Kühn VI, 783) et 5, 11 (Kühn VI, 784, 14 sqq.).

67. Galien, *Antidotes* I, 3 (Kühn XIV, 17). Traduction Jacques (1996), p. 176.

68. *Ibid.* I, 3 (Kühn XIV, 18-19).

69. Galien, *Diagnostic et traitement des passions et des erreurs de l'âme* I, 8 (Kühn V, 42).

70. Galien, *Ordre de ses propres livres* 4 (Kühn XIX, 59).

71. Galien, *Diagnostic et traitement des passions et des erreurs de l'âme* I, 8 (Kühn V, 41) et *Ordre de ses propres livres* 4 (Boudon-Millot, p. 99 = Kühn XIX, 59).

72. Galien, *Propres livres* 14 (Boudon-Millot, p. 164-165 = Kühn XIX, 40).

73. Galien, *Conseil pour un enfant épileptique* (Kühn XI, 357-378).

74. Galien, *Protreptique* 5 (Boudon-Millot, p. 88-89 = Kühn I, 7).

75. Sur ces différents acteurs de l'éducation, voir Marrou (1948), p. 219-221 et 328-329.

76. Galien, *Diagnostic et traitement des passions et des erreurs de l'âme* II, 2 (Kühn V, 64).

77. De même que les Romains cultivés apprenaient très tôt le grec, langue savante de l'Empire très prisée de l'élite, de même les Grecs romanisés d'Asie avaient à cœur de faire étudier le latin à leurs enfants. Même si Galien n'a écrit qu'en grec, son bilinguisme qui transparaît dans certains de ses écrits ne fait aucun doute, voir Boudon-Millot (2008).

78. Galien, *Propres livres* prol. (Boudon-Millot, p. 134 = Kühn XIX, 9).

II. De l'école des philosophes à celle des médecins

1. Galien, *Diagnostic et traitement des passions et des erreurs de l'âme* I, 8 (Kühn V, 41). Galien a donc quatorze ans révolus quand il entreprend ces nouvelles études, et non 15 comme on le lit souvent ici et là : une erreur sans doute entraînée par une méconnaissance du sens de l'expression utilisée en grec et qui signifie littéralement « ayant rempli ma quatorzième année », c'est-à-dire ayant atteint l'âge de quatorze ans.

2. S'interrogeant sur le sens exact en grec de *meirakion*, R. van der Elst, dans une note à sa traduction du traité *Diagnostic et traitement des passions et des erreurs de l'âme* (Clichy, G.R.E.C., 1993) affirme de façon erronée que le *meirakion* n'est pas pubère. Bien entendu, il n'en est rien, l'entrée dans cet âge se signale au contraire par les premières émissions de sperme et l'apparition des premiers poils (voir Galien, *Commentaire aux Épidémies VI*, Kühn XVIIB, 212, 1-2).

3. Galien, *Ne pas se chagriner* 59 (Boudon-Millot et Jouanna, p. 19).

4. Galien, *Diagnostic et traitement des passions et des erreurs de l'âme* I, 8 (Kühn V, 42, 6) : le sens pourrait être que le père de Galien « voulait que celui qui

avait enseigné à son élève à se servir des démonstrations géométriques (*tais grammikais apodeixesi*) y recoure également dans son propre discours » pour prouver la validité de celui-ci.

5. Galien, *Propres livres* XIV (Boudon-Millot, p. 164 = Kühn XIX, 39).

6. Mubaššir (1958) cité par Rosenthal (1975), p. 34.

7. Galien, *Propres livres* XIV (Boudon-Millot, p. 164 = Kühn XIX, 39).

8. Galien, *Diagnostic et traitement des passions et des erreurs de l'âme* I, 8 (Kühn V, 42).

9. *Ibid.* Le même nombre de quatre professeurs est encore mentionné dans la *Formation des fœtus* (Kühn V, 695), mais sans le nom de leur maître.

10. On a pensé que ce philosophe, élève d'Aspasios, pouvait être Herminos, maître d'Alexandre d'Aphrodise, mais Moraux, *Aristotelismus* (1984), p. 226, n. 3 préfère l'identifier à Eudème de Pergame que Galien fréquentera au cours de son premier séjour à Rome.

11. Philopator semble surtout avoir popularisé les thèses de Chrysippe sur le destin et la liberté, voir le *DPhA* V A (2011), p. 435. Son traité *Sur le destin* serait « la source commune du bref résumé de Némésius et du traité d'Alexandre d'Aphrodise *Sur le destin* ».

12. Voir le *DPhA* III (2000), p. 437-440.

13. Voir le *DPhA* I (1994), p. 635-636.

14. Galien, *Propres livres* XIV (Boudon-Millot, p. 167 = Kühn XIX, 43).

15. Galien, *Formation des fœtus* (Kühn IV, 695).

16. Galien, *Ordre de ses propres livres* IV.2 (Boudon-Millot, p. 99 = Kühn XIX, 59).

17. Galien, *Propres livres* XIX (Boudon-Millot, p. 172-173 = Kühn XIX, 48).

18. Voir la condamnation du cynisme par Galien dans le *Diagnostic et traitement des passions et des erreurs de l'âme* II, 3 (Kühn V, 71).

19. Galien, *Propres livres* XIV.16 (Boudon-Millot, p. 167= Kühn XIX, 43).

20. Galien, *Propres livres* II.1 (Boudon-Millot, p. 140 = Kühn XIX, 16).

21. Voir le *DPhA* I, p. 96-97.

22. Galien, *Propres livres* XIV.1-7 (Boudon-Millot, p. 164-167 = Kühn XIX, 39-41).

23. Voir en particulier Hankinson (1991), p. 17-22; Boulogne (1997), p. 140; Barnes (2003), p. 6-8 et Lloyd (2005), p. 110-130.

24. Galien, *Diagnostic et traitement des passions et des erreurs de l'âme* II, 1 (Kühn V, 59).

25. Galien, *Commentaire au Régime des maladies aiguës d'Hippocrate* I 14 (Kühn XV, 440).

26. Galien, *Propres livres* 14 (Kühn XIX, 40).

27. Voir notamment le *Pronostic* 5 (Kühn XIV, 628) où, au cours d'une démonstration d'anatomie, Galien dut combattre l'objection de « grossiers pyrrhoniens » qui se refusaient à faire confiance au témoignage des sens.

28. Galien, *Diagnostic et traitement des passions et des erreurs de l'âme* II, 1 (Kühn V, 60-61).

29. Galien, *Diagnostic et traitement des passions et des erreurs de l'âme* II, 3 (Kühn V, 67).

30. Galien, *Propres livres* XIV.6 (Boudon-Millot, p. 165 = Kühn XIX, 40).

31. Galien, *Diagnostic et traitement des passions et des erreurs de l'âme* II, 3 (Kühn V, 70).

32. Galien, *Ordre de ses propres livres* IV.4 (Boudon-Millot, p. 99-100 = Kühn XIX, 59).

33. Comme l'a bien souligné Kollesch (1981), p. 10, n. 8 rien dans le témoignage de Galien ne permet de relier ces rêves à Asclépios *vs* Nutton (1973), p. 162 qui mentionne ici « the intervention of Asclepius himself ».

34. Galien, *Méthode thérapeutique* IX, 4 (Kühn X, 609, 8).

35. Galien, *Pronostic* 2 (Kühn XIV, 608). Voir aussi Ps.-Galien, *Commentaire aux Humeurs* (Kühn XVI, 222).

36. Voir Brenk (1975).

37. Galien, *Méthode thérapeutique* VIII, 3 (Kühn X, 560-561).

38. Jouanna (1992), p. 366-403 (chap. IV « La médecine en crise et ses relations avec la philosophie »).

39. Platon, *Phèdre*, 270c.

40. Aristote, *Sur la sensation* 436a 19-b 1.

41. Galien, *Diagnostic et traitement des passions et des erreurs de l'âme* II, 2 (Kühn V, 63).

42. Oribase, *Synopsis* V, 14.

43. Samama (2003), p. 321, n° 196.

44. Sur Hérophile (330/320-260/250), célèbre anatomiste alexandrin, voir von Staden (1989), p. 50. Sur Érasistrate (*c.* 330-255/250), voir Garofalo (1988), p. 17 et von Staden (1989), p. 47.

45. Galien, *Pratiques anatomiques* I, 2 (Kühn II, 224). La leçon fautive de Kühn (Costunius au lieu de Cuspius) a été corrigée par I. Garofalo dans son édition (Naples, 1986). Sur ce personnage, voir *infra*. Sur ce nouveau temple également mentionné par Aelius Aristide (XLIX, 21 Behr), voir J. W. Riethmüller (2005), I, p. 336 qui cependant n'utilise pas le témoignage de Galien.

46. Sur les problèmes liés à la datation de ce temple, voir *infra*.

47 Hypothèse avancée par Schlange-Schöningen (2003), p. 75.

48. Sur les écoles médicales dans l'Antiquité, voir Mudry-Pigeaud (1991).

49. La question reste ouverte de savoir si Quintos était, comme Galien, originaire de Pergame ou s'il y a simplement enseigné, voir Grmek-Gourevitch (1994), p. 1505 n. 45.

50. Galien, *Pratiques anatomiques* XIV, 1 (texte arabe seul conservé ; traduction italienne d'I. Garofalo, BUR III, p. 1039-1040). Sur Marinos et Numisianos, voir *infra*.

51. Galien, *Ordre de ses propres livres* III.7 (Boudon-Millot, p. 98 = Kühn XIX, 57).

52. *Ibid.* III.8 (Boudon-Millot, p. 98 = Kühn XIX, 57).

53. *Ibid.* III.11 (Boudon-Millot, p. 99 = Kühn XIX, 58).

54. Galien, *Commentaire aux Épidémies VI* VII (Pfaff, CMG V 10, 2, 2, 1956, p. 412).

55. Galien, *Commentaire à la Nature de l'homme* I, 27 (Mewaldt, CMG V 9, 1, p. 36).

56. Sur la dette de Galien à l'égard de Quintos, voir Grmek-Gourevitch (1994), p. 1503-1513.

57. Galien, *Propres livres* IV.9-33 (Boudon-Millot, p. 147-153 = Kühn XIX, 25-30).

58. Galien, *Pratiques anatomiques* I, 2 (Kühn II, 224). Grmek-Gourevitch (1994), p. 1512 datent cette épidémie de 146/147.

59. Grmek (1983), p. 183.

60. Galien, *Pratiques anatomiques* I, 2 (Kühn II, 224 = Garofalo, p. 11).

61. Galien, *Anatomie des veines et des artères* VII.10-11 (Garofalo, p. 100 = Kühn II, 803). Sur cette épidémie de charbon, voir aussi *Méthode thérapeutique* XIV, 10 (Kühn X, 980).

62. Galien, *Pratiques anatomiques* I, 2 (Kühn II, 224-225 = Garofalo, p. 11-13). Traduction Moraux (1985), p. 111.

63. Galien, *Commentaire au Timée de Platon,* éd. Schröder, CMG Suppl. 1, Leipzig-Berlin, 1934, p. 33 (passage tiré du IVe livre de Galien perdu en grec et conservé seulement dans une traduction arabe de Moïse Maïmonide).

64. Aelius Aristide, *Discours sacrés* III, 8.

65. Galien, *Pratiques anatomiques* XIV, 1. Parmi ces disciples de Quintos approchés par Galien, outre Lycos, on peut mentionner Antigène que Galien rencontrera à Rome.

66. Galien, *Pratiques anatomiques* I, 1 (Kühn II, 217) où il précise s'être rendu plus tard à Smyrne « à cause de Pélops qui fut son deuxième maître après Satyros ». Voir aussi *Ordre de ses propres livres* III.9 (éd. Boudon-Millot, 98 = Kühn XIX, 57) : « Car c'est lui que nous avons d'abord fréquenté avant de suivre l'enseignement de notre maître Pélops ». Noter que Galien, ici, ne précise pas que ce premier enseignement eut lieu à Smyrne. En réalité, comme nous le verrons plus loin, Galien a fait la connaissance de Pélops à Pergame où il a d'abord été son élève avant de le suivre à Smyrne.

67. Galien, *Propres livres* II.3-4 (Boudon-Millot, p. 140-141 = Kühn XIX, 16-17).

68. Galien, *Propres livres* II.2 (Boudon-Millot, p. 140 = Kühn XIX, 16). Toutefois, l'ouvrage conservé seulement en arabe sous ce titre (*Expérience médicale*) ne correspond qu'imparfaitement à ce que Galien nous en dit.

69. Galien, *Propres livres* II.1-4 (Boudon-Millot, p. 140 = Kühn XIX, 16).

70. Galien, *Commentaire aux Épidémies VI* VII (Pfaff, CMG V 10, 2, 2, 1956, p. 412). Le texte arabe qui nous a transmis ce passage perdu en grec précise que seule une petite partie était parvenue « entre les mains des gens » (une expression qui peut signifier que seule une petite partie en avait été publiée et donc avait pu être conservée).

71. Galien, *Pratiques anatomiques* XIV, 1 (Simon I, 232 = trad. Garofalo, BUR, 1991, p. 1040).

72. On lit parfois que Galien reprochait à Pélops de n'avoir pas voulu montrer les livres en sa possession car « il préférait qu'on lui attribuât certaines théories qui n'étaient pas encore connues » (cette interprétation est celle de Grmek-Gourevitch, 1994, p. 1521). Mais ce reproche s'adresserait en réalité au fils de Numisianos, Heracleianos, qui a tout fait pour capter l'héritage paternel (voir *Pratiques anatomiques* XIV, 1 = trad. Garofalo, BUR, 1991, p. 1041 ; mais le texte arabe est peu sûr).

73. Galien, *Pratiques anatomiques* XIV, 1 (Garofalo, BUR, 1991, p. 1040).

74. Grmek-Gourevitch (1994), p. 1521 comprennent que « l'anatomie de Pélops » désigne ici un ouvrage consacré à ce sujet par Pélops plutôt que son enseignement en matière d'anatomie.

75. Galien, *Lieux affectés* III, 11 (Kühn VIII, 194).

76. *Ibid.* (Kühn VIII, 198).

77. Galien, *Commentaire aux Épidémies VI* V, 14 (Wenkebach, CMG V 10, 2, 2, 1956, p. 287).

78. Galien, *Ordre de ses propres livres* III.11 (Boudon-Millot, p. 99 = Kühn XIX, 58).

79. Galien, *Contre Julianus* (éd. Wenkebach, CMG V 10, 3, 1951, p. 39, 12-40, 4).

80. Sur les commentaires de Sabinos, voir Manetti-Roselli (1994), p. 1607-1614.

81. Galien, *Commentaire aux Épidémies VI* VII (Pfaff, CMG V 10, 2, 2, 1956, p. 412).

82. Galien, *Commentaire aux Épidémies VI* V, 14 (Wenkebach, CMG V 10, 2, 2, 1956, p. 287).

83. Galien, *Commentaire aux Épidémies VI* V, 14 (Wenkebach, CMG V 10, 2, 2, 1956, p. 287, 14-16).

84. Galien, *Ordre de ses propres livres* III.10 (Boudon-Millot, p. 98-99 = Kühn XIX, 58).

85. Galien, *Bons et mauvais sucs des aliments* 1 (Kühn VI, 755).

86. Galien, *Bons et mauvais sucs des aliments* 1 (Kühn VI, 755-756).

87. Galien dit très précisément qu'il est alors dans sa dix-neuvième année. Il a donc 18 ans et non 19 ans comme l'ont compris par erreur P. Moraux, *Galien de Pergame,* Paris, Les Belles Lettres, 1985, p. 36 et A.M. Ieraci Bio, *Galeno. De bonis malisque sucis*, Napoli, D'Auria Editore, 1987, p. 18.

88. Et donc de préciser la datation autour de 150 proposée par H. Diller, « Nikon 18 », in *RE* XVII 1, 1936, col. 507-508.

89. Galien, *Médicaments composés selon les lieux* I, 3 (Kühn XII, 440).
90. Galien, *Médicaments composés selon les lieux* II, 1 (Kühn XII, 542).
91. Galien, *Facultés des aliments* I, 26 (Kühn VI, 540).
92. Galien, *Facultés des médicaments simples* X, 9 (Kühn XII, 272).
93. Galien, *Régime amaigrissant* 32 (éd. Marinone, p. 62-64).
94. Galien, *Facultés des aliments* (Kühn VI, 518).
95. Galien, *Facultés des aliments* II, 21 (Kühn VI, 597).
96. Galien, *Sperme* I, 15 (Kühn IV, 570).
97. Sur cet aspect et en général sur les ressources propres à l'Asie et inconnues des Romains, voir Boudon-Millot (2008).
98. Galien, *Antidotes* I, 10 (Kühn XIV, 53).
99. Galien, *Lieux affectés* VI, 3 (Kühn VIII, 397).
100. Galien, *Antidotes* I, 5 (Kühn XIV, 28).
101. Galien, *Facultés des aliments* I, 15 (Kühn VI, 524).
102. Voir Galien, *Pratiques anatomiques* I, 2 (Kühn II, 224), passage analysé plus haut.
103. Galien, *Méthode thérapeutique* XIV, 10 (Kühn X, 980).
104. Voir Grmek (1983) et Gascou (2005).
105. Dans son traité des *Facultés des médicaments simples* et dans l'*Esquisse empirique* perdu en grec et conservé uniquement en latin.
106. Galien, *Facultés des médicaments simples* XI, 1 (Kühn XII, 312, 9 sqq.). Sur cet aspect du récit autobiographique qui pose le double problème de la véracité de ces anecdotes et de la crédulité de Galien, voir Boudon-Millot (2009[2]).
107. Galien, *Facultés des médicaments simples* XI, 1 (Kühn XII, 313, 15 sqq.).
108. Galien, *Facultés des médicaments simples* XI, 1 (Kühn XII, 315, 10 sqq.).
109. Sur ces divers récits et anecdotes, voir Boudon-Millot (2009[2]).
110. Galien, *Lieux affectés* II, 5 (Kühn VIII, 132).
111. Galien, *Tremblement, palpitation, convulsion et frisson* 7 (Kühn VII, 636).
112. Galien, *Sur le traitement par la saignée* 22 (Kühn XI, 315).
113. Galien, *Commentaire aux Épidémies IV*, 8 (Kühn XVIIB, 137).
114. Galien, *Méthode thérapeutique* VI, 6 (Kühn X, 454).
115. Galien, *Commentaire aux Épidémies VI* IV, 9 (Kühn XVIIB, 151-152).
116. Galien, *Hygiène* II, 8 (Kühn VI, 134).

III. De Smyrne à Alexandrie en passant par Corinthe

1. Galien, *Méthode thérapeutique* VIII, 3 (Kühn X, 561).
2. Voir sur cette définition de la fortune, Boudon-Millot (2011).
3. Il convient cependant de relativiser l'ampleur de la fortune de Galien qui rencontrera à Rome des personnages deux fois plus fortunés que lui (*Diagnostic et traitement des passions et des erreurs de l'âme* I, 8 = Magnaldi, p. 52).

4. Galien, *Pratiques anatomiques* I, 1 (Kühn II, 217).

5. Galien, *Propres livres* 2 (Boudon-Millot, p. 140 = Kühn XIX, 16).

6. Galien, *Commentaire aux Articulations* I, 22 (Kühn XVIIIA, 347).

7. Galien, *Pratiques anatomiques* I, 1 (Kühn II, 217); *Utilité des parties du corps* VIII, 10 (Kühn III, 664, 5); *Commentaire aux Aphorismes* I, 18 (Kühn XVIIIA, 29, 10); *Commentaire aux Articulations* I, 22 (Kühn XVIIIA, 347, 12-13 et 350, 5); *Propres livres* (Boudon-Millot, p. 140 et 141 = Kühn XIX, 16, 13 et 17, 5); *Différences des maladies* (Kühn VI, 869, 5).

8. Galien, *Commentaire aux Articulations d'Hippocrate* I, 22 (Kühn XVIIIA, 347, 12-13). En effet, plutôt qu'à la cité de Cos dont Hippocrate était originaire, Galien fait vraisemblablement ici allusion à la ville de Thessalie où Hippocrate s'installa et mourut.

9. Galien, *Utilité des parties du corps* VIII, 10 (Kühn III, 664).

10. Galien, *Commentaire aux Aphorismes* I, 18 (Kühn XVIIIA, 29, 10).

11. Galien, *Commentaire aux Articulations* (Kühn XVIIIA, 350-351).

12. Galien, *Différences des maladies* 9 (Kühn VI, 869, 5) où Galien précise que ce patient fut sauvé par Asclépios.

13. Galien, *Pratiques anatomiques* I, 1 (Kühn II, 217) et *Propres livres* II.5-7 (éd. Boudon-Millot, 141 = Kühn XIX, 17).

14. Galien, *Propres livres* II.7 (éd. Boudon-Millot, 141 = Kühn XIX, 17).

15. Galien, *Propres livres* II.1 (Kühn XIX, 16).

16. Sur Numisianos, voir Nutton (1987).

17. Galien, *Pratiques anatomiques* I, 1 (Kühn II, 217-218).

18. Pour le texte arabe, voir l'édition d'I. Garofalo, Naples, 1986, p. 4.

19. Voir Grmek-Gourevitch (1994), p. 1514-1515 où le passage est cité et analysé.

20. Galien, *Médicaments composés selon les lieux* V, 9 (Kühn XII, 737) *et passim*.

21. Galien, *Tremblement, palpitation, convulsion et frisson* 7 (Kühn VII, 635).

22. Voir i*nfra* « Galien serviteur d'Asclépios » où en 157, à l'âge de vingt-huit ans, de retour à Pergame, Galien se fait serviteur d'Asclépios. Voir aussi Galien, *Faculté des aliments* I, 25 (Kühn VI, 539) où il cite le cas d'un jeune homme rencontré à Alexandrie qu'il vit suivre « pendant quatre ans » un régime à base de légumineuses. Ce qui situe la date de son arrivée en Égypte entre 151 et 153.

23. Sur ce séjour de Galien en Égypte et ses motivations, voir Nutton (1993), p. 11-31 et von Staden (2004), p. 179-215.

24. Galien, *Os pour les débutants* (Garofalo, CUF, 2005 = Kühn II, 732-778).

25. Galien, *Pratiques anatomiques* I, 2 (Kühn II, 220-221).

26. Passages cités et traduits *infra* chapitre 10.

27. En général sur ce séjour de Galien en Égypte et sur le climat intellectuel qui y régnait, voir Nutton (1993) et von Staden (2004) qui note toutefois (p. 213) qu'il n'est nulle part attesté que Stratonicos ou Sabinos se soient rendus à Alexandrie.

28. Rufus, *Quaestiones medicales* 67 et la *Souda*, s. v. Soranos (sigma 851, 4 : 407. 20-21 Adler).

29. Nutton (1993), p. 14-15 tente d'expliquer le fait en avançant que Galien avait dans sa ville de Pergame une bibliothèque capable de rivaliser avec celle d'Alexandrie et que là n'était sans doute pas le but principal de son voyage. De fait, et bien qu'il mentionne l'existence d'une copie d'Hippocrate dans cette bibliothèque (*Commentaire aux Épidémies III* II, 4 : CMG V 10, 2, 1, p. 78, 1-80, 19), il ne l'a manifestement pas vue. En ce qui concerne le Musée, Nutton fait remarquer qu'il n'est pas certain que cette institution qui accueillait ce que l'on appelle aujourd'hui des « chercheurs confirmés » ait compté des médecins dans ses rangs et ait été en mesure de délivrer un enseignement adapté à de jeunes médecins.

30. Nutton (2007), p. 8.

31. Si du moins l'on en croit l'historien du IVe s. Ammien Marcellin dans ses *Res gestae* XXII 16, 18.

32. Le verbe est à l'aoriste en grec et il n'y a pas de raison de suivre l'interprétation de la traduction latine (qui rend cet aoriste par le plus-que-parfait *ingesserat*) pour supposer que Galien fait ici allusion à une ingestion de dattes antérieure à leur arrivée à Alexandrie, à bord du bateau (cf. Nutton (1993), p. 25, n. 59), où bien entendu il ne pouvait être question de bains.

33. Galien, *Tremblement, palpitation, convulsion et frisson* 7 (Kühn VII, 635-636).

34. Galien, *Pratiques anatomiques* XIV, 1 (texte arabe seul conservé ; trad. italienne d'I. Garofalo, BUR III, p. 1040 ; trad. française in Grmek-Gourevitch [1994], p. 1516-17).

35. Galien, *Ordre de ses propres livres* III.11 (Boudon-Millot, p. 99 = Kühn XIX, 58). Rien n'atteste en revanche, comme on le lit parfois, que ce Sabinos ait séjourné à Alexandrie, voir von Staden (2004), p. 213.

36. Von Staden (1989), p. 484-500.

37. Galien, *Contre Julianos*, ed. Wenkebach, CMG V 10, 3, 1951.

38. Galien, *Méthode thérapeutique* I, 5 (Kühn X, 53-54).

39. Galien, *Propres livres* IX.13 (Boudon-Millot, p. 162) et XIII (p. 163) où le traité est cité. Voir *Contre Julianos* 1, ed. Wenkebach, CMG V 10, 3, 1, p. 34.

40. Galien, *Commentaire aux Épidémies VI* I, 2 (CMG V 10, 2, 2, p. 10).

41. Galien, *Commentaire aux Épidémies III* I, 4 (CMG V 10, 2, 1, p. 17, 22-25).

42. Galien, *Commentaire aux Épidémies II* 6 (CMG V 10, 1, p. 401-404).

43. Sur Théon, voir Galien, *Conservation de la santé* III, 3 (CMG V 4, 2, p. 80) et *Thrasybule* 46 (Kühn V, 895) ; Lucien, *Hist. conscr.* 35. Il n'est pas clairement établi si Galien a rencontré Théon à Alexandrie ou seulement plus tard à Rome.

44. Galien, *Commentaire aux Épidémies VI* I, 2 (CMG V 10, 2, 2, p. 10, 10-17).

45. C'est en tout cas la thèse soutenue par J. Bergman, *Ich bin Isis*, Leiden, 1968, p. 43 (mais sérieusement mise en doute par Nutton, 1993, p. 23, n. 48 et p. 24, n. 56) qui se base sur un passage des *Médicaments composés selon les genres*

V, 2 (Kühn XIII, 776) où Galien fait allusion à un nom de médicament gravé dans un temple d'Héphaïstos en Égypte. Mais il convient vraisemblablement d'évoquer une source littéraire à l'origine de ce renseignement.

46. Sur le remède Isis et en général la pharmacopée égyptienne d'époque romaine, voir Marganne (à paraître).

47. Selon Scheidel (2001).

48. Galien, *Thériaque à Pison* 8 (Kühn XIV, 237).

49. Galien, *Médicaments composés selon les genres* VI, 8 (Kühn XIII, 893, 2-894, 14).

50. Galien, *Conservation de la santé* VI, 5 (Kühn VI, 405, 12-17). Sur ces questions, voir Boudon-Millot (2008).

51. Galien, *Parties de l'art médical* 2. 3 (CMG Suppl. Or. II, p. 29).

52. Galien, *Lieux affectés* III, 11 (Kühn VIII, 197).

53. *Ibid.* III, 11 (Kühn VIII, 198).

54. Galien, *Pratiques anatomiques* IX, 5 (Kühn II, 731 = von Staden, *Herophilus*, T. 79, p. 199-200). Nutton (1993) se demande toutefois si cette remarque ne lui a pas davantage été inspirée par ses lectures que par ses promenades dans Alexandrie.

55. Galien, *Facultés des médicaments simples* I, 4 (Kühn XI, 389-390). L'usage du linge est mentionné dans le *Commentaire aux Épidémies VI* IV, 20 (CMG V 10, 2, 2, p. 227, 10).

56. Galien, *Commentaire aux Épidémies VI* IV, 11 (CMG V 10, 2, 2, p. 209).

57. Galien, *Commentaire au Régime des maladies aiguës* III, 8 (CMG V 9, 1, p. 229, 25).

58. Galien, *Facultés des aliments* III, 2 (CMG V 4, 2, p. 337, 16).

59. *Ibid.* II, 30 (CMG V 4, 2, p. 300, 2-5).

60. *Ibid.* I, 2 (CMG V 4, 2, p. 220, 8).

61. *Ibid.* I, 25 (CMG V 4, 2, p. 252-253).

62. Le fait que Galien ait suivi l'évolution de ce jeune homme depuis le début de ce régime jusqu'à quatre ans plus tard semble plutôt indiquer qu'il s'agit de quelqu'un arrivé en même temps que lui à Alexandrie et qui avait adopté le régime végétarien des autochtones.

63. Galien, *Méthode thérapeutique à Glaucon* II, 12 (Kühn XI, 142).

64. Homère, *Odyssée* IV, 229-230.

65. Sur les ressources de l'Égypte gréco-romaine, voir Marganne (2006), p. 59.

66. Galien, *Médicaments composés selon les genres* III, 5 (Kühn XIII, 631).

67. Galien, *Conservation de la santé* IV, 5, 28-34 (CMG V 4, 2, p. 118, 25-119, 11).

68. *Ibid.* III, 10 (CMG V 4, 2, p. 97, 9).

69. *Ibid.* II, 35-36 (CMG V 4, 2, p. 302-303).

70. Sur le figuier sycomore, espèce du Moyen-Orient à ne pas confondre avec le « sycamore » d'Amérique du Nord, voir Amigues (1988-2006), livre IX, p. 337.

71. Galien, *Facultés des aliments* II, 35 (CMG V 4, 2, p. 302-303).

72. Arbre d'Égypte également connu sous le nom de sébestier (Cordia Myxa. L.), le perséa (du latin *persea* lui-même emprunté au grec) est ainsi appelé parce que, selon Chantraine, cet arbre serait originaire de Perse.

73. Huile égyptienne parfumée également appelée « mendesion » ou « megaleion » du nom de son inventeur un certain Megalos originaire de Mendes (en Égypte), voir Kühn XII, 570.

74. Galien, *Médicaments composés selon les lieux* II, 2 (Kühn XII, 569-570).

75. Voir *Facultés des aliments* II, 36 (CMG V 4, 2, p. 303) où Galien compare le fruit du perséa à une poire ou une pomme et *Sur les causes des symptômes* III, 4 (Kühn VII, 227-228).

76. Il s'agit de rêves thérapeutiques du type de ceux envoyés aux malades par Asclépios.

77. Galien, *Facultés des médicaments simples* IX, 2 (Kühn XII, 177).

78. Sur Apollonios Mys, voir von Staden (1989), p. 540-554.

79. Galien, *Facultés des médicaments simples* VI, prol. (Kühn XI, 792, 11-193, 2).

80 *Ibid.* IX, 1 (Kühn XII, 250).

81. Sur le basilic, que Nicandre décrit déjà comme « l'emportant sur tous et le roi des reptiles » et dont la vue ou le sifflement peuvent à eux seuls provoquer la mort, voir Nicandre, *Thériaques* v. 396.

82. Voir G. Strohmaier (1993).

83. Galien, *Facultés des médicaments simples* IX, 19 (Kühn XII, 207) fait ici allusion au serpent léontocéphale avec des rayons (= Schnubis) très répandu dans la glyptique magique gréco-égyptienne, cf. R. Halleux et J. Schamp, *Les lapidaires grecs* (1985) (Socrate et Denys 35) 170 et n. 4 : « Autre pierre d'onyx... Gravez-y les circonvolutions d'un serpent ayant l'avant-train ou la tête d'un lion et des rayons. Portée (en amulette), cette pierre empêche toute douleur du *stomachos* ». Ce passage célèbre, tiré d'un ouvrage (IIe s. av. n. è.) attribué au roi Néchepso, a été repris par un autre médecin postérieur, Aétios d'Amide (VIe s. de n. è.).

84. Un paradoxe que Nutton (1993) a été le premier à pointer sans vraiment réussir à le résoudre.

85. Galien, *Comment on doit reconnaître le meilleur médecin* 9 (CMG Suppl. Or. IV, p. 102-104).

86. Sur ce passage des *Pratiques anatomiques* I, 1 (Kühn II, 217-218) cité plus haut, voir n. 16.

87. Galien, *Médicaments composés selon les genres* III, 2 (Kühn XIII, 699, 6-7) précise qu'il revint d'Alexandrie dans sa patrie alors qu'il était dans sa vingt-huitième année.

88. Hippocrate, *Régime des maladies aiguës* 2. Sur la difficulté à identifier des maladies modernes sous les noms anciens, voir Grmek (1983), p. 197 et en particulier : p. 275 sqq. sur la pleurésie ; p. 462 sqq. sur la péripneumonie ; p. 493-494 sur la phrénitis ; p. 416 sqq. sur le causus.

89. Ce diagnostic rétrospectif a été proposé par M. Grmek in Moraux (1985), Addenda, p. 179. Voir aussi l'article de Gourevitch-Grmek (1986) sur les maladies de Galien (p. 56) et *infra* le début du chapitre 9.

90. Sur cette chronologie, voir Ilberg (1896), en particulier p. 187 et 195.

91. Galien, *Bons et mauvais sucs des aliments* 1 (Kühn VI, 757), passage cité *infra* au début du chapitre 9.

92. Galien, *Propres livres* VII.1 (Boudon-Millot, p. 157, 6-7 = Kühn XIX, 30-31).

93. Galien, *Traitement par la saignée* 22 (Kühn XI, 314, 16-315, 7).

94. Galien, *Traitement par la saignée* 12 (Kühn XI, 314, 18).

95. Galien, *Propres livres* III.5 (Boudon-Millot, p. 142 = Kühn XIX, 19).

96. V. Nutton, *On propriis placitis*, CMG V 3, 2, Berlin 1999, p. 136, n. 2 et p. 148 semble comprendre que Galien aurait pu se déclarer le serviteur d'Asclépios dès sa première atteinte du mal, autour de 148, alors qu'il était encore un très jeune homme (fonction qui lui paraît appropriée à un jeune garçon). Mais les différentes versions données par Galien de cette guérison établissent un lien entre l'abcès, la saignée et la guérison, trois conditions qui ne se trouvent réunies qu'en 157.

97. Voir à ce sujet les remarques de Kudlien (1981), p. 120 qui cite à l'appui de son interprétation E.J. and L. Edelstein (1998²), *Testimonia* 498 et 499 (p. 284-285). Voir aussi V. Nutton (2001), p. 25 qui après avoir reproché à Kudlien d'avoir interprété ce terme en un sens trop vague en propose la définition suivante guère plus précise : « The greek word for worshipper, therapeutes, indicates, in the context in which Galen uses it, that he was more than merely a passive spectator, more than just the man in the pew. » Voir enfin Riethmüller (2005), vol. I, p. 188 qui voit dans ces *therapeutes* soit de simples admirateurs, soit des malades guéris par le dieu.

98. Voir en particulier Habicht (1969), p. 16.

99. Sur ce personnage, voir H. Hepding, « ΡΟΥΦΙΝΙΟΝ ΑΛΣΟΣ », *Philologus* 88, 1933, p. 90-103 et 241-243 ; voir aussi Le Glay (1976), p. 369 sqq.

100. Datation proposée par Habicht (1969), p. 9.

101. Galien, *Pratiques anatomiques* I, 2 (Kühn II, 224).

102. C'est notamment l'avis de Habicht (1969), p. 16 ; p. 114, n. 79 et de Nutton (1973), p. 162 : « At Pergamum he listened to Aeschrion, Stratonicus, and Satyrus, and it was possibly also at this time that he became a θεραπευτής at the shrine of the god. »

103. La date de 150 est même avancée par Scarborough (1971), p. 98.

104. Hypothèse défendue par Wiegand (1932), p. 28 sqq.

105. C'est en particulier la position de Habicht (1969), p. 9 et Le Glay (1976), p. 371, n. 75.

IV. Dans l'arène avec les gladiateurs

1. Un grand-prêtre qui a le droit de donner un *munus* est désigné sous le nom technique d'*archihiereus di' oplôn,* voir Robert (1940), p. 24 et 107. En général sur l'organisation de ces *munera,* voir Robert (1940), p. 243 ; 256 ; 270-274 ; 284-286.

2. Voir Schlange-Schöningen (2003), p. 113-116.

3. Robert (1940), p. 284-285 et Galien, *Médicaments composés selon les genres* III, 2 (Kühn XIII, 600).

4. Robert (1940), p. 76.

5. Robert (1940), p. 244.

6. Robert (1940), p. 282.

7. En même temps, les épitaphes de gladiateurs ne mentionnent pas un nombre très important de combats (entre dix et vingt) et Robert (1940), p. 294 note qu'on n'a pas l'impression que « les combats d'un gladiateur fussent fréquents dans le cours d'une année ».

8. Dans ce cas, les noms de leurs maîtres peuvent être mentionnés dans les inscriptions, voir Robert (1940), p. 106 et 286-287.

9. Robert (1940), p. 43-44. Voir aussi Plutarque, *Qu'on ne peut vivre agréablement en suivant la doctrine d'Épicure* 17.

10. Galien, *Médicaments composés selon les genres* III, 2 (Kühn XIII, 601). Scarborough (1971), p. 100 pense qu'il s'agit plus vraisemblablement de gladiateurs montés sur un char, mais voir Schlange-Schöningen (2003), p. 121, n. 83 qui précise qu'il s'agit de combattants à cheval vêtus d'une simple tunique et d'un bouclier rond.

11. Sur cet armement qui varie selon les différentes catégories de gladiateurs, voir Robert (1940), p. 67-73.

12. Dans certains cas, le torse pouvait être protégé par une demi-cuirasse de cuir ou de métal, ou par une cotte de mailles. Les blessures profondes à l'abdomen évoquées par Galien semblent toutefois suggérer que les gladiateurs de Pergame ne bénéficiaient pas de telles protections.

13. Sur cette fonction de médecin des gladiateurs, voir Schlange-Schöningen (2003), le chapitre intitulé « Gladiatorarzt in Pergamon », p. 101-136 et Scarborough (1971). Voir aussi André (1987), p. 108.

14. Robert (1940), p. 117-118 qui cite le cas de Corinthe où des *venatores* avaient élevé une statue de bronze à leur médecin Trophimos dans l'amphithéâtre même (*CIG* 1106).

15. Pline, *Histoire naturelle* XXVI, 135.

16. Scribonius Largus, *Compositiones* 101.

17. Galien, *Médicaments composés selon les genres* III, 2 (Kühn XIII, 599, 12).

18. Schlange-Schöningen (2003), p. 118. Il ne semble pas possible en revanche de préciser le mois exact de l'entrée en charge de Galien. Rien ne permet de dire

avec Walsh (1929), p. 378, que Galien entra en charge le jour de son anniversaire à la date de l'équinoxe d'automne, le 21 septembre, ni avec Ilberg (1930), p. 290, que Galien prit ses fonctions avant les jeux de l'été 157.

19. Galien, *Comment il faut reconnaître le meilleur médecin (De optimo medico cognoscendo)* 9, 4 (CMG Suppl. Orient. IV, p. 103-105).

20. Je ne pense pas que Galien fasse ici nécessairement allusion à l'un de ces concours publics organisés par les cités pour examiner le savoir des médecins en vue de leur recrutement. En effet, c'est le grand-prêtre (et non la cité) qui était chargé de recruter le médecin et d'entretenir les gladiateurs. Sur les différents modes de recrutement des médecins dans l'Antiquité, voir Nutton (1977).

21. Galien, *Comment il faut reconnaître le meilleur médecin*, 4 (CMG Suppl. Orient. IV, p. 103-105).

22. Galien, *Médicaments composés selon les genres* III, 2 (Kühn XIII, 599). Il semble que le texte grec doive être corrigé et qu'il faille lire non pas *deei* (avec crainte), mais plutôt *deonti* « comme nécessaire ».

23. Arrien, II, 24, 23.

24. Hypothèse avancée par Scarborough (1971) mais qui semble démentie par la stèle élevée à Corinthe en l'honneur du médecin Trophimos et qui ne mentionne qu'un unique médecin (voir *supra* n. 14).

25. Voir Schlange-Schöningen (2003), p. 126-127.

26. Galien, *Comment il faut reconnaître le meilleur médecin*, 4 (CMG Suppl. Orient. IV, p. 103-105).

27. Galien, *Médicaments composés selon les genres* III, 2 (Kühn XIII, 600, 5).

28. Robert (1940), p. 280-281.

29. Galien, *Commentaire aux Articulations* III, 21 (Kühn XVIII B, 567).

30. Galien, *Médicaments composés selon les genres* III, 2 (Kühn XIII, 564).

31. *Ibid.* III, 2 (Kühn XIII, 600).

32. Galien, *Commentaire aux Fractures* III, 21 (Kühn XVIIIB, 567-568).

33. Galien, *Méthode thérapeutique* V, 15 (Kühn X, 378).

34. Galien, *Lieux affectés* V, 2 (Kühn VIII, 304).

35. Ce qu'entend exactement Galien par là (en grec *kata platos*) n'est pas clair. Il s'agit apparemment d'une méthode qui consiste à traiter la plaie « dans sa largeur » sans chercher à en rapprocher les lèvres comme il va se proposer de le faire.

36. Le texte grec est peu sûr et semble devoir être corrigé (*mignumenoi* pour *mimoumenoi*?).

37. Galien, *Médicaments composés selon les genres* III, 2 (Kühn XIII, 600-602).

38. Galien, *Utilité des parties du corps humain* IV, 9 (Kühn III, 286-287).

39. Galien, *Pratiques anatomiques* III, 1 (Kühn II, 345, 4-8).

40. Celse, *De medicina*, préface 43 (traduction Ph. Mudry).

41. Galien, *Médicaments composés selon les genres* III, 2 (Kühn XIII, 604).

42. Pline, *Histoire naturelle* XVIII. 14. 72.

43. Galien, *Facultés des aliments* I, 19 (Kühn VI, 529).

44. Sénèque, *Lettres* LXXX, 2-3.

45. Voir Kanz-Grosschmidt (2006).

46. « A diet rich in simple carbohydrates but devoid of meat and animal protein made gladiators little overweight. » La viande de porc, considérée comme très nourrissante, était cependant consommée sinon par les gladiateurs, du moins par les athlètes, voir Galien, *Sur les facultés des aliments* III, 1 (Kühn VI, 661).

47. Les auteurs vont même jusqu'à supposer, mais de façon purement gratuite, que ce travail aurait pu être accompli par le célèbre Galien de Pergame qui vivait à quelques kilomètres de là.

48. Scarborough (1971) note que les graves blessures auxquelles Galien fut confronté ne purent qu'enrichir sa pratique et le convaincre de l'importance d'étudier l'anatomie.

49. Par exemple à Thasos, voir Robert (1940), p. 284.

50. *CIG* 3494. Sur cette inscription, voir Robert (1940), p. 218-219.

51. Dion Cassius, LXXII (LXXI), 29, 3.

52. Marc Aurèle, *Écrits pour lui-même* VI, 46 et l'analyse de P. Hadot dans l'introduction de son édition, livre 1, Paris, CUF, 1998, p. CXLIII-CXLIX.

53. Robert (1940), p. 27.

54. Galien, *Ordre de ses propres livres* I.12 (éd. Boudon-Millot, CUF, 2007, p. 91, 9).

55. Galien, *Méthode thérapeutique* VII, 6 (Kühn X, 478).

56. Voir Plutarque V, 802 D ; XXIX, 821 F ; XXX, 822 C ; XXXI, 823 F et surtout II, 2 ; voir aussi Lucien, *Demonax* 57 ; *Anacharsis* 37 et Arrien II 24, 23. Mais d'autres auteurs offrent une vision plus positive de ces combats qu'ils affectionnaient particulièrement, tels Favorinus et Libanios (voir exemples cités par Robert, 1940, p. 254).

57. Il s'agit bien d'« un intervalle de neuf mois » et non comme le traduit à tort Moraux (1985), p. 64 d'une durée de « sept mois et demi ».

58. Galien, *Médicaments composés selon les genres* III, 2 (Kühn XIII, 600, 8).

59. Cette hypothèse est en particulier celle défendue par Walsh (1932), p. 127-128 pour qui Galien (qu'il fait naître non en 129 mais en 130) aurait occupé ce poste de septembre 158 à août 161. Noter qu'Ilberg (1930), sans toutefois donner de précisions sur son mode de calcul, avait quant à lui précédemment proposé de dater cette activité de Galien de l'été 157 à l'automne 161, soit pendant un peu plus de quatre ans. Scarborough (1971), p. 101, adopte une chronologie encore plus resserrée (du printemps 159 au printemps 161).

60. Cette chronologie a été proposée par Nutton (1973), p. 161-165 *vs* Walsh (1932), Sarton (1954) et Scarborough (1971).

61. Galien, *Pronostic* 4 (Kühn XIV, 622).

62. Hypothèse émise pour la première fois par Walsh (1937), p. 57 et reprise par Scarborough (1971), p. 102.

63. Ce souverain actuellement connu comme Vologèse IV a été longtemps connu comme Vologèse III, car on ne comptait pas le Vologèse ayant régné en 77-80 et il figure avec ce numéro dans la plupart des ouvrages de référence les plus anciens.

64. La bataille entre le général de Vologèse, Osroes, et Marcus Sedatius Severianus eut lieu à Elegeia (161), à l'est de l'Euphrate, voir Dion Cassius LXXI, 2-3 qui ne fait toutefois aucune allusion à des troubles s'étant étendus jusqu'à Pergame et encore moins à l'annulation des jeux. Même silence à propos d'éventuels troubles entraînés par cette guerre à Pergame chez Eutrope (8, 10, 2) et Orose (7, 15, 2).

65. Comparer le *Pronostic* 4 (Kühn XIV, 622) où Galien mentionne la *stasis* qui sévit dans sa patrie et le *Pronostic* 8 (Kühn XIV, 647) où il mentionne le départ de Rome de Lucius (Verus) « en raison de la guerre (*polemos*) parthique fomentée par Vologèse ». Sur ce vocabulaire, voir Nutton (1973), p. 164 qui a le premier attiré l'attention sur cette difficulté.

66. Voir Greenhill (1854), p. 208 qui le premier a tiré argument du silence de nos sources pour en conclure que les troubles restèrent limités à Pergame.

67. Galien, *Propres livres* XV.4 (éd. Boudon-Millot, p. 169 = Kühn XIX, 46).

68. Voir Schlange-Schöningen (2003), p. 135-136.

69. Voir la mise au point de Bowersock (1969), p. 62 sqq.

70. Galien, *Pratiques anatomiques* I 1 (éd. Garofalo, p. 1 = Kühn II, 215).

71. Galien, *Propres livres* I.14 (Boudon-Millot, p 140 = Kühn XIX, 15).

72. Galien est en revanche beaucoup moins précis dans le *Commentaire aux Articulations* I, 22 (Kühn XVIIIA, 347, 12-13) où, après avoir mentionné son séjour d'études à Smyrne, il ajoute la phrase suivante susceptible de deux interprétations : « Ensuite, j'ai séjourné à Rome au cours de ma trente-deuxième année » ou bien « Après ma trente-deuxième année, j'ai séjourné à Rome ». Dans le premier cas, Galien serait donc arrivé à Rome à trente et un ans (en 160), et dans le second à trente-deux ans révolus (en 161), interprétation qui a la faveur de Walsh (1932). Le texte, peu sûr et mal établi, présente une autre difficulté. En effet, l'édition de référence, celle de Kühn fait mention non pas d'une « trente-deuxième année », mais d'une « trentième ». Mais il s'agit ici vraisemblablement d'une faute de Kühn déjà présente dans l'édition de Chartier, puisque les éditions antérieures comme également les manuscrits grecs, selon Nutton (1973), p. 160, n. 2, mais aussi la traduction latine reproduite dans cette même édition de Kühn, mentionnent bien une « trente-deuxième année » (*post trigesimum et secundum*). Reste la difficulté que cette arrivée à Rome entre 160 et 161 ne coïncide pas avec une arrivée en 162 mentionnée dans les autres sources.

73. Aelius Aristide, *Discours sacrés* II, 60-62.

74. Voir Pflaum (1940), n. 113.

75. Sur ces voyages scientifiques, voir *infra*.

V. À la découverte du monde

1. Sur la tradition du médecin périodeute, voir Jouanna (1992), p. 43-45.

2. Hérodote III 131.

3. Galien, *L'excellent médecin est aussi philosophe* 3 (éd. Boudon-Millot, p. 289 = Kühn I, 59).

4. Galien, *Comment il faut reconnaître le meilleur médecin* 9, 17 (éd. A.Z. Iskandar, CMG Suppl. Or. IV, p. 110-112).

5. Galien, *Facultés des médicaments simples* IX, 3 (Kühn XII, 216). C'est ainsi par exemple que Galien n'hésita pas à faire l'acquisition à Lemnos de 20 000 cachets (*ibid.* IX, 2 : Kühn XII, 174, 6-7).

6. Voir le *Ne pas se chagriner* (Boudon-Millot et Jouanna, Paris, CUF, 2010) où Galien fait l'inventaire de toutes les pertes subies lors de l'incendie de Rome de 192, au nombre desquelles de nombreux remèdes de toutes sortes dont certains fort rares et particulièrement précieux.

7. Galien, *Antidotes* I, 2 (Kühn XIV, 7). Sur ces différents minerais tous décrits dans les *Facultés des médicaments simples* voir sur la cadmie, *ibid.* IX, 11 (Kühn XII, 219-221) ; sur le diphryge, *ibid.* IX, 8 (Kühn XII, 214-217) ; sur la scorie et la pompholyx, *ibid.* IX, 25 (Kühn XII, 234-235) ; sur la chalcite, *ibid.* IX, 35 (Kühn XII, 241-242) ; sur le misy, *ibid.* IX, 21 (Kühn XII, 226-229) ; sur le sory, *ibid.* IX, 21 (Kühn XII, 226-228) ; sur le sulfate de cuivre, *ibid.* IX, 34 (Kühn XII, 238-241). Sur le sory et le misy voir aussi Moraux (1981), p. 72-73, n. 3 qui note qu'on ne peut déterminer avec certitude de quels minerais il s'agit. Galien remarque également qu'avec le temps la chalcite est susceptible de se changer en misy (Kühn XII, 238) et le sory en chalcite et constate que les trois médicaments ont des vertus du même genre. Sur la terre lemnienne dont on faisait les fameux cachets voir *infra* chapitre 5 le voyage à Lemnos.

8. Galien, *Facultés des médicaments simples* IX, 2 (Kühn XII, 171).

9. Galien, *Antidotes* I, 2 (Kühn XIV, 8).

10. *Ibid.* I, 2 (Kühn XIV, 8-9).

11. Kühn XI, 379-892 et XII, 1-377.

12. Kühn XIII, 362-1058. Nous ne possédons en réalité, pour les deux premiers livres, que la seconde version de cet ouvrage. Galien en avait en effet déjà rédigé les deux premiers livres quand un incendie ravagea son cabinet de travail le contraignant à en rédiger une nouvelle version.

13. Kühn XII, 378-1007 et XIII, 1-361.

14. Voir les deux textes cités plus haut n. 7 et 8. Sur la chronologie des voyages de Galien, voir Nutton (1973), p. 164 sqq. et Harig (1987), p. 13-20.

15. La Lycie, Chypre et la Syrie sont mentionnées ensemble dans Kühn XII, 216 ; la Syrie et Chypre dans Kühn XII, 171.

16. Galien, *Facultés des médicaments simples* IX, 2 (Kühn XII, 171, 11-172, 18).

17. En réalité, la datation de ces deux voyages à Lemnos dépend de la traduction adoptée pour la première phrase de ce passage. En effet, Galien mentionne une traversée à pied de la Thrace et de la Macédoine censée avoir succédé à une traversée en bateau d'Alexandrie de Troade à Thessalonique. Or de Thessalonique qui est en Macédoine, pour rejoindre Rome, il n'est pas nécessaire de traverser la Thrace. Différentes interprétations de cette première phrase ont donc été proposées pour résoudre cette difficulté d'ordre géographique. Ou bien on comprend, comme Moraux (1981), p. 75, n. 2 le propose : « À vrai dire, la seconde fois que je me rendis d'Asie Mineure à Rome, je fis la route par voie de terre, à travers la Thrace et la Macédoine. Antérieurement, j'avais fait par mer le trajet d'Alexandrie de Troade à Lemnos », ce qui signifie que la première tentative de visite à Lemnos se situerait lors du premier voyage de Galien à Rome en 162 ; ou bien comme Nutton (1973), p. 166 le suppose, sans il est vrai se risquer à donner une traduction de la phrase en question, la mention de la Thrace et de la Macédoine se rapporterait en réalité au premier voyage de Galien vers Rome, effectué par voie de terre en 162, mais l'épisode de la navigation entre Alexandrie de Troade et Thessalonique, avec escale à Lemnos, se situerait lors de son second voyage vers Rome au cours de l'hiver 168/169. Si j'arrive bien aux mêmes conclusions que V. Nutton sur la chronologie de ces deux voyages, je ne comprends cependant pas la phrase grecque de la même façon. Plutôt que de supposer que le premier membre de la phrase se rapporte au premier voyage et le second à un deuxième voyage, une troisième solution consisterait à comprendre que lors de ce deuxième voyage de Pergame à Rome, au cours de l'hiver 168/169, et alors qu'il s'était mis en route par voie de terre, projetant de passer par la Thrace et la Macédoine, Galien a finalement saisi l'occasion de prendre un bateau pour Thessalonique et repris la voie de terre à partir de la Macédoine en suivant la voie Egnatia (voir traduction proposée plus haut qui s'accorde d'ailleurs avec la traduction latine proposée dans Kühn). En conclusion, la première visite infructueuse à Lemnos se situerait donc assez vraisemblablement au cours de l'hiver 168/169, et la seconde lors d'un retour de Galien dans sa patrie, postérieur à l'année 169. Galien dit en effet très clairement que sa seconde visite à Lemnos est intervenue lors d'un de ses voyages de retour de Rome à Pergame. Or, il ne peut pas s'agir de son premier retour en 166 où il nous donne son itinéraire précis par Corinthe et Athènes (*Diagnostic et traitement des passions de l'âme* 4, 9-23 : Kühn V, 18). Voir la carte de cet itinéraire établie par R. van der Elst, Paris, 1914, p. 96 (même si la chronologie de R. van der Elst qui situe ce premier retour non en 166 mais après 173 paraît impossible).

18. Hypothèse proposée par Scarborough (1971), p. 99.

19. En effet si Walsh (1929), p. 379, les place en 167/168, Ilberg (1930), p. 291 préfère les situer en 161/162. Les réticences d'Ilberg à les placer plus tard, par exemple lors du bref retour de Galien à Pergame entre ses deux séjours romains, repose sur une interprétation très littérale du passage des *Propres livres* (c. III.1) où Galien dit s'être alors livré à Pergame « à ses occupations habituelles », cette formule excluant,

selon lui, la possibilité de tout déplacement. Pour Nutton (1973), p. 169, cette formulation n'exclut pas que Galien ait compris dans ce genre d'occupations quelques-uns de ces voyages auxquels étaient de toute façon régulièrement contraints les médecins pour se procurer les ingrédients nécessaires à l'exercice de leur art.

20. Galien, *Pratiques anatomiques* I, 1 (Kühn II, 217-218).

21. Galien, *Facultés des médicaments simples* IX, 10 (Kühn XII, 203).

22. *Encyclopédie ou dictionnaire raisonné des sciences des arts*, volume 5, par Denis Diderot (article « cadmie »).

23. Galien, *Facultés des médicaments simples* IX, 11 (Kühn XII, 219-220).

24. *Ibid.* IX, 8 (Kühn XII, 214-215).

25. Sur ces trois minerais fort proches les uns des autres au point de se transformer l'un en l'autre avec le temps, voir *supra* n. 7.

26. *Ibid.* IX, 21 (Kühn XII, 226-227).

27. *Ibid.* IX, 21 (Kühn XII, 227).

28. Galien, *Médicaments composés selon les genres* IV, 6 (Kühn XIII, 715).

29. Ce passage du singulier au pluriel au début de cette première phrase semble indiquer que Galien ne voyageait pas seul ou du moins était accompagné pour faire cette visite.

30. Galien nous décrit donc la partie opposée de la mine par rapport au texte précédent.

31. Nom donné au « premier appartement des bains des anciens. C'était là qu'on préparait le corps par des frictions, des onguents pour faire tomber le poil, des parfums et autres drogues convenables, avant que d'entrer dans le bain » (Diderot – *Encyclopédie* 1re édition tome 13).

32. Galien, *Facultés des médicaments simples* IX, 34 (Kühn XII, 239-240). Sur les esclaves dans l'Antiquité, voir Corbier (1982).

33. Ces gens sont sans doute des responsables de la mine qui guident Galien dans sa visite, car il paraît peu vraisemblable qu'il se soit adressé directement aux esclaves.

34. Galien, *Facultés des médicaments simples* IX, 34 (Kühn XII, 240-241).

35. Galien, *Régime amaigrissant* 91 (éd. N. Marinone, p. 97).

36. Galien, *Facultés des aliments* I, 11 (Kühn VI, 507).

37. *Ibid.* (Kühn VI, 615).

38. Sur le cachet lemnien, voir *infra* ; sur la pompholyx, sorte d'oxyde de zinc (voir n. 7), sur le baumier originaire de Judée et sur le nerprun indien provenant d'une sorte de buisson épineux, voir Moraux (1981), p. 70, n. 3 à 5.

39. *Ibid.* IX, 8 (Kühn XII, 216).

40. *Ibid.* IX, 11 (Kühn XII, 219-220), texte déjà cité *supra*.

41 Galien, *Médicaments composés selon les genres* III, 2 (Kühn XIII, 599).

42. Galien vient de parler d'une pierre que l'on trouve dans la ville d'Assos en Mysie.

43. Galien, *Facultés des médicaments simples* IX, 10 (Kühn XII, 203).

44. Dioscoride V 128 [145].

45. Pline, *Hist. nat.* XXXVI, 141.

46. Leucolla est le nom d'une ville et d'un promontoire de Pamphylie, à l'est de la Lycie. Quant au fleuve en question, il s'agirait de la rivière Alagoz située entre Finike et Chirali près de laquelle se situe la « Chimère », un feu perpétuel produit par du gaz qui s'échappe du sol (voir D.E. Eichholz, *Pliny, Natural History*, vol. IX, Books 36-37, London, Loeb, 1962, p. 112b).

47. *Ibid.*

48 Voir Moraux (1981), p. 67.

49. Voir Galien, *Facultés des médicaments simples* IX, 2.10 (Kühn XII, 203-204), texte cité *infra.*

50 Galien, *Facultés des médicaments simples* VII, 11.20 (Kühn XII, 63-64).

51. Galien, *Facultés des aliments* (Kühn VI, 603, 3; 640, 2; VIII, 213, 10; 568, 8).

52. Kühn VI, 612, 11.

53. Kühn VI, 613, 11.

54. Kühn XI, 821, 13; XII, 199, 7; XIV, 8, 15.

55. Kühn VI, 607, 4; XI, 690, 9; XII, 199, 7; 216, 5. Le nom de Syrie-Palestine fut donné, dans l'Empire romain, à l'ancienne province de Judée à partir de la fin du règne d'Hadrien. Elle fut administrée par Boethus dont Galien devait faire la connaissance à Rome lors de son premier séjour (*Propres livres* I.17: Boudon-Millot, p. 140 = Kühn XIX, 16).

56. Kühn XI, 821, 17; XII, 203, 10. Région du sud de la Syrie.

57. Kühn XIV, 8, 15.

58. Ainsi dans les *Facultés des médicaments simples* XI, 2.10 (Kühn XII, 375).

59. Sur l'asphalte (ou bitume), voir P. Bourée *et alii*, « Usage du bitume en médecine au cours des âges », *Histoire des sciences médicales* 45, 2, 2011, p. 119-125 qui cependant ignore ses emplois dans la médecine galénique.

60. Galien, *Facultés des médicaments simples* IV, 20 (Kühn XI, 690) et *ibid.* IX, 2 (Kühn XII, 171).

61. *Ibid.* IV, 20 (Kühn XI, 693, 8-9).

62. *Ibid.* XI, 10 (Kühn XII, 375).

63. *Ibid.* IV, 20 (Kühn XI, 690-693).

64. Qualificatif donné par les médecins aux emplâtres et préparations hémosta-tiques à base d'asphalte, voir *Médicaments composés selon les genres* II, 22 (Kühn XIII, 555, 559 et 560) et *Méthode thérapeutique* V, 7 (Kühn X, 342). Galien avoue lui-même ne pas savoir pourquoi on leur donne ce nom (*Méthode thérapeutique à Glaucon* II, 10: Kühn XI, 126, 14).

65. Galien, *Facultés des médicaments simples* IX, 2.10 (Kühn XII, 203-204).

66. Kühn XIII, 1027, 9; 1039, 3.

67. Kühn XII, 541, 12 et 543, 1; XIII, 1037, 16; 1054, 10.

68. Kühn XII, 152, 12; 637, 11.

69. Kühn XII, 729, 1 ; XIV, 25, 7.

70. Kühn XII, 102, 10.

71. Kühn XII, 973, 10 *et passim.*

72. Kühn XIII, 285, 17. Sur cette plante appelée aussi *sison* au pouvoir réchauffant, diurétique, facilitateur de la digestion et emménagogue, voir *Facultés des médicaments simples* VIII, 18.17 (Kühn XII, 123).

73. Kühn XIII, 325, 3 ; 330, 7 et 17.

74. Galien, *Facultés des médicaments simples* IX, 3.8 (Kühn XII, 216).

75. On a vu plus haut que cette seconde visite à Lemnos, intervenue lors d'un de ses voyages de retour de Rome à Pergame, ne pouvait se situer lors du premier retour de Galien dans sa patrie en 166 puisqu'il nous donne pour cette date son itinéraire précis par Corinthe et Athènes (*Diagnostic et traitement des passions de l'âme* 4, 9-23 : Kühn V, 18). Ce second voyage ne peut donc qu'être postérieur au début de son second séjour romain. Il paraîtrait du reste assez invraisemblable que pendant cette longue période de plus d'une quarantaine d'années passées à Rome, Galien n'ait jamais éprouvé le désir de revoir sa patrie.

76. Galien, *Facultés des médicaments simples* IX, 2 (Kühn XII, 171, 11-172, 18).

77. Homère, *Iliade* I, 593.

78. Galien, *Facultés des médicaments simples* IX, 1.2 (Kühn XII, 168-178).

79. Les cachets lemniens étaient sigillés et portaient la marque sacrée d'Artémis représentant une chèvre (selon Dioscoride V 97 [113]).

80. Galien, *Facultés des médicaments simples* IX, 1.2 (Kühn XII, 169-170). Sur les médicaments estampillés et en particulier sur les cachets lemniens, voir Marganne (1997), p. 158-164.

81. *Ibid.* (Kühn XII, 171).

82. Dioscoride V 97 [113]. Voir aussi Pline, *H.N.* XXXV, 33-34.

83. Galien, *Facultés des médicaments simples* IX, 1.2 (Kühn XII, 173).

84. *Ibid.* (Kühn XII, 174).

85. Mollusque dont certaines espèces sont nocives, voir Dioscoride II 18 [20] et Pline, *H.N.* XXIX, 104 qui mentionne également l'emploi de la terre lemnienne contre les empoisonnements provoqués par le lièvre marin.

86. Sorte de coléoptère sécrétant une substance toxique. L'absorption de poudre de cantharide provoque une inflammation des voies urinaires et peut être mortelle. Le marquis de Sade fut embastillé pour empoisonnement pour avoir offert à quatre jeunes femmes des bonbons d'anis enrobés de poudre de cantharide dont il espérait des effets aphrodisiaques.

87. Galien, *Facultés des médicaments simples* IX, 2 (Kühn XII, 174-175).

88. *Ibid.* (Kühn XII, 176).

89. Galien, *Antidotes* I, 2 (Kühn XIV, 8).

90. Galien, *Facultés des médicaments simples* IX, 2 (Kühn XII, 171, 11-172, 18).

VI. Rome, à nous deux maintenant !

1. Galien, *Propres livres* I.14 (Boudon-Millot, p. 139 = Kühn XIX, 15). Galien est en revanche beaucoup moins précis dans le *Commentaire aux Articulations* I, 22 (Kühn XVIIIA, 347, 12-13) quand il déclare (texte grec) être arrivé à Rome après sa trentième année, la traduction latine indiquant « après sa trente-deuxième année » (*post trigesimum et secundum*).

2. Galien, *Ne pas se chagriner* 34 (Boudon-Millot et Jouanna, p. 12 et le commentaire p. 106).

3. Sur le philosophe péripatéticien Eudème de Pergame, voir ma notice dans le *DPhA* III (2000), p. 282-285.

4. Cette chronologie est en particulier défendue par Nutton (1973), p. 159 qui s'appuie sur le passage du *Pronostic* où Galien fait allusion au fait qu'Eudème savait que son propre père l'avait amené à entreprendre des études médicales à côté de ses études de philosophie, ce qui permet de supposer des liens d'amitié étroits entre Eudème et la famille de Galien. Voir *Pronostic* 2, 12 (éd. V. Nutton, CMG V 8, 1, p. 76, 27-78, 2) et la traduction française proposée de ce passage, *infra*.

5. Aussi Schlange-Schöningen (2003), p. 140-141 s'appuie-t-il sur le même passage du *Pronostic* 2, 12 cité note précédente où Eudème, après avoir été favorablement impressionné par les talents médicaux de Galien, reconnaît avoir d'abord pensé qu'il avait davantage reçu une formation de philosophe que de médecin, pour en conclure qu'une telle méconnaissance de la formation intellectuelle de Galien de la part Eudème ne s'explique que parce qu'il tire ses renseignements d'un informateur extérieur, en l'occurrence Épigène à qui, de fait, Galien s'adresse dans le traité et qui introduisit le médecin de Pergame auprès du philosophe. Ayant ainsi balayé l'existence de liens aussi étroits que l'on aurait pu le supposer entre Eudème et la famille de Galien, Schlange-Schöningen propose de placer l'arrivée du jeune médecin à Rome dès le début de 162.

6. Galien, *Pronostic* 2, 13 (Nutton, p. 78, 3).

7. Galien, *Propres livres* II.1 (Boudon-Millot, p. 140 = Kühn XIX, 16).

8. Galien décrit Teuthras comme son compatriote et disciple à la fois dans la *Saignée contre les érasistratéens de Rome* (Kühn IX, 193, 7) et dans le *Ne pas se chagriner* 34 (Boudon-Millot et Jouanna, p. 12).

9. Galien, *Ne pas se chagriner* 34-35 (Boudon-Millot et Jouanna, p. 12).

10. Sur ce personnage, voir *infra* n. 33 et 34.

11. Galien, *Commentaire aux Articulations* I, 22 (Kühn XVIIIA, 347, 15).

12 *Ibid.* (Kühn XVIIIA, 346, 12).

13. *Ibid.* (Kühn XVIIIA, 348, 4-8).

14. Galien, *Commentaire aux Épidémies VI*, IV, 10 (Kühn XVIIB, 159).

15. Galien, *Antidotes* I, 2 (Kühn XIV, 9-10).

16. Galien désigne apparemment par là le temple de Vénus et de Rome, mis en chantier en 121 au début du règne d'Hadrien, entre le vieux forum romanum et le Colisée, et achevé sous le règne d'Antonin le Pieux.

17. Galien, *Méthode thérapeutique* XIII, 22 (Kühn X, 942).

18. Galien précise dans le *Commentaire aux Articulations* I, 61 (Kühn XVIIIA, 401, 15) qu'il est alors dans sa trente-cinquième année et non qu'il est âgé de trente-cinq ans comme l'a compris Moraux (1985), p. 95.

19. Galien, *Commentaire aux Articulations* I, 61 (Kühn XVIIIA, 401). Passage cité *infra* chapitre 9.

20. *Ibid.* (Kühn XVIIIA, 402-404). Sur cet accident, voir *infra* chapitre 9.

21. Galien, *Méthode thérapeutique* X, 3 (Kühn X, 676). Ce cas paraît devoir être distingué de celui rapporté précédemment (Kühn X, 536-541) où Galien, avec la complicité du malade, affronte sur le même terrain du jeûne de trois jours médecins érasistratéens et méthodistes.

22. Sur la médecine à Rome, ainsi que sur le cadre législatif mis en place par l'édit de Vespasien en 74 sur les privilèges des médecins et professeurs (*medicorum et magistrorum*) qui consacre « la dignité et la vocation quasi religieuse de la *professio medici* » complété par le rescrit de Domitien (93-94) *de medicis et magistris coercendis*, voir André (2006), p. 485-505.

23. Sur les écoles médicales à Rome, voir Mudry-Pigeaud (1991).

24. Galien, *Propres livres* I.2-4 (Boudon-Millot, p. 137 = Kühn XIX, 12).

25. Le traité se divise en deux parties, mais alors que les cinq premiers chapitres mettent en scène l'affrontement entre le médecin empirique et dogmatique, ce n'est qu'à partir du chapitre 6 qu'intervient le méthodique, les trois derniers chapitres tournant à l'affrontement général entre les trois écoles. P. Pellegrin dans la préface de sa traduction (*Galien. Traités philosophiques et logiques*, Paris, GF, 1998, p. 57) se demande si l'on ne peut pas voir dans cette composition « la trace d'une première version, uniquement consacrée à la querelle entre empiriques et dogmatiques, à laquelle Galien aurait ensuite rajouté une partie sur les méthodiques », tout en admettant que l'on peut aussi y voir « le caractère "trouble-fête" des méthodiques intervenant dans le dialogue "sérieux" des deux autres écoles ».

26. Galien, *Écoles* 1 (Kühn I, 65). L'école logique ou dogmatique était cependant loin de présenter la même unité doctrinale que l'école empirique.

27. *Ibid.* 6 (Kühn I, 79).

28. Galien, *Propres livres* I.9 (Boudon-Millot, p. 138 = Kühn XIX, 13-14). Sur Érasistrate, voir *supra* chapitre 2. Sur Praxagoras de Cos (seconde moitié du IVe s. av. n. è.), qui fut le maître d'Hérophile, voir I.A. Capriglione, *Prassagora di Cos*, Napoli, Edizioni « Il tripode », 1983.

29. Galien, *Commentaire aux Épidémies VI* (éd. F. Pfaff, CMG V 10, 2. 2, p. 494-495).

30. Galien, *Pronostic* (éd. V. Nutton, CMG V 8, 1, p. 50).

31. Voir Galien, *Pronostic* 4 (Nutton, p. 92, 23-24) où Eudème fait allusion devant Galien à l'empoisonnement d'un jeune homme survenu dix ans plus tôt.

32. Il est âgé de soixante-deux ans quand Galien le rencontre à Rome, ce qui permet de situer sa date de naissance en 100, voir *Pronostic* 2 (Nutton, p. 82, 20-21).

33. Galien, *Diagnostic et traitement des passions et des erreurs de l'âme* I, 8 (Kühn V, 42). P. Moraux notamment, *Aristotelismus* t. II, p. 226, n. 3 a proposé d'identifier ce philosophe disciple d'Aspasios soit à Eudème de Pergame, soit encore à Herminos.

34. Galien, *Pronostic* 1 (Nutton, p. 74, 22-23).

35. Galien, *Pronostic* 2 (Nutton, p. 76, 25-78, 2). Je propose de faire porter l'adverbe « précédemment » non sur ce qui précède, mais sur ce qui suit et de comprendre non pas qu'« il ne cessa de me louer comme étant le seul à prendre correctement son pouls précédemment », mais qu'« il ne cessa de me louer comme étant le seul à prendre correctement son pouls, persuadé qu'il était précédemment que... ».

36. Voir Schlange-Schöningen (2003), p. 140-141. C'est encore Épigène qui informera Eudème des premiers succès de Galien et l'engagera à faire appel à lui lors de ses accès de fièvre quarte.

37. Il paraît donc difficile de tirer argument de l'ignorance d'Eudème sur les compétences exactes de Galien en matière de médecine pour affirmer que le philosophe était une relation suffisamment éloignée pour que le jeune homme ne se sentît pas obligé de lui rendre visite dès son arrivée à Rome. Sur cette hypothèse qui autoriserait à situer l'arrivée de Galien à Rome dès le début de l'année 162, voir Schlange-Schöningen (2003), p. 140-141 et le début de ce chapitre.

38. Galien, *Pronostic* 1 (Nutton, p. 68).

39. *Ibid.* (éd. V. Nutton, p. 70, 6).

40. Sur Quintos, voir *supra* chapitre 2.

41. Galien, *Pronostic* 2 (Nutton, p. 74, 12).

42. *Ibid.* 2 (Nutton, p. 76, 22).

43. La journée romaine, du lever au coucher du soleil, est partagée en douze heures dont la durée varie selon la saison et qui étaient naturellement plus longues en été qu'en hiver. Mais en toute saison, midi marquait le début de la septième heure. Au solstice d'hiver, la huitième heure correspond donc à une période comprise entre 12 h 44 et 13 h 29.

44. C'est-à-dire approximativement entre 13 h 29 et 14 h 13.

45. On ne sait pas grand-chose de cet Épigène qui fit partie des premières connaissances de Galien à Rome. Rien en particulier ne permet d'affirmer qu'Épigène était le médecin personnel d'Eudème *vs* Walsh (1928), p. 423, ni qu'il fut originaire de Pergame. Le plus vraisemblable est qu'Épigène, tout comme Galien, était un de ces médecins suffisamment versé en philosophie pour refuser d'appartenir à aucune école, comme en témoigne son indépendance vis-à-vis de ses

collègues, un trait qui ne dut pas peu contribuer à son amitié avec Galien. L'étude de la tradition manuscrite confirme également qu'il n'est pas davantage le dédicataire du traité *Sur l'exercice avec la petite balle* qu'il ne l'est du *Pronostic*.

46 Dans ce décompte des fièvres quartes, le jour du premier accès compte comme le premier jour, auquel succèdent deux jours de rémission, suivis d'un quatrième jour où survient un nouvel accès.

47. Galien, *Pronostic* 2 (Nutton, p. 76, 25-78, 2). Passage cité *supra*.

48. *Ibid.* 2 (Nutton, p. 78, 3-7).

49. Deux ouvrages sur la thériaque nous sont parvenus sous le nom de Galien, la *Thériaque à Pison* et la *Thériaque à Pamphilianos*, vraisemblablement tous deux apocryphes (l'authenticité du premier est débattue). Galien nous a surtout conservé la recette de la thériaque héritée du médecin de Néron, Andromaque l'Ancien, dont il a reproduit la version versifiée dans son traité *Sur les antidotes* I, 6 (Kühn XIV, 32-42) accompagnée de sa version en prose rédigée par Andromaque le Jeune, fils du précédent, et reprise dans la *Thériaque à Pison* 6 et 7 (Kühn XIV, 233). Édition critique de la recette par E. Heitsch, *Die griechischen Dichterfragmente der römischen Kaiserzeit* (Abh. d. Akad. d. Wiss. Göttingen, phil.-hist. Kl. 3, 58, Göttingen), Vandenhœck & Ruprecht, 1964, p. 7-15.

50. Galien, *Pronostic* 2 (Nutton, p. 78, 30).

51. L. Sergius Paul(l)us fut deux fois consul, une première fois sous Antonin le Pieux (CIL VI 253), et une seconde fois en 168. Sa préfecture de la ville (CIL VI 1803) mentionnée ici par Galien se situe donc avant son second consulat, à une date non précisée autour de 170. En tant que proconsul, il fut également gouverneur de la province d'Asie entre 164 et 167, et plus vraisemblablement en 164/165 (voir Nutton, p. 163). Quant à Flavius Boethus, originaire de Ptolémaïs en Syrie-Palestine, il se lia d'amitié avec Galien qui lui dédia neuf traités (pour un total de vingt-sept livres en tout). Il quitta bientôt Rome pour rejoindre la Syrie-Palestine dont il avait été nommé gouverneur. Il y mourut à une date qui n'est pas connue (voir Nutton, p. 164 et *DPhA* II, p. 130-132).

52. Galien, *Pronostic* 2 (Nutton, p. 80, 23-25).

53. Sur M. Vettulenus Sex. f. Civica Barbarus, consul ordinaire en 157 et ami proche d'Hérode Atticus, voir Philostrate, *Vit. Soph.* 537-539. Si ce Barbarus est le même que celui mentionné dans une inscription de Pergame, il peut même avoir rencontré Galien en Asie avant 162 (voir Nutton, p. 165).

54. Cn. Claudius Severus, fils de Claudius Severus Arabianus, le maître de Marc Aurèle, est une figure marquante de la Seconde Sophistique. Originaire de Pompeiopolis en Paphlagonie et ami de Fronton, le professeur de Marc Aurèle, il appartient à l'une des plus grandes familles d'Asie Mineure (voir Nutton, p. 166-167). Il sera à nouveau consul en 173. Pflaum (1961), p. 30 pense pouvoir placer son mariage avec Annia Faustina vers 162-163, mais sans certitude.

55. Annia Aurelia Galeria Faustina, née le 30 novembre 147, était l'aînée des treize enfants de Marc Aurèle.

56. Galien, *Tempéraments* II, 6 (Kühn I, 631-632).

57. Galien, *Commentaire au Régime des maladies aiguës* II, 29 (éd. G. Helmreich, CMG V 9, 1, p. 187 = Kühn XV, 565-567).

58. Galien *Pronostic* 3 (Nutton, p. 82-84) et 4 (p. 88, 15-16). Sur ce Martialios (ou Martianos), voir mon édition des *Propres livres* (p. 185-186) et la notice que je lui ai consacrée dans le *DPhA*. Sur Quintos et Marinos, voir *supra*, chapitre 2.

59. *Ibid.* (Nutton, p. 84).

60. Galien, *Pronostic* 3 (Nutton, p. 88).

61. Galien, *Pronostic* 5 (Nutton, p. 94). Il s'agit certainement du cas déjà évoqué plus haut, dont la similitude avec celui d'Eudème va contribuer à éclairer le diagnostic de Galien.

62. Ilberg (1905), p. 288 a proposé d'identifier ce Charilampes avec un Charilas mentionné par Fronton (*Ep.* I 4, 2) mais sans aucune certitude.

63. Galien, *Pronostic* 5 (Nutton, p. 94). Nutton, p. 217 situe avec assez de vraisemblance ces deux cures au printemps 163.

64. *Ibid.* 5 (Nutton, p. 94, 25).

65. Galien, *Pratiques anatomiques* I, 1 (Kühn II, 215-216).

66. Galien, *Pronostic* 2 (Nutton, p. 80, 26-27).

67. *Ibid.* 5 (Nutton, p. 96).

68. Grmek (1997), p. 144 note que Galien, pour des raisons économiques, préférait « sacrifier sur l'autel de la recherche scientifique des animaux domestiques communs au lieu des singes et des animaux exotiques ». Et il ajoute : « À la suite de Galien, les médecins du Moyen Âge regarderont le porc comme une sorte de copie grossière de l'organisme humain. »

69. Galien, *Pratiques anatomiques* VIII, 8 (Kühn II, 690, 12-14).

70. Voir Debru (1996), p. 81.

71. Tous ces traités sont perdus, il s'agit essentiellement du *Mouvement du thorax et du poumon, Voix* et *Causes de la respiration.*

72 Sur Hadrien le rhéteur, voir Philostrate, *Vit. Soph.* II, 10. Originaire de Tyr, il occupa la chaire de rhétorique à Athènes à partir de 178, avant d'occuper celle de Rome et de mourir sous Commode. À l'époque où Galien le rencontre à Rome en 163, « il ne faisait pas encore profession de sophiste, mais était encore attaché à Boethus » (*Pronostic* 5 = Nutton, p. 96, 16-17), vraisemblablement dans le but de parfaire sa formation philosophique.

73. Aelius Démétrios, originaire d'Alexandrie, enseignait l'éloquence à la façon de son maître Favorinos d'Arles (né vers 80), un des représentants les plus célèbres de la Seconde Sophistique qui entretint des relations avec Hérode Atticus, Aulu-Gelle, Fronton et Plutarque qui le mentionnent dans leurs œuvres. Sur Démétrios, voir Jones (1967), p. 311-312. Sur Favorinos, voir Favorinos d'Arles, *Œuvres* tome I, introduction d'E. Amato, p. 1-37 et sur Démétrios, *ibid.,* p. 17, n. 51.

74. Marc Aurèle, *Pensées* I, 12. Sur cet Alexandre le Platonicien, qui n'est autre que le rhéteur Alexandre de Séleucie, un des secrétaires de Marc Aurèle, voir

P. Hadot, *Marc Aurèle*, tome I, Paris, CUF, 1998, p. CVII-CXII et S. Follet, *s. v.*, in *DPhA* I, p. 147-148.

75. Nadīm (1970), p. 681.

76. Galien, *Pratiques anatomiques* I, 1 (Kühn II, 218).

77. En faveur de la distinction entre les deux Alexandre, voir Moraux (1981), p. 81, n. 2 qui conclut : « Mieux vaut, à mon sens, admettre que nous avons affaire à deux personnalités différentes, et qu'Alexandre de Damas fut le premier philosophe à occuper la chaire péripatéticienne après sa création par Marc Aurèle en automne 176 » et S. Follet, « Alexandros de Damas », in *DPhA* I, p. 140-142 *vs* P. Thillet (éd.), *Alexandre d'Aphrodise. Traité du destin*, Paris, CUF, 1984, p. XXXVI-XLIX. La position des spécialistes sur le sujet tient beaucoup à la confiance qu'ils accordent aux sources arabes, qu'ils considèrent comme Nutton (1979), p. 189 que « certainly the Arabic biographers, who had much more of Galen to hand than we have and whose information derived both from the writings ascribed to John Philoponus and from the works of Galen, regarded the identification as certain and referred to Alexander as being "of Aphrodisias and of Damascus" », ou qu'ils soient davantage enclins à penser comme Follet (*DPhA*, p. 141) que « la confusion dans les sources arabes s'est vraisemblablement produite plus tard, quand le souvenir des deux hommes s'était obscurci ».

78. Bien que le texte grec comporte le terme de « pharynx », il convient de le rendre ici par « larynx » dans la mesure où le médecin de Pergame désigne par là une partie correspondant à notre « larynx ». Sur cette « désignation instable des différentes parties de la gorge » et sur « la confusion persistante entre larynx et pharynx », ainsi que sur « la signification flottante des termes anatomiques », voir Debru (1996), p. 3.

79. Galien, *Pronostic* 5 (Nutton, p. 96, 27-98, 4).

80. Voir *supra* chapitre 2.

81. Voir Debru (1996), p. 70 qui rappelle que le débat portait sur la question de savoir si la partie hégémonique de l'âme doit être localisée dans le cœur ou dans le cerveau. Galien qui suit Platon pour localiser la partie hégémonique de l'âme dans le cerveau s'oppose aux stoïciens, partisans d'une seul âme, localisée dans le cœur. Galien veut donc s'efforcer de montrer que « l'association des deux causes, respiratoire et phonatoire, constitue la condition nécessaire pour la production de la voix, ce qui élimine l'influence du cœur, basée sur un raisonnement erroné ».

82. Galien, *Pronostic* 5 (Nutton, p. 98, 9-11).

83. À cette époque, les deux empereurs Marc Aurèle et Lucius Verus sont associés à la tête de l'Empire.

84. Galien, *Pronostic* 5 (Nutton, p. 98, 17-21). Ces expériences sur la respiration et sur la voix sont rapportées dans la seconde version des *Pratiques anatomiques* où elles occupent deux livres séparés : l'anatomie des muscles du thorax est traitée au livre V et le récit des vivisections se trouve au livre VIII. Galien avait en effet commencé, lors de son premier séjour à Rome, par rédiger un

traité en deux livres où il avait consigné le récit de ses premières démonstrations anatomiques. Après la perte de cet opuscule, il en composa une seconde version, à partir de 177, beaucoup plus détaillée (voir *Pratiques anatomiques* I, 1 = Kühn II, 215).

85. Sur cette expérience, voir Grmek (1997), p. 145-150.

86. Mais il est également fait allusion à telle ou telle démonstration anatomique dans de très nombreux autres traités (notamment *Lieux affectés*, *Utilité des parties du corps*, *Doctrines d'Hippocrate et Platon*, *Facultés naturelles...*) et dans les traités dits de l'anatomie mineure (*Anatomie des os, des nerfs, des artères*). Pour une vue d'ensemble de cette matière anatomique particulièrement abondante dans l'œuvre galénique, voir Debru (1994).

87. Galien, *Pratiques anatomiques* I, 1 (Kühn II, 216). Sur cette première version du traité en deux livres à laquelle Galien fait ici allusion, voir *supra* n. 84.

88. Galien, *Propres livres* I.14 (Boudon-Millot, p. 139 = Kühn XIX, 15) et la note à ce passage (p. 188-189).

89. Sur ce Martialios (ou Martianos), deux personnages qui vraisemblablement ne font qu'un, voir *supra*. Il n'est pas nécessaire, comme l'a proposé Moraux (1985), p. 147, n. 3 à propos du passage en question des *Propres livres*, de supposer que ce Martialios a réagi à la fameuse démonstration sur la voix et la respiration organisée à l'initiative de Boethus.

90. Galien, *Propres livres* I.8-11 (Boudon-Millot, p. 138-139 = Kühn XIX, 13-14).

91. Galien *Pronostic* 4 (Nutton, p. 88, 25).

92. Voir Galien, *Propres livres* I.14 (Boudon-Millot, p. 139, 14-16 = Kühn XIX, 15) et II.15 (Boudon-Millot, p. 144, 19-25 = Kühn XIX, 21).

93. Si la traduction arabe est exacte, on a donc ici la confirmation qu'il ne s'agit pas de la même démonstration sur la voix et la respiration organisée pour Boethus.

94. Galien, *Comment il faut reconnaître le meilleur médecin* 9.9 (Iskandar, p. 106, 3-8).

95. Galien, *Lieux affectés* II, 6 (Kühn VIII, 50, 12-51, 9). Sur ce cas, voir Grmek (1997), p. 151.

96. Voir A.Z. Iskandar, CMG Suppl. Or. IV, p. 30-34.

97. Ilberg (1889), p. 229.

98. Galien, *Différences du pouls* II, 3 (Kühn VIII, 571).

99. Sur Lycos de Macédoine contre lequel Galien écrira lors de son second séjour romain les *Ignorances de Lycos en matière d'anatomie*, voir *infra* chapitre 8.

100. Galien, *Facultés naturelles* I, 13 (Kühn II, 34). Passage cité dans Moraux (1985), p. 88.

101. *Ibid.* (Kühn II, 36).

102. Hippocrate, *Prorrhétique* II, 1 (Littré IX, p. 8, 2).

103. Galien, *Pronostic* 4 (Nutton, p. 88, 21-90, 5).

104. Un jugement démenti par l'érudition moderne qui tend à considérer que les deux livres, bien qu'étrangers à Hippocrate, ont cependant été rédigés par un même auteur.

105. Voir texte cité *supra* n. 20. Sur ces questions, voir Boudon-Millot (à paraître[1]).

106. Galien, *Propres livres* IX.1 (Boudon-Millot, p. 159 = *SM* II, p. 111 ; Kühn XIX, 34).

107. *Ibid.* IX.3-5 (Boudon-Millot, p. 160 = *SM* II, p. 112 ; Kühn XIX, 34-35).

108. Selon la liste donnée par Galien lui-même dans ses *Propres livres* IX.6 (Boudon-Millot, p. 160 = *SM* II, p. 112 ; Kühn XIX, 35).

109. Galien, *Pronostic* 5 (Nutton, p. 98, 27-100, 1) et le commentaire à ce passage. Sur cette pratique de la dictée à laquelle se sont également livrés d'autres auteurs antiques, voir Dorandi (2000), p. 65.

110. Galien, *Propres livres* I.1 (Boudon-Millot, p. 136-137 = *SM* II, p. 93 ; Kühn XIX, 12).

111. Galien, *Ordre de ses propres livres* II.12-13 (Boudon-Millot, p. 94 = *SM* II, p. 86 ; Kühn XIX, 56).

112. Dès son premier séjour romain, et outre les notes destinées à Boethus, Galien dictera de la même façon le *Sur l'anatomie d'Érasistrate* dirigé contre Martialios (voir *Propres livres* I.12).

113. Galien, *Ne pas se chagriner* 84 (Boudon-Millot et Jouanna, p. 26).

114. Galien, *Propres livres* I.1 (Boudon-Millot, p. 136 = Kühn XIX, 11).

115. *Ibid.* I.6-18 (Boudon-Millot, p. 137-140 = Kühn XIX, 13-16).

116. Galien emploie volontiers le pluriel pour parler de lui, écrivant « chez nous » au lieu de « chez moi ».

117. Galien, *Pratiques anatomiques* I, 1 (Kühn II, 215-216).

118. *Ibid.* I, 1 (Kühn II, 217).

119. Galien, *Pronostic* 7 et 8 (Nutton, p. 108, 1 ; 110, 16 et 110, 17).

120. Ce Justus, semble-t-il, n'est pas autrement connu.

121. Galien, *Pronostic* 6 (Nutton, p. 100).

122. Galien pense donc d'emblée soit à une cause physique due à un excès de bile noire (la fameuse mélancolie promise à une exceptionnelle postérité artistique et littéraire), soit à une cause psychique (un chagrin secret).

123. Galien fait allusion en ces termes à un épisode célèbre : la guérison par Érasistrate du fils de Seleucos I, Antiochos, qui était secrètement épris non d'une concubine, comme l'indique ici Galien, mais de sa belle-mère, Stratonice. Voir Galien, *Commentaire au Pronostic* I, 4 (CMG V 9, 2, p. 206, 18) et le commentaire de Nutton, p. 195 qui suppose que Galien a peut-être opéré une contamination entre l'histoire d'Antiochos et celle du roi de Macédoine, Perdiccas, qui aurait été soigné par Hippocrate, après qu'il fut tombé amoureux de la concubine de son père, Alexandre (Soranos, *Vie d'Hippocrate* 1, CMG IV, p. 176, 4-11).

124. Galien, *Pronostic* 6 (Nutton, p. 102, 29-104, 8).

125. Galien, *Pronostic* 7 (Nutton, p. 104-110).

126. Outre le *Pouls aux débutants* (Kühn VIII, 453-492), Galien a rédigé un ensemble de quatre traités de quatre livres chacun : il s'agit des *Différences du pouls* (Kühn VIII, 493-765), *Diagnostic par le pouls* (Kühn VIII, 766-961), *Causes du pouls* (Kühn IX, 1-204) et *Pronostic par le pouls* (Kühn IX, 205-430), auxquels il faut ajouter une *Synopsis* des traités sur le pouls (Kühn IX, 431-549 dont les pages 533-549 conservées seulement en latin).

127. Galien, *Pronostic* 7 (Nutton, p. 110, 9).

128. *Ibid.* 6 (Nutton, p. 104, 12-15).

129. Voir la liste des ouvrages de Galien dirigés contre Érasistrate dans les *Propres livres* X. (Boudon-Millot, p. 162-163 = Kühn XIX, 37-38) et la présentation d'I. Garofalo dans ses *Erasistrati fragmenta* (1988), p. 10-15.

130. Galien, *Si du sang est naturellement contenu dans les artères* (Kühn IV, 703-736). En général sur les divergences entre Galien et Érasistrate, voir l'introduction d'I. Garofalo dans ses *Erasistrati fragmenta* (1988), p. 12-13. Sur l'idée défendue par Érasistrate que les artères ne contiennent que de l'air, voir Grmek (1997), p. 79 qui explique que « cette idée surprenante peut trouver un appui sur le fait que, dans les cadavres, les artères sont, en effet, souvent vides et parfois même, sous l'effet de la putréfaction, remplies de gaz ».

131. Galien, *Saignée contre les érasistratéens de Rome* 1 (Kühn XI, 187).

132. Galien, *Méthode thérapeutique* VIII, 2 (Kühn X, 538). Traduction J. Boulogne, p. 447.

133. *Ibid.* VIII, 2 (Kühn X, 541).

134. Galien, *Saignée contre les érasistratéens de Rome* 1 (Kühn XI, 194).

135. Galien, *Saignée contre Érasistrate* (Kühn XI, 147-186) ; *Saignée contre les érasistratéens de Rome* (Kühn XI, 187-249) et *Sur le traitement par la saignée* (Kühn XI, 250-316). Voir aussi *infra* chapitre 9 le développement sur la saignée.

136. Galien, *Pronostic* 8 (Nutton, p. 110, 20)

137. L'emploi de « tous » (en grec *pantes*) p. 114, 11 atteste que l'infléchissement du traitement initial a bien résulté d'une décision collective.

138. Nutton, p. 218 propose de situer cet épisode au cours de l'été 164 ou 165, mais il paraît plus vraisemblable de le reculer à l'été suivant, ce succès de Galien ayant attisé les haines de ses collègues au point de le contraindre à la fuite précisément en 166.

139. Les auteurs hippocratiques ont attiré l'attention sur le fait que la nature a horreur du changement et tout particulièrement si celui-ci est brutal, allant jusqu'à estimer que la conservation d'un mauvais régime est préférable à l'adoption brutale d'un meilleur régime. De même, une évacuation excessive est susceptible d'attirer dans le lieu ainsi évacué une quantité encore plus grande d'humeurs mauvaises, voir Jouanna (1992), p. 461-464.

140. Galien, *Pronostic* 8 (Nutton, p. 116, 19).

141. *Ibid.* 8 (Nutton, p. 110, 16-17).

142. Cette anecdote qui se situe lors du premier séjour romain de Galien est cependant rapportée dans un traité non authentique, le *Commentaire aux Humeurs* III, 23 (Kühn XVI, 457) et doit donc être considérée avec circonspection.

143. Galien, *Propres livres* I.14-16 (Boudon-Millot, p. 139 = Kühn XIX, 15).

144. Galien, *Méthode thérapeutique* VIII, 6 (Kühn X, 582). Sur les logiatres qui disent n'importe quoi et ne respectent même pas le sens commun, voir aussi *Facultés des médicaments purgatifs* 5 (Kühn XI, 339, 15); *Commentaire à la Nature de l'homme* (Kühn XV, 159, 15) et *Commentaire au Pronostic* (Kühn XVIIIB, 258, 9 et 12).

145. Nutton, *Pronostic* (p. 199) propose de situer la scène à la fin de 162 ou au début de 163.

146. Galien, *Lieux affectés* V, 8 (Kühn VIII, 361, 7-8).

147. Sur Glaucon, médecin et philosophe, voir, ma notice dans le *DPhA* III, 2000, p. 482-484.

148. Galien, *Lieux affectés* V, 8 (Kühn VIII, 366, 9-10).

149. Galien, *Lieux affectés* III, 3 (Kühn VIII, 144).

150. Galien, *Pronostic* 4 (Nutton, p. 90, 10-23).

151. *Ibid.* 8 (Nutton, p. 117, 18-22). Il s'agit de Vologèse III que Lucius Verus était parti combattre en Orient dès 161. La scène se situe donc nécessairement en 166, année qui vit la fin de la guerre parthique, mais sans qu'il soit possible d'en préciser davantage la date.

152. Voir Galien, *Ne pas se chagriner* 10; 11; 20; 23a et 28 (Boudon-Millot et Jouanna, p. 4-5 et 8-10). Si Galien possède déjà sa maison en Campanie, la ruse n'en paraît que plus efficace, ses amis ayant dû croire qu'il quittait temporairement Rome pour sa maison de campagne.

153. Nutton (p. 209) s'est demandé si cette formulation ambiguë désignait la patrie du seul serviteur ou la patrie commune de Galien et de son serviteur, c'est-à-dire Pergame, solution qui a les meilleures chances de devoir être retenue, Galien s'étant vraisemblablement attaché les services d'un de ses compatriotes avec lequel il avait dû arriver à Rome quatre ans plus tôt.

154. Galien, *Propres livres* I.14-16 (Boudon-Millot, p. 139 = Kühn XIX, 15).

155. Sur la nature exacte de cette épidémie et sur ses manifestations, voir *infra* chapitre 7.

156. Galien, *Ne pas se chagriner* 35 (Boudon-Millot et Jouanna, p. 12). Sur Teuthras, voir *supra* n. 8.

157. Voir *Pronostic* 9 (Nutton, p. 118, 16) où, immédiatement après le récit de son départ précipité, Galien note : « Lucius étant de retour peu de temps après ».

158. Sur ce voyage, outre le passage concerné du *Pronostic* 9 (Nutton, p. 116, 8-9), voir Nutton (1973), p. 168.

159. Galien, *Diagnostic et traitement des passions de l'âme* 4, 9-23 (W. De Boer, CMG V 4, 1,1, p. 13, 9-15, 5). Voir la carte de cet itinéraire établie par R. van

der Elst, Paris, 1914, p. 96 (même si la chronologie de R. van der Elst qui situe ce premier retour non en 166 mais après 173 est impossible).

160. Sur les différents itinéraires possibles suivis par Galien, voir V. Nutton, *Pronostic*, CMG V 8, 1, p. 209 (et p. 118, 4). Sur les différentes dates proposées pour les deux voyages de Galien à Lemnos, voir *supra* chapitre 5.

VII. Exil volontaire et retour en grâce

1. Galien, *Propres livres* III.1 (éd. Boudon-Millot, p. 141).
2. Ilberg (1930), p. 291.
3. Galien, *Propres livres* II.1-4 (éd. Boudon-Millot, p. 140).
4 Voir l'édition de D. Nickel, CMG V 2, 1, Berlin, 1971. Le second traité consacré aux affections oculaires est perdu mais a été décrit par Hunain dans sa *Risala* n° 54. Du dernier traité *Sur l'expérience médicale*, il ne reste que quelques fragments en grec (découverts en 1901 par H. Schöne) et une traduction syriaco-arabe d'Hubaish, le neveu de Hunain, ce dernier ayant lui-même traduit auparavant le traité du grec en syriaque (voir *Risala* n° 109). R. Walzer a publié le texte arabe accompagné d'une traduction anglaise dans *Galen On medical experience*, London-New York-Toronto, 1944, reprise dans R. Walzer et M. Frede, *Three Treatises on the Nature of Science*, Indianapolis, 1985. Voir aussi la traduction française récemment parue dans P. Pellegrin *et alii* (éd.), *Galien. Traités philosophiques...*, p. 127-215. Le contenu de ce traité cependant, tel qu'il nous a été transmis, ne correspond pas à la description que nous en donne ici Galien et son authenticité est problématique.
5 Galien, *Propres livres* II.5 (éd. Boudon-Millot, p. 141).
6. De cet ouvrage aujourd'hui perdu, il ne reste plus que des fragments rassemblés par P. Marra, « Galeno Del movimento del torace e del polmone, traduzione e commento », *Medicina nei secoli* 3, 4, 1966, Suppl., p. 38-43.
7. La chronologie de la guerre contre les Germains est, il est vrai, discutée. Elle a débuté, soit après janvier 168 pour se prolonger jusqu'à l'hiver 168/169, soit un an plus tôt, ce qui placerait la scène au cours de l'hiver 167/168 (selon J. Fitz, « Der Markommanisch-quadische Angriff gegen Aquileia und Opitergium », *Historia* 15, 1966, p. 336-367). La première hypothèse s'accorde cependant davantage avec les données chronologiques fournies par Galien. La mort de L. Verus qui intervient après l'arrivée de Galien à Aquilée, au cœur même de l'hiver, fournit en effet un indice supplémentaire en sa faveur puisque les historiens situent cette mort dans les derniers jours de 168 ou les premiers de 169.
8. Galien, *Pronostic* 9 (Nutton, p. 118, 16).
9. Galien, *Propres livres* III.1-2 (éd. Boudon-Millot, p. 141).
10. Sur les rapports de Galien avec les deux empereurs, voir Marasco (1997).
11. Sur la chronologie de ce premier voyage à Lemnos, il est vrai controversée, voir Nutton (1973), p. 167-168 et *supra* chapitre 5.

12. Galien, *Facultés des médicaments simples* IX, 2 (Kühn XII, 171, 11).

13. Galien, *Propres livres* III.3 (éd. Boudon-Millot, p. 142).

14. *Vita Marci* XIV, 5 : *Marcus autem fingere barbaros aestimans et fugam et cetera, quae securitatem bellicam ostenderent, ob hoc ne tanti apparatus mole premerentur, instandum esse ducebat.*

15 *Vita Marci* XIV, 8 : *Biduoque, postquam iter ingressi sunt, sedens cum fratre in vehiculo Lucius apoplexi arreptus perit.*

16. *Vita Veri* IX : *Sed non longe ab Altino subito in vehiculo morbo, quem apoplexin vocant, correptus Lucius depositus e vehiculode tracto sanguine Altinum perductus, cum triduo mutus vixisset, apud Altinum perit.*

17 Sur Lucius Verus et sur la qualité des liens qui unissaient les deux empereurs, voir Hadot (1998), p. CXIX-CXXVII. La date exacte du décès de L. Verus n'est pas connue et ne permet pas de situer le moment de l'arrivée de Galien à Aquilée peu auparavant.

18. Voir Dion Cassius LXXI, 3, 1 ; Hérodien, *Hist.* IV, 5, 6 ; *Vita Marci* XV, 5-6 ; *Vita Veri* XI, 2 ; Philostrate, *Vies des sophistes* II, 1, 560.

19 *Vita Marci* XV, 5-6 : « Aucun prince n'est à l'abri de la calomnie : ainsi, l'on accusa tout haut Marc Aurèle d'avoir fait mourir Verus, soit par le poison, en coupant à table, avec un couteau dont un côté était frotté de poison, une tétine de truie, et en lui présentant la partie empoisonnée, après avoir gardé celle qui ne l'était pas ; soit par l'entremise du médecin Posidippe, qui le saigna, dit-on, mal à propos. »

20. Galien, *Commentaire aux Épidémies VI*, éd. Wenkebach-Pfaff, CMG V 10, 2, 2, Berlin², 1956, p. 206.

21. Voir Hadot (1998), p. CXXIV.

22. Galien, *Propres livres* III.4 (éd. Boudon-Millot, p. 142).

23. Galien, *Pronostic* 9 (Nutton, p. 118).

24. Galien, *Propres livres* III.5-6 (éd. Boudon-Millot, p. 142).

25. Sur cet épisode et la maladie de Galien dont le guérit Asclépios, voir *supra* chapitre 3.

26. Galien, *Propres livres* III.2 (éd. Boudon-Millot, p. 141).

27. Sur le statut exact occupé par Galien au cours de ce second séjour, et en particulier sur le statut d'archiatre, voir *infra* chapitre 8.

28. Hypothèse avancée par Nutton (1979), p. 217 dans son commentaire du passage en question (*Pronostic* 11, p. 126), qui pour autant n'exclut pas de placer cette scène après le retour de Marc Aurèle d'Orient en 176.

29. Dans le *Pronostic* 11 (p. 126, 16), Galien décrit cette scène de guérison comme récente (voir l'emploi en grec de l'adverbe « *nun* » qui peut signifier « à présent, maintenant » mais aussi « récemment »). Si l'on accepte que la rédaction du *Pronostic* date de 178, c'est donc un argument supplémentaire pour placer la guérison de Marc Aurèle par Galien en 176/177 plutôt qu'en 169.

30. Voir *supra* chapitre 7.

31. Voir *Vita Veri* VIII, 1-2 et Ammien Marcellin, *Histoires* XXIII, 6, 24, mais même ce récit paraît suspect car il n'est pas impossible que l'histoire ait subi une manipulation : présenter la victoire de Séleucie comme le point de départ de l'épidémie pouvait être un moyen de noircir la personnalité de son vainqueur, Avidius Cassius, après sa trahison et sa tentative d'usurpation en Orient en avril 175, voir J. Schwartz, « Avidius Cassius et les sources de l'*Histoire Auguste* (à propos d'une légende rabinique) », *Historia Augusta Colloquium Bonn 1963*, Bonn, 1964, p. 135-164 et Rossignol (1999), p. 36-37.

32. Hérodien III, 9.6.24 ; Dion Cassius LXXIII, 14-15, 3-4 ; voir aussi Ammien Marcellin, *Histoires* XXIII, 24 et *Histoire Auguste, Vita Marci* XIII, 1-6 ; XXI, 6 ; *Vita Veri*, VII, 2-3 et VIII, 1-2.

33. Pour un état de la question, voir Schmitt (1936) ; Gilliam (1961) ; Wiseman (1973) ; Duncan-Jones (1996) ; Ehmig (1998) et Boudon-Millot (2001).

34. Voir Littman (1973), p. 243-255 qui ont les premiers posé le diagnostic de la variole, hypothèse admise par Grmek (1984), p. 60 et reprise par Biraben (1995), p. 299.

35. La célèbre thériaque mise au point par Andromaque, le médecin de Néron, et popularisée par les empereurs était censée protéger de la pestilence (*loimos*) au même titre que de nombreuses autres maladies (*Antidotes* Kühn XIV, 35, 17 ; *Thériaque à Pison* Kühn XIV, 281, 2), mais elle se révéla inefficace contre la « grande peste » (*megas loimos*).

36. Sur l'appellation de « grande pestilence » ou même « très grande pestilence » (*ho makrotatos loimos*) dont use Galien pour désigner le fléau, voir par exemple Kühn XVIIA, 709, 12 et 741, 13. Sur les diarrhées nauséabondes, voir Kühn X, 733, 13.

37. Galien, *Facultés de l'âme suivent les tempéraments du corps* 5 (Kühn IV, 788).

38. Galien, *Pronostic par le pouls* III, 4 (Kühn IX, 357).

39. *Ibid.* (Kühn IX, 358).

40. *Ibid.* (Kühn IX, 359).

41. Sur ce sang noir à l'origine de la maladie, voir Galien, *Bile noire* 4 (Kühn V, 115, 6) : « Tel l'avait rendu la grande peste qui eut lieu en été sous le règne de Marc Aurèle ».

42. Galien, *Méthode thérapeutique* V, 12 (Kühn X, 367-368).

43. Galien, *Bile noire* 4 (Kühn V, 115).

44. *Ibid.*

45 Galien, *Facultés des médicaments simples* IX, 1 (Kühn XII, 191).

46. Galien, *Méthode thérapeutique* V, 12 (Kühn X, 360-362).

47. Galien, *Utilité des parties* III, 5 (Kühn III, 188).

48. Aelius Aristide, *Discours* XXXIII, 6 ; XLVIII, 38-44 ; L, 9 ; LI, 25.

49. Aelius Aristide, *Discours sacrés* II, 38 (trad. A.J. Festugière, Paris, 1986, p. 56).

50. Voir *supra* n. 13.
51. Galien, *Ne pas se chagriner* 1 (Boudon-Jouanna, p. 2).
52. *Vita Marci* XIII, 1.

VIII. Au chevet des empereurs

1. Galien, *Pronostic* 9 (Nutton, p. 118, 27-120, 3).
2. Épictète, *Entretiens* I, 19, 17 et 30, 7.
3. Sur le terme de *koitônitès* employé par Galien, voir *Pronostic* 5 et 9 (Nutton, p. 94, 5 et 120, 21) ; sur celui de *tropheus*, voir *Pronostic* 12 (Nutton, p. 132, 20).
4. Nutton, p. 218 assigne respectivement ces trois cas aux années 169 (Sextus), 173-175 (Commode) et 176-177 (Marc Aurèle).
5. L'identité de ce Sextus a été longtemps controversée : certains, se basant sur l'expression « fils d'Antonin » accolée au nom de Sextus dans l'édition de Kühn XIV, 651, 17, ont voulu y voir un surnom du jeune Commode, tandis que d'autres y voyaient un membre de la famille des Quintilii. En réalité, et comme l'a bien montré J. Kollesch (voir Nutton, commentaire, p. 213-214), la première identification avec Commode qui repose sur une leçon fautive de l'édition de Bâle reproduite par Kühn, mais inconnue de la tradition grecque, doit définitivement être abandonnée. Le Sextus en question est bien un membre de la famille des Quintilii. Il s'agit vraisemblablement de Sextus Quintilius Condianus, fils de Sextus Quintilius Maximus (consul en 151) qui sera lui-même consul en 180, plutôt que de son cousin Maximus (consul en 172).
6. Galien, *Pronostic* 10 (Nutton, p. 120, 16-126, 15).
7. La présence de Marc Aurèle à Rome est un indice supplémentaire pour situer cet épisode en 169 avant le départ de l'empereur en campagne.
8. La scène se passe nécessairement lors d'un séjour de Marc Aurèle à Rome et se situe soit en 169 avant son départ pour la guerre contre les Germains à l'automne, soit en 176/177 après son retour d'Orient. Si, comme cela apparaît le plus vraisemblable, Galien suit un ordre chronologique dans l'exposé des différents cas décrits à l'intérieur du *Pronostic*, la première solution s'avère la plus probable, mais Moraux (1985), p. 135, n. 1, préfère situer la scène au cours de l'hiver 176/177.
9. Galien, *Pronostic* 11 (Nutton, p. 126, 26-128, 13) et Moraux (1985), p. 135-137.
10. Galien, *Méthode thérapeutique à Glaucon* I, 1 (Kühn XI, 2-3).
11. *Ibid.* (p. 128, 25-28).
12. La correspondance entre les deux hommes fut échangée entre 139, date à laquelle Marc Aurèle devint l'élève de Fronton, et la mort de ce dernier en 166.
13. Sur la thériaque, voir Boudon-Millot (2002) ; (2009[2]) et (2010[2]) avec la bibliographie donnée et Boudon-Millot et Micheau (à paraître).
14. Unité de poids correspondant à une faible quantité.
15. Galien, *Antidotes* I, 1 (Kühn XIV, 3-4).

16. Sur cette question débattue soulevée pour la première fois par Africa (1961), voir Gourevitch (1983) et Hadot (1984).

17. Hypothèse évoquée, entre autres, par Schlange-Schöningen (2003), p. 188-189. Rappelons qu'à la mort de Verus avaient couru des rumeurs d'empoisonnement mettant en cause Marc Aurèle (Dion Cassius, 71, 33, 4). Si cette rumeur paraît n'avoir reposé sur aucun fondement, elle illustre en tout cas que de telles pratiques étaient assez répandues pour que l'empereur eût cherché à s'en protéger.

18. (Ps. ?)-Galien, *Thériaque à Pison* 2 (Kühn XIV, 216).

19. Galien, *Antidotes* II, 9 (Kühn XIV, 155). Le singulier *Kaisari* (l'empereur) semble désigner Marc Aurèle plutôt que les empereurs suivants, Septime Sévère et ses fils. Galien (dans la *Thériaque à Pison* 2 : Kühn XIV, 216-217) désigne ces derniers au pluriel en parlant des « très grands souverains actuels », allusion au fait que Septime Sévère avait de son vivant associé ses deux fils à la tête de l'Empire.

20. Sur Septime Sévère, voir *infra* chapitre 9.

21. Voir Briau (1877); Jacquey (1878); Nutton (1977); Samama (2003), p. 42-45 et Schlange-Schöningen (2003), p. 178 et 187-198.

22. Pour un point précis sur ce dossier complexe, voir Nutton (1977) et Marasco (1997).

23. Galien, *Antidotes* I, 1 (Kühn XIV, 5).

24. Voir Schlange-Schöningen, p. 190-191 et p. 193, n. 77 où il est précisé qu'il n'est même pas certain, dans l'Antiquité tardive, que des médecins publics aient existé à Rome à côté des médecins impériaux.

25. Voir notamment sur le statut social des patients de Galien, Horstmanshoff (1995).

26. Voir Galien, *Méthode thérapeutique* V, 13 (Kühn X, 369) sur la dame souffrant d'hémoptysie; XIV, 17 (Kühn X, 1007) sur celle souffrant d'un herpès à la cheville; X, 3 (Kühn X, 676) sur le jeune homme atteint de fièvre; XII, 7 (Kühn X, 857) sur le quadragénaire souffrant de coliques.

27. Voir pour la première hypothèse Schlange-Schöningen (2003), p. 190.

28. Galien, *Ne pas se chagriner* 49-50 (Boudon-Millot et Jouanna, p. 16).

29. Galien, *Antidotes* I, 14 (Kühn XIV, 69 et 71). La qualité des ingrédients, dont certains fort rares et très coûteux, donnait lieu à un trafic et à un marché frauduleux où les faussaires et les charlatans essayaient de tromper la clientèle en leur vendant une marchandise frelatée. Voir Nutton (1985).

30. Outre le traité sur les *Antidotes* déjà cité, il est encore question de la thériaque dans la *Thériaque à Pison* et la *Thériaque à Pamphilianos*, deux traités dont l'authenticité est cependant douteuse.

31. Galien, *Antidotes* I, 7 et II, 1 (Kühn XIV, 42 et 112).

32. Galien, *Antidotes* I, 13 (Kühn XIV, 65-66).

33. Galien, *Antidotes* I, 14 (Kühn XIV, 71). D'abord réservée aux plus riches sous Marc Aurèle, la thériaque tendit à se démocratiser sous Septime Sévère, selon le témoignage de Galien (*Thériaque à Pison* 2 : Kühn XIV, 216-217).

34. Galien, *Médicaments composés selon les lieux* I, 3 (Kühn XII, 443).

35. Le terme grec de *lepra* ici employé par Galien désigne non pas la lèpre, mais une simple maladie de peau ou dermatose.

36. Galien, *Médicaments composés selon les lieux* I, 2 (Kühn XII, 434, 4-435, 1). Sur ces notions de cosmétique et de commôtique, voir Boudon-Millot (à paraître[4]).

37. Galien, *Pronostic* 12 (Nutton, p. 130-134) et Moraux (1985), p. 131-133.

38. Après l'usurpation du général Avidius Cassius qui s'était proclamé empereur en Orient et venait d'être assassiné, Marc Aurèle fit venir Commode à Sirmium sur le Danube pour lui faire revêtir la toge virile le 7 juillet 175 (*Vita Commodi* 2, 2) et le recommander à ses soldats. Mais selon Grimal (1991), p. 206, il est assez vraisemblable que Commode, ainsi que la plupart des membres de la famille impériale, avait rejoint son père sur le Danube dès fin 172. Nutton, commentaire p. 218 et 224 propose quant à lui de situer ce récit entre 173 et 175.

39. Sur le sumac, voir Théophraste, *Recherches sur les plantes* III, 18 ; sur ses usages médicinaux, voir Dioscoride I, 108, 2 et Pline, *Histoire naturelle* XXIV, 91 qui mentionnent tous deux un remède *stomatice* (pour les affections de la bouche) à base de sumac.

40. Cette façon peu précise de la désigner a ouvert la voie à plusieurs hypothèses (voir Nutton, commentaire, p. 222-223). Certains ont supposé qu'il pouvait s'agir de la femme de Marc Aurèle, la fameuse Faustina, mère de Commode, ou encore de sa fille aînée, qui avait épousé le consul Severus. Mais il est peu probable que la mère de l'enfant n'ait pas été prévenue plus tôt de son indisposition. Quant à l'épouse de Severus, fervent défenseur de Galien, il est également curieux qu'elle témoigne d'une attitude aussi critique envers le médecin. La solution proposée par Ilberg (1905), p. 296 paraît donc la plus vraisemblable : Galien désignerait ainsi une cousine germaine de Marc Aurèle, Annia Fundania Faustina, fille de son oncle maternel et épouse de T. Pomponius Vitrasius Pollio (consul en 176). Elle fut en tout cas mal récompensée de sa sollicitude, puisque Commode devenu empereur la fit assassiner vers 190.

41. Galien, *Méthode thérapeutique à Glaucon* I, 2 (Kühn XI, 6).

42. *Ibid.*

43 Galien, *Pronostic* 12 (Nutton, p. 132).

44. *Ibid.* (Nutton, p. 132, 25-26).

45. *Ibid.* 13 (Nutton, p. 134).

46. Les signes auxquels le médecin jugera qu'une fièvre se terminera par une épistaxis sont notamment énumérés par Galien dans la *Méthode thérapeutique à Glaucon* I, 16 (Kühn XI, 67) : céphalalgie, douleur au cou, tiraillement à l'hypocondre, gêne subite de la respiration, élévation du pouls, palpitation d'une des parties de la face, battement des tempes, rougissement des joues, du nez ou des yeux ; si les patients pleurent malgré eux, croient voir des lueurs ou portent leur main à leur nez, l'épistaxis est imminente. Il n'est pas rare en outre que le malade

délire et bondisse. De plus, si le malade est un jeune homme (comme dans le cas présent), la crise est encore plus probable. Aussi Galien conclut-il : « Il ne me paraît pas difficile, quand on a tant et de tels indices d'une hémorragie future, de pouvoir la pronostiquer. Ne pas la prévoir au contraire me semble le comble de l'absurdité et de l'ignorance. »

47. Sur l'importance accordée par les médecins antiques aux rêves des patients comme annonciateurs de maladies ou de traitements, voir Boudon-Millot (2009).

48. Galien, *Méthode thérapeutique à Glaucon* I, 16 (Kühn XI, 68).

49. *Ibid.* Voir aussi *Méthode thérapeutique* V, 3 (Kühn X, 316) : « Quand l'hémorragie coule de la narine droite, il faut les fixer sur le foie et quand elle coule de la narine gauche, c'est sur la rate. Quand c'est des deux narines à la fois, il faut apposer les ventouses sur l'ensemble des deux viscères à la fois. »

50. Galien, *Pronostic* 14 (Nutton, p. 138, 13-140, 24).

51. Galien fait à nouveau allusion dans le *Traitement par la saignée* 17 (Kühn XI, 299) au cas d'un jeune homme « chargé d'administrer les affaires de son maître ». Celui-ci, qui possédait pourtant un médecin attaché à sa maison, vint des faubourgs de Rome où il résidait pour demander à Galien de venir visiter son serviteur, preuve du prix qu'il attachait à la vie de son jeune esclave.

52. Sur ce cas évoqué par Galien dans le *Pronostic* 6 (Nutton, p. 102, 29-104, 8), voir *supra* chapitre 6.

53. Galien, *Traitement par la saignée* 17 (Kühn XI, 299).

54. Galien, *Différences du pouls* I, 11 (Kühn VIII, 525-526) et le commentaire de Nutton, p. 227. Les traités sur le pouls, antérieurs au *Pronostic*, ont été rédigés au début des années 170.

55. Voir par exemple sur le rôle d'Épigène, *Pronostic* 13 (Nutton, p. 134, 9).

56. Sur l'origine sociale des patients de Galien, voir Horstmanshoff (1995). Sur les paysans d'Asie soignés par Galien, voir Boudon-Millot (à paraître[2]).

57. Voir Meyerhof (1929), p. 83. Passage cité *infra*.

58. Galien, *Conseil à un jeune enfant épileptique* (Kühn XI, 357-378). Sur ce traité et en général sur les réticences de Galien à l'égard de toute médecine épistolaire, voir Boudon-Millot (2010).

59. On trouvera une approche utile de ces questions dans Mattern (2008).

60. Sur le relatif oubli qui paraît avoir suivi la mort de Galien, voir Scarborough (1981).

61. Texte cité *supra*.

62. Voir l'édition d'A. Barigazzi, CMG V 1, 1, 1991, p. 20-21 qui considère que ce traité ne peut avoir été rédigé avant 162 et plus vraisemblablement 166.

63. Sur Favorinos d'Arles, philosophe académicien, voir l'introduction d'E. Amato dans le premier tome des œuvres de Favorinos, Paris, CUF, 2005, p. 176-192.

64. Galien, *Meilleur enseignement* 3 (Barigazzi, p. 100, 6 = Kühn I, 47).

65. Galien, *Art médical* Ia. 3-4 (Boudon-Millot, p. 275, 4-11).

66. Galien, *Écoles* (G. Helmreich, *SM* III, 1893) et *Protreptique* (Boudon-Millot, CUF, 2000).

67. Galien, *L'excellent médecin est aussi philosophe* 2 (Boudon-Millot, p. 286 = *SM* II, p. 2, 21-3, 6 ; Kühn I, 55).

68. *Ibid.* 5 (A. Barigazzi, CMG V 1, 1, p. 106, 10-17).

69. Galien, *Propres livres* I.14-16 (Boudon-Millot, p. 139 = Kühn XIX, 15). Passage déjà partiellement cité chapitre 5.

70. Galien, *Méthode thérapeutique* I, 1 (Kühn X, 5, 1-3).

71. Il convient de distinguer cette *Méthode thérapeutique à Glaucon* en deux livres (Kühn XI, 1-146) de la grande *Méthode thérapeutique* en quatorze livres (Kühn X, 1-1021), avec traduction française de J. Boulogne sous le titre *Galien. Méthode de traitement*, Paris, Folio Essais, 2009.

72. Galien, *Médicaments composés selon les genres* III, 2 (Kühn XIII, 603, 7-12).

73. Sur ce modèle platonicien inscrit en filigrane dans l'œuvre de Galien, voir Boudon-Millot (2006), p. 26, 28 et 30 et récemment Roselli (2011), p. 62-63.

74. Galien, *Pratiques anatomiques* II, 3 (Garofalo, p. 187 = Kühn II, 289).

75. Galien, *Méthode thérapeutique* VI, 4 (Kühn X, 406, 1).

76. Galien, *Jours critiques* II, 11 (Kühn IX, 883).

77. Galien, *Pratiques anatomiques* II, 1 (Garofalo, p. 71, 3-5 = Kühn II, 280, 3-5).

78. Galien, *L'excellent médecin est aussi philosophe* 1 (Boudon-Millot, p. 284 = *SM* II, p. 1, 4 ; Kühn I, 53).

79. Galien, *Méthode thérapeutique* I, 1 (Kühn X, 5, 3). « Personne, en effet, n'a méprisé comme lui la géométrie, personne l'astronomie, personne la musique, personne la rhétorique », écrira encore Galien au c. 2 (Kühn X, 17) à propos de Thessalos.

80. *Ibid.* I, 3 (Kühn X, 20, 10).

81. À savoir le fluide et le resserrement. Sur ce système explicatif, voir Mudry-Pigeaud (1991²).

82. Galien, *Méthode thérapeutique* I, 3 (Kühn X, 28, 11-16).

83. Galien, *L'excellent médecin est aussi philosophe* 1 (Boudon-Millot, p. 284 = *SM* II, p. 1, 7-11 ; Kühn I, 53-54).

84. *Ibid.* 1 (Boudon-Millot, p. 284-285 = *SM* II, p. 1, 11-17 ; Kühn I, 54).

85. *Ibid.* 1 (Boudon-Millot, p. 285 = *SM* II, p. 2, 6-11 ; Kühn I, 54-55).

86. Sur le caractère gratuit de l'enseignement délivré par Galien, voir Meyerhof (1929), p. 84.

87. Galien, *Méthode thérapeutique* I, 4 (Kühn X, 30, 10).

88. Galien, *Diagnostic et traitement des passions et des erreurs de l'âme* II, 2 (G. Magnaldi, 1999, p. 73).

89. Galien, *Constitution de l'art médical* 6 (S. Fortuna, CMG V 1, 3, Berlin, 1997, p. 70, 23 sqq. = Kühn I, 244 sqq.). Pour la traduction française, voir Galien,

Systématisation de la médecine, texte grec et traduction annotée, précédés d'études introductives, sous la direction de J. Boulogne et D. Delattre, Lille, Presses Universitaires du Septentrion, 2003.

90. Galien, *Constitution de l'art médical* prol. (Fortuna, p. 54, 1 sqq. = Kühn I, 224).

91. Galien, *Utilité des parties du corps* VII, 14 (Kühn III, 576, 14).

92. *Ibid.* VII, 14 (Kühn III, 576, 6).

93. Galien, *Facultés naturelles* III, 10 (Kühn II, 179-180) ; traduction Daremberg II, p. 302 modifiée.

94. Galien, *Diagnostic par le pouls* II, 1 (Kühn VIII, 827, 2).

95. Galien, *Méthode thérapeutique* I, 1 (Kühn X, 2).

96. Voir *supra* chapitre 6 (fin).

97. L'hypothèse formulée par Walsh (1930), p. 477 que Galien, après 169, se serait installé chez Épigène, où il aurait été hébergé, paraît entièrement gratuite.

98. Il sera plus loin question, plus en détail, de ce dépôt dont l'incendie en 192 entraîna pour Galien la perte de ses biens les plus précieux.

99. Galien, *Méthode thérapeutique* IX, 3 (Kühn X, 682, 10). Bien que la collection hippocratique emploie dans ce sens un autre mot (*iêtreion*), il me semble difficile de suivre J. Boulogne qui, dans ce passssage, traduit *ergastêrion* par « échoppe ».

100. La récente découverte archéologique faite à Rimini d'une maison de chirurgien datée du IIe siècle de notre ère présente précisément cette disposition.

101. Galien, *Traitement par la saignée* 17 (Kühn XI, 299).

102. Passage cité par Meyerhof (1929), p. 83.

103. Galien, *Diagnostic et traitement des passions et des erreurs de l'âme* I, 7 (Kühn V, 49 ; Magnaldi, p. 43-44). Sur les arguments qui invitent à situer cette scène à Pergame plutôt qu'à Rome, voir *infra* chapitre 9, le paragraphe « Une vieillesse à Pergame ? ».

104. *Ibid.* I, 5 (Magnaldi, p. 31-32).

105. *Ibid.* I, 6 (Magnaldi, p. 36). Porphyre dans sa *Vie de Pythagore* § 40 et 32-33 rapporte en effet que Pythagore commençait sa journée par des exercices et se récitait des vers avant de se demander le soir, par trois fois, avant de s'endormir en quoi il avait failli dans la journée.

106. *Ibid.* I, 4 (Magnaldi, p. 22).

107. *Ibid.* I, 4 (Magnaldi, p. 21). Passage cité et traduit *supra* chapitre 1.

108. *Ibid.* I, 5 (Magnaldi, p. 26).

109. *Ibid.* I, 9 (Magnaldi, p. 56).

110. Galien, *Organe de l'olfaction* 4 (Kühn II, 869), passage cité et commenté par Grmek (1997), p. 134.

111. Galien, *Utilité de la respiration* V, 2 (Kühn IV, 505), passage cité et commenté par Grmek (1997), p. 135.

112. Grmek (1997), p. 135.

113. Galien, *Ne pas se chagriner* 79b (Boudon-Millot et Jouanna, p. 24).

114. Sur ce procédé de la dictée auquel Galien a eu recours dès son premier séjour romain, voir *supra* chapitre 6 et *infra* dans ce chapitre.

115. Galien, *Ne pas se chagriner* 78b (Boudon-Millot et Jouanna, p. 24).

116. Galien, *Ordre de ses propres livres* II.25 (Boudon-Millot, p. 97 ; lacunaire dans les éditions précédentes).

117. Galien, *Ne pas se chagriner* 1-2 (Boudon-Millot et Jouanna, p. 2).

118. Galien, *Méthode thérapeutique* XIII, 15 (Kühn X, 915).

119. Galien, *Ne pas se chagriner* 8-9 (Boudon-Millot et Jouanna, p. 4).

120. *Ibid.* 10 (Boudon-Millot et Jouanna, p. 4-5).

121. *Ibid.* 31 (Boudon-Millot et Jouanna, p. 11).

122. Galien, *Médicaments composés selon les lieux* I, 2 (Kühn XII, 421-423), sur ce personnage, voir l'introduction du *Ne pas se chagriner* (Boudon-Millot et Jouanna, p. XXX-XXXI).

123. Sur cet épisode déjà évoqué plus haut, voir chapitre 5 n. 9.

124. Galien, *Ne pas se chagriner* 36 (Boudon-Millot et Jouanna, p. 12).

125. *Ibid.* 10 (Boudon-Millot et Jouanna, p. 4-5).

126. *Ibid.* 11-12 (Boudon-Millot et Jouanna, p. 5).

127. *Ibid.* 23a-b (Boudon-Millot et Jouanna, p. 9). Les vents étésiens sont des vents du nord qui soufflent en mer Égée et sur le Bosphore pendant les mois chauds, de mai à septembre, c'est-à-dire pendant la période favorable à la navigation.

128. *Ibid.* 20-22 (Boudon-Millot et Jouanna, p. 8-9).

129. Sur la distinction entre traités pour débutants et compositions achevées rédigées lors du premier séjour, voir Galien, *Propres livres* I.1 (Boudon-Millot, p. 136 = Kühn XIX, 11) et 6-18 (Boudon-Millot, p. 137-140 = Kühn XIX, 13-16), et *supra* chapitre 6.

130. Sur la distinction entre les ouvrages destinés au public et ceux réservés à un usage privé, voir Galien, *Ne pas se chagriner* 29 (Boudon-Millot et Jouanna, p. 11) qui, après le grand incendie de 192, déplore « la disparition de [ses] ouvrages qui étaient de deux sortes : certains étaient en effet adaptés pour être également utiles aux autres, tandis que certains ne l'étaient que pour [lui] seul, tout en étant de même facture que les précédents en vue de la mémorisation ».

131. Galien, *Propres livres* IX.2 (Boudon-Millot, p. 159 = *SM* II, p. 111 ; Kühn XIX, 34). Voir aussi *Méthode thérapeutique* VII, 1 (Kühn X, 457), passage cité à la fin de ce chapitre.

132. Galien, *Propres livres* Prol. 5 (Boudon-Millot, p. 135 = *SM* II, p. 92 ; Kühn XIX, 9).

133. Galien, *Méthode thérapeutique* VII, 1 (Kühn X, 457-458).

134. Galien, *Propres livres* I.1 (Boudon-Millot, p. 136-137 = *SM* II, p. 93 ; Kühn XIX, 12). Sur ce passage déjà partiellement cité voir chapitre 5.

135. *Ibid. I.* 6 (Boudon-Millot, p. 137 = *SM* II, p. 94; Kühn XIX, 13). Au nombre de ces compositions achevées, Galien cite les *Causes de la respiration* (deux livres) et la *Voix* (quatre livres).

136. *Ibid.* Prol. 6-8 (Boudon-Millot, p. 135-136 = *SM* II, p. 92; Kühn XIX, 10).

137. *Ibid.* Prol. 9-12 (Boudon-Millot, p. 136 = *SM* II, p. 93; Kühn XIX, 10-11).

138. *Ibid.* I.1-5 (Boudon-Millot, p. 136-137 = *SM* II, p. 93-94; Kühn XIX, 11-13).

139. *Ibid.* II (Boudon-Millot, p. 140 = *SM* II, p. 97; Kühn XIX, 16). Voir *supra* chapitre 6.

140. *Ibid.* III.7 (Boudon-Millot, p. 143 = *SM* II, p. 99; Kühn XIX, 19).

141. *Ibid.* III.8 (Boudon-Millot, p. 143 = *SM* II, p. 100; Kühn XIX, 20).

142. *Ibid.* III.8-9 (Boudon-Millot, p. 143 = *SM* II, p. 100; Kühn XIX, 20).

143. Ces *Pratiques anatomiques* en quinze livres doivent être distinguées d'un précédent ouvrage en deux livres composé à la demande de Boethus et rédigé lors du premier séjour romain de Galien (voir *supra* chapitre 5) mais qui fut détruit par un incendie (nécessairement antérieur au grand incendie de 192 dont il sera question plus loin).

144. Galien, *Pratiques anatomiques* I, 1 (Garofalo, p. 3, 8-10 = Kühn II, 217, 4-6).

145. Galien, *Pronostic* 12 (Nutton, p. 132, 28-29 et) où le médecin de Pergame, s'adressant à Peitholaos, déclare qu'il a « récemment » composé les trois ouvrages en question. Il convient donc, en accord avec Nutton (voir le commentaire p. 224), d'en situer la rédaction juste avant la guérison réussie de Commode (sur laquelle voir *supra*) et non juste avant la rédaction du *Pronostic* lui-même (*vs* Bardong, 1942, p. 609). Voir aussi *Pronostic* 9 (Nutton, p. 120, 8).

146. Galien, *Pronostic par le pouls* III, 3 (Kühn IX, 341, 7) où il est fait allusion aux troubles du rythme cardiaque observés chez les malades de la peste. Voir aussi *Pronostic* 9 (Nutton, p. 120, 8) où le *Pronostic par le pouls* est cité comme contemporain du *Sur les crises*.

147. Galien, *Méthode thérapeutique à Glaucon* (Kühn XI, 1-146).

148. Si Bardong (1942), p. 633-637 assigne vingt-trois ouvrages à cette période, y compris les premiers commentaires hippocratiques, Walzer (1962), p. 67 sqq. a montré qu'il convenait en réalité de placer la rédaction de plusieurs des écrits philosophiques (précédemment attribués par Ilberg, *RM* 52, 1897, p. 611 à cette même période) dans les dernières années du règne de Commode ou même les premières de celui de Septime Sévère. Sur la datation des œuvres de Galien, voir en dernier lieu Peterson (1977), p. 484-495.

149. Galien, *Propres livres* III.10 (Boudon-Millot, p. 143 = *SM* II, p. 100; Kühn XIX, 20).

150. *Ibid.* III.12 (Boudon-Millot, p. 143-144 = *SM* II, p. 100-101; Kühn XIX, 20-21).

151. Voir *supra* où ce passage est intégralement cité.

152. Galien, *Propres livres* III.15-17 (Boudon-Millot, p. 144-145 = *SM* II, p. 101-102; Kühn XIX, 22). Sur l'importance de l'enseignement de Quintos voir *supra* chapitre 3.

153. Voir *supra* le passage du *Pronostic* cité n. 1.

154. Galien, *Méthode thérapeutique* IX, 4 (Kühn X, 609).

155. Galien, *Ne pas se chagriner* 6 (Boudon-Millot et Jouanna, p. 3).

156. *Ibid.* 13 (Boudon-Millot et Jouanna, p. 6).

157. *Ibid.* 14 (Boudon-Millot et Jouanna, p. 6).

158. *Ibid.* 50b (Boudon-Millot et Jouanna, p. 16).

159. Galien, *Régime des maladies aiguës selon Hippocrate*, éd. M. Lyons, CMG Suppl. Or. 2, Berlin, 1969.

160. Selon les indications données par Galien lui-même dans les *Propres livres*. Voir cependant la chronologie de Peterson (1977) qui situe la rédaction des commentaires aux *Fractures*, aux *Articulations,* aux *Plaies* et *Plaies de la tête* et aux *Aphorismes* non pas avant les traités des *Différence des fièvres*, *Jours critiques* et *Crises* mais après *vs* Bardong (1942), p. 637-639.

161. Galien, *Lieux affectés* III, 3 (Kühn VIII, 144, 5-7).

162. Galien, *Ne pas se chagriner* 54 (Boudon-Millot et Jouanna, p. 18).

163. *Ibid.* 71-72a (Boudon-Millot et Jouanna, p. 21-22).

164. *Ibid.* 3 (Boudon-Millot et Jouanna, p. 3).

165. Bardong (1942), p. 639. Sur les *Pratiques anatomiques* qui ne seront achevées que sous le règne de Septime Sévère, voir Bardong, p. 631-632.

166. Renseignement donné dans l'*Ordre de ses propres livres* V.4 (Boudon-Millot, p. 101, 19) et répété dans les *Propres livres* XX.1 (Boudon-Millot, p. 173, 7) et le *Ne pas se chagriner* 28 (Boudon-Millot et Jouanna, p. 10, 22).

167. Précision donnée dans l'*Ordre de ses propres livres* V.1 (Boudon-Millot, p. 101, 1-2).

168. Galien, *Ne pas se chagriner* 23b (Boudon-Millot et Jouanna, p. 9) parle d'« un traité sur les mots qu'[il] avait tiré de toute la comédie ancienne ».

169. Galien, *Ne pas se chagriner* 23b-28 (Boudon-Millot et Jouanna, p. 9-10).

170. Selon la description donnée dans les *Propres livres* XX.1 (Boudon-Millot, p. 173 = Kühn XIX, 48).

171. Galien, *Composition des médicaments selon les genres* I, 1 (Kühn XIII, 362-363).

172. Galien, *Propres livres* XIV.9 (Boudon-Millot, p. 166 = Kühn XIX, 41).

173. Galien, *Commentaire aux Épidémies VI* (F. Pfaff, CMG V 10, 2. 2, p. 494-495).

174. Galien, *Pronostic* (éd. V. Nutton, CMG V 8, 1, p. 50) et *supra* chapitre 5.

175. Ilberg (1896), p. 195.

176. Sur les conditions dans lesquelles a été rédigée cette seconde partie de la *Méthode thérapeutique*, voir à la fin de ce chapitre.

177. Galien, *Ne pas se chagriner* 30 (Boudon-Millot et Jouanna, p. 11).

178. Galien, *Méthode thérapeutique* VII, 1 (Kühn X, 456-458).

179. Le lecteur intéressé trouvera à la fin du livre une liste complète des écrits conservés de Galien qu'il est impossible de tous citer ici.

IX. Maladies et mort d'un médecin

1. Sur les maladies de Galien, voir l'article de Gourevitch-Grmek (1986) auquel sont empruntés de nombreux aspects de ce développement.

2. Galien, *Hygiène* V, 1 (Kühn VI, 307).

3. Sur cet épisode rapporté dans les *Bons et mauvais sucs des aliments* 1 (Kühn VI, 755-756), voir *supra* chapitre 1.

4. Diagnostic rétrospectif établi par Gourevitch-Grmek (1986), p. 56 qui rappellent que le parasite responsable de ces dysenteries amibiennes est l'*Entamoeba histolytica* « répandu en Asie Mineure depuis des temps immémoriaux ». Voir également Grmek (1983), p. 501-502.

5. Galien, *Bons et mauvais sucs des aliments* 1 (Kühn VI, 756-757), traduction Gourevitch-Grmek (1986), p. 51.

6. Sur ce lien privilégié de Galien avec Asclépios qui le mena à se proclamer « serviteur » du dieu, voir *supra* chapitre 3. Voir également l'allusion à ce même épisode rapportée dans les *Propres livres* III.5 (Boudon-Millot, p. 142 = Kühn XIX, 19).

7. Galien *Hygiène* V, 1 (Kühn VI, 308-309), traduction française de Gourevitch-Grmek (1986), p. 49 ; traduction anglaise de R.M. Green, *Galen's Hygiene*, Springfield, 1951, p. 188-189 ; voir aussi Grimaudo (2008), p. 199.

8. Galien, *Tremblement, palpitation, convulsion et frisson* 7 (Kühn VII, 638), traduction de Gourevitch-Grmek (1986), p. 52.

9. Sur cette affection qui « désigne une notion périmée et se rapporte à un tableau clinique complexe qu'on retrouve dans diverses maladies de la nosologie actuelle », voir Gourevitch-Grmek (1986), p. 54 qui précisent qu'il s'agit « d'une déshydratation fébrile toxi-infectieuse avec atteinte du système nerveux central et de l'appareil digestif » et qui observent que « les malades qui en sont atteints ont constamment envie de boire, se sentent brûler et s'agitent de manière désordonnée ».

10. Galien emploie les termes de crocidisme et de carphologie pour désigner le comportement de certains malades qui cherchent à ramasser des brins de paille et des flocons de laine sur leurs couvertures.

11. La fièvre ardente sous sa forme la plus sévère risque d'évoluer en phrénitis, maladie au pronostic souvent fatal.

12. Il ne peut s'agir ici que d'affusions d'eau froide destinées à apaiser la chaleur excessive de l'encéphale.

13. Galien, *Lieux affectés* IV, 1 (Kühn VIII, 226-227), traduction Daremberg II, p. 588. Nutton (1993) a supposé que la scène pouvait se passer en Égypte lors du séjour d'étude de Galien.

14. Sur Praxagore de Cos, célèbre médecin du IVe siècle avant notre ère, maître d'Hérophile, voir Galien, *Méthode thérapeutique* I, 3 (Kühn X, 28).

15. Galien, *Lieux affectés* II, 5 (Kühn VIII, 81-82), traduction Daremberg II, p. 513.

16. Voir *supra* chapitre 6.

17. Galien, *Commentaire aux Articulations* I, 61 (Kühn XVIIIA, 401), traduction Moraux (1985) modifiée, p. 95.

18. Le pédotribe assure la fonction de masseur, mais aussi d'assistant chargé d'encadrer et d'animer les séances d'exercices. Bien qu'en principe, et comme son nom l'indique, il soit plus particulièrement chargé du soin des enfants, il peut aussi être amené comme ici à encadrer les adultes. Galien distingue nettement le rôle du pédotribe de celui du *gymnastès* qui est plus particulièrement chargé de l'éducation des athlètes professionnels et de la préparation des adultes aux concours gymniques.

19. Galien, *Commentaire aux Articulations* I, 61 (Kühn XVIIIA, 402-404), traduction Moraux (1985) modifiée, p. 96.

20. Galien, *Mouvement des muscles* II, 4 (Kühn IV, 436).

21. Galien, *Ne pas se chagriner* 40 (Boudon-Millot et Jouanna, p. 13). Sur le philosophe Aristippe de Cyrène (V[e]-IVe siècle av. notre ère), disciple de Socrate et fondateur du cyrénaïsme, voir *DPhA* I, 1994, p. 370-375.

22. Galien, *Facultés des médicaments simples* I, 21 (Kühn XI, 418-419), passage cité et commenté par Grmek (1997), p. 133.

23. Galien, *Facultés des aliments* II, 40 (Kühn VI, 626), passage cité par Gourevitch-Grmek (1986), p. 58.

24. *Ibid.*

25 Galien, *Médicaments composés selon les lieux* V, 4 (Kühn XII, 848), passage cité par Gourevitch-Grmek (1986), p. 59.

26. *Ibid.* V, 4 (Kühn XII, 849).

27. Galien, *Ne pas se chagriner* 71 (Boudon-Millot et Jouanna, p. 22). Sur le taureau de Phalaris, voir ce qu'en dit Lucien, *Phalaris* A, 11 : « Si tu veux punir quelqu'un, fais-le entrer dans cette machine et enferme-le ; fais appliquer ces tuyaux de flûte aux naseaux du taureau, et allumer du feu par-dessous. L'homme gémira et criera sous l'effet de douleurs incessantes, et les cris passant par les tuyaux produiront à ton oreille un son des plus mélodieux ; ce sera la musique d'accompagnement d'un thrène et un mugissement en forme de lamento. Ainsi l'homme sera puni et tu auras le plaisir pendant ce temps d'entendre le son de la flûte. » Traduction J. Bompaire, Paris, CUF, 1993.

28. Galien, *Ne pas se chagriner* 74 (Boudon-Millot et Jouanna, p. 22). Sur le philosophe stoïcien du Ier siècle de notre ère, Musonius Rufus, maître d'Épictète, voir *DPhA* IV, 2005, p. 555-572.

29. Galien, *Ne pas se chagriner* 78b (Boudon-Millot et Jouanna, p. 24).

30. Galien, *Ne pas se chagriner* 75 (Boudon-Millot et Jouanna, p. 22).

31. Galien, *Diagnostic et traitement des passions de l'âme* 4, 1 (De Boer, CMG V 4, 1, 1, p. 11, 17; G. Magnaldi, Romae, 1999, p. [18]; Kühn V, 14). Traduction V. Barras *et alii*, Paris, 1995, p. 12-13.

32. Galien, *Ne pas se chagriner* 76 (Boudon-Millot et Jouanna, p. 22-23). Galien écrit ces lignes après 192 et le grand incendie de Rome.

33. Galien, *Hygiène* II, 8 (Kühn VI, 134). Sur cet épisode, voir *supra* chapitre 2 où il y a déjà été fait allusion.

34. Galien, *Ne pas se chagriner* 74 (Boudon-Millot et Jouanna, p. 22). Sur la notion d'exercice spirituel, voir P. Hadot, *Exercices spirituels et philosophie antique*, 2ᵉ éd. revue et augmentée, Paris, 1987, p. 19-29 (nouvelle édition Paris, Albin-Michel, 2002).

35. Galien, *Ne pas se chagriner* 74 (Boudon-Millot et Jouanna, p. 21-22).

36. Galien, *Ne pas se chagriner* 72a (Boudon-Millot et Jouanna, p. 22).

37. Hérodien I, 19; voir aussi I, 24.

38. Walzer (1949²), p. 144 n. 7 et p. 158 n. 2. Le problème de la datation du *Sur les caractères* est relativement complexe. Walzer pensait pouvoir le dater entre 185 et 192, mais il paraît difficile de concevoir que Galien ait pu dénoncer la terreur qui régnait sous Commode du vivant de l'empereur. Cependant une date postérieure à 192 (mort de Commode) se heurte à d'autres difficultés de chronologie relative entre les différents traités éthiques de Galien (voir Galien, *Ne pas se chagriner*, édité par V. Boudon-Millot et J. Jouanna avec la collaboration d'A. Pietrobelli, Paris, 2010, p. LIX-LXI) et l'hypothèse la plus vraisemblable semble être que Galien a en réalité complété plus tard son traité composé antérieurement au règne de Commode.

39. Hérodien, I, 36.

40. Galien, *Pronostic par le pouls* III, 4 (Kühn IX, 357).

41. *Ibid.*

42 Galien, *Méthode thérapeutique* V, 12 (Kühn X, 363-364): Galien établit même une relation entre la sécheresse de l'air ambiant qui règne à Stabies et l'éruption du Vésuve qui détruisit Pompéi et Herculanum en 79.

43. Galien, *Bons et mauvais sucs des aliments* 1 (Kühn VI, 749).

44. Hérodien, I, 37-38.

45. Galien, *Propres livres* XV.5 (Boudon-Millot, p. 170, 11-12).

46. Galien, *Antidotes* I, 13 (Kühn XIV, 64-65).

47. C'est-à-dire étrangère. La qualité la plus réputée de cannelle provient de l'Inde et en particulier du Sri Lanka. Les contacts avec cette partie du monde inaugurés par Alexandre le Grand sont bien attestés et Galien mentionne dans ses traités pharmacologiques de nombreux ingrédients qui en proviennent, voir Boudon-Millot (à paraître⁵).

48. Galien, *Antidotes* I, 13 (Kühn XIV, 65, 3-4).

49. Galien, *Antidotes* I, 13 (Kühn XIV, 65, 6-12). Trajan fut empereur de 98 à 117 et Hadrien de 117 à 138.

50. Galien, *Ne pas se chagriner* 61 (Boudon-Millot et Jouanna, p. 19).

51. *Ibid.* 64 (Boudon-Millot et Jouanna, p. 20).

52. *Ibid.* 67 (Boudon-Millot et Jouanna, p. 21).

53. Galien, *Facultés de l'âme suivent les tempéraments du corps* 8 (Kühn IV, 798-799 ; Müller, p. 57-58 ; Biesterfeldt, p. 61), où Galien cite Hippocrate, *Airs, eaux, lieux* 12 (Jouanna, CUF, p. 220). Traduction Barras (1995), p. 99.

54. En particulier par Moraux (1985), p. 75 n. 2 et p. 139-141 et 162-163 qui, sur la foi de Ilberg, plaçait cependant la rédaction du traité des *Habitudes* à une date trop tardive (voir note suivante). Sur le philosophe péripatéticien Aristote de Mytilène qu'il semble devoir identifier avec le maître d'Alexandre d'Aphrodise du même nom, voir *DPhA* (1994), p. 411-412.

55. La rédaction des *Habitudes,* d'abord considérée par Ilberg, *RM* 51 (1896), p. 189 et 194, comme de peu antérieure à celle des *Facultés de l'âme suivent les tempéraments du corps*, traité composé sous le règne de Septime Sévère (à partir de 193), a ensuite été placée par son dernier éditeur, J. M. Schmutte, dans le *CMG* Suppl. III, 1941, p. XXXVI, sous le règne de Marc Aurèle (avant 180), après les *Facultés naturelles* et les *Facultés des aliments* mais avant les *Facultés des médicaments simples*.

56. Galien, *Habitudes* 1 (Müller, *SM* II, p. 10-12 ; Schmutte, p. 4-6). Traduction Moraux (1985), p. 140.

57. Voir *supra* chapitre 8.

58. Sur la population de Pergame au iie siècle de notre ère, dont ne sont ici comptés que les citoyens, à l'exclusion des femmes, des enfants et des esclaves, voir *supra* chapitre 1, n. 8.

59. Galien, *Diagnostic et traitement des passions et des erreurs de l'âme* I, 9 (Kühn V, 49 ; Magnaldi, p. 43-44). Traduction Barras (1995), p. 36-37.

60. Hypothèse formulée par Schlange-Schöningen (2003), p. 221, n. 205 qui cependant conclut en faveur du décès de Galien à Rome.

61. *Souda*, éd. A. Adler, Stuttgart, Teubner, 1967-1971 (1re édition 1928-1938), vol. I, p. 506 et H. Flach, *Biographi graeci qui ab Hesychio pendent*, Berlin, S. Calvary, 1883, n° CLX.

62. Notamment par V. Nutton qui a abordé cette question dans plusieurs articles, voir Nutton (1984) ; (1995) ; (1997) en particulier p. 144-145.

63. Galien, *Expérience médicale c.* II. 3 (éd. R. Walzer, London, 1944, p. 87, 13 ; traduction par P. Pellegrin *et alii*, Paris, 1998, p. 130). L'éditeur toutefois ne paraît pas s'être avisé de la difficulté.

64. Galien cite deux fois un traité portant ce titre dans les *Propres livres* (c. II.2 et c. XII.2) où il précise que l'*Expérience médicale*, qui appartient aux traités de jeunesse rédigés avant son départ de Pergame pour Smyrne, met en scène le débat qui opposa pendant deux jours son maître Pélops au médecin empirique Philippe contre lequel il soutint que la médecine ne pouvait découler de la seule expérience. Cependant, et même si le traité conservé en arabe sous ce titre ne correspond que de fort loin à

cette description, son authenticité n'a jamais formellement été remise en cause. C'est à L. Perilli qu'il revient d'avoir attiré l'attention sur la mention de Théodose dans la recension qu'il a consacrée à l'édition de V. Nutton du *De propriis placitis* de Galien (CMG V 3, 2, Berlin, 1999) parue dans *Gnomon* 76, 2004, p. 488.

65. Voir Swain (1996), p. 368-369 et 430-432 et Nutton (1997) qui tout en apportant plusieurs arguments en faveur de l'authenticité de la *Thériaque à Pison* a parallèlement confirmé le caractère apocryphe du second traité sur le même thème, la *Thériaque à Pamphilianos*. Contre l'authenticité de la *Thériaque à Pison*, voir les doutes émis par Strohmaier (2007), p. 395. Sur l'organisation du *Troiae lusus*, jeux séculaires au cours desquels aurait eu lieu l'accident survenu au jeune fils de Pison rapporté par Galien (*Thériaque à Pison* 1 : Kühn XIV, 212-214), voir A. V. Siebert, *s. v.* Troiae lusus in *Der Neue Pauly*, vol. 12, 1, Stuttgart, Weimar, 2002, col. 865-866.

66. Siǧistāni (1979), p. 7, 99-103. Sur cette citation, voir Nutton (1984), p. 320-323 ; Boudon-Millot (1994-1995), p. 69 et Strohmaier (2007), p. 396.

67. Voir Rosenthal (1954), en particulier p. 75 et 79.

68. Mubaššir (1958), p. 293, 3-4 cité par Rosenthal (1975), p. 34.

69. Riḍwān (1982), arabe p. 213-214 ; traduction p. 316-317.

70. Qifṭi (1903), p. 127, 16-18 selon qui Galien serait mort à l'âge de 88 ans et non 87 ans. Même chose chez Ǧulǧul (1955), p. 42, 8 qui, dans ses *Générations des médecins et des sages* (composé en 987), compte vraisemblablement, selon Strohmaier (2007) p. 398, le début et la fin de la série comme deux années entières. Même chose chez l'évêque syrien Barhebraeus (1225/6-1286) dans son *Histoire abrégée des États*.

71. Uṣaybi'a (1882), p. 71, 15-16 et 75, 32-76, 2.

72. Il s'agit notamment d'Al-Birūni (973-1048) dans son répertoire des écrits de Rhazès et d'Ibn Ǧumay', médecin personnel du sultan Saladin (qui régna de 1169 à 1193) dans son *Traité à Saladin sur le réveil de l'art médical*. Voir Strohmaier (2007), p. 398.

73. Birūni (1878), p. 94, 1-2 (traduction anglaise p. 104).

74. Georges le Moine (1978), p. 460, 5-6 ; témoignage cité dans mon édition de la CUF des *Œuvres* de Galien tome I, p. LXXXVIII-LXXXIX.

75. Voir Tzetzès (1968), *Chiliades* XI, 397 et Tzetzès (1972), *Epistulae* 81, p. 121 ; voir mon édition de la CUF des *Œuvres* de Galien tome I, p. XC.

76. Joël (1836), p. 31, 20.

77. Caracalla régna d'abord avec son père Septime Sévère, puis seul après la mort de celui-ci en 211 et après le meurtre de son frère Geta, jusqu'à son propre assassinat le 8 avril 217 près de Carrhae, voir D. Kienast, *Römische Kaisertabelle. Grundzüge einer römischen Kaiserchronologie*, 2ᵉ édition, Darmstadt, 1996, p. 162-166.

78. Pour une présentation d'ensemble de l'apport des sources arabes sur la biographie de Galien, voir V. Boudon-Millot (1994-1995).

79. Mubaššir (1958), p. 289, 12-15 pour le texte arabe seul; traduction allemande de la notice « Galien » par Rosenthal (1965), p. 53-57 (= *The Classical
Heritage in Islam,* London, 1975, p. 33-36).

80. Uṣaybi'a (1882), p. 82, 16-19.

81. Nutton (1993), p. 11 n. 2 attribue également à al-Mas'udi la tradition qui
fait mourir Galien en Sicile.

82. Strohmaier (2007), p. 401.

83. Selon l'hypothèse séduisante de Nutton (1993), p. 11.

84. Voir Strohmaier (2007), p. 402.

85. Ǧulǧul (1955), p. 42, 4-8 et Qifṭi (1903), p. 123, 19-20. Tradition étudiée
par Amari (1887) qui considère qu'il s'agit d'une légende. Voir aussi Anonymus
(1958), p. 460.

86 Uṣaybi'a (1882), p. 82, 20-30 connaissait donc les deux traditions, égyptienne et sicilienne. La tradition sicilienne est également représentée par deux
contemporains d'Uṣaybi'a, BarHebraeus dit Abul Faragi (voir *The Chronography
of Gregory Abu-l-Faraj commonly known as Bar Hebraeus,* traduction anglaise
de Ernest A. Wallis Budge, 2 vol., London, Oxford University Press, 1932) et Ibn
Sabbat.

87. al-Harawī (1953), p. 34, 7-8 et 55, 5-6.

88. Amari (1887), p. 437.

X. La médecine galénique : contenu et méthode

1. Voir le recensement des traités de Galien, accompagnés d'une bibliographie,
réalisé par Fichtner (s.d.) régulièrement enrichi et mis à jour.

2. Galien, *Ordre de ses propres livres* I.8 (Boudon-Millot, p. 90 = Kühn XIX,
51).

3. *Ordre de ses propres livres* I.12 (Boudon-Millot, p. 91 = Kühn XIX, 53). Le
traité qui nous est parvenu sous le titre de la *Meilleure école* est un faux et ne correspond pas à ce que nous en dit Galien ici et ailleurs. Du traité de la *Démonstration,*
en quinze livres, ne subsistent que des fragments en grec et quelques citations en
arabe. Qui plus est, la presque totalité des autres livres cités par Galien dans la
longue liste des *Propres livres* à l'intérieur du chapitre « Livres utiles aux démonstrations » (c. XIV, éd. Boudon-Millot, p. 164-169 = Kühn XIX, 39-45) a également
disparu.

4. *Ordre de ses propres livres* II.2 (Boudon-Millot, p. 91 = Kühn XIX, 53).

5. Voir Boudon (2000) et (2009³).

6. *Ordre de ses propres livres* II.4 (Boudon-Millot, p. 92 = Kühn XIX, 54).

7. Sur ce thème voir Roselli (2002).

8. Voir Roselli (2011), p. 67-68.

9. Galien, *Commentaire à l'Officine du médecin* I, prol. (Kühn XVIIIB, 630).

10. Galien, *Diagnostic par le pouls* I.1 (Kühn VIII, 770-771).

11. La somme de la sphygmologie galénique est rassemblée dans quatre grands traités dont chacun est lui-même composé de quatre livres : *Différences du pouls* (Kühn VIII, 493-765) ; *Diagnostic par le pouls* (766-961) ; *Causes du pouls* (Kühn IX, 1-204) et *Pronostic par le pouls* (205-430).

12. Voir Boudon-Millot (1994) et les éditions récentes d'I. Garofalo dans la CUF : *Os pour les débutants, Anatomie des muscles* (Tome VII, 2005) et *Anatomie des nerfs* et *Anatomie des veines et des artères* (tome VIII, 2008).

13 Édition Garofalo, tome VII (2005), p. VIII.

14. Galien, *Os pour les débutants* Ia (Garofalo, p. 38 = Kühn II, 732).

15. Voir Garofalo (1991).

16. Galien, au début de l'*Anatomie des muscles* rend hommage à Marinos en ces termes : « Personne n'a écrit sur l'anatomie des muscles sans commettre d'erreur, mais Marinos l'a fait avec plus d'exactitude que les autres. Cependant comme il ne l'a pas fait en un seul livre, et qu'il ne les a pas traités tous successivement, la renommée est revenue assez logiquement à l'anatomie des muscles de Pélops, ainsi qu'à celles de Lycos et d'Aelianus », (Garofalo, p. 118 = Kühn XVIIIB, 926).

17. Voir Galien, *Mouvement des muscles* (Kühn IV, 367-464).

18. Galien, *Anatomie des muscles* Ia (Garofalo, p. 119 = Kühn XVIIIB, 927).

19. Galien, *Propres livres* III.10-11 (Boudon-Millot, p. 143 = Kühn XIX, 20).

20. Galien, *Si du sang est naturellement contenu dans les artères* (Kühn IV, 703-736 = Furley and Wilkie, 1984).

21. Ami platonicien de Galien à qui le traité est dédié.

22. Hippocrate, *Humeurs* 11 (Jones, p. 82).

23. Aristote, *Histoire des animaux* 496a7.

24. Galien, *Anatomie des veines et des artères* I (Garofalo, p. 76-77 = Kühn II, 779).

25. Galien, *Propres livres* IV.2 (Boudon-Millot, p. 146 = Kühn XIX, 23).

26. Galien, *Commentaire à la Nature de l'homme* II, 6 (Kühn XV, 136-137 = Mewaldt, CMG V 9, 1, p. 70). Sur les grands médecins cités par Galien et dont la plupart, eux-mêmes ou leurs disciples, furent les maîtres de Galien, voir *supra* chapitre 3. Le médecin du nom d'Eudème cité ici ne peut être que l'anatomiste alexandrin, un peu plus jeune qu'Hérophile, qui s'était notamment occupé des glandes, du système nerveux, des organes génitaux féminins et des os.

27. Voir Galien, *Propres livres* IV.9-37 (Boudon-Millot, p. 147-153 = Kühn XIX, 25-30), passage en grande partie lacunaire en grec mais restitué sur la foi de la traduction arabe.

28. Galien, *Pratiques anatomiques* (Kühn II, 215-731 = Garofalo, Napoli, tome I, 1986 et tome II, 2000 ; traduction italienne, Milan, BUR, 1991).

29. Galien, *Pratiques anatomiques* I, 2 (Kühn II, 223 = Garofalo I, p. 9).

30. Galien, *Médicaments composés selon les genres* III, 2 (Kühn XIII, 604).

31. Voir *supra* chapitre 3.

32. Galien, *Pratiques anatomiques* I, 2 (Kühn II, 221-222 = Garofalo I, p. 11). Traduction Moraux (1985), p. 113-114.

33. Sur cet os du cœur en forme de petite croix que l'on retrouve également chez le cerf, le bœuf, ou la génisse, voir Poplin (1979), (1980) et (1984).

34. Même si Garofalo (BUR 1991, tome II, p. 665 n. 1) a supposé qu'il pouvait s'agir de Commode, rien ne permet de dater ce récit avec certitude.

35. Galien, *Pratiques anatomiques* VII, 10 (Kühn II, 619-620 = Garofalo II, p. 443).

36. Voir Galien, *Propres livres* IV.38-41 (Boudon-Millot, p. = 153-154 ; lacunaire dans Kühn) où le médecin de Pergame mentionne encore d'autres ouvrages anatomiques (*Sur les controverses en anatomie, Sur l'anatomie des morts, Sur l'anatomie des vivants, Sur la différence des parties homéomères* et *Sur les ignorances de Lycos en matière d'anatomie*) auxquels il faut ajouter une *Anatomie de l'utérus,* le *Sur l'anatomie d'Hippocrate* et le *Sur l'anatomie d'Érasistrate.* Tous ces ouvrages sont perdus en grec.

37. Galien, *Propres livres* V (Boudon-Millot, p. 154 ; lacunaire dans Kühn).

38. Voir ce qu'écrit Galien à propos du traité de l'*Utilité des parties* dans ses *Propres livres* III.11 (Boudon-Millot, p. 143 ; Kühn XIX, 20) : « C'est précisément à ce moment-là que j'écrivis les *Pratiques anatomiques.* »

39. Galien, *Propres livres* III.12 (Boudon-Millot, p. 143-144 = Kühn XIX, 20-21).

40. Galien, *Facultés naturelles* I, 2 (Kühn II, 2).

41. Galien, *Utilité des parties* XI, 14 (Kühn III, 906, 8). Sur la nature de ce démiurge, voir Boudon-Millot (1988) et (à paraître[3]).

42. Galien, *Utilité des parties* I, 2 (Kühn III, 2).

43. Galien indique lui-même le sommaire de son ouvrage à la fin du livre I, chapitre 25 (Kühn III, 86-87 ; traduction Daremberg I, p. 166-167).

44. Galien, *Utilité des parties* I, 16 (Kühn III, 45 ; traduction Daremberg I, p. 141).

45. Galien, *Art médical* V (Boudon-Millot, p. 286-287 ; Kühn I, 318-319).

46. Sur le pneuma, voir *Méthode thérapeutique* XII, 5 (Kühn X, 839) et surtout *Doctrines d'Hippocrate et Galien* III, 8 (Kühn V, 355-356 ; De Lacy, CMG V 4, 1, 2, p. 230) ; VII, 3 (Kühn V, 607-608 ; De Lacy, p. 444) et VIII, 7 (Kühn V, 709 ; De Lacy, p. 524).

47. Galien, *Utilité des parties* XVII, 1 (Kühn IV, 348-349) ; traduction Daremberg II, p. 202.

48. Galien, *Utilité des parties* XVII, 1 (Kühn IV, 359-360) ; traduction Daremberg II, p. 207-208.

49. Galien, *Utilité des parties* XVII, 1 (Kühn IV, 360-361) ; traduction Daremberg II, p. 208.

50. Galien, *Utilité des parties* XVII, 2 (Kühn IV, 365) ; traduction Daremberg II, p. 210.

51. Galien, *Ordre de ses propres livres* II.15 (Boudon-Millot, p. 94-94 ; lacunaire dans Kühn).

52. Galien, *Éléments selon Hippocrate* 8 (Ph. De Lacy, CMG V 1, 2, p. 126, 12-16).

53 Galien, *Tempéraments* I, 1 (Kühn I, 510).

54 Voir dans l'*Art médical* la description détaillée de ce vaste tableau de l'« étendue de la santé » composée des corps sains, malsains et neutres et bornée à l'une de ses extrémités par la santé parfaite et à l'autre par la maladie déclarée.

55. Galien, *Méthode thérapeutique* I, 2 (Kühn X, 15) ; traduction française de J. Boulogne, 2009, p. 55.

56. Voir Galien, *Différences des maladies* (Kühn VI, 836-880) ; *Causes des maladies* (Kühn VII, 1-41) ; *Différences des symptômes* (Kühn VII, 42-84) ; *Causes des symptômes* (Kühn VII, 85-272) avec traduction anglaise des quatre traités par I. Johnston, *Galen. On Diseases and Symptoms*, Cambridge, 2006 ; et surtout *Lieux affectés* (Kühn VIII, 1-452) avec traduction française de Ch. Daremberg, vol. II, Paris, 1856.

57. Galien, *Méthode thérapeutique* I, 3 (Kühn X, 29) ; trad. Boulogne, p. 64.

58. *Ibid.* I, 5 (Kühn X, 39) ; trad. Boulogne, p. 71. Sur l'importance du témoignage des sens, voir aussi la controverse avec le philosophe Alexandre rapportée *supra* chapitre 6.

59. Voir sur ces définitions de la santé et de la maladie, *Art médical* XVII.1 (Boudon-Millot, p. 359 = Kühn I, 379) et *Méthode thérapeutique* I, 5 (Kühn X, 41) ; trad. Boulogne, p. 73.

60. Galien, *Méthode thérapeutique* I, 6 (Kühn X, 49) ; trad. Boulogne, p. 78.

61. *Ibid.* II, 4 (Kühn X, 103-104) ; trad. Boulogne, p. 119-120.

62. Galien, *Ordre de ses propres livres* II.13 (Boudon-Millot, p. 94 = Kühn XIX, 56). Sur le traité d'*Hygiène* en six livres, voir Kühn VI, 1-452 ; édition K. Koch, CMG V 4, 2, Leipzig-Berlin, 1923 ; traduction anglaise de Green, Springfield, 1951.

63. Galien, *Méthode thérapeutique* XII, 5 (Kühn X, 839).

64. Voir Galien, *Propres livres* VII (Boudon-Millot, p. 157) où sont cités ces titres, avec quelques autres, parmi les écrits thérapeutiques.

65. Les traités pharmacologiques, dans l'édition de Kühn, occupent une bonne moitié du tome XI, la totalité des tomes XII et XIII et la majeure partie du tome XIV.

66. Galien, *Ne pas se chagriner* 31 (Boudon-Millot et Jouanna, p. 11).

67. Sur les précieux parchemins transmis à Galien par Teuthras, voir *supra* chapitre 6 ; sur les voyages scientifiques de Galien, voir *supra* chapitre 5.

68. Voir Galien *Facultés des médicaments simples* en onze livres (Kühn XI, 379-892 et Kühn XII, 1-377), *Médicaments composés selon les genres* en sept livres (Kühn XIII, 362-1058) et *Médicaments composés selon les lieux* (c'est-à-dire selon les lieux ou parties du corps auxquels s'appliquent les médicaments) en dix livres (Kühn XII, 378-XIII, 361).

69. Galien, *Méthode thérapeutique* III, 2 (Kühn X, 171) ; trad. Boulogne, p. 171 modifiée.

70. *Ibid.* III, 2 Kühn X, 170) ; trad. Boulogne, p. 171 modifiée.

71. Galien, *Méthode thérapeutique* XII, 1 (Kühn X, 815-816) ; trad. Boulogne, p. 661.

72. *Ibid.* XII, 1 (Kühn X, 816) ; trad. Boulogne, p. 661-662 (modifiée). Allusion à la célèbre maxime gravée sur le fronton du temple de Delphes : « Rien de trop ».

73. *Ibid.* V, 10 et 11 (Kühn X, 303 et 359-360).

74. Voir *supra* chapitre 3.

75. Galien, *Méthode thérapeutique* V, 7 (Kühn X, 334-335).

76. Sur les principaux composants de ces différents emplâtres, voir en particulier *Facultés des médicaments simples* IX, 3 (Kühn XII, 208-244).

77. Galien, *Méthode thérapeutique à Glaucon* I (Kühn XI, 1-70). Voir aussi *Différences des fièvres* (Kühn VII, 273-405).

78. Galien, *Méthode thérapeutique* VIII, 1 (Kühn X, 532).

79. Sur les fièvres éphémères, voir *Méthode thérapeutique* VIII (Kühn X, 530-598) et *Méthode thérapeutique à Glaucon* I, 2 et 3 (Kühn XI, 6-17).

80. Sur les fièvres continues, voir *Méthode thérapeutique* IX (Kühn X, 599-660).

81. Sur les fièvres constitutionnelles, voir *Méthode thérapeutique* X (Kühn X, 661-733).

82. Sur les fièvres résultant de la putréfaction des humeurs, voir *Méthode thérapeutique* XI (Kühn X, 734-809).

83. Sur les fièvres périodiques, voir *Méthode thérapeutique à Glaucon* I, 5-7 (Kühn XI, 18-24).

84. Galien, *Méthode thérapeutique* IX, 4 (Kühn X, 615-616) : « Si assurément ses forces sont vigoureuses et si l'âge s'y prête, il vaut mieux amener le patient jusqu'à l'évanouissement. »

85. Galien, *Méthode thérapeutique* X, 6 (Kühn X, 693).

86. Galien, *Ordre de ses propres livres* II.16 (Boudon-Millot, p. 95) ; *Propres livres* VII.1 (Boudon-Millot, p. 157) et X.2 (Boudon-Millot, p. 162).

87. Galien, *Sur le traitement par la saignée* (Kühn XI, 250-316) ; *Sur la saignée contre Érasistrate* (Kühn XI, 147-186) et *Sur la saignée contre les érasistratéens de Rome* (Kühn XI, 187-249). Voir P. Brain, *Galen on bloodletting. A study of the origins, development and validity of his opinions, with a translation of the three works*, Cambridge University Press, 1986.

88. Voir *supra* chapitre 6 le développement sur *La polémique avec Érasistrate et les érasistratéens de Rome*.

89 Galien, *Sur la saignée contre les érasistratéens de Rome* (Kühn XI, 194-195).

90. Galien, *Méthode thérapeutique* XI, 15 (Kühn X, 785).

91. *Ibid.* IX, 4 (Kühn XI, 612.616) où il est question de patients dont les forces sont vigoureuses et dont l'âge se prête à une telle saignée jusqu'à l'évanouissement.

92. *Ibid.* IX, 10 (Kühn XI, 637). Traduction J. Boulogne légèrement modifiée, p. 524.

93. Outre les livres 13 et 14 de la *Méthode thérapeutique* consacrés au traitement des tumeurs, Galien a composé un traité sur les *Tumeurs contre nature* (Kühn VII, 705-732).

94. Galien, *Méthode thérapeutique* XIII, 11 (Kühn X, 903-904).

95. *Ibid.* XIII, 1 (Kühn X, 904).

96. Sur les divers types d'excroissances opérées par Galien, voir par exemple *Méthode thérapeutique* III, 1 (Kühn X, 158) et XIV, 13 (Kühn X, 987).

97. Pour un exemple de ce type, voir *supra* chapitre 4 les passages cités n. 21 et 22.

98. Galien, *Méthode thérapeutique* XIV, 17 (Kühn X, 1012).

99. *Ibid.* VI, 4 (Kühn X, 410).

100. *Ibid.* VI, 5 (Kühn X, 442).

101. *Ibid.* VI, 5 (Kühn X, 433).

102. *Ibid.* VI, 5 (Kühn X, 444).

103. *Ibid.* VI, 6 (Kühn X, 445).

104. *Ibid.* VI, 6 (Kühn X, 447). Traduction J. Boulogne, p. 376.

105. Voir le *Ne pas se chagriner* 5 (Boudon-Millot et Jouanna, p. 3) où Galien, après l'incendie de son cabinet à Rome en 192, déplore la perte « d'instruments de toutes sortes, les uns utiles pour les usages médicaux, dont bien sûr je disais, après leur perte, espérer encore les remplacer, les autres, en revanche, de mon invention, dont j'avais façonné moi-même les modèles en cire pour les donner à réaliser aux bronziers, si bien qu'il n'était pas possible d'en avoir à nouveau sans beaucoup de temps et un grand labeur ».

106. Galien, *Méthode thérapeutique* XIV, 13 (Kühn X, 988).

107. *Ibid.* XIV, 16 (Kühn X, 1000-1002).

108. *Ibid.* XIV, 18 (Kühn X, 1014).

109. Galien, *Utilité des parties* IV, 9 (Kühn III, 286-287).

110. Galien, *Pratiques anatomiques* VII, 13 (Kühn II, 632-633 ; I. Garofalo, Napoli, 2000, p. 458-460). Traduction P. Moraux (1985), p. 121-122.

111. Galien, *Doctrines d'Hippocrate et Platon* I, 5 (Kühn V, 181 = Ph. De Lacy, CMG V 4, 1, 2, p. 74). Voir Gourevitch (2001), p. 56-60 où ce cas est évoqué et la bibliographie citée.

112. Galien, *Ordre de ses propres livres* III.5 (Boudon-Millot, p. 98). Sur les commentaires de Galien à Hippocrate, voir Manetti-Roselli (1994).

113. Galien, *Propres livres* IX.1-2 (Boudon-Millot, p. 159).

114. *Ibid.* IX.6 (Boudon-Millot, p. 160). Deux de ces commentaires aux *Plaies* et *Blessures de la tête* sont perdus.

115. Les textes grecs conservés dans Kühn de trois de ces commentaires à *Épidémies II, Humeurs* et *Aliment* sont en réalité des faux. Une traduction arabe d'*Épidémies II* a cependant été conservée.

116. Voir *Jours critiques* (Kühn IX, 769-941) et *Crises* (Kühn IX, 550-768).

117. Ce traité aujourd'hui perdu fut inspiré à Galien par les doutes émis par certains sur l'authenticité du traité de la *Nature de l'homme*.

118. Perdu en grec mais conservé en arabe, ce petit traité doit être distingué du *Commentaire au Régime des maladies aiguës* dont il vient d'être question, voir M. Lyons, CMG Suppl. Or. II, Berlin, 1969, p. 76-111 (texte arabe et traduction anglaise).

119. Sur ces quatre traités tous conservés en grec, voir en annexe la liste des œuvres de Galien. Le *Glossaire hippocratique* traite des mots rares chez Hippocrate, le *Contre Lycos* porte sur l'aphorisme I, 14 d'Hippocrate dont Lycos a donné une fausse interprétation, le *Contre Julianos* est dirigé contre le médecin méthodiste Julianos et ses critiques des *Aphorismes* et le *Que l'excellent médecin est aussi philosophe* décrit un médecin idéal qui n'est autre qu'Hippocrate.

120. Outre les traités déjà cités, il faut encore signaler une *Anatomie d'Hippocrate* (perdu).

121. Voir Boudon-Millot (2006).

122. Voir Jouanna (2003).

123. Sur ce débat majeur dans la philosophie antique, voir le début des *Doctrines d'Hippocrate et Platon* où Galien étudie les convergences du médecin et du philosophe sur ce point contre notamment l'opinion d'Aristote mais aussi de Chrysippe.

124. Un traité est souvent composé de plusieurs livres. Pour un inventaire précis des ouvrages en question, voir *Propres livres c.* 14, 10-20 (Boudon-Millot, p. 166, 5- 168, 7) et c. 17 (Boudon-Millot, p. 171-172).

125. Auxquels il faut ajouter le commentaire de Galien au *Timée* de Platon partiellement conservé en grec et en arabe, voir éd. Boudon-Millot des *Propres livres*, p. 174, n. 14.

126. Galien, *Facultés naturelles* I, 16 (Kühn II, 60; trad. Daremberg II, p. 243).

127. Le meilleur exemple de cette médecine épistolaire qui, par définition, ne peut s'adresser qu'à des correspondants déjà bien avertis des réalités médicales est la lettre adressée au père d'un jeune enfant épileptique, *Conseil pour un enfant épileptique* (Kühn XI, 357-378). Voir aussi *Lieux affectés* IV, 2 (Kühn VIII, 224-225).

128. Voir *supra* chapitre 8 n. 58 et en général sur la médecine épistolaire chez Galien, voir Boudon-Millot (2010).

129. Galien, *Conseil pour un enfant épileptique* 3 (Kühn XI, 361, 12-14).

130. Galien, *Sur les lieux affectés* IV, 2 (Kühn VIII, 224).

131. *Ibid.* IV, 2 (Kühn VIII, 225). Il pourra paraître curieux au lecteur moderne que de mauvaises digestions entraînent des troubles de la vue. L'explication donnée par Galien est humorale (Kühn VIII, 227, 14-228, 2): les mauvaises digestions produisent une accumulation d'humeurs mauvaises (pléthore) qui, « lorsqu'il s'est amassé dans l'encéphale une humeur bilieuse, accompagnant une fièvre ardente »,

font que « l'encéphale souffre de quelque chose de semblable à ce qu'éprouvent les objets rôtis devant le feu ; il se produit, dans ce cas, une fumée comme en dégage l'huile des lanternes. Cette fumée s'insinuant par les vaisseaux qui aboutissent à l'œil, devient pour eux la cause de visions » et obscurcit la vue.

132. *Ibid.* IV, 2 (Kühn VIII, 225).

133. Sur Galien témoin de son temps, voir Boudon-Millot (2008).

134. Galien, *Commentaire aux Aphorismes* (Kühn XVIIIA, 42-43 ; trad. P. Moraux, p. 123). Sur la goutte et ses manifestations, voir Gourevitch (1985) ; Gourevitch-Grmek (1987) et Guggenheim (1988).

135. Galien, *Méthode thérapeutique* XIV, 15 (Kühn X, 993).

136. Il s'agit des quatre humeurs (sang, phlegme, bile jaune, bile noire) dont l'équilibre dans le corps est gage de santé.

137. Galien, *Bons et mauvais sucs des aliments* 1 (Kühn VI, 749 ; trad. P. Moraux, p. 124). Sur ce témoignage de Galien, voir Gourevitch (1991).

138. Sur la peste « antonine », voir *supra* chapitre 7 n. 33 et sur l'épidémie de charbon, voir chapitre 2 n. 61.

139. Galien, *Art médical* Ia (Boudon-Millot, p. 276, 3-4).

140. Voir notamment l'enseignement organisé autour de Jean Argyropoulos au xenon du Kral à Constantinople dans la première moitié du xve siècle.

141. Galien, *Conseil pour un enfant épileptique c.* 1 (Kühn XI, 357).

142. *Ibid.* 1 (Kühn XI, 359).

143. Même si les premières traductions gréco-latines circulèrent en Occident dès le vie siècle. Sur l'histoire de la diffusion et de la transmission de l'œuvre galénique, voir V. Boudon-Millot, Galien *Œuvres* tome I, Introduction générale, Paris, CUF, 2007, p. XCI-CCXXXVIII.

144. http://www.bium.univ-paris5.fr/histmed/medica.htm.

Repères chronologiques

129 : Naissance à Pergame (à la fin de l'été ou au début de l'automne).

142 : Arrivée de Satyros à Pergame, trois ans avant que Galien n'atteigne l'âge de 16 ans.

143 : À l'aube de ses quatorze ans, Galien entreprend des études de philosophie. Élève de Philopator, un philosophe stoïcien. Compose son premier traité (perdu) : un commentaire aux livres syllogistiques de Chrysippe.

145 : À l'âge de seize ans, entreprend des études de médecine conjointement à ses études de philosophie. Suit les cours de Satyros.

Fin de l'été 146 : À l'âge de dix-sept ans, Galien contracte sa première maladie imputée à une indigestion de fruits qui nécessite une saignée.

? : Compose une *Anatomie de l'utérus* et un traité sur le diagnostic des affections oculaires avant son départ pour Smyrne.

146-147 : Épidémie d'anthrax alors qu'il est l'élève de Satyros à Pergame.

146 ? : Assiste à Pergame au débat entre Pélops et Philippe à propos duquel il rédige un mémoire sur l'expérience médicale. Suit les cours de Pélops à Pergame.

Suit les cours de Stratonicos et peut-être Aiphicianos.

148 : Mort du père de Galien ; il est dans sa vingtième année. Nouvelle indigestion et nouvelle saignée à l'automne.

148-?: Séjour à Smyrne où il suit l'enseignement de Pélops et d'Albinos (et peut-être Aiphicianos). Compose *Sur le mouvement du poumon et du thorax.*

c. 151: Séjour à Corinthe à la recherche de Numisianos.

c. 153?-157: Séjour à Alexandrie. Malgré sa cour assidue auprès d'Héracleianos, le fils de Numisianos, Galien échoue à recueillir l'enseignement de Numisianos.

Été 157: Retour d'Alexandrie à Pergame. Galien est alors âgé de vingt-sept ans.

Automne 157: À vingt-huit ans (son anniversaire a eu lieu dans l'été ou à la fin de l'automne), Galien est guéri par Asclépios de son abcès au foie causé par des indigestions répétées de fruits. Il se déclare alors « serviteur » du dieu.

157-161: Médecin des gladiateurs.

161-180: Règne de Marc Aurèle.

Été 161-été 162?: Premiers voyages scientifiques.

162-166: Premier séjour à Rome.

162 (au début de l'année ou plus vraisemblablement à l'automne): Arrivée à Rome.
Hiver 162-163: Maladie d'Eudème et premiers succès retentissants.
163: À trente-quatre ans, Galien est victime d'un accident à la palestre et se luxe la clavicule.

Fin 166: Lucius Verus de retour à Rome célèbre sa victoire sur les Parthes le 12 octobre 166. Son armée est frappée par la peste rapportée d'Orient.
166: Galien quitte Rome précipitamment.

Automne 166 (ou début 167) : Retour à Pergame à l'âge de trente-sept ans révolus.

Fin de l'automne-début de l'hiver 168 : Rappel de Galien par les deux empereurs Marc Aurèle et Lucius Verus qui ont pris leurs quartiers d'hiver à Aquilée.

Hiver 168/169 : Galien séjourne à Aquilée où il soigne les soldats malades de la peste.

Fin 168-début 169 : Retour des deux empereurs à Rome et mort de L. Verus en chemin (d'une apoplexie). Marc Aurèle ramène le corps à Rome où il fait procéder aux funérailles. Galien reste à Aquilée soigner les malades.

169 : Début du second séjour à Rome.

Premier semestre 169 (avant l'automne et le départ de Marc Aurèle en campagne) : Entrevue (vraisemblablement à Rome) entre Galien et Marc Aurèle qui lui demande de le suivre en campagne. Galien refuse. L'empereur lui confie son fils Commode.

Printemps-été 169 : Galien réside brièvement à Rome en compagnie de Marc Aurèle. Cure réussie de Sextus puis de l'empereur lui-même (plutôt qu'en 176/177 après son retour d'Orient).

Septembre ou octobre 169 : Départ de Marc Aurèle en campagne contre les Germains. Il restera absent sept ans (de 169 à 176).

Automne 169-175 : Pour échapper à la jalousie de ses collègues, pendant l'absence de Marc Aurèle, Galien réside le moins souvent possible à Rome et suit Commode dans ses pérégrinations. Il compose de très nombreux ouvrages médicaux et philosophiques.

Entre fin 169-printemps 175 : Amygdalite de Commode soignée par Galien.

Début avril 175 : Usurpation en Orient d'Avidius Cassius, un des généraux vainqueurs contre les Parthes, qui se proclame empereur. Il est assassiné au bout de trois mois et six jours de règne. Menaces sur le ravitaillement de Rome et panique dans la capitale de l'Empire. Marc Aurèle fait alors venir Commode à Sirmium sur le Danube pour lui faire revêtir la toge virile le 7 juillet, le présenter aux soldats et le leur recommander.

Printemps 176 : Marc Aurèle entame un voyage en Orient accompagné de Faustina et Commode pour restaurer son autorité dans les provinces qui s'étaient ralliées à Cassius. Départ de Marc Aurèle vers la Syrie, Antioche et Smyrne où il écoute Aelius Aristide en pleine gloire et à Athènes où Marc Aurèle passe l'été 176 et se fait initier aux mystères d'Éleusis.

Automne 176 : Marc Aurèle débarque à Brindisi et revient à Rome.
23 décembre 176 : Célébration du triomphe commun de Marc Aurèle et Commode sur les Germains.

À partir de 176 : Marc Aurèle séjourne régulièrement à Rome.

177 : La paix règne partout dans l'Empire.

3 août 178 : Marc Aurèle et Commode repartent pour le frontière du Danube à nouveau menacée.

178 : Galien rédige le *Pronostic*.

Hiver 179-180 : Marc Aurèle passe l'hiver à Sirmium.

Début mars 180 : Marc Aurèle tombe malade (à Vienne ou plutôt à Sirmium selon Tertullien, *Apologie* XXV), et meurt le 17 mars 180 vraisemblablement de la peste (*Vita Marci* 28, 4-9).

Mars 180-31 décembre 192 : Règne de Commode qui meurt assassiné.

192 : Incendie de Rome au cours duquel Galien perd tous ses livres et tous ses biens conservés dans son entrepôt de la Voie Sacrée.

1er janvier-28 mars 193 : Règne de Pertinax qui meurt assassiné.

193-211 : Règne de Septime Sévère.

211-217 : Règne de Caracalla.

c. 216 : Mort de Galien.

Le monde de Galien

PONT EUXIN

CAPPADOCE

PHÉNICIE

MER MORTE

CHYPRE

Soles

Nil

Alexandrie

Memphis

ÉGYPTE

LYBIE

Cyrène

Alexandrie de Troade

Pergame

Smyrne
Éphèse
Milet
LYCIE
Cnide
Cos
Rhodes

THRACE

Philippes

Thasos
Lemnos

CRÈTE

Gortyne

Thessalonique
Béroé
MACÉDOINE

Corinthe
Athènes

Dyrrachium
Brindisi

Cassiopé
Corfou

MER MÉDITERRANÉE

Naples &
Stabies

Aquilée

Rome

Ostie

Cannita

SICILE

GOLFE DE CORINTHE

Corinthe
Isthme de Corinthe

Kenkhrées

PÉLOPONNÈSE

Épidaure

Thria

ATTIQUE

Athènes
Phalère

Le Pirée

Éleusis

SALAMINE

Mégare

GOLFE SARONIQUE

ÉGINE

Tigre

Euphrate

Liste des œuvres conservées de Galien

Les traités sont classés par ordre alphabétique des titres donnés en français et suivis du titre latin le plus couramment utilisé*. Suivent la référence dans l'édition de C.G. Kühn (Leipzig, 1821-1833), dernière édition en date des œuvres complètes de Galien (texte grec et traduction latine), ainsi que la référence à une ou plusieurs traductions dans une langue moderne quand elles existent. Enfin, chaque fois que cela a été possible une date de rédaction a été proposée**. Les titres des traités apocryphes ou dont l'authenticité est suspectée sont précédés d'un astérisque.

Œuvres conservées en grec

1. *Anatomie de l'utérus* (De uteri dissectione); Kühn II, 887-908; D. Nickel, CMG V 2, 1, Berlin, 1971 (texte grec et traduction allemande).
   Rédigé entre 145/146 et 148/149 et retravaillé après 166.

---

* Selon la nomenclature adoptée par Fichtner (s.d.). Les traités dont il ne reste que des fragments ne sont pas mentionnés, ainsi en général que les œuvres non authentiques.

** Les datations proposées ici sont données à titre indicatif. Elles sont basées sur les éditions récentes quand elles existent et sur les travaux d'Ilberg (1889-1897), de Bardong (1942) dont les datations sont cependant parfois un peu trop précises pour être adoptées sans discussion, et de Peterson (1977). Certains traités restent toutefois impossibles à dater.

2. *Anatomie des muscles* (De musculorum dissectione ad tirones); Kühn XVIIIB, 926-1026; I. Garofalo, Paris, CUF, 2005 (texte grec et traduction française).

Rédigé au début du second séjour romain vers 175.

3. *Anatomie des nerfs* (De nervorum dissectione); Kühn II, 831-856; I. Garofalo, Paris, CUF, 2008 (texte grec et traduction française).

Rédigé dans les années 162-166.

4. *Anatomie des veines et des artères* (De venarum arteriarumque dissectione); Kühn II, 779-830; I. Garofalo, Paris, CUF, 2008 (texte grec et traduction française).

Rédigé dans les années 162-166.

5. *Anomalie du tempérament* (De inaequali intemperie); Kühn VII, 733-752.

Rédigé au cours du premier séjour romain (162-166).

6. *Antidotes* (De antidotis libri ii); Kühn XIV, 1-209.

Rédigé sous le règne de Septime Sévère (après 193).

7. *Art médical* (Ars medica); Kühn I, 305-412; N. Singer, *Galen Selected Works*, Oxford University Press, 1997 (traduction anglaise); V. Boudon-Millot, Paris, CUF, 2000 (texte grec et traduction française); T. Martinez Manzano, Madrid, Editorial Gredos, 2002 (traduction espagnole).

Rédigé sous le règne de Septime Sévère (après 193).

8. *Avec quels médicaments purgatifs et quand il faut purger* (Quos quibus catharticis medicamentis et quando purgare oporteat ap. Oribasium); Kühn XI, 343-356; J. Raeder, Oribasii collectionum medicarum reliquiae, CMG VI 1, 1, Teubner, 1928, 221-227 (texte grec).

9. *Bile noire* (De atra bile); Kühn V, 104-148; W. De Boer, CMG V 4, 1, 1, Leipzig et Berlin, 1937 (texte grec); A. Ruiz Moreno, Buenos Aires, 1947-1956 (traduction espagnole); V. Barras *et alii*, Paris, Gallimard, 1998 (texte grec et traduction française).

Rédigé peu après la mort de Marc Aurèle, soit peu après 180.

10. *Bon état du corps* (De bono habitu); Kühn IV, 750-756; G. Helmreich, De bono habitu, Programm Gymnasium Hof, 1900-1901, 16-20; N. Singer, *Galen Selected Works*, Oxford University Press, 1997 (traduction anglaise).

Rédigé au cours du second séjour romain avant la mort de Marc Aurèle (169-180).

11. *Bons et mauvais sucs des aliments* (De bonis malisque sucis); Kühn VI, 749-815; G. Helmreich, CMG V 4, 2, Leipzig et Berlin, 1923, 389-429 (texte grec); A.M. Ieraci Bio, Napoli, 1987 (texte grec et traduction italienne).

Rédigé au cours du second séjour romain avant la mort de Marc Aurèle (169-180) selon Ilberg, sous le règne de Commode (180-192) selon Bardong, p. 639 (*c.* 182).

12. *Causes de la respiration* (De causis respirationis); Kühn IV, 465-469; D.J. Furley and J.S. Wilkie, *Galen on respiration and the arteries*, Princeton University Press, 1984 (traduction anglaise).

Rédigé au cours du premier séjour romain (162-166).

13. *Causes des maladies* (De causis morborum); Kühn VII, 1-41; I. Johnston, *Galen. On Diseases and Symptoms*, Cambridge, 2006 (traduction anglaise).

Rédigé au début du second séjour romain avant la mort de Marc Aurèle (169-180).

14. *Causes des symptômes* (De symptomatum causis libri III); Kühn VII, 85-272; I. Johnston, *Galen. On Diseases and Symptoms*, Cambridge, 2006 (traduction anglaise).

Rédigé lors du second séjour romain avant la mort de Marc Aurèle (169-180).

Causes du pouls voir *Pouls* (Traités sur le pouls)

15. *Coma selon Hippocrate* (De comate secundum Hippocratem); Kühn VII, 643-665; J. Mewaldt, CMG V 9,2, Leipzig et Berlin, 1915, 181-187 (texte grec).

Une partie du texte n'est conservée qu'en latin.

16. *Comment il faut confondre les simulateurs* (Quomodo morborum simulantes sint deprehendendi) ; Kühn XIX, 1-7 ; K. Deichgräber and F. Kudlien, Galens Kommentare zu den Epidemien des Hippokrates, CMG V 10, 2, 4, Berlin, 1960, 113-116.

17. **Commentaire à Aliment* ; Kühn XV, 224-417. Le commentaire authentique est perdu.

18. *Commentaire à la Nature de l'homme d'Hippocrate* (In Hippocratis de natura hominis librum commentarii III) ; Kühn XV, 1-173 ; J. Mewaldt, CMG V 9, 1, Leipzig et Berlin, 1914 (texte grec).

Rédigé au cours du second séjour romain sous le règne de Commode (*c.* 189) selon Bardong, p. 639.

19. *Commentaire à l'Officine du médecin d'Hippocrate* (In Hippocratis librum de officina medici commentarii III) ; Kühn XVIIIB, 629-925 ; M.C. Lyons, CMG Suppl. Or. I, Berlin, 1963, 10-97 (texte arabe et traduction anglaise).

Rédigé au début du second séjour romain avant la mort de Marc Aurèle (169-180) selon Ilberg ; après le retour de Marc Aurèle à Rome en novembre 176 *ie* c. 177-180 selon Bardong, p. 638.

20. *Commentaire au Pronostic d'Hippocrate* (In Hippocratis prognosticum commentarii III) ; Kühn XVIIIB, 1-317 ; J. Heeg, CMG V 9, 2, Leipzig et Berlin, 1915, 197-378 (texte grec).

Rédigé après le retour de Marc Aurèle à Rome en novembre 176, c. 177-180 selon Bardong, p. 637, mais vraisemblablement antérieur.

21. *Commentaire au Prorrhétique d'Hippocrate* (In Hippocratis prorrheticum I commentarii III) ; Kühn XVI, 489-840 ; H. Diels, CMG V 9, 2, Leipzig et Berlin 1915, 3-178 (texte grec).

Rédigé au cours du second séjour romain sous le règne de Commode (180-192).

22. *Commentaire au Régime des maladies aiguës d'Hippocrate* (In Hippocratis de victu acutorum commentarii IV) ; Kühn XV, 418-919 ; G. Helmreich, CMG V 9, 1, Leipzig et Berlin, 1914, 117-366 (texte grec).

Rédigé entre 177 et 180 selon Bardong, p. 638 ; entre 179 et 182 selon Pietrobelli (thèse Paris IV, 2008), p. XVIII.

23. *Commentaire au Timée de Platon* (In Platonis Timaeum commentarii fragmenta); H. O. Schröder, Galeni in Platonis Timaeum commentarii fragmenta, CMG Suppl. 1, Leipzig et Berlin, 1934, 9-26 appendicem Arabicam addidit P. Kahle (texte grec et fragment arabe); C.J. Larrain, Teubner, Stuttgart, 1992 (édition des fragments conservés en grec).

> Rédigé au début du second séjour romain avant la mort de Marc Aurèle (169-180) selon Ilberg; après le retour de Marc Aurèle à Rome en novembre 176 *ie* c. 177-180 selon Bardong, p. 638.

24. *Commentaire aux Aphorismes d'Hippocrate* (In Hippocratis aphorismos commentarii VII); Kühn, XVIIB 345-887 et XVIIIA, 1-195.

> Rédigé au début du second séjour romain avant la mort de Marc Aurèle (169-180) selon Ilberg; après le retour de Marc Aurèle à Rome en novembre 176 *ie* c. 177-180 selon Bardong, p. 638, mais vraisemblablement antérieur.

25. *Commentaire aux Articulations d'Hippocrate* (In Hippocratis librum de articulis et Galeni in eum commentarii IV); Kühn XVIIIA, 300-345-423-767.

> Rédigé au début du second séjour romain avant la mort de Marc Aurèle (169-180) selon Ilberg; après le retour de Marc Aurèle à Rome en novembre 176 *ie* c. 177-180 selon Bardong, p. 638, mais vraisemblablement antérieur.

26. *Commentaire aux Épidémies I d'Hippocrate* (In Hippocratis librum primum epidemiarum commentarii III); Kühn XVIIA, 1-302; E. Wenkebach, CMG V 10, 1, Leipzig et Berlin 1934, 3-151 (texte grec).

> Rédigé au début du second séjour romain avant la mort de Marc Aurèle (169-180) selon Ilberg; après le retour de Marc Aurèle à Rome en novembre 176 *ie* c. 177-180 selon Bardong, p. 638.

27. *Commentaire aux Épidémies II d'Hippocrate* (In Hippocratis librum II Epidemiarum commentarii V); Kühn XVIIA, 303-479 (faux); F. Pfaff, CMG V 10, 1, Leipzig et Berlin, 1934, 155-410 (traduction allemande du texte arabe seul conservé).

> Rédigé au début du second séjour romain avant la mort de Marc Aurèle (169-180) selon Ilberg; après le retour de Marc Aurèle à Rome en novembre 176 *ie* c. 177-180 selon Bardong, p. 638.

28. *Commentaire aux Épidémies III d'Hippocrate* (In Hippocratis librum III epidemiarum commentarii III); Kühn XVIIA, 480-792; E. Wenkebach, CMG V 10, 2, 1, Leipzig et Berlin, 1936, 1-187 (texte grec).

Rédigé au cours du second séjour romain sous le règne de Commode en 186/187 (?) selon Bardong, p. 639.

29. *Commentaire aux Épidémies VI d'Hippocrate* (In Hippocratis librum VI epidemiarum commentarii VI); Kühn XVIIA, 793-1009; E. Wenkebach und F. Pfaff, CMG V 10, 2, 2, Berlin 1956 (texte grec seul pour la partie conservée en grec; traduction allemande de la partie conservée seulement en arabe).

Rédigé au cours du second séjour romain sous le règne de Commode (après 189) selon Bardong, p. 639.

30. *Commentaire aux Fractures d'Hippocrate* (In Hippocratis librum de fracturis commentarii III); Kühn XVIIIB, 318-628.

Rédigé au début du second séjour romain avant la mort de Marc Aurèle (169-180) selon Ilberg; après le retour de Marc Aurèle à Rome en novembre 176 *ie* c. 177-180 selon Bardong, p. 638, mais vraisemblablement antérieur.

31. **Commentaire aux Humeurs*; Kühn XVI, 1-488. Le commentaire authentique est perdu, celui édité par Kühn est un faux fabriqué à la Renaissance en partie sur la base de fragments authentiques.

32. *Conseil pour un enfant épileptique* (Pro puero epileptico consilium); Kühn XI, 357-378; W. Keil, Galeni puero epileptico consilium, Diss. Göttingen (1959), 1-23; F. Heller, « Über Pathologie und Therapie der Epilepsie im Altertum », *Janus* 16, 1911, 589-605 (traduction allemande); A. Botto-Micca, « Il 'De puero epileptico' di Galeno », *Rivista di Storia delle Scienze Mediche e Naturali* An. 21/Vol. 12, 1930, 149-169 (traduction italienne); O. Temkin, « Galen's Advice for an epileptic boy », *Bulletin of the History of Medicine* 2, 1934, 179-189 (traduction anglaise).

Rédigé sous le règne de Septime Sévère (après 193).

33. *Constitution de l'art médical à Patrophile* (De constitutione artis medicae ad Patrophilum); Kühn I, 224-304; S. Fortuna, CMG V

1, 3, Berlin, 1997 (texte grec et traduction italienne); J. Boulogne et D. Delattre (éd.), *Systématisation de la médecine*, Lille, Presses universitaires du Septentrion, 2003 (traduction française).

> Rédigé par Galien à la fin de sa carrière, selon Ilberg (1896), p. 178-179.

34. *Contre ceux qui ont écrit sur les périodes des maladies* (Adversus eos qui de typis scripserunt vel de circuitibus); Kühn VII, 475-512.

> Rédigé au cours du second séjour romain sous le règne de Septime Sévère (après 193).

35. *Contre Julianos* (Adversus ea quae a Juliano in Hippocratis aphorismos enuntiata sunt libellus); Kühn XVIIIA, 246-299; E. Wenkebach, CMG V 10, 3, Berlin, 1951, 33-70 (texte grec seul).

36. *Contre Lycos* (Adversus Lycum libellus); Kühn XVIIIA, 196-245; E. Wenkebach, CMG V 10, 3, Berlin, 1951, 3-29 (texte grec).

> Rédigé au début du second séjour romain avant la mort de Marc Aurèle (169-180) selon Ilberg; après le retour de Marc Aurèle à Rome en novembre 176 *ie c.* 177-180 selon Bardong, p. 638.

37. *Crises* (De crisibus libri III); Kühn IX, 550-768; B. Alexanderson, Galenos. Περὶ κρίσεων, Studia Graeca et Latina Gothoburgensia 23, Göteborg, Elanders, 1967, 69-212.

> Rédigé au cours du second séjour romain avant la mort de Marc Aurèle (169-180) selon Ilberg; c. 175-176 selon Bardong, p. 637.

38. *Diagnostic et traitement des passions et des erreurs de l'âme* (De animi cuiuslibet affectuum et peccatorum dignotione et curatione); Kühn VI, 1-57 et 58-103; I. Marquardt, *Scripta minora* I, Leipzig, 1884, 1-81 (texte grec); W. De Boer, CMG V 4, 1, 1, Leipzig et Berlin, 1937, 3-37 et 41-68 (texte grec); E. Haucke, Berlin, 1937 (traduction allemande); R. van der Elst, Paris, s.d. (traduction française) rééd. Clichy, 1993; L. Garcia Ballester, Valence-Grenade, 1972 (traduction espagnole); I. Garofalo, dans M. Menghi-M. Vegetti (éd.), *Galeno Le passioni e gli errori dell'anima*, Venise, 1984 (traduction italienne); V. Barras *et alii*, *L'âme et ses passions*, Paris, 1995 (traduction française); N. Singer, *Galen Selected Works*,

Oxford University Press, 1997 (traduction anglaise); G. Magnaldi, Rome, 1999 (texte grec).

Rédigé par Galien alors qu'il est déjà vraisemblablement quinquagénaire, donc c. 179-189 (selon R. van der Elst, p. 5-6).

Diagnostic par le pouls voir *Pouls* (Traités sur le pouls)

39. *Diagnostic par les rêves* (De dignotione ex insomniis); Kühn VI, 832-835; V. Boudon-Millot, « Le *De dignotione ex insomniis* (Kühn VI, 832-835) est-il un traité authentique de Galien? », *Revue des Études Grecques* 2009, 2, p. 617-634 (traduction française).

Œuvre d'un compilateur qui a tiré ses extraits notamment du *Commentaire aux Épidémies I*.

Différence des pouls voir *Pouls* (Traités sur le pouls)

40. *Différences des fièvres* (De differentiis febrium libri II); Kühn VII, 273-405.

Rédigé au cours du second séjour romain avant la mort de Marc Aurèle (169-180) selon Ilberg; c. 175-176 selon Bardong, p. 637.

41. *Différences des maladies* (De morborum differentiis); Kühn VI, 836-880; I. Johnston, *Galen. On Diseases and Symptoms*, Cambridge, 2006 (traduction anglaise).

Rédigé au début du second séjour romain avant la mort de Marc Aurèle (169-180).

42. *Différences des symptômes* (De symptomatum differentiis); Kühn VII, 42-84; I. Johnston, *Galen. On Diseases and Symptoms*, Cambridge, 2006 (traduction anglaise); B. Gundert, CMG V 5, 1, Berlin, 2009 (texte grec et traduction allemande).

Rédigé au début du second séjour romain avant la mort de Marc Aurèle (169-180).

43. *Difficulté de la respiration* (De difficultate respirationis libri III); Kühn VII, 753-960.

Rédigé au début du second séjour romain avant la mort de Marc Aurèle (169-180) selon Ilberg; début 175 selon Bardong, p. 636.

44. *Doctrines d'Hippocrate et Platon* (De placitis Hippocratis et Platonis libri IX); Kühn V, 181-805; Ph. De Lacy CMG V 4, 1, 2, 3 vol., Berlin 1978-1984; editio altera lucis ope expressa addendis et corrigendis aucta, Berlin, 2005 (texte grec et traduction anglaise).

Livres 1 à 6 rédigés pendant le premier séjour romain (162-166); les quatre derniers livres ont été ajoutés au début du second séjour entre 169 et 176 (date du retour de Marc Aurèle à Rome).

45. *Écoles pour les débutants* (De sectis ad eos qui introducuntur); Kühn I, 64-105; Ch. Daremberg, *Œuvres de Galien* II, Paris, 1856, 376-397 (traduction française); G. Helmreich, *Scripta minora* III, Leipzig, 1893, 1-32 (texte grec); P. Pellegrin *et alii*, Paris, GF, 1998 (traduction française); T. Martinez Manzano, Madrid, Editorial Gredos, 2002 (traduction espagnole).

Première version composée lors du premier séjour romain autour de 165 et révisée postérieurement.

46. *Éléments selon Hippocrate* (De elementis ex Hippocrate libri II); Kühn I, 413-508; G. Helmreich, Galeni de elementis ex Hippocrate libri II, Erlangen, Deichert, 1878, 1-69 (texte grec); Ph. De Lacy, CMG V 1, 2, Berlin 1996 (texte grec et traduction anglaise); P. Tassinari, Roma, 1997 (traduction italienne).

Rédigé au début du second séjour romain avant la mort de Marc Aurèle (169-180).

47. *Excellent médecin est aussi philosophe* (Quod optimus medicus sit quoque philosophus); Kühn I, 53-63; I. Müller, *Scripta minora* II, Leipzig, 1891, 1-8 (texte grec); Ch. Daremberg, *Œuvres de Galien* I, Paris, 1854, 1-7 (traduction française); E. Wenkebach, « Der hippokratische Arzt als das Ideal Galens », *Quellen und Studien zur Geschichte der Naturwissenschaften und Medizin* 3.4, 1933, 170-175 (traduction allemande); N. Singer, *Galen Selected Works*, Oxford University Press, 1997 (traduction anglaise); T. Martinez Manzano, Madrid, Editorial Gredos, 2002 (traduction espagnole); V. Boudon-Millot, Paris, CUF, 2007 (texte grec et traduction française).

Rédigé au cours du second séjour romain sous le règne de Commode (180-192) selon Ilberg (1889), p. 237.

48. *Exercice avec la petite balle* (De parvae pilae exercitio) ; Kühn V, 899-910 ; I. Marquardt, *Scripta minora* I, Leipzig, 1884, 93-102 (texte grec) ; E. Wenkebach, « Galenos von Pergamon, Allgemeine Ertüchtigung durch Ballspiel. Eine sporthygienische Schrift aus dem zweiten Jahrhundert n. Chr. », *Sudhoffs Archiv für Geschichte der Medizin und der Naturwissenschaften* 31, 1938, 258-272 (traduction allemande) ; N. Singer, *Galen Selected Works*, Oxford University Press, 1997 (traduction anglaise).

Rédigé au cours du second séjour romain avant la mort de Marc Aurèle (169-180).

49. *Exhortation à l'étude de la médecine* (Adhortatio ad artes addiscendas) ; Kühn I, 305-412 ; I. Marquardt, *Scripta minora* I, Leipzig, 1884, 103-129 (texte grec) ; Ch. Daremberg, *Œuvres de Galien* I, Paris, 1854, 8-46 (traduction française) ; E. Wenkebach, « Galens Protreptikosfragment », *Quellen und Studien zur Geschichte der Naturwissenschaften und Medizin* 4.3, 1935, 90-120 ; A. Barigazzi, CMG V 1, 1, Berlin 1991 (texte grec et traduction italienne) ; N. Singer, *Galen Selected Works*, Oxford University Press, 1997 (traduction anglaise) ; V. Boudon-Millot, Paris, CUF, 2000 (texte grec et traduction française).

Rédigé après 193.

50. *Facultés de l'âme suivent les tempéraments du corps* (Quod animi mores corporis temperamenta sequantur) ; Kühn IV, 767-822 ; Ch. Daremberg, *Œuvres de Galien* I, Paris, 1854, 47-91 (traduction française) ; I. Müller, *Scripta minora* II, Leipzig, 1891, 32-79 (texte grec) ; Ch. Daremberg, *Œuvres de Galien* I, Paris, 1854, 1-7 (traduction française) ; H. Biesterfeldt, Wiesbaden, 1973 (texte arabe et traduction allemande) ; I. Garofalo, *Opere scelte di Galeno*, Torino, 1978 (traduction italienne) ; V. Barras *et alii*, *L'âme et ses passions*, Paris, 1995 (traduction française) ; N. Singer, *Galen Selected Works*, Oxford University Press, 1997 (traduction anglaise) ; A. Bazou, Athènes, 2011 (texte grec).

Rédigé au cours du second séjour romain sous le règne de Septime Sévère (à partir de 193) selon Ilberg et Bardong, p. 640.

51. *Facultés des aliments* (De alimentorum facultatibus libri III); Kühn VI, 453-748; G. Helmreich, CMG V 4, 2, Leipzig et Berlin, 1923, 201-386 (texte grec); O. Powell, Cambridge, 2003 (traduction anglaise).

Rédigé au cours du second séjour romain avant la mort de Marc Aurèle (169-180) selon Ilberg, sous le règne de Commode (180-192) selon Bardong, p. 639 (*c.* 182).

52. *Facultés des médicaments purgatifs* (De purgantium medicamentorum facultate); Kühn XI, 323-342; J. Ehlert, Galeni de purgantium medicamentorum facultate [Diss. Göttingen (1959)], 1-21.

Rédigé au cours du premier séjour romain (162-166).

53. *Facultés des médicaments simples* (De simplicium medicamentorum temperamentis ac facultatibus libri XI); Kühn XI, 379-892 et XII, 1-377.

Les huit premiers livres ont été rédigés au cours du second séjour romain avant la mort de Marc Aurèle (169-180) et les trois derniers sous le règne de Septime Sévère (après 193).

54. *Facultés naturelles* (De naturalibus facultatibus libri III); Kühn II, 1-214; Ch. Daremberg, *Œuvres de Galien* II, Paris, 1856, 212-320 (traduction française); G. Helmreich, *Scripta minora* III, Leipzig, 1893, 101-257 (texte grec); A.J. Brock, Loeb Classical Library, London, 1963 (texte grec et traduction anglaise).

Rédigé au début du second séjour romain avant la mort de Marc Aurèle (169-180).

55. *Fœtus de sept mois* (De septimestri partu); pas dans Kühn; H. Schöne, « Galenos' Schrift über die Siebenmonatskinder », *Quellen und Studien zur Geschichte der Naturwissenschaften und Medizin* 3.4 (1933), 127-130 (traduction allemande).

56. *Formation des fœtus* (De foetuum formatione libellus); Kühn IV, 652-702; N. Singer, *Galen Selected Works*, Oxford University Press, 1997 (traduction anglaise); D. Nickel CMG V 3, 3, Berlin, 2001 (texte grec et traduction allemande).

Rédigé sous le règne de Septime Sévère (après 193).

57. *Glossaire* (Linguarum seu dictionum exoletarum Hippocratis explicatio); Kühn XIX, 62-157.

58. *Habitudes* (De consuetudinibus); pas dans Kühn; Ch. Daremberg, *Œuvres de Galien* I, Paris, 1854, 92-110 (traduction française); I. Müller, *Scripta minora* II, Leipzig, 1891, 9-31 (texte grec); J. M. Schmutte et F. Pfaff, CMG Suppl. III, 1941 (texte grec, traduction latine de Nicolas de Reggio et traduction allemande de la version arabe de Hunain).

> Rédigé au cours du second séjour romain sous le règne de Septime Sévère (après 193).

59. *Hygiène* (De sanitate tuenda libri vi); Kühn VI, 1-452; K. Koch, CMG V 4, 2, Leipzig-Berlin, 1923 (texte grec); traduction anglaise de R.M. Green, Springfield, 1951 (traduction anglaise).

> Rédigé au cours du second séjour romain avant la mort de Marc Aurèle (169-180) selon Ilberg; c. 175 pour les livres 1 à 5 selon Bardong, p. 636 et sous le règne de Commode (avant 186) pour le livre 6 selon Bardong, p. 639.

60. *Institution logique* (Institutio logica); pas dans Kühn; K. Kalbfleisch, Galeni institutio logica, Leipzig, Teubner, 1896, 3-49 (texte grec); E. Orth, Rome, 1938 et J. Mau, Berlin, 1960 (traduction allemande); J. S Kieffer, Galen's Institutio logica, Baltimore, 1964 (traduction anglaise); I. Garofalo, *Opere scelte di Galeno*, Torino, 1978 (traduction italienne); A. Ramirez Trejo, Galeno. Iniciacion a la dialéctica, Mexico, 1982 (traduction espagnole); J.-P. Levet in *Antiquité classique d'Hippocrate à Alcuin*, TRAMES, Limoges, 1985, 57-80 (traduction française).

> Authenticité du traité mise en doute par C. Prantl, *Geschichte der Logik im Abenland*, vol. I, Leipzig, 1855, mais largement admise, bien que le traité ne soit pas mentionné dans les traités biobibliographiques et soit donc vraisemblablement postérieur à 193.

61. *Jours critiques* (De diebus decretoriis libri iii); Kühn IX, 769-941.

> Rédigé au cours du second séjour romain avant la mort de Marc Aurèle (169-180) selon Ilberg; c. 175-176 selon Bardong, p. 637.

62. *Lieux affectés* (De locis affectis libri VI); Kühn VIII, 1-452; Ch. Daremberg, *Œuvres de Galien* II, Paris, 1856, 468-705 (traduction française)

> Rédigé sous le règne de Septime Sévère (après 193) selon Ilberg et Bardong, p. 640.

63. *Luxations de l'épaule non vues par Hippocrate* (De humero iis modis prolapso quos Hippocrates non vidit); Kühn XVIIIA, 346-422. En réalité un extrait du *Commentaire aux Articulations*.

64. *Marasme* (De marcore liber); Kühn VII, 666-704.

> Rédigé au cours du second séjour romain avant la mort de Marc Aurèle (169-180) selon Ilberg; en 175-176 selon Bardong, p. 636.

65. **Médecin, Introduction* (Introductio sive medicus); Kühn XIV, 674-797; C. Petit, Paris, CUF, 2009 (texte grec et traduction française).

66. *Médicaments composés selon les genres* (De compositione medicamentorum per genera libri VII); Kühn XIII, 362-1058.

> Rédigé sous le règne de Septime Sévère (après 193).

67. *Médicaments composés selon les lieux* (De compositione medicamentorum secundum locos libri X); Kühn XII, 378-1007 et XIII, 1-361.

> Rédigé sous le règne de Septime Sévère (après 193).

68. *Médicaments faciles à se procurer* (De remediis parabilibus III); Kühn XIV, 311-581.

> Rédigé sous le règne de Septime Sévère (après 193).

69. *Meilleur enseignement* (De optima doctrina); I. Marquardt, *Scripta minora* I, Leipzig, 1884, 82-92 (texte grec); A. Barigazzi, CMG V 1,1, Berlin, 1991 (texte grec et traduction italienne); T. Martinez Manzano, Madrid, Editorial Gredos, 2002 (traduction espagnole).

> Rédigé après 162 et plus vraisemblablement après 166.

70. *Meilleure constitution du corps* (De optima corporis nostri constitutione); Kühn IV, 737-749; G. Helmreich, De optima corporis constitutione [Programm Gymnasium Hof, 1900-1901 (1901)], 7-16; N. Singer, *Galen Selected Works*, Oxford University Press, 1997 (traduction anglaise).

Rédigé au début du second séjour romain avant la mort de Marc Aurèle (169-180).

71. **Meilleure école à Thrasybule* (De optima secta ad Thrasybulum); Kühn I, 106-233; Ch. Daremberg, *Œuvres de Galien* II, Paris, 1856, 398-467 (traduction française).

72. *Mélancolie* (De melancholia ap. Aëtium); A. Olivieri, Aëtii Amideni libri medicinales v-viii [CMG 8-2-Berlin, Akademie Verlag-1950], 143-146.

73. *Méthode thérapeutique* (De methodo medendi libri xiv); Kühn X, 1-1021; J. Boulogne, Paris, Gallimard, 2009 (traduction française); I. Johnston and G.H.R. Horsley, Loeb Classical Library, London, 2011, 3 vol. (texte grec et traduction anglaise).

Les livres 1 à 6 ont été rédigés vingt ans après le séjour à Alexandrie, c'est-à-dire après 173 et les livres 7 à 14 encore une vingtaine d'années plus tard, soit après 193.

74. *Méthode thérapeutique à Glaucon* (Ad Glauconem de medendi methodo libri ii); Kühn XI, 1-146; Ch. Daremberg, *Œuvres de Galien* II, Paris, 1856, 707-784 (traduction française).

Rédigé lors du second séjour romain avant la mort de Marc Aurèle (169-180).

75. *Mouvement des muscles* (De motu musculorum libri ii); Kühn IV, 367-464; Ch. Daremberg, *Œuvres de Galien* II, Paris, 1856, 321-375 (traduction française); P. Rosa, Pisa-Roma, 2009 (texte grec et traduction italienne).

Rédigé au début du second séjour romain avant la mort de Marc Aurèle (169-180).

76. *Ne pas se chagriner* (De indolentia); pas dans Kühn; V. Boudon-Millot et J. Jouanna, Paris, CUF, 2010 (texte grec et traduction française).

Rédigé après l'incendie de Rome de 192.

77. *Opinions propres* (De propriis placitis); pas dans Kühn; G. Helmreich, « Galeni Περὶ τῶν ἑαυτῷ δοκούντων fragmenta inedita », *Philologus* 52 (1894), 432-434; V. Nutton, CMG V 3, 2, Berlin 1999 (édition du texte fragmentaire et traduction anglaise); T. Martinez Manzano, Madrid, Editorial Gredos, 2002 (traduction espagnole); V. Boudon-Millot et A. Pietrobelli, « Galien ressuscité, édition *princeps* du texte grec du *De propriis placitis* », *Revue des Études Grecques* 118, 2005, 1, p. 168-213 (texte grec intégral retrouvé dans le nouveau manuscrit *Vlatadon* 14 et traduction française).

Un des derniers ouvrages rédigés par Galien.

78. *Ordre de ses propres livres* (De ordine librorum suorum ad Eugenianum); Kühn XIX, 49-61; I. Müller, *Scripta minora* II, Leipzig, 1891, 80-90 (texte grec); N. Singer, *Galen Selected Works*, Oxford University Press, 1997 (traduction anglaise); T. Martinez Manzano, Madrid, Editorial Gredos, 2002 (traduction espagnole); V. Boudon-Millot, Paris, CUF, 2007 (texte grec et traduction française).

Antérieur aux *Propres livres*. Rédigé sous le règne de Septime Sévère (après 193) selon Ilberg; peut-être déjà sous celui de Commode (180-192) selon Bardong, p. 639.

79. *Organe de l'olfaction* (De instrumento odoratus); Kühn II, 857-886; ; J. Kollesch, CMG suppl. V. Berlin, Akademie Verlag, 1964 (texte grec et traduction allemande).

Rédigé au début du second séjour romain avant la mort de Marc Aurèle (169-180).

80. *Os pour les débutants* (De ossibus ad tirones); Kühn II, 732-778; I. Garofalo, Paris, CUF, 2005 (texte grec et traduction française).

Rédigé dans les années 162-166.

81. *Périodes des maladies* (De morborum temporibus); Kühn VII, 406-439 et 440-462; I. Wille, Die Schrift Galens Περὶ τῶν ἐν ταῖς νόσοις καιρῶν und ihre Überlieferung, pt. 2 [Diss. Kiel (1960)], 1-70 et 70-114. Ce traité nous a été transmis dans les manuscrits en deux parties respectivement intitulées « Périodes des maladies » et « Périodes de la maladie en général » qui forment en réalité un tout unique comme l'atteste le témoignage de Galien dans les *Propres livres* où il le désigne sous le titre seul « Périodes des maladies ».

> Rédigé au début du second séjour romain avant la mort de Marc Aurèle (169-180) selon Ilberg; après le retour de l'empereur en novembre 176 selon Bardong, p. 637.

82. *Plaisirs de l'amour* (De venereis ap. Oribasium); J. Raeder, Oribasii collectionum medicarum reliquiae, CMG VI, 1, 1, Teubner, 1928, 187-189.

83. *Pléthore* (De plenitudine); Kühn VII, 513-583; Ch. Otte, *De plenitudine*, Wiesbaden, 2001 (texte grec et traduction allemande).

> Rédigé au début du second séjour romain avant la mort de Marc Aurèle (*c.* 175) selon Ilberg et Bardong, p. 636.

Pouls (Traités sur le pouls)

84. *Utilité du pouls* (De usu pulsuum); Kühn V, 149-180; traduction anglaise dans D.J. Furley and J.S. Wilkie, *Galen on respiration and the arteries*, Princeton University Press, 1984.

> Rédigé au début du second séjour romain avant la mort de Marc Aurèle (169-180).

85. *Pouls pour les débutants* (De pulsibus libellus ad tirones); Kühn VIII, 453-492; N. Singer, *Galen Selected Works*, Oxford University Press, 1997 (traduction anglaise).

> Rédigé lors du premier séjour romain (162-166).

86. *Différences du pouls* (De differentia pulsuum libri IV); Kühn VIII, 493-765.

87. *Diagnostic par le pouls* (De dignoscendis pulsibus libri IV); Kühn VIII, 766-961.

88. *Causes du pouls* (De causis pulsuum libri IV); Kühn IX, 1-204.

89. *Pronostic par le pouls* (De praesagitione ex pulsibus libri IV); Kühn IX, 205-430.

> Ce vaste ensemble en seize livres (n° 87 à 90) a été rédigé au début du second séjour romain (169-180).

90. *Synopsis des livres sur le pouls* (Synopsis librorum suorum de pulsibus); Kühn IX, 431-533.

> Rédigé sous le règne de Septime Sévère (après 193).

91. *Pratiques anatomiques* (De anatomicis administrationibus libri IX); Kühn II, 215-731; I. Garofalo, Napoli, tome I, 1986 et tome II, 2000 (textes grec et arabe); *Idem*, traduction italienne, Milan, BUR, 1991 (texte grec et traduction italienne); M. Lopez Salva, Madrid, Editorial Gredos, 2002, vol. 1 et 2 (traduction espagnole).

> À la demande de Boethos, lors de son premier séjour à Rome (162-166), Galien avait commencé par rédiger un traité en deux livres où il avait consigné le récit de ses premières démonstrations anatomiques. Après la perte de cet opuscule, il en composa une seconde version, à partir de 177, beaucoup plus détaillée en quinze livres (voir *Pratiques anatomiques* I, 1 = Kühn II, 215). Seuls sont conservés en grec les livres 1 à 8 et le début du livre 9, le reste nous a été tranmis dans une traduction arabe. Les livres 6 à 11 sont datés par Bardong, p. 639 du règne de Commode (après 189?); les livres 12 à 15 du début du règne de Septime Sévère (à partir de 193), voir Bardong, p. 640.

92. *Pronostic* (De praecognitione); Kühn XIV, 599-673; V. Nutton, CMG V 8, 1, Berlin, 1979 (texte grec et traduction anglaise); T. Martinez Manzano, Madrid, Editorial Gredos, 2002 (traduction espagnole).

> Date: début 177 selon Bardong, p. 637; 178 selon V. Nutton, CMG V 8, 1, p. 50. Une remarque de Galien dans son *Commentaire aux Épidémies VI* (éd. F. Pfaff, CMG V 10, 2, 2, p. 494-495) dans la partie conservée seulement en arabe, nous apprend que Galien a rédigé un traité sur le pronostic à la demande d'amis désireux de bénéficier de ses connaissances en la matière, mais que ce traité à brûlé, avec beaucoup d'autres, peu de temps après son achèvement lors du terrible incendie de Rome de 192. Galien déclare qu'il

espère encore pouvoir en récupérer des copies confiées à des amis et, bien que pour le moment il n'ait pu en récupérer, il confie n'avoir pas encore entrepris d'en composer une nouvelle version. La question se pose donc de savoir si le texte que nous lisons est une réécriture postérieure du livre brûlé en 192 ou bien, comme le pense son dernier éditeur, V. Nutton, s'il est issu d'une des copies confiées par Galien à ses amis et finalement retrouvée. Cette dernière solution qui, pour des raisons stylistiques notamment, a la préférence de V. Nutton, est en effet celle qui a le plus de chance de devoir être retenue.

Pronostic par le pouls voir *Pouls* (Traités sur le pouls)

93. *Propres livres* (De libris propriis); Kühn XIX, 8-48; I. Müller, *Scripta minora* II, Leipzig, 1891, 91-124 (texte grec); N. Singer, *Galen Selected Works*, Oxford University Press, 1997 (traduction anglaise); T. Martinez Manzano, Madrid, Editorial Gredos, 2002 (traduction espagnole); V. Boudon-Millot, Paris, CUF, 2007 (texte grec et traduction française).

Rédigé sous le règne de Septime Sévère (après 193).

Protreptique voir *Exhortation à l'étude de la médecine.*

94. *Ptisane* (De ptisana); Kühn VI, 816-831; O. Hartlich, CMG V 4, 2, Leipzig et Berlin, 1923, 455-463 (texte grec).

95. **Qualités incorporelles* (Quod qualitates incorporeae sint); Kühn XIX, 463-484; J. Westenberger, Galeni qui fertur de qualitatibus incorporeis libellus [Diss. Marburg (1906)], 1-19; M. Giusta, Torino, 1976 (texte grec et traduction italienne).

96. *Régime amaigrissant* (De victu attenuante); pas dans Kühn; K. Kalbfleisch, CMG V 4, 2, Leipzig et Berlin, 1923, 433-451 (texte grec); N. Marinone, *La dieta dimagrante*, Torino, 1973 (texte grec et traduction italienne); N. Singer, *Galen Selected Works*, Oxford University Press, 1997 (traduction anglaise).

Rédigé au début du second séjour avant la mort de Marc Aurèle (169-180).

97. *Régime dans les maladies aiguës d'Hippocrate* (De diaeta Hippocratis in morbis acutis) ; Kühn XIX, 182-221 ; J. Westenberger, CMG V 9, 1, Leipzig et Berlin, 1914 (texte grec).

98. *Saignée contre Érasistrate* (De venae sectione adversus Erasistratum) ; Kühn XI, 147-186 ; P. Brain, *Galen on bloodletting*, Cambridge University Press, 1986 (traduction anglaise).

> Rédigé au cours du premier séjour romain (162-166) peu après son arrivée à Rome, selon les indications données par Galien au début du traité sur la Saignée contre les érasistratéens de Rome.

99. *Saignée contre les érasistratéens de Rome* (De venae sectione adversus Erasistrateos Romae degentes) ; Kühn XI, 187-249 ; P. Brain, *Galen on bloodletting*, Cambridge University Press, 1986 (traduction anglaise).

> Rédigé au cours du second séjour romain et probablement entre 175-189 (selon Brain, p. 111).

100. *Sangsues, révulsion, ventouses, scarification et incision* (De hirundinibus, revulsione, cucurbitula, scarificatione et incisione) ; Kühn XI, 317-322.

101. *Si du sang est naturellement contenu dans les artères* (An in arteriis natura sanguis contineatur) ; Kühn IV, 703-736 ; F. Albrecht, Galeni an in arteriis natura sanguis contineatur [Diss. Marburg (1911)], 1-21 ; D.J. Furley and J.S. Wilkie, *Galen on respiration and the arteries*, Princeton University Press, 1984 (traduction anglaise).

> Rédigé au début du second séjour romain avant la mort de Marc Aurèle (169-180).

102. *Sophismes verbaux* (De sophismatis seu captionibus penes dictionem) ; Kühn XIV, 582-598 ; Gabler, Galeni libellus de captionibus quae per dictionem fiunt [Diss. Rostock (1903)], 1-16 ; R.B. Edlow, Leiden, 1977 (texte grec et traduction anglaise) ; S. Ebbsen, in Commentators and Commentaries on Aristotle's Sofistici Elenchi, Leiden, Brill, 1981 ; B. Cassin, Paris, 1995 (traduction française) ;

P. Pellegrin *et alii*, Paris, GF, 1998 (traduction française) ; T. Martinez Manzano, Madrid, Editorial Gredos, 2002 (traduction espagnole).

103. *Sperme* (De semine libri II) ; Kühn IV, 512-651 ; Ph. De Lacy, CMG V 3, 1, Berlin, 1992 (texte grec et traduction anglaise).

> Rédigé au début du second séjour romain avant la mort de Marc Aurèle (169-180).

104. *Substance des facultés naturelles* (voir *Opinions propres*) ; Kühn IV, 757-766.

Synopsis des livres sur le pouls voir *Pouls* (Traités sur le pouls)

105. *Tempéraments* (De temperamentis libri III) ; Kühn I, 509-694 ; G. Helmreich, Galeni de temperamentis libri III, Teubner, 1904 (repr. 1969), 1-115 ; N. Singer, *Galen Selected Works*, Oxford University Press, 1997 (traduction anglaise) ; P. Tassinari, Roma, 1997 (traduction italienne).

> Rédigé au début du second séjour romain avant la mort de Marc Aurèle (169-180).

106. *Thériaque à Pamphilianos* (De theriaca ad Pamphilianum) ; Kühn XIV, 295-310.

107. *Thériaque à Pison* (De theriaca ad Pisonem) ; Kühn XIV, 210-294.

> La question de l'authenticité du traité reste débattue : E. Coturri, *Galeno, De theriaca ad Pisonem*, Florence, 1959, défend l'authenticité du traité et situe sa rédaction dans la jeunesse de Galien, tout comme G. Watson, *Theriac and Mithridatium*, London, 1966 qui le considère également comme authentique, tandis que L. Richter-Bernburg, *Eine arabische Version der pseudogalenischen Schrift De theriaca ad Pisonem*, Diss. Phil. Götttingen 1969, considère le traité comme inauthentique. La contribution la plus récente sur cette question est celle de V. Nutton, « Galen on theriac, problems of authenticity », in A. Debru (éd.), *Galen on Pharmacology*, Leiden, Brill, 1997, p. 133-151 qui conclut également en faveur de l'authenticité et précise que le traité n'a pu être rédigé qu'après 204 (date des *Lusus Troiae*) et avant 212 (date de l'assassinat de Geta par Caracalla). Toutefois, tous les spécialistes ne partagent pas cette opinion sur le caractère authentique du traité.

108. *Thrasybule ou si l'hygiène relève de la médecine ou de la gymnastique* (Thrasybulus sive utrum medicinae sit an gymnasticae hygieine); Kühn V, 806-898; G. Helmreich, *Scripta minora* III, Leipzig, 1893, 33-100 (texte grec); N. Singer, *Galen Selected Works*, Oxford University Press, 1997 (traduction anglaise).

Rédigé au cours du second séjour romain avant la mort de Marc Aurèle (169-180).

109. *Traitement par la saignée* (De curandi ratione per venae sectionem); Kühn XI, 250-316; P. Brain, *Galen on bloodletting*, Cambridge University Press, 1986 (traduction anglaise).

Rédigé tardivement après le dernier livre de la *Méthode thérapeutique* soit après 193.

110. *Tremblement, palpitation, convulsion et frisson* (De tremore, palpitatione, convulsione et rigore); Kühn VII, 584-642; D. Sider and M. Mc Vaugh, « Galen on Tremor, Palpitation, Spasm and Rigor », *Trans. Stud. Coll. Phys. Philadelphia* 1, 1979, n° 3, p. 183-210 (traduction anglaise).

Rédigé au début du second séjour avant la mort de Marc Aurèle (169-180).

111. *Tumeurs contre nature* (De tumoribus praeter naturam); Kühn VII, 705-732); J. Reedy, Galen. De tumoribus praeter naturam [Diss. University of Michigan (1968)], 1-28.

Rédigé au cours du second séjour romain avant la mort de Marc Aurèle (169-180).

112. *Périodes des maladies* (De typis); Kühn VII, 463-474.

Rédigé au cours du premier séjour à Rome (162-166)?

113. *Utilité de la respiration* (De utilitate respirationis); R. Noll, Galeni Περὶ χρείας ἀναπνοῆς libellus [Diss. Marburg (1915)], 1-33; D.J. Furley and J.S. Wilkie, *Galen on respiration and the arteries*, Princeton University Press, 1984 (traduction anglaise).

Rédigé au début du second séjour romain avant la mort de Marc Aurèle (169-180).

114. *Utilité des parties du corps* (De usu partium libri xvii) ; Kühn III, 1-939 et IV, 1-366 ; Ch. Daremberg, *Œuvres de Galien* I et II, Paris, 1854-1856, 111-706 et 1-211 (traduction française) ; G. Helmreich, Galeni de usu partium libri xvii. Teubner, 1,1907 ; 2,1909 (repr. Amsterdam, Hakkert, 1968), 1,1-496 ; 2,1-451.

> Le livre 1 dédicacé à Boethos a été rédigé lors du premier séjour romain (162-166) et la suite (livres 2 à 17) a été ajoutée au début du second séjour (169-176).

Utilité du pouls voir *Pouls* (Traités sur le pouls)

Œuvres perdues en grec mais conservées en arabe ou en latin

115. *Causes procatarctiques* (De causis procatarcticis) ; conservé seulement en latin dans une traduction de Nicolas de Reggio éditée par K. Bardong, CMG Suppl. II, Leipzig et Berlin 1937 (texte latin et rétroversion en grec) ; R.J. Hankinson, Cambridge University Press, 1998 (texte latin et traduction anglaise).

> Rédigé au cours du premier séjour à Rome (162-166) selon Ilberg ; au début du second séjour selon Bardong, p. 634 ; entre 169-174 selon Hankinson, p. 52.

116. *Causes synectiques* (De causis continentibus) ; conservé en latin dans une traduction de Nicolas de Reggio éditée pour la première fois par K. Kalbfleisch (Marburg, 1904) et révisée par J. Kollesch, D. Nickel, G. Strohmaier, in CMG Suppl. Or. II, Berlin 1969, 132-141 ; et en arabe, voir M.C. Lyons, CMG Suppl. Or. II, Berlin, 1969, 52-72 (texte arabe et traduction anglaise) ; J.-J. Duhot, *La conception stoïcienne de la causalité*, Paris, Vrin, 1989, p. 288 sqq. (traduction française).

> Rédigé au cours du premier séjour romain (162-166) selon Ilberg, au début du second séjour selon Bardong, p. 634.

117. *Comment il faut reconnaître le meilleur médecin* (De optimo medico cognoscendo) ; conservé seulement en arabe, voir A.Z. Iskandar, CMG Suppl. Or. IV, Berlin, 1988, p. 30-34 (texte arabe et traduction anglaise).

> Rédigé peu avant 175.

118. *Commentaire aux Airs, eaux, lieux* (In Hippocratis de aere, aquis, locis) ; conservé seulement en arabe, édition en préparation par G. Strohmaier dans le CMG.

Rédigé au cours du second séjour romain sous le règne de Commode (180-192) selon Ilberg (1889), p. 237 ; après 189 selon Bardong, p. 639.

119. *Différences des parties homéomères* (De partium homoeomerium differentia) ; conservé seulement en arabe, voir G. Strohmaier, CMG Suppl. Or. III, Berlin 1970 (texte arabe et traduction allemande).

120. *Esquisse empirique* (Subfiguratio empirica) ; conservé seulement en latin, voir K. Deichgräber, *Die griechische Empirikerschule*, Berlin, 1930 (rétroversion en grec de la traduction latine de Nicolas de Reggio) ; M. Frede, *Galen Three Treatises on the Nature of Science*, Indianapolis, 1985 (traduction anglaise) ; J. Atzpodien, Husum, Matthiesen Verlag, 1986 (traduction allemande) ; P. Pellegrin *et alii*, Paris, GF, 1998 (traduction française).

121. *Expérience médicale* (De experientia medica) ; conservé seulement en arabe, voir R. Walzer, London, Oxford University Press, 1944 (texte arabe et traduction anglaise reprise par M. Frede, *Galen Three Treatises on the Nature of Science*, Indianapolis, 1985) ; P. Pellegrin *et alii*, Paris, GF, 1998 (traduction française).

122. *Mouvement du poumon et du thorax* (De motu thoracis et pulmonis) ; sur la traduction latine anonyme, voir P. Marra, « Del movimento del torace e del polmone. Traduzione e commento », *Medicina nei secoli* 3 (1966), Suppl., p. 38-43.

Rédigé pendant le séjour à Smyrne (c. 148-151).

123. *Parties de l'art médical* (De partibus artis medicativae) ; conservé en latin dans une traduction attribuée à Nicolas de Reggio et éditée par H. Schöne, Greifswald, 1911 (réédition par J. Kollesch, D. Nickel, G. Strohmaier, CMG Suppl. Or. II, Berlin 1969, 115-129) ; et en arabe, voir M. Lyons, CMG Suppl. Or. II, Berlin 1969, 22-49 (texte arabe et traduction anglaise).

124. *Régime dans les maladies aiguës selon Hippocrate* (De diaeta Hippocratis in morbis acutis); conservé seulement en arabe, voir M. Lyons, CMG Suppl. Or. II, Berlin 1969, p. 76-111 (texte arabe et traduction anglaise).

125. *Vocabulaire médical* (De nominibus medicis); conservé seulement en arabe, voir M. Meyerhof und J. Schacht, Galen. Über die medizinischen Namen, Abhandlungen der Bayerische Akademie, 1931, Phil. Hist. Klasse 3 (texte arabe et traduction allemande).

BIBLIOGRAPHIE

Africa (1961) = T.W. Africa, « The Opium Addiction of Marcus Aurelius », *Journal of the History of Ideas* 22, p. 97-102.

Amari (1887) = M. Amari, « Sul supposto sepolcro di Galeno alla Cannita », *Archivio storico Siciliano*, n.s. 11, p. 427-439.

Amigues (1988-2006) = S. Amigues, *Recherches sur les plantes de Théophraste*, Paris, Les Belles Lettres, tomes I à V.

André (1987) = J.-M. André, *Être médecin à Rome*, Paris, Les Belles Lettres.

André (2006) = J.-M. André, *La médecine à Rome*, Paris, Tallandier.

Anonymus (1958) = (Anonymus), « Galen's grave. Theory that it is in Palermo », *Pharmaceutical Journal* 180, p. 460-62.

Bardong (1942) = K. Bardong, « Beiträge zur Hippokrates- und Galenforschung », *Nachrichten der Akademie der Wissenschaften in Göttingen, phil.-hist. Klasse I*, p. 577-640.

Barnes (2003) = J. Barnes, « Proofs and syllogism in Galen », in J. Barnes et J. Jouanna (éd.), *Galien et la philosophie*, Entretiens de la Fondation Hardt XLIX, p. 1-29.

Beaujeu (1955) = J. Beaujeu, *La religion romaine à l'apogée de l'Empire. I. La politique religieuse des Antonins*, Paris, Les Belles Lettres (Collection d'études anciennes).

Berthelot (1895) = M. Berthelot, « Sur les voyages de Galien et de Zosime dans l'Archipel et en Asie, et sur la matière médicale dans l'Antiquité », *Journal des savants*, 382-387.

Biraben (1995) = J.-N. Biraben, « Les maladies en Europe : équilibres et ruptures de la pathocénose », in *Histoire de la pensée médicale en occident*, tome I, Paris, p. 283-310.

Birūni (1878) = Al-Birūni, Al-āṭār al-bāqiya 'an al-qurūn al-khāliya, éd. E. Sachau, Leipzig (rééd. Leipzig, 1923) ; traduction anglaise in *The Chronology of Ancient Nations*, Londres, 1879.

Bompaire (1993) = J. Bompaire, « Quatre styles d'autobiographie au IIe siècle après J.-C. : Aelius Aristide, Lucien, Marc Aurèle, Galien », in M.-F. Baslez, Ph. Hoffmann et L. Pernot (éd.), *L'invention de l'autobiographie d'Hésiode à Saint Augustin*, Paris, p. 199-209.

Boudon-Millot (1988) = V. Boudon-Millot, « Galien et le sacré », *Bulletin de l'Association Guillaume Budé*, p. 327-337.

Boudon-Millot (1994[1]) = V. Boudon-Millot, « Les œuvres de Galien pour les débutants (*De sectis, De pulsibus ad tirones, De ossibus ad tirones, Ad Glauconem de methodo medendi* et *Ars medica*) : médecine et pédagogie au IIe siècle après J.-C. », *Aufstieg und Niedergang der Römischen Welt*, Band II 37.2, Berlin New York, W. de Gruyter, p. 1421-1467.

Boudon-Millot (1994[2]) = V. Boudon-Millot, « Loisir et création littéraire chez Galien », *Bulletin de l'Association Guillaume Budé*, p. 154-168.

Boudon-Millot (1994-1995) = V. Boudon-Millot, « L'apport des sources arabes à la biographie de Galien », in Ph. Brunet et M.-P. Noël (éd.), *Vies anciennes d'auteurs grecs : mythe et biographie*, Archipel égéen NS 1, Tours, Université F. Rabelais, p. 61-79.

Boudon-Millot (2000) = V. Boudon-Millot, « Galien par lui-même : les traités biobibliographiques (*De ordine librorum suorum* et *De libris propriis*) », in *Studi su Galeno. Scienza, filosofia, retorica e filologia*. Atti del seminario, Firenze 13 novembre 1998, a cura di D. Manetti, Università degli Studi di Firenze, Dipartimento di scienze dell'Antichità « Giorgio Pasquali », p. 119-133.

Boudon-Millot (2001) = V. Boudon-Millot, « Galien face à la peste antonine ou comment penser l'invisible ? », in *Air, miasme et contagion. Les épidémies dans l'Antiquité et au Moyen Âge*, Actes de la table ronde organisée à Reims (17 janvier 1997), Études réunies par

S. Bazin-Tacchella, D. Quéruel et E. Samama, Langres, D. Guéniot éditeur, coll. « Hommes et textes en Champagne », p. 29-54.

Boudon-Millot (2002) = V. Boudon-Millot, « La thériaque selon Galien : poison salutaire ou remède empoisonné ? », in *Le corps à l'épreuve*, études réunies par F. Collard et E. Samama, Langres, D. Guéniot éditeur, coll. « Hommes et textes en Champagne », p. 45-56.

Boudon-Millot (2006) = V. Boudon-Millot, « Figures du maître chez Galien », in J. Boulogne et A. Drizenko (éd.), *L'enseignement de la médecine selon Galien*, Actes des Journées d'étude organisées à Lille les 22-23 octobre 2003, Université Lille 3, coll. « UL3 », p. 15-30.

Boudon-Millot (2008) = V. Boudon-Millot, « Galien de Pergame témoin de son temps : l'acculturation de la médecine grecque à la société romaine du IIe s. de n. è. », *Semitica & Classica* 1, p. 71-80.

Boudon-Millot (2008[2]) = V. Boudon-Millot, « Un étudiant sans école, un maître sans disciples : l'exemple paradoxal de Galien de Pergame », in H. Hugonnard-Roche (éd.), *L'enseignement supérieur dans les mondes antiques et médiévaux. Aspects institutionnels, juridiques et pédagogiques* (Actes du colloque international de Paris, 6-8 octobre 2005), Paris, Vrin, coll. « Textes et traditions », p. 265-282.

Boudon-Millot (2009) = V. Boudon-Millot, « Le *De dignotione ex insomniis* (Kühn VI, 832-835) est-il un traité authentique de Galien ? », *Revue des Études Grecques* 122, p. 617-634.

Boudon-Millot (2009[2]) = V. Boudon-Millot, « Anecdote et antidote : fonction du récit anecdotique dans le discours galénique sur la thériaque », in Ch. Brockmann, W. Brunschön und O. Overwien (ed.), *Antike Medizin im Schnittpunkt von Geistes- und Naturwissenschaften*. Internationale Fachtagung aus Anlass des 100-jährigen Bestehens des Akademienvorhabens *Corpus Medicorum Graecorum/Latinorum* zu Carl Werner Müller gewidmet, Beiträge zur Altertumskunde, Berlin-New York, Walter de Gruyter, p. 45-61.

Boudon-Millot (2009[3]) = V. Boudon-Millot, « Life and Method in Galen : From Ways of Life to Path of Knowledge », in Ch. Gill, T. Whitmarsh and J. Wilkins (eds), *Galen and the world of knowledge*, Cambridge University Press, series « Greek Culture in the Roman Empire », p. 175-189.

Boudon-Millot (2010) = V. Boudon-Millot, « Galien de Pergame et la pratique épistolaire », in P. Laurence et F. Guillaumont (éd.), *Les écritures de la douleur dans l'épistolaire de l'Antiquité à nos jours* », Tours, Presses Universitaires François-Rabelais, coll. « Perspectives littéraires », p. 113-132.

Boudon-Millot (2010[2]) = V. Boudon-Millot, « Aux origines de la thériaque : la recette d'Andromaque », in *Revue d'Histoire de la Pharmacie*, T. LVIII, n° 367, p. 261-270.

Boudon-Millot (2011) = V. Boudon-Millot, « De Pythagore à Maxime Planude en passant par Galien : la fortune exceptionnelle de l'adage médico-philosophique ὡς μήτε πεινῆν μήτε ῥιγοῦν μήτε διψῆν » in L. Perilli, Ch. Brockmann, K.-D. Fischer und A. Roselli (ed.), *Officina Hippocratica*. Beiträge zu Ehren von Anargyros Anastassiou und Dieter Irmer, Berlin-New York, Walter de Gruyter, Beiträge zur Altertumskunde, Bd. 289, p. 3-27.

Boudon-Millot (à paraître[1]) = V. Boudon-Millot, « What does Galen mean by Hippocratics and Hippocrateans », in L. Dean-Jones (ed.), *What's Hippocratic about the Hippocratics?*, Proceedings of the XIIIth Colloquium Hippocraticum (University of Texas at Austin August 11th-13th 2008).

Boudon-Millot (à paraître[2]) = V. Boudon-Millot, « Greek and Roman Patients under Galen's Gaze : A Doctor at the Crossroads of Two Cultures », in B. Maire (ed.), Actes du Xe colloque international sur les *Textes médicaux latins* de Lausanne (3-6 novembre 2010), Leiden, Brill, Studies in Ancient Medicine.

Boudon-Millot (à paraître[3]) = V. Boudon-Millot, « Le Moïse de Galien : une figure de l'irrationnel », in D. Aigle et F. Briquel Chatonnet (éd.), *Figures de Moïse. Approches textuelles et iconographiques*, Paris, PUPS.

Boudon-Millot (à paraître[4]) = V. Boudon-Millot, « Fards et teintures capillaires : la médecine galénique entre cosmétique et commôtique », in M. Labonnelie (éd.), *La coupe d'Hygie. Médecine et chimie dans l'Antiquité*, Éditions Universitaires de Dijon.

Boudon-Millot (à paraître[5]) = V. Boudon-Millot, « Arabes, Égyptiens et Éthiopiens sous le regard d'un médecin grec du IIe siècle de notre ère : Galien de Pergame », *Mélanges offerts à Ch. Robin*.

Boudon-Millot et Micheau (à paraître) = V. Boudon-Millot et F. Micheau (éd.), *Histoire, transmission et acculturation de la Thériaque*, Actes du colloque de Paris (18 mars 2010), Paris, Beauchesne.

Boulogne (1997) = J. Boulogne, « L'apport de Galien à la méthode médicale », *Revue des Études Grecques* 110, p. 126-142.

Bowersock (1969) = G. Bowersock, *Greek Sophists in the Roman Empire*, Oxford.

Bowersock (2007) = G. Bowersock, *Le mentir-vrai dans l'Antiquité. La littérature païenne et les évangiles*, Paris, Bayard (trad. P.E. Dauzat).

Brenk (1975) = F. E. Brenk, « The Dreams of Plutarch's Lives », *Latomus* 34, p. 336-349.

Briau (1877) = R. Briau, *L'archiatrie romaine ou la médecine officielle dans l'Empire romain*, Paris.

Brunn (1937) = W. von Brunn, « Darf man Galenos 'Claudius' nennen ? », *Ciba Zeitschrift* 4, p. 1505.

Corbier (1982) = M. Corbier, « La place des esclaves dans l'économie romaine aux Ier et IIe siècles après J.-C. », *Opus* 1, p. 109-113.

Debru (1994) = A. Debru, « L'expérimentation chez Galien », in W. Haase (ed.), *ANRW* II, 37.2, p. 1718-1756.

Debru (1995) = A. Debru, « Les démonstrations médicales à Rome au temps de Galien », in Ph. van der Eijk, H.F.J. Hortsmanshoff and P.H. Schrijvers (ed.), *Ancient medicine in its socio-cultural context*, vol. 1, Amsterdam-Atlanta, p. 69-82.

Debru (1996) = A. Debru, *Le corps respirant. La pensée physiologique chez Galien*, Leiden, Brill.

Debru (2007) = A. Debru (ed.), *Galen on pharmacology, philosophy, history and medicine,* Leiden, Brill.

Deichgräber (1930) = K. Deichgräber, *Die griechische Empirikerschule. Sammlung der Fragmente und Darstellung der Lehre*, Berlin (rééd. Berlin-Zurich, 1965).

Deichgräber (1956) = K. Deichgräber, « Galen als Erforscher des menschlichen Pulses. Ein Beitrag zur Selbstdarstellung des Wissenschaftlers », *Sitzungsberichte der Akademie der Wissenschaften* 3, p. 3-41.

Diller (1936) = H. Diller, art. « Nikon » (Nr. 18), *RE* XVII[1], col. 507-508.

Donini (1980) = P. Donini, « Motivi filosofici in Galeno », *La Parola del Passato*, 35, p. 333-370.

Donini (1992) = P. Donini, « Galeno e la filosofia », *ANRW* II, 36.5, p. 3484-3504.

Dorandi (2000) = T. Dorandi, *Le stylet et la tablette dans le secret des auteurs antiques*, Paris, Les Belles Lettres.

DPhA = *Dictionnaire des Philosophes antiques*, dir. R. Goulet, Paris, CNRS (1994-2011).

Duncan-Jones (1996) = R.P. Duncan-Jones, « The impact of the Antonine plague », *Journal of Roman Archaeology* 9, p. 108-136.

Edelstein (1932) = L. Edelstein, « Die Geschichte der Sektion in der Antike », *Quellen und Studien zur Geschichte der Naturwissenschaften und der Medizin* 3, p. 100-156.

Edelstein (1945) = E.J. and L. Edelstein, *Asclepius. Collection and Interpretation of the Testimonies*, with a new introduction by G.B. Ferngren, Baltimore and London, The Johns Hopkins University Press, (Johns Hopkins Paperbacks edition, 1998).

Ehmig (1998) = U. Ehmig, « Die Auswirkungen der Pest in antonischer Zeit », *ZPE* 122, p. 206-207.

Eichholz (1951) = D.E. Eichholz, « Galen and his environment », *Greece & Rome* 20, p. 60-71.

Fichtner (s.d.) = G. Fichtner, *Corpus Galenicum. Verzeichnis der galenischen und pseudogalenischen Schriften*, Tübingen, Institut für Geschichte der Medizin (http://cmg.bbaw.de/).

Fränkel (1890-1895) = M. Fränkel, *Die Inschriften von Pergamon*, Berlin.

Frede (1981) = M. Frede, « On Galen's Epistemology », in V. Nutton (ed.), *Galen : Problems and Prospects*, London, p. 65-86.

Garcia Ballester (1972) = L. Garcia Ballester, *Galeno en la sociedad y en la ciencia de su tiempo (130-200 d.C.)*, Madrid.

Gascou (2005) = J. Gascou, « L'éléphantiasis en Égypte gréco-romaine (faits, représentations, institutions) », in *Mélanges Jean-Pierre Sodini*, *Travaux et Mémoires* 15, Paris, p. 261-285.

Futrell (1997) = A. Futrell, *Blood in the Arena. The Spectacle of Roman Power*, Austin.

Garcia Ballester (1994) = L. Garcia Ballester, « Galen as a Clinician : His Methods in Diagnosis », *ANRW* II, 37.2, p. 1636-1671.

Garofalo (1988) = I. Garofalo (éd.), *Erasistrati fragmenta*, Pisa, Giardini editori e stampatori.

Garofalo (1991) = I. Garofalo, « L'anatomia umana in Galeno », *Nuova Civiltà delle macchine* 9, n. 3-4, p. 101-111.

Georges le Moine (1978) = *Georgii Monachi Chronicon*, ed. C. de Boor, 2 vol., Leipzig, 1978 (1904[1]).

Gilliam (1961) = J.F. Gilliam, « The Plague under Marc Aurelius », *American Journal of Philology* 82, p. 225-251.

Goldhill (2001) = S. Goldhill (ed.), *Being Greek under Rome : Cultural identity, the second sophistic and the development of Empire,* Cambridge.

Gourevitch (1983) = D. et M. Gourevitch, « Chronique anachronique. IX. Marc-Aurèle devint-il toxico-dépendant ? », *L'Évolution psychiatrique* 48, p. 253-256.

Gourevitch (1985) = D. Gourevitch, « L'obésité et son traitement dans le monde romain », *History and Philosophy of the Life Sciences* 7, p. 195-215.

Gourevitch (1991) = D. Gourevitch, « L'alimentation végétale de famine dans l'Empire romain au IIe siècle de notre ère : un témoignage de Galien », *Acta Facultatis Medicinae Fluminensis (colloque Crikvenica, mai 1989)*, 16 (1-2), p. 59-63.

Gourevitch-Grmek (1986) = D. Gourevitch et M. Grmek, « Medice, cura te ipsum. Les maladies de Galien », *Études de lettres*, p. 45-64.

Gourevitch-Grmek (1987) = D. Gourevitch et M. Grmek, « L'obésité et ses représentations figurées dans l'Antiquité », *Archéologie et médecine, VIIe Rencontres internationales d'archéologie et d'histoire d'Antibes, 23-25 octobre 1986*, Juan-les-Pins, p. 355-367.

Grant (1967) = M. Grant, *Gladiators*, New York (rééd. 1995[2]).

Greenhill (1854) = W.A. Greenhill, *s.v.* Galen, in Smith's *Dictionary of Greek and Roman Biography*, II, London, p. 208.

Grimal (1991) = P. Grimal, *Marc Aurèle*, Paris, Fayard.

Grimaudo (2008) = S. Grimaudo, *Difendere la salute. Igiene e disciplina del soggetto nel* De sanitate tuenda *di Galeno*, Palermo, Bibliopolis.

Grmek (1983) = M. Grmek, *Les maladies à l'aube de la civilisation occidentale*, Paris, Payot.

Grmek (1984) = M. Grmek, « Les vicissitudes des notions d'infection, de contagion et de germe dans la médecine antique », *Mémoires du Centre Jean Palerne* V, 1984, p. 63-70.

Grmek (1997) = M. Grmek, *Le chaudron de Médée. L'expérimentation sur le vivant dans l'Antiquité*, Le Plessis-Robinson, Institut Synthélabo, coll. « Les empêcheurs de penser en rond ».

Grmek-Gourevitch (1994) = M. D. Grmek et D. Gourevitch, « Aux sources de la doctrine médicale de Galien : l'enseignement de Marinus, Quintus et Numisianus », *ANRW* II, 37.2, p. 1491-1528.

Guggenheim (1988) = K. Y. Guggenheim, « Galen of Pergamon on obesity », *Koroth* 9, p. 555-571.

Ǧulǧul (1955) = Ibn Ǧulǧul, *Ṭabaqāt al-aṭibbā' wa-l-ḥukamā'*, éd. Fu'ād Sayyid (Publications de l'Institut français d'archéologie orientale du Caire, textes et traductions d'auteurs orientaux 10), Le Caire.

Habicht (1969) = C. Habicht, *Altertümer von Pergamon VIII 3 : Die Inschriften des Asclepieions*, Berlin.

Hadot (1984) = P. Hadot, « Marc Aurèle était-il opiomane ? », *Mémorial André-Jean Festugière, Antiquité païenne et chrétienne*, 25 études réunies par E. Lucchesi et H. D. Saffrey, Genève, p. 33-50.

Hadot (1998) = P. Hadot (éd.), *Marc Aurèle. Écrits pour lui-même.* Introduction générale. Livre I, Paris, CUF.

Hankinson (1991) = R.J. Hankinson, « Galen on the Foundations of Science », in J.A. López Férez (ed.), *Galeno : Obra, Pensamiento e Influencia* (coloquio internacional celebrado en Madrid, 22-25 de Marzo de 1988), Madrid, p. 17-22.

Hankinson (1994) = R.J. Hankinson, « Galen's Concept of Scientific Progress », *ANRW* II, 37.2, p. 1775-1789.

Harawī (1953) = 'Ali ibn Abī Bakr al-Harawī, *Kitāb al-išārāt ilā ma'rifati z-ziyārāt*, éd. Janine Sourdel-Thomine, Damas.

Harig (1987) = G. Harig, « Zur Datierung der Reisen Galens. Ein Nachtrag », *Beiträge zur Hochschul- und Wissenschaftgeschichte Erfurts* 21, p. 13-20.

Horstmanshoff (1995) = H.F.J. Horstmanshoff, « Galen and his patients », in Ph. van der Eijk, H.F.J. Horstmanshoff and P.H. Schrijvers (ed.), *Ancient medicine in its socio-cultural context*, vol. 1, Amsterdam-Atlanta, p. 83-100.

Ḥunayn ibn Isḥāq (1925) = Ḥunayn ibn Isḥāq, *Über die syrischen und arabischen Galen-Übersetzungen*, ed. G. Bergsträsser, Abhandlungen für die Kunde des Morgenlandes XVII, Band n° 2, Leipzig.

Ilberg (1889-1897) = J. Ilberg, « Über die Schriftstellerei des Klaudios Galenos », *Rheinisches Museum* 44, 1889, p. 207-239 ; *RM* 47, 1892, p. 489-514 ; *RM* 51, 1896, p. 165-196 ; *RM* 52, 1897, p. 591-623.

Ilberg (1905) : J. Ilberg, « Aus Galens Praxis », *Neue Jahrbücher f.d. klassische Altertum, Geschichte und Deutsche Literatur* 15, p. 276-312.

Ilberg (1930) = J. Ilberg, « Wann ist Galenos geboren ? », *Sudhoffs Archiv* 23, p. 289-292.

Jackson (1988) = R. Jackson, *Doctors and Diseases in the Roman Empire*, London, British Museum Publications.

Jacquart (1988) = D. Jacquart, « Représentations de Galien dans la peinture médiévale », *Dossiers Histoire et Archéologie* n° 123, p. 22-29.

Jacques (1996) = J.-M. Jacques, « La conservation du vin à Pergame au IIᵉ siècle après J.-C. », *Revue des Études Anciennes* 98, p. 173-185.

Jacquey (1878) = J. Jacquey, *Médecins et archiatres dans le droit romain*, Paris.

Joël (1836) = *Ioelis chronographia compendiaria*, ed. I. Bekker, Bonn (Corpus Scriptorum Historiae Byzantinae 6).

Jones (1967) = C.P. Jones, « A friend of Galen », *Classical Quarterly* 17, p. 311-312.

Jouanna (1992) = J. Jouanna, *Hippocrate*, Paris, Fayard.

Jouanna (1997) = J. Jouanna, « La lecture de l'éthique hippocratique chez Galien », in H. Flashar et J. Jouanna (éd.), *Médecine et morale dans l'Antiquité*, Entretiens sur l'Antiquité classique 43, Vandœuvres-Genève, Fondation Hardt, p. 211-253.

Jouanna (2003) = J. Jouanna, « La notion de nature chez Galien », in J. Barnes et J. Jouanna (éd.), *Galien et la philosophie*, Entretiens sur l'Antiquité classique 49, Vandœuvres-Genève, Fondation Hardt, p. 229-268.

Jouanna (2006) = J. Jouanna, « Aux racines de la nature de l'homme », in *Institut de France. Séance solennelle de rentrée des cinq académies*, mardi 24 octobre 2006, n° 9, p. 17-24 (sans illustrations) et dans *Revue du Praticien*, tome 56, n° 20, 2006, p. 2313-1317 (avec illustrations) ; (http://www.larevuedupraticien.fr/index.php/memoire/moyen-age/1035-aux-racines-de-la-nature-de-lhomme).

Kalbfleisch (1896) = K. Kalbfleisch, « Zu Galenos », *Philologus* 55, p. 689-694.

Kalbfleisch (1902) = K. Kalbfleisch, « 'Claudius' Galenus », *Berliner philolog. Wochenschrift* 22, col. 413.

Kanz-Grosschmidt (2006) = F. Kanz and K. Grosschmidt, « Head Injuries of Roman Gladiators », *Forensic Science International*, Volume 160, 2-3, p. 207-216.

Klebs (1897) = E. Klebs, *Prosopographia imperii Romani saec. I. II. III.*, Berlin.

Koester (1998) = H. Koester, *Pergamon, Citadel of the Gods. Archaeological Record, Literary Description, and Religious Development*, Harrisburg, Trinity Press International.

Kollesch (1965[1]) = J. Kollesch, « Galen und seine ärztliche Kollegen », *Altertum* 11, p. 47-53.

Kollesch (1965[2]) = J. Kollesch, « Aus Galens Praxis am römischen Kaiserhof », *Neue Beiträge zur Geschichte der alten Welt* 2, p. 57-61.

Kollesch (1981) = J. Kollesch, « Galen und die Zweite Sophistik », in V. Nutton (ed.), *Galen: Problems and Prospects*, London, p. 1-11.

Kollesch-Nickel (1993) = J. Kollesch und D. Nickel (ed.), *Galen und das hellenistische Erbe*, Verhandlungen des IV. Internationalen Galen-Symposiums, Sudhoffs Archiv Beihefte 32, Stuttgart, F. Steiner Verlag.

König (2009) = J. König, « Conventions of Prefatory Self-Presentation in Galen's On the Order of My Own Books », in Ch. Gill, T. Withmarsh and J. Wilkins (ed.), *Galen and the World of Knowledge*, Cambridge, Cambridge University Press, « Greek Culture in the Roman World », p. 35-58

Korpela (1995) = J. Korpela, « Aromatarii, pharmacopolae, thurarii et ceteri. Zur Sozialgeschichte Roms », in Ph. van der Eijk, H.F.J. Hortsmanshoff and P.H. Schrijvers (ed.), *Ancient medicine in its socio-cultural context*, vol. 1, Amsterdam-Atlanta, p. 101-118.

Kudlien (1981) = F. Kudlien, « Galen's Religious Belief », in V. Nutton (ed.), *Galen: Problems and Prospects*, London, p. 117-130.

Kudlien-Durling (1991) = F. Kudlien and R.J. Durling (ed.), *Galen's Method of Healing*, Leiden.

Kudlien-Wilson (1972) = F. Kudlien and L.G. Wilson, « Galen », in Ch.C. Gillispie (ed.), *Dictionary of scientific biography*, vol. 5, New York, p. 227-237.

Lacy (1972) = Ph. De Lacy, « Galen's Platonism », *American Journal of Philology* 93, p. 27-39.

Laronde (1968) = A. Laronde, « Pergame », in *Encyclopaedia Universalis*, Paris, vol. 12, p. 765-767.

Le Glay (1976) = M. Le Glay, « Hadrien et l'Asklépieion de Pergame », *Bulletin de correspondance hellénique* 100, p. 347-372.

Littman (1973) = R. J and M. L Littman, « Galen and the Antonine Plague », *American Journal of Philology* 94, p. 243-255.

Lloyd (2005) = G.E.R. Lloyd, « Mathematics as a Model in Galen », in R.W. Sharples (ed.), *Philosophy and the Sciences in Antiquity*, Aldershot, 2005, p. 110-130 reproduit dans G.E.R. Lloyd, *Principles and Practices in Ancient Greek and Chinese Science*, Aldershot, 2005 (numéro V).

López Férez (1991) = J.A. López Férez (ed.), *Galeno : Obra, Pensamiento e Influencia* (coloquio internacional celebrado en Madrid, 22-25 de Marzo de 1988), Madrid.

López Férez (1991²) = J.A. López Férez, « Le témoignage de Galien sur les méthodiques à Rome », in Ph. Mudry et J. Pigeaud (éd.), *Les écoles médicales à Rome*, Genève, p. 187-201.

Madelénat (1984) = D. Madelénat, *La biographie*, Paris, Presses Universitaires de France, p. 204.

Manetti-Roselli (1994) = D. Manetti et A. Roselli, « Galeno commentatore di Ippocrate », *ANRW* II 37.2, p. 1529-1635.

Mani (1991) : N. Mani, « Die wissenschaftliche Grundlagen der Chirurgie bei Galen », in F. Kudlien and R.J. Durling (ed.), *Galen's Method of Healing*, Leiden, p. 26-49.

Manuli (1991) = P. Manuli, « Galen and Stoicism », in F. Kudlien and R.J. Durling (ed.), *Galen's Method of Healing*, Leiden, p. 53-61.

Manuli-Vegetti (1988) = P. Manuli et M. Vegetti, *Le opere psicologiche di Galeno*, Atti del terzo colloquio Galenico internazionale Pavia, 10-12 settembre 1986, Napoli.

Marasco (1995) = G. Marasco, « L'introduction de la médecine grecque à Rome : une dissension politique et idéologique », in Ph. van der

Eijk, H.F.J. Horstmanshoff and P.H. Schrijvers (ed.), *Ancient medicine in its socio-cultural context*, vol. 1, p. 35-48.

Marasco (1997) = G. Marasco, « Medici alla corte dei Cesari : funzioni e metodi terapeutici », *Medizinhistorisches Journal* 32, p. 279-297.

Marganne (2006) = M.-H. Marganne, « Étiquettes de médicaments, listes de drogues, prescriptions et réceptaires dans l'Égypte gréco-romaine et byzantine », in F. Collard et E. Samama (éd.), *Pharmacopoles et apothicaires. Les « pharmaciens » de l'Antiquité au Grand Siècle*, Paris, L'Harmattan, p. 59-73.

Marganne (2007) = M.-H. Marganne, « Les médicaments estampillés dans le corpus galénique », in A. Debru (ed.), *Galen on pharmacology, philosophy, history and medicine*, Leiden, Brill, p. 154-174.

Marganne (à paraître) = M.-H. Marganne, « L'emplâtre Isis et autres recettes d'origine égyptienne », in M. Labonnelie (éd.), *La coupe d'Hygie. Médecine et chimie dans l'Antiquité*, Éditions Universitaires de Dijon.

Marrou (1948) = H.-I. Marrou, *Histoire de l'éducation dans l'Antiquité*, Paris.

Mattern (2008) = S.P. Mattern, *Galen and the Rhetoric of Healing*, Baltimore, The Johns Hopkins University Press.

Mattern (2008[2]) = S.P. Mattern, « Galen's Ideal Patient », in L. Cilliers (ed.), *Asklepios. Studies on Ancient Medicine*, *Acta Classica Supplementum II*, p. 116-130.

Mewaldt (1910) = J. Mewaldt, « Galenos » Nr. 2, in *RE* VII, col. 578-591.

Meyerhof (1929) = M. Meyerhof, « Autobiographische Bruchstücke Galens aus arabischen Quellen », *Sudhoffs Archiv* 22, p. 72-86.

Meyerhof (1932) = M. Meyerhof, « Johannes Grammatikos (Philoponos) von Alexandrien und die arabische Medizin », *Mitteilungen des Deutschen Instituts für Ägyptische Altertumskunde in Kairo* 2, p. 1-21.

Meyer-Steineg (1913) = Th. Meyer-Steineg, *Ein Tag im Leben des Galen*, Jena.

Misch (1949) = G. Misch, *Geschichte der Autobiographie*, Band I, 1, 3, Frankfurt.

Moraux (1973-1984) = P. Moraux, *Der Aristotelismus bei den Griechen von Andronikos bis Alexander von Aphrodisias*, Bd. I : *Die Renaissance des Aristotelismus im 1. Jh. v. Chr.*, Berlin, 1973 ; Bd. II : *Der Aristotelismus im 1. und 2. Jh. n. Chr.*, Berlin, 1984.

Moraux (1981) = P. Moraux, « Galien comme philosophe : la philosophie de la nature », in V. Nutton (ed.), *Problems and Prospects*, London, p. 87-116.

Moraux (1985) = P. Moraux, *Galien de Pergame. Souvenirs d'un médecin*, Paris, Les Belles Lettres, Coll. d'Études anciennes.

Mubaššir (1958) = Mubaššir ibn Fātik, *Mukhtār al-ḥikam wa-maḥāsin al-kalim*, éd. Abd-ar-Raḥmān Badawī, Madrid.

Mudry-Pigeaud (1991) = Ph. Mudry et J. Pigeaud (éd.), *Les écoles médicales à Rome*, Actes du IIᵉ colloque international sur les textes médicaux latins antiques, Université de Lausanne – Faculté des lettres.

Mudry-Pigeaud (1991²) = Ph. Mudry et J. Pigeaud (éd.), *Le méthodisme à Rome,* Actes du Colloque hippocratique de Lausanne (1987), Nantes-Lausanne.

Müri (1943) = W. Müri, *Der Arzt im Altertum*, München.

Musitelli (1985) = S. Musitelli, « Da Parmenide a Galeno. Tradizioni classiche e interpretazioni medievali nelle biografie dei grandi medici antichi », *Atti Accad. Naz. Lincei, Mem. Class. Mor. Stor. Fil.*, ser. 8, 28, p. 215-276.

Nadīm (1970) = *The Fihrist of al-Nadīm, A tenth Century survey of Muslim Culture*, Bayard Dodge editor and translator, New-York and London.

Nissen (2009) = C. Nissen, *Entre Asclépios et Hippocrate. Étude des cultes guérisseurs et des médecins en Carie*, *Kernos Supplément* 22, Liège.

Nutton (1972) = V. Nutton, « Galen and medical autobiography », *Proceedings of the Cambridge Philological Society* 18, p. 50-62 (repris dans *From Democedes to Harvey : Studies in the History of Medicine*, London, 1988).

Nutton (1973) = V. Nutton, « The chronology of Galen's early career », *Classical Quarterly* 23, p. 158-171 (repris dans *From Democedes to Harvey : Studies in the History of Medicine*, London, 1988).

Nutton (1977) = V. Nutton, « Archiatri and the medical profession in Antiquity », *Papers of the British School at Rome* 45, p. 191-226 (repris dans V. Nutton, *From Democedes to Harvey : Studies in the History of Medicine*, London, 1988).

Nutton (1981) = V. Nutton (ed.), *Galen : Problems and Prospects*, A collection of papers submitted at the 1979 Cambridge Conference, London.

Nutton (1984) = V. Nutton, « Galen in the eyes of his contemporaries », *Bulletin of the History of Medicine* 58, p. 315-324.

Nutton (1985) = V. Nutton, « The drug trade in Antiquity », *The Journal of the Royal Society of Medicine* 78, p. 138-145 (repris dans V. Nutton, *From Democedes to Harvey: Studies in the History of Medicine*, London, 1988).

Nutton (1987) = V. Nutton, « Numisianus and Galen », *Sudhoffs Archiv* 71, p. 235-239.

Nutton (1993) = V. Nutton, « Galen and Egypt », in J. Kollesch-D. Nickel (ed.), *Galen und das hellenistische Erbe*, Verhandlungen des IV. Internationalen Galen-Symposiums, Sudhoffs Archiv Beihefte 32, Stuttgart, F. Steiner Verlag, p. 11-31.

Nutton (1995) = V. Nutton, « Galen *ad multos annos* », *Dynamis* 15, 1995, p. 25-39.

Nutton (1997) = V. Nutton, « Galen on theriac: problems of authenticity », in A. Debru (ed.), *Galen on Pharmacology, Philosophy, History and Medicine*, Leiden, Brill, p. 133-151.

Nutton (2001) = V. Nutton, « God, Galen and the Depaganization of Ancient Medicine », in P. Biller and J. Ziegler (eds), *Religion and Medicine in the Middle Ages*, York *(York Studies in Medieval Theology* III), p. 15-32.

Nutton (2002) = V. Nutton (ed.), *The unknown Galen*, London.

Nutton (2007) = V. Nutton, « Greco-Roman medicine and the Greek papyri », in H. Froschauer und C. Römer (ed.), *Zwischen Magie und Wissenschaft. Ärzte und Heilkunst in den Papyri aus Ägypten*, Wien, Phoibos Verlag, p. 5-12.

Nutton (à paraître) = Nutton V., « Biographical Accounts of Galen, 1340-1660 », in T. Rütten (ed.), *Geschichte der Medizingeschichtsschreibung*, Wolfenbüttel.

Oberhelman (1983) = S.M. Oberhelman, « On diagnosis from dreams », *Journal of the History of Medicine* 38, p. 36-47.

Oberhelman (1993) = S.M. Oberhelman, « Dreams in Graeco-Roman Medicine », *ANRW* II 37. 1, p. 121-156.

Ohlemutz (1940) = E. Ohlemutz, *Die Kulte und Heiligtümer der Götter in Pergamon*, Würzburg.

Orth (1957) = E. Orth, « De vita Galeni medici », *Palaestra Latina* 27, p. 202.

Pearcy (1985) = L.T. Pearcy, « Galen's Pergamum », *Archaeology* 38, p. 33-39.

Peterson (1977) = D.W. Peterson, « Observations on the chronology of the Galenic corpus », *Bulletin of the History of Medicine* 51, p. 484-495.

Pflaum (1940) = H.-G. Pflaum, *Essai sur le* cursus publicus *sous le Haut-Empire romain*, Paris.

Pflaum (1961) = H.-G. Pflaum, « Les gendres de Marc Aurèle », *Journal des Savants*, p. 28-41.

Pigeaud (1993) = J. Pigeaud, « L'introduction du méthodisme à Rome », *ANRW* II 37.1, p. 565-599.

Poplin (1979) = F. Poplin, « Une collection d'os du cœur de cerf des chasses du prince de Condé », *Le Musée Condé*, organe du Musée de Chantilly (Institut de France), n° 16, p. 3-5.

Poplin (1980) = F. Poplin, « À propos de deux collections de croix (os) du cœur de cerf des princes de Condé et de la couronne de France », *Vénerie* 57, p. 26-29 (avec illustrations).

Poplin (1984) = F. Poplin, « Première découverte de l'os du cœur en milieu archéologique/paléontologique », *Bull. Soc. Préhist. franç.*, 81, p. 133-134, 1 fig.

Prendergast (1930) = J. Prendergast, « The background of Galen's life and activities, and its influence on his achievements », *Proceedings of the Royal Society of Medicine* 23, p. 53-70.

Qifṭi (1903) = Ibn al-Qifṭi, *Taʾrīkh al-ḥukamāʾ*, ed. J. Lippert, Leipzig.

Quet (2006) = M.-H Quet (éd.), *La « Crise » de l'Empire romain de Marc Aurèle à Constantin. Mutations, continuités, ruptures*, Paris, Presses de l'Université Paris-Sorbonne.

Queyrel (2002) = F. Queyrel, « La fonction du grand autel de Pergame », *Revue des Études Grecques* 115, p. 561-590.

Queyrel (2005) = F. Queyrel, *L'Autel de Pergame : images et pouvoir en Grèce d'Asie*, Paris, Picard, coll. « Antiqua ».

Raiola (2009) = T. Raiola, *Galeno tra autobiografia e autorappresentazione*, Tesi di dottorato, Università degli Studi di Salerno (soutenue le 26 mars 2009).

Reardon (1971) = B.P. Reardon, *Courants littéraires grecs des II*[e] *et III*[e] *siècles après J.-C.*, Paris.

Riese (1963) = W. Riese, « La pensée morale de Galien », *Revue philosophique de la France et de l'étranger* 153, p. 331-346.

Riethmüller (2005) = Jürgen W. Riethmüller, *Asklepios. Heiligtümer und Kulte*, Studien zu antiken Heiligtümern, Heidelberg, Verlag Archäologie und Geschichte, 2005 (2 volumes).

Riḍwān (1982) = ʿAlī ibn Riḍwān, *Fīt-taṭarruq bi-ṭ-ṭibb ilā s-saʿāda (Über den Weg zur Glückseligkeit durch den ärztlichen Beruf)*, ed. A. Dietrich (Abhandlungen der Akademie der Wissenschaften in Göttingen, philol.-hist. Kl., 3. Folge, n° 129, Göttingen).

Robert (1940) = L. Robert, *Les gladiateurs dans l'Orient grec*, Paris, Champion.

Roselli (2002) = A. Roselli, « ʾΕκ βιβλίου κυβερνήτης » : i limiti dell'apprendimento dai libri nella formazione tecnica e filosofica (Galeno, Polibio, Filodemo) », *Vichiana* 4/1, p. 35-50.

Roselli (2011) = A. Roselli, « I maestri di Galeno, Galeno come maestro », in A. Roselli e R. Velardi (ed.), *L'insegnamento delle Technai nelle culture antiche*, Atti del convegno Ercolano, 23-24 marzo 2009, Pisa-Roma, AION 15, 53-70.

Rosenthal (1954) = F. Rosenthal, « Isḥâq ibn Ḥunayn's Ta'rîḫ al-aṭibbâ' », *Oriens* 7, 1954, p. 55-80 (texte arabe et traduction allemande ; article repris dans *Science and Medicine in Islam*, Great Yarmouth, 1991, pagination inchangée).

Rosenthal (1965) = F. Rosenthal, *Das Fortleben der Antike im Islam*, Zürich-Stuttgart, 1965, p. 53-57 (= *The Classical Heritage in Islam*, London-Berkeley, 1975).

Rosenthal (1975) = F. Rosenthal, *The Classical Heritage in Islam*, London-Berkeley.

Rossignol (1999) = B. Rossignol, « La peste antonine (166 ap. J.-C.) », *Hypothèses* 1, p. 31-37.

Samama (2003) = E. Samama, *Les médecins dans le monde grec. Sources épigraphiques sur la naissance d'un corps médical*, Paris, Droz.

Sarton (1954) = Sarton G., *Galen of Pergamon*, Lawrence, University of Kansas Press.

Scarborough (1971) = J. Scarborough, « Galen and the gladiators », *Episteme* 2, p. 98-111.

Scarborough (1981) = J. Scarborough, « The Galenic Question », *Sudhoffs Archiv* 65, p. 1-31.

Scarborough (1985) = J. Scarborough, « Galen's Dissection of the Elephant », *Koroth* 8, p. 123-134.

Scarborough (1985²) = J. Scarborough, « Galen on Roman amateur athletics », *Arete: The Journal of Sport Literature* 2, p. 171-176.

Scarborough (1993) = J. Scarborough, « Roman Medicine to Galen », *ANRW* II, 37. 1, p. 3-48.

Scheidel (2001) = W. Scheidel, *Death on the Nile. Disease and the Demography of Roman Egypt*, Leiden, Brill.

Schlange-Schöningen (2003) = H. Schlange-Schöningen, *Die römische Gesellschaft bei Galen. Biographie und Sozialgeschichte*, Berlin-New York, Walter de Gruyter.

Schmitt (1936) = H.G. Schmitt, *Die Pest des Galenos*, diss. med., Würzburg.

Siegel (1968) = R.E. Siegel, *Galen's system of physiology and medicine*, Basel.

Sigerist (1954) = H.E. Sigerist, « Galenos von Pergamum (129 bis ca. 199 n. Chr.) », in *Größe Ärzte. Eine Geschichte der Heilkunde in Lebensbildern*, München, p. 52-59.

Siğistāni (1979) = Abū Sulaymān as-Siğistāni, *Muntakhab ṣiwān al-ḥikma*, ed. D.M. Dunlop, La Haye, Paris, New York.

Staden (1989) = H. Von Staden, *Herophilus The Art of Medicine in Early Alexandria*, Cambridge University Press.

Staden (1991) = H. von Staden, « Galen as historian: his use of sources on the Herophileans », in J.A. López Férez (ed.), *Galeno: Obra, Pensamiento e Influencia*, Madrid, p. 205-222.

Staden (1995) = H. von Staden, « Anatomy as Rhetoric », *Journal for the History of Medicine and allied sciences* 50 (1), p. 47-66.

Staden (1995²) = H. von Staden, « Science as text, science as history: Galen on metaphor », in Ph. van der Eijk, H.F.J. Hortsmanshoff and P.H. Schrijvers (ed.), *Ancient medicine in its socio-cultural context*, vol. 2, Amsterdam-Atlanta, p. 499-518.

Staden (2004) = H. von Staden, « Galen's Alexandria », in W.V. Harris and G. Ruffini (ed.), *Ancient Alexandria between Egypt and Greece*, Leiden, p. 179-215.

Strohmaier (1965) = G. Strohmaier, « Galen als Vertreter der Gebildetenreligion seiner Zeit », in *Neue Beiträge zur Geschichte der Alten Welt*, Bd. II, Berlin, p. 375-379.

Strohmaier (1977) = G. Strohmaier, « Galen über die Vereinsamung der Menschen in der Großstadt », *Forschungen und Berichte der staatlichen Museen* 18, p. 197-198.

Strohmaier (1993) = G. Strohmaier, « Hellenistische Wissenschaft im neugefundeden Gakenkommentar zur hippokratischen Schrift 'Über die Umwelt' », in J. Kollesch und D. Nickel (ed.), *Galen und das hellenistische Erbe*, Verhandlungen des IV. Internationalen Galen-Symposiums, Sudhoffs Archiv Beihefte 32, Stuttgart, F. Steiner Verlag, p. 157-164.

Strohmaier (2007) = G. Strohmaier, « La longévité de Galien et les deux places de son tombeau », in V. Boudon-Millot, A. Guardasole et C. Magdelaine (éd.), *La science médicale antique. Nouveaux regards, Études réunies en l'honneur de J. Jouanna*, Paris, Beauchesne, p. 393-403.

Swain (1996) = S. Swain, *Hellenism and Empire. Language, Clacissism, and Power in the Greek World AD 50-250*, Oxford.

Sudhoff (1915) = K. Sudhoff, « Vom 'Pestsamen' des Galenos », *Mitteilungen zur Geschichte der Medizin und der Naturwissenschaften*, 14, p. 227-229.

Swain (2006) = S. Swain, « Beyond the limits of Greek biography : Galen from Alexandria to the Arabs », in B. McGing and J. Mossman (ed.), *The Limits of Ancient Biography*, Swansea, Classical Pr. of Wales, p. 395-433.

Tallmadge May (1958) = M. Tallmadge May, « Galen on Human Dissection », *Journal of the History of Medicine* 13, p. 409-412.

Temkin (1973) = O. Temkin, *Galenism : Rise and Decline of a Medical Philosophy*, Ithaca.

Toledo-Pereyra (1973) = L.H. Toledo-Pereyra, « Galen's contribution to surgery », *Journal of the History of Medicine* 28, p. 357-375.

Toledo-Pereyra (1974) = L.H. Toledo-Pereyra, « A surgeon of antiquity », *Surgery, Gynecology and Obstetrics* 138, p. 767-770.

Touwaide (1994) = A. Touwaide, « Galien et la toxicologie », *ANRW* II, 37.2, p. 1887-1986.

Tzetzès (1968) = *Historiae*, ed. P.A.M. Leone, Napoli.

Tzetzès (1972) = J. Tzetzès, *Epistulae*, ed. P.A.M. Leone, Leipzig, Teubner.

Uṣaybi'a (1882) = Ibn abī Uṣaybi'a, 'Uyūn al-anbā fī ṭabaqāt al-aṭibbā', ed. A. Müller, vol. 1, Le Caire (rééd. Westmead, Farnborough, Hants., 1972).

Vegetti (1994) = M. Vegetti, « L'immagine del medico e lo statuto epistemologico della medicina in Galeno », *ANRW* II, 37.2, Berlin, p. 1672-1717.

Walsh (1927) = J. Walsh, « Galen visits the Dead Sea and the copper mines of Cyprus », *Bulletin of the Geographical Society of Philadelphia* 25, p. 93-110.

Walsh (1927^2) = J. Walsh, « Galen's Studies at the Alexandrian School », in *Annals of Medical History* 9, p. 132-143.

Walsh (1928) = J. Walsh, « Galen's clashes with the medical sects at Rome (163 A. D.) », *Medical Life* 35, p. 408-444.

Walsh (1929) = J. Walsh, « Date of Galen's Birth », *Annals of Medical History* 1, p. 378-382.

Walsh (1930) = J. Walsh, « Galen's second sojourn in Italy and his treatment of the family of Marcus Aurelius », *Medical Life* 37, p. 473-505.

Walsh (1931) = J. Walsh, « Refutation of the charge of cowardise made against Galen », *Annals of Medical History* 3, 195-208.

Walsh (1932) = J. Walsh, « Refutation of Ilberg as to the date of Galen's Birth », *Annals of Medical History* 4, p. 126-146.

Walsh (1937) = J. Walsh, « Galens writings and influences inspiring them », *AMH* 9, p. 34-61.

Walzer (1949) = R. Walzer, *Galen on Jews and Christians*, Oxford.

Walzer (1949^2) = R. Walzer, « New Light on Galen's Moral Philosophy », in *CQ* 43 repris dans *Greek into Arabic,* Oxford.

Walzer (1962) = R. Walzer, *Greek into Arabic : essays on Islamic philosophy*, Oriental Studies I, Oxford.

Wiegand (1932) = Th. Wiegand, « Zweiter Bericht über die Ausgrabungen von Pergamon 1928-1932 », *Abh. der Preuss. Akad. der Wiss. Phil.-hist. Klasse*, p. 28 sqq.

Wiseman (1973) = J. Wiseman, « Gods, War and Plague in the Time of the Antonines », *Studies in the Antiquities of Stobi,* Belgrade, p. 152-183.

Woelfflin (1944) = E. Woelfflin, « Einiges aus der Praxis von Galen », *Gesnerus* 1, p. 91-99.

INDEX DES NOMS PROPRES*

* Les théonymes et les anthroponymes sont en petites capitales, les toponymes en minuscules. L'index ne mentionne pas les noms propres cités dans les notes.

TABLE DES MATIÈRES

DANS LA MÊME COLLECTION

Focus sur l'histoire romaine

Maria Grazia BAJONI, *Les Grammairiens lascifs. La grammaire à la fin de l'Empire romain*

Ce livre se veut une enquête sociologique sur des individus qui se sont trouvés aux marges de la culture « sérieuse » imposée par la tradition et les institutions politiques. Ces grammairiens et rhéteurs de l'Antiquité tardive ont été fustigés pour leur manque de moralité, leurs comportements licencieux, alors même qu'ils se posaient en gardiens de la latinité, exerçaient leur autorité en matière de savoirs langagiers et de production littéraire. En examinant l'œuvre d'Ausone, professeur à Bordeaux, et de son ami Leontius, *grammaticus* lascif, M.G. Bajoni s'interroge sur l'utilisation métaphorique de la bouche, organe par excellence de l'orateur et du citoyen romain comme du plaisir féminin. Elle restitue l'étrange et inattendue relation qu'entretiennent les lexiques érotique et grammatical, donnant lieu à la création d'un métalangage.

André CHASTAGNOL, *Le Sénat romain à l'époque impériale. Recherches sur la composition de l'Assemblée et le statut de ses membres*

Le Sénat, assemblée aristocratique qui dominait l'État romain sous la République, a perdu une bonne part de ses compétences propres quand a émergé le pouvoir du nouveau maître de Rome, Auguste. Si les transformations du Sénat, tant structurelles (promotion, recrutement, composition) que fonctionnelles (effectif, fortune), se sont développées continuellement tout au long de l'histoire de Rome, la vénérable institution ne fut véritablement ébranlée que par l'effet des guerres civiles ou étrangères, par l'édit de Gallien de 262 de notre ère et fragilisé par la bipartition de l'Empire. Fort de son prestige moral, garant de la tradition républicaine, le Sénat vécut le changement dans la continuité idéologique. Le tour de force d'A. Chastagnol tient à ce que les notions dégagées s'inscrivent dans une évolution de longue durée, du premier empereur jusqu'au début du VIIe siècle.

Pierre CHUVIN, *Chronique des derniers païens. La disparition du paganisme dans l'Empire romain, du règne de Constantin à celui de Justinien* (éd. augmentée, 2009)

Salué unanimement par la critique (P. Veyne, P. Chaunu, P. Vidal-Naquet, M. Tardieu) et par un large public lors de sa parution originelle, l'ouvrage de P. Chuvin racontait les étapes du triomphe d'une religion nouvelle, le christianisme, et son corollaire, le dépérissement des cultes traditionnels dans l'Empire romain, en s'intéressant aux vaincus. Dans un style clair et alerte doublé d'informations solides, P. Chuvin déroule la fresque narrative des mesures successives de mise à l'écart, d'intolérance, puis de proscriptions, des cultes polythéistes. Car la grande nouveauté pour les païens fut de s'adapter à une situation inédite pour eux : leur religion et ses rites n'étaient plus ceux du pouvoir.

Eugen CIZEK, *L'Empereur Aurélien et son temps*

Dans la période troublée du IIIe siècle, où l'existence même de l'Empire romain était menacée, de l'intérieur (usurpations, anarchie militaire) comme de l'extérieur (pressions barbares aux frontières), la figure d'Aurélien (c. 214-275) émerge avec une force exceptionnelle. Cet empereur injustement méconnu revit aujourd'hui grâce au travail d'E. Cizek, qui brosse un portrait neuf et captivant de ce réformateur et unificateur de l'Empire. Il dresse aussi le tableau d'une société en pleine mutation, et nous montre comment, dans les esprits et les structures sociales, se préparaient déjà les bouleversements d'où allait sortir l'Europe.

Alexandre GRANDAZZI, *La Fondation de Rome. Réflexion sur l'Histoire*

Bien avant que Rome ne devienne la Ville éternelle chantée par Virgile, elle fut une petite bourgade, comme bien d'autres, installée près d'un fleuve. A. Grandazzi s'est interrogé sur le pourquoi du développement de cette Rome-ci, laissant de côté les *a priori* modernes et les anachronismes. Cette étude passionnante sur les origines de Rome commence sur des ruines, celles des belles théories de la critique historique apparues depuis près de 200 ans, celles de la tradition qui condamnait les légendes (Romulus et Rémus, la louve nourricière) par des présupposés implicites. Car voici que depuis quelques années, une extraordinaire moisson de découvertes archéologiques est venue remettre en cause certaines certitudes. L'analyse de la fondation de Rome aboutit alors à un discours sur l'Histoire, l'histoire d'une ville qui n'a jamais cessé d'être repensée par la tradition littéraire latine.

Ramsay MacMullen, *Le Déclin de Rome et la corruption du pouvoir*

En s'attaquant à un sujet difficile et complexe, celui de la notion de « déclin » de l'Empire romain, R. MacMullen entend démontrer que la Rome impériale et ses provinces ne sont pas le système monolithique trop souvent décrit et utilisé par les historiens modernes. Le tableau qu'il dresse de l'Empire apporte bien des surprises et oblige à réviser quelques idées reçues. L'examen du fonctionnement des institutions, des structures du pouvoir, de l'utilisation des canaux d'influence privés et publics indique à quel point la corruption (pots-de-vin, extorsions, concussions) encouragée par la perversion du droit, la multiplication des fonctionnaires et l'isolement de l'empereur, a miné la notion même de pouvoir, devenue alors source de profit dans l'esprit de tous. Une leçon brillante sur le destin de toute civilisation.

Ramsay MacMullen, *Christianisme et paganisme du IVe au VIIIe siècle*

Comment le monde romain est-il passé du paganisme au christianisme ? Et cette mutation a-t-elle été aussi complète et profonde que l'a prétendu le christianisme victorieux ? Pour répondre à ces deux questions, dont la seconde a reçu pendant des siècles une réponse hâtivement affirmative, R. MacMullen se livre d'abord à un examen critique des sources et montre que, malgré les discours triomphalistes, nombres d'incitations et d'avantages matériels se mirent en place pour attirer de nouveaux fidèles. La conversion, par intimidation ou par violence physique, comme la destruction d'édifices païens révèlent les résistances rencontrées et éclairent aussi les lacunes de l'Église en matière d'aspiration religieuse. C'est un christianisme moins officiel et intellectuel, plus apte à assimiler les nombreuses croyances des païens, que R. MacMullen s'attache à circonscrire.

Ramsay MacMullen, *La Romanisation à l'époque d'Auguste*

Du vivant d'Auguste (63 av. J.-C. - 14 apr. J.-C.), le mode de vie des habitants de la péninsule italienne se répandit à un rythme remarquable dans tout le monde antique, avec des influences sur l'art, l'architecture, le droit, l'urbanisme, le costume, les loisirs. L'histoire de ce processus est ce que l'on nomme la « civilisation romaine ». L'acculturation du monde antique s'explique non par un impérialisme culturel, mais par le désir des populations conquises d'imiter les conquérants. Et les Romains furent en mesure de répondre à ce désir grâce à des techniques remarquablement efficaces de production de masse et de standardisation.

Ramsay MACMULLEN, *Voter pour définir Dieu. Trois siècles de conciles (253-553)*

Sortant des sentiers battus, R. MacMullen étudie minutieusement comment, à partir des premières doctrines visant à définir la vraie foi et, partant, Dieu et la Trinité, on est arrivé à un consensus par vote majoritaire chez les chrétiens. Bien avant qu'une doctrine officielle de l'Église ne se dégage des conciles œcuméniques, de Nicée (325) à Constantinople V (553), plus de 250 conciles furent réunis, parfois dans des climats houleux, de violence verbale et physique, abordant des questions de théologie comme de discipline interne, du rôle de l'empereur comme du déroulement des débats. C'est l'analyse des actions et motivations de ces évêques ordinaires qu'a choisi de mettre en lumière R. MacMullen.

Régis François MARTIN, *Les Douze Césars. Du mythe à la réalité*

Comment les douze Césars (d'Auguste à Domitien en passant par Néron et Vespasien), selon la formule de Suétone, sont-ils devenus des personnages hors du commun parmi les plus connus de l'Antiquité ? C'est à cette question que R. F. Martin répond en s'interrogeant sur le rapport entre pouvoir absolu et folie, théorie en vogue tout au long du XIXe siècle et encore aujourd'hui dans l'esprit de beaucoup. Face à ces images sulfureuses entretenues par d'innombrables romans et films sont nés différents courants de réhabilitation, visant à laver les Césars de toute accusation de monstruosité, d'anormalité ou même de tyrannie. À lire attentivement les témoignages, parfois contradictoires, laissés par une cinquantaine d'auteurs anciens, si les faits historiques sont rarement déformés, il n'en va pas de même de la personnalité des Césars, sujette à des partis pris, à la création de « légendes dorées » ou de rumeurs malveillantes.

Jean-Marie PAILLER, *Bacchus. Figures et pouvoirs*

Dionysos-Bacchus offre une pluralité de visages simultanés et successifs. Tour à tour figure de l'étranger, de celui qui vient, il demeure le maître du vin civilisateur et perturbateur, de même qu'il symbolise le théâtre, les Mystères et la folie contagieuse. Il est par essence la divinité du passage, de la puissance du mouvement insaisissable, la *dynamis*. De son apparition à l'époque mycénienne jusqu'aux décors de sarcophage du Bas-Empire, c'est ce dieu latin, confusément identifié à l'Hadès des enfers, que J.-M. Pailler suit pas à pas jusque dans le scandale des bacchanales romaines et italiques. Il montre clairement que Bacchus se révèle le mieux en périodes d'incertitudes et d'angoisse.

Stéphane RATTI, *Polémiques entre païens et chrétiens*

Un certain nombre d'intellectuels païens de l'Antiquité tardive (IVᵉ et Vᵉ siècles) avaient entrepris une guerre à mots couverts contre la pensée chrétienne en passe de s'installer. Au cœur de ces relations polémiques entre païens et chrétiens se situe la figure complexe et polymorphe de Nicomaque Flavien senior. Placé par ses fonctions officielles auprès de Théodose (379-395), il ne fut pas qu'un juriste avisé, rédacteur de lois pour le Prince : dans l'*Histoire Auguste*, il fait la propagande de thèmes idéologiquement très proches des positions de l'aristocratie païenne. La législation antipaïenne du début des années 390 et l'action répressive de la police secrète de l'empereur l'ont conduit à crypter son message politique et religieux en recourant de manière systématique à l'art de la fiction. S. Ratti propose une analyse originale de ce « malaise païen », fondée sur le constat que les païens comme les chrétiens privilégiaient dans l'expression et la défense de leurs convictions religieuses des formes littéraires élaborées.

Rose Mary SHELDON, *Renseignement et espionnage dans la Rome antique*

R.M. Sheldon retrace le développement des méthodes de renseignement civil ou militaire et les formes d'espionnage des débuts de la République romaine (509 - 27 avant J.-C.), où prévaut un certain amateurisme, jusqu'au règne de Dioclétien (284 - 305 après J.-C.) et au système savamment élaboré par les empereurs précédents. Bien que les méthodes de collecte du renseignement aient évolué avec l'avènement de la technologie moderne, elle propose une réflexion pertinente, dans un style limpide, sur les rapports entre un système politique et ses organes de renseignement, pour mettre en lumière la notion de sens de l'État inculqué à ses agents. À l'heure où l'on parle de plus en plus du rôle des services secrets, R.M. Sheldon plonge le lecteur dans le monde des coups tordus, des coups de génies, des échecs militaires cuisants, dans une étude richement documentée, complète et passionnante.

Suzanne TEILLET, *Des Goths à la nation gothique. Les origines de l'idée de nation en occident du Vᵉ au VIIᵉ siècle*

Que nous apprend l'histoire des Goths, telle qu'elle nous apparaît dans les textes latins de l'Antiquité tardive ? D'abord qu'elle est indissociable de celle de l'empire romain d'Occident, et en même temps, qu'elle occupe une place fondamentale dans la littérature de cette époque. De fait, c'est l'histoire des trois siècles qui séparent la horde barbare fuyant la poussée des Huns (376) du sacre de Wamba, premier roi wisigothique (672-680) à recevoir l'onction à Tolède. S. Teillet interroge aussi bien la conception politique romaine du barbare, que le rôle des Goths, ces derniers évoluant du statut de « fédérés » à celui de « nation ». C'est aussi, en corollaire, l'idée d'empire et celle de nation que l'auteur questionne dans cet ouvrage riche et passionnant, où bien des documents littéraires sont examinés. De la traversée du Danube à la chute de l'empire romain, de Byzance à Tolède et aux invasions arabes, on assiste la naissance de l'Europe des Nations.

Giusto TRAINA, *Carrhes, 9 juin 53 avant J.-C. Anatomie d'une défaite*

Si les victoires sont toujours mémorables, il y a aussi des défaites qui ne s'oublient pas : Carrhes, avec la bataille de Cannes contre Hannibal (216 avant J.-C.), les défaites de Teutobourg contre les Germains (9 après J.-C.) et d'Andrinople contre les Wisigoths (378 après J.-C.), en fait partie. Déroute pour l'armée romaine, la bataille a-t-elle changé le destin de Rome en Orient ? Dans la plaine de Carrhes en haute Mésopotamie, le dispositif militaire le plus efficace de l'époque, la légion romaine alors en supériorité numérique, est tenu en échec par le harcèlement de la cavalerie et l'archerie parthes du génial Suréna. Dans un récit alerte et passionnant, Giusto Traina fait revivre l'un des affrontements le plus important de l'histoire militaire romaine, la tragique impuissance des légions de Crassus et la naissance du conflit incessant entre Rome et l'Iran.

Giusto TRAINA, *428. Une année ordinaire à la fin de l'Empire romain*

Prenant pour point de départ l'événement le plus important de l'an 428 après J.-C. – la chute du royaume d'Arménie – le livre propose d'abord une traversée de la Méditerranée et de l'Europe, puis emprunte le chemin de l'Orient jusqu'à la route de la soie, qui s'ouvre à la frontière d'autres mondes. Au cours de ce voyage, le lecteur rencontrera des villes et des déserts, des palais et des monastères, des écoles païennes et des sanctuaires chrétiens, et surtout les *dramatis personae*, dont le lecteur est peu familier, de cette longue année : les empereurs romains et perses et leurs généraux romains, des chefs barbares, des femmes de pouvoir telles que Galla Placidia et Pulchérie, des intellectuels païens comme des évêques énergiques. Autant de personnages dissemblables, aux itinéraires et aux destins les plus divers, ici réunis. Avec cette chronique, G. Traina fait la preuve que la petite histoire peut faire la grande avec panache.

Robert TURCAN, *Les Cultes orientaux dans le monde romain*

Au IIe siècle de notre ère, Rome domine le bassin méditerranéen. Mais ses fonctionnaires et ses soldats adorent désormais Isis, Attis, Mithra, les Baal qui occupent la Ville aux sept collines. En Occident, ces divinités orientales sont présentes dans les ports fluviaux et maritimes, dans les camps et les villes de garnison, d'Écosse aux lisières du Sahara et jusque dans certains bourgs de la Gaule. Qui sont ces divinités étrangères si attirantes ? Que signifient-elles pour leurs fidèles ? Comment sont organisés leurs cultes et leurs clergés ? R. Turcan répond à toutes ces questions en étudiant l'ensemble de ces dévotions immigrées, sans négliger les cultes marginaux ou sporadiques, tout en traitant également des courants gnostiques, occultistes et théosophiques (hermétisme, oracles chaldaïques).

Robert TURCAN, *Mithra et le mithriacisme*

Dans le monde gréco-romain, Mithra, dieu du serment, n'est pas un dieu parmi d'autres, ni comme les autres. Venu d'un lointain héritage indo-iranien, il n'est pas lié à tel ou tel sanctuaire topique. On l'honore partout, seul où en groupe de fidèles initiés, recrutés dans les cadres administratifs et militaires. Son culte, à fortes connotations cosmiques, est centré sur une doctrine vitaliste du sacrifice et du salut qu'appuie un symbolisme puissant (lumière solaire, taureau). Dérivé du mazdéisme, le mithriacisme fut introduit par Pompée et connut un développement avec l'annexion de la Commagène sous Vespasien. Le succès du mithriacisme, par sa quête d'une explication de l'homme et l'univers, tient en partie à l'annihilation de certaines valeurs fondatrices de l'Empire et vient combler les carences d'une société civile cosmopolite en déliquescence. Les recherches les plus récentes sont ici exposées avec clarté et concision sur une divinité complexe et fascinante.

Zvi YAVETZ, *César et son image. Des limites du charisme en politique*

Conquérant de génie, législateur visionnaire, orateur admirable ou bien arriviste sans scrupule, despote cruel, vaniteux, corrompu : derrière ces portraits si violemment contrastés, tracés de l'Antiquité à nos jours, qui fut le véritable César ? Pour répondre, Z. Yavetz scrute les divers Césars de l'historiographie moderne et la naissance du « césarisme », cette monarchie absolue fondée sur la royauté divine. Cette enquête montre aussi comment s'est constituée l'image de César dans l'opinion publique de l'époque, et le décalage permanent entre ses actions et leurs perceptions. César lui-même utilisa cette image à ses propres fins, avec succès d'abord, pour en être finalement victime. Ce livre apparaît comme une leçon des plus modernes sur les limites du charisme en politique.

Retrouvez l'ensemble des titres de la collection Histoire
sur www.lesbelleslettres.com

Ce volume,
le cent dix-septième
de la collection « Histoire »
publié aux Éditions Les Belles Lettres,
a été achevé d'imprimer
en octobre 2012
sur les presses
de la Nouvelle Imprimerie Laballery
58500 Clamecy, France